全国卫生专业技术资格考试（中初级）辅导用书

护理学（师）单科一次过

（第3科）专业知识

HULIXUE（SHI）DANKE YICIGUO

（DI 3 KE）ZHUANYE ZHISHI

主　编　卜秀梅　郑　瑾

副主编　符宁宁　孙　铭　吴　浩

编　者（以姓氏笔画为序）

卜秀梅　王　雪　王　晶　石亚男　刘　曼

刘艳霞　刘桉泽　刘静姝　孙　铭　李　娜

李国玲　李金曼　李悦玮　吴　浩　迟　佳

张　巍　张楚妍　郑　瑾　项　阳　袁　华

符宁宁　程楠楠　赫　丹　綦　丹

中国科学技术出版社

·北　京·

图书在版编目（CIP）数据

护理学（师）单科一次过（第3科）专业知识 / 卜秀梅，郑瑾主编.
—北京：中国科学技术出版社，2017.11
ISBN 978-7-5046-7745-7

Ⅰ.①护… Ⅱ.①卜… ②郑… Ⅲ.①护理学—资格考试—自学参考资料 Ⅳ.①R47

中国版本图书馆CIP数据核字（2017）第261639号

策划编辑 陈 娟
责任编辑 张 晶
装帧设计 石 猴
责任印制 马宇晨

出 版 中国科学技术出版社
发 行 中国科学技术出版社发行部
地 址 北京市海淀区中关村南大街16号
邮 编 100081
发行电话 010-62173865
传 真 010-62173081
网 址 http://www.cspbooks.com.cn

开 本 787mm × 1092mm 1/16
字 数 531千字
印 张 21.75
版 次 2017年11月第1版
印 次 2017年11月第1次印刷
印 刷 三河市春园印刷有限公司
书 号 ISBN 978-7-5046-7745-7 / R · 2199
定 价 59.00元

出版说明

为科学、客观、公正地评价卫生专业人员的技术水平和能力，目前，全国中初级卫生专业技术资格考试仍实行全国统一组织、统一考试时间、统一考试大纲、统一考试命题、统一合格标准的考试制度。

为帮助广大考生在繁忙的工作之余做好考前复习，我们组织了具有丰富卫生专业技术资格考试辅导经验的专家对近年考试的命题规律及考试特点进行了精心分析及研究，并按照相应专业最新考试大纲的要求及科学、严谨的命题要求编写了这套《全国卫生专业技术资格考试（中初级）辅导用书》。本套丛书共162个品种，涵盖了临床、护理、口腔、药学、检验等100多个专业，分为7个系列:《应试指南》系列、《模拟试卷（纸质版）》系列、《模拟试卷（网络版）》系列及针对护理和药学等考生人数较多的《考前冲刺》系列、《同步练习及解析》系列、《单科一次过》系列、《急救书/包》系列。

《应试指南》系列，共12本书，涵盖了临床、护理、药学、检验的近40个考试专业。全书根据应试需求，在总结了近年考试规律的基础上结合最新考试大纲的要求编写而成，内容精练，重点突出，对重要的知识点及考点予以提示并加以强调，便于考生在有限的时间内进行有针对性的复习。

《模拟试卷（纸质版）》系列，是针对专业人数较多的39个专业出版的，共有33个品种。这个系列的突出特点是编写贴近真实考试的出题思路及出题方向，试题质量高，题型全面，题量丰富。题后附有答案及解析，可使考生通过做题强化对重要知识点的理解及记忆。

《模拟试卷（网络版）》系列，共有100个品种，对应100个考试专业。其特点是专业齐全，可满足考生数量较少专业考生的需求。同时，针对有些专业采用人机对话考试形式的情况，采用了真实考试的人机对话界面，高度仿真，考生可提前感受与适应考试的真实环境，从而有助于提高考试通过率。

《考前冲刺》系列，在全面分析了历年考题的基础上精选了部分经典试题编写而成，作为考生考前冲刺练习使用。

《同步练习及解析》系列，与《应试指南》系列相对应，精选了部分经典试题，供考生进行针对性的巩固训练，目的是使考生在复习理论知识的同时，通过做同步练习题加深对易考知识点的理解。

《单科一次过》系列，是专为单科知识薄弱的考生及上一年度单科未通过的考生准备的。分为知识点串讲和试题精选两部分。

《急救书 / 包》系列，是专为参加护理学专业初级资格考试的考生准备的。本系列书紧紧围绕应试需求，准确把握考试精髓，覆盖面广，重点突出。精选试题的考点选择均紧扣最新考试的特点，针对性强；附赠网络学习卡，采用真实考试的人机对话界面，使考生复习更加便捷。

本套考试用书对考点的把握准确，试题的仿真度非常高。在编写过程中，编者进行了大量的研究、总结工作，并广泛查阅资料，感谢在本套丛书编写过程中付出大量心血的专家们！

由于编写及出版的时间紧、任务重，书中的不足之处，请读者批评指正。

中国科学技术出版社

内容提要

本书按照护理学（师）最新考试大纲科学、客观、严谨的要求编写。专为在上一年度考试中单科（第 3 科）——专业知识未通过的考生编写。全书分为三部分内容：知识点串讲、试题精选、模拟试卷。知识点串讲部分既考虑知识点的全面性又突出重点，对需要重点记忆的知识点用波浪线的形式加以突出，重要的关键词以黑体字表示，以强化考生对考点的认识，方便考生理解和记忆。试题精选部分根据该部分内容的重要程度，酌情精选部分相关知识点的经典试题，并附有答案及解析，以加强考生对该知识点的记忆。书末精选 3 套本科目的模拟试卷，每卷 100 题，供考生实战演练。本书紧扣考试大纲，内容全面，重点突出，准确把握考试的命题方向，有的放矢，是复习考试的必备辅导书。

目录

第1部分

内科护理学

第1单元　呼吸系统疾病病人的护理

一、常见症状体征护理

（一）咳嗽与咳痰的护理

咳嗽与咳痰是呼吸系统疾病最常见症状。

【咳嗽分类】咳嗽无痰或痰量甚少称干性咳嗽；咳嗽伴咳痰称湿性咳嗽。

【咳嗽性质】①急性干咳：常因上呼吸道感染、肺部病变早期或理化因素所致。②慢性连续性咳嗽常见于慢性支气管炎、支气管扩张症等。③刺激性呛咳常见于呼吸道受刺激、支气管肺癌。④犬吠样咳嗽见于会厌、喉部疾病和气管异物受压。⑤**金属音调咳嗽**见于纵隔肿瘤、主动脉瘤或支气管癌压迫气管。⑥变换体位咳嗽见于支气管扩张症。⑦夜间咳嗽较重者见于左侧心力衰竭、肺结核。⑧咳声嘶哑见于声带发炎或纵隔肿瘤压迫喉返神经、带金属音咳嗽，提示支气管腔狭窄或受压，疑为肿瘤。

【痰液性质、气味和量】①白色泡沫痰或黏稠痰多见于支气管炎、肺炎或支气管哮喘，如痰多黏稠不易咳出，宜用降低痰黏度的祛痰药。②黄色浓痰见于呼吸系统化脓性感染，应积极用抗生素治疗。③粉红色浆液泡沫痰见于急性肺水肿，需迅速控制充血性心力衰竭。④血性痰见于肺结核、支气管肺癌、肺梗死出血，须加强病情观察。⑤浓稠痰提示厌氧菌感染、肺脓肿。支气管扩张症继发感染痰液亦恶臭，须痰菌培养和药敏试验选用有效抗生素。⑥**铁锈色痰**见于肺炎球菌性肺炎，大量脓性痰见于肺脓肿。⑦痰量增减反映病情进展：痰量多提示感染严重；经治疗痰量明显减少表明炎症被控制；如痰量骤然减少而体温增高，考虑排痰不畅。

【护理措施】

1. 作息与环境　保持室内空气新鲜，适宜温度（18～22℃）和湿度（50%～60%）。避免尘埃、烟雾、花粉、香粉、化学原料或刺激性气体。避免剧烈运动及进入空气污染的公共场所。外出时注意保暖及戴口罩，减少冷空气刺激。教育病人戒烟。保证足够休息，采取合适体位，取侧卧深屈膝位、半坐位或坐位，经常变换体位利于咳痰。

2. 病情观察　观察咳嗽、咳痰情况，记录痰液量、色、性质。

3. 促进排痰　①深呼吸和有效咳嗽：适用于神志清醒尚能咳嗽者。②叩背与胸壁震荡：适用于长期卧床、久病体弱、排痰无力者；禁用于未经引流的气胸、肋骨骨折、咯血及低血压、肺水肿者。方法为：病人取侧卧位，护士五指并拢且掌心微弯曲呈空心状（而非扇形张开）自下而上、由外向内迅速而有节律地叩击病人胸壁，120～180次/分，力量适中并鼓励病人咳嗽。③湿化和雾化疗法：适用于痰液黏稠不易咳出者。常用蒸汽吸入或超声雾化吸入，气管切开者可于插管内滴液。④体位引流：适用于痰量较多、呼吸功能尚好的支气管扩张、肺脓肿者。⑤机械吸痰：适用于肺脓肿、支气管扩张症等痰量较多且咳嗽反射弱者，尤其昏迷或已气管切开、气管插管者。吸引时间＜15秒/次，两次抽吸间隔时间＞3分钟。

4. 饮食护理　慢性咳嗽消耗能量，应补充营养与水分。可予高蛋白、高维生素饮食。保持每日饮水量在1500ml以上，以利痰液稀释和排出。避免油腻、辛辣刺激食物。

5. 用药护理　遵医嘱予抗生素、镇咳及祛痰药。注意观察药物疗效及不良反应。可待因等强镇咳药会抑制咳嗽反射、加重痰液积聚，切勿自行服用。

6. 预防并发症　对咳脓痰者加强口腔护理。在餐前及排痰后充分漱口；昏迷者每2小时翻身1次，翻身前后吸痰，防窒息。

（二）咯血的护理

【临床表现】病人咯血前常有胸闷、喉痒和咳嗽等先兆；咯血色多鲜红伴泡沫或痰，呈碱性。咯血量少时仅痰中带血。咯血量分度：＜100ml/d为小量咯血；100～500ml/d为中等量咯血；＞300ml/次或500ml/d为大量咯血。

【护理措施】

1. 作息　小量咯血时以静卧休息为主；大咯血时绝对卧床，头偏一侧或患侧卧位，避免搬动，保持安静。

2. 保持呼吸道通畅　病人取患侧卧位，利于健侧通气。结核病人可防病灶扩散；咳嗽无力及老年病人，特别注意呼吸情况、呼吸音变化。

3. 用药护理　①止血药：咯血量较大者常用垂体后叶素加入10%葡萄糖液缓慢静脉滴注，观察恶心、心悸、便意、面色苍白等不良反应；禁用于冠心病、高血压及妊娠者（因收缩内脏血管和子宫及肠道平滑肌）。②镇静药：烦躁不安者可肌注地西泮5～10mg，禁用吗啡、哌替啶等强镇静药，以防抑制呼吸中枢和咳嗽反射，注意观察有无呼吸衰竭和窒息先兆。③镇咳药：大咯血、精神紧张伴剧烈咳嗽者口服或皮下注射可待因，年老体弱、肺功能不全者慎用。

4. 饮食护理　大咯血者暂禁食；小量咯血者宜进少量温凉流食，避免刺激性食物，多饮水、保持大便通畅。

5. 心理护理　病人咯出较多新鲜血时产生恐惧心理加重出血，护士陪伴、宽慰；咯血后漱口并清理环境及用具，减少不良刺激。

6. 窒息预防及抢救配合　①预防：大口咯血者取患侧卧位。劝告身体放松、勿屏气或声门痉挛。尽量将血轻轻咯出，保持呼吸道通畅，吸氧。加强病情观察，备好抢救物品。②抢救配合：窒息时，置病人于头低足高45°俯卧位，面向一侧，轻叩背部，迅速排出气道及口咽部血液或直接刺激咽部咳出血凝块；迅速经口或鼻腔以鼻导管盲插负压抽吸，清除呼吸道血凝块，必要时行气管插管或气管镜直视下吸出血凝块。气道通畅后，无自主呼吸者须人工呼吸、高流量吸氧或遵医嘱予呼吸兴奋药及其他辅助呼吸措施。继续咯血者警惕再窒息，须严密观察，监测血气分析和凝血机制。

（三）肺源性呼吸困难的护理

【分类及临床特点】

1. 吸气性呼吸困难　吸气显著困难，重症者出现三凹征（胸骨上窝、锁骨上窝及肋间隙在吸气时明显下陷），伴干咳及高调吸气性哮鸣音。

2. 呼气性呼吸困难　呼气明显费力，呼气时间延长伴广泛哮鸣音。

3. 混合性呼吸困难　吸气和呼气均感费力，呼吸浅快。

【护理措施】

1. 作息与环境　保持病室空气新鲜，温湿度适宜，避免刺激性气体。病人取半坐位或端坐位，必要设跨床小桌，伏桌休息以减轻消耗。

2. 保持呼吸道通畅　协助气道分泌物较多者充分排出；张口呼吸者每日清洁口腔 2 ～ 3 次，补充呼吸丧失的水分。

3. 氧疗护理　氧疗是纠正缺氧最有效方法。根据病情及血气分析结果不同，选择合理氧疗方式：缺氧严重而无二氧化碳潴留者用面罩给氧；缺氧并二氧化碳潴留者用鼻导管或鼻塞法给氧。血气分析 $PaO_2$6.7 ～ 8.0kPa（50 ～ 60mmHg）、$PaCO_2$＜6.7kPa（50mmHg）者用一般流量（2 ～ 4L/min）、氧浓度（29% ～ 37%）给氧；$PaO_2$5.3 ～ 6.7kPa（40 ～ 50mmHg）、$PaCO_2$ 正常，应短时间、间歇高流量（4 ～ 6L/min）、高浓度（45% ～ 53%）给氧；PaO_2＜8.0kPa（60mmHg）、$PaCO_2$＞6.7kPa（50mmHg）时应持续低流量（1 ～ 2L/min）、低浓度（25% ～ 29%）给氧，以防纠正缺氧过快、抑制呼吸中枢、加重二氧化碳潴留。密切观察氧疗效果，以防发生氧中毒和二氧化碳麻醉。

4. 心理护理　加强巡视，适当解释，缓解紧张情绪。

（四）胸痛的护理

【临床特点】胸膜炎者胸痛呈尖锐刺痛或撕痛，腋下明显，随咳嗽及深呼吸加剧；自发性气胸者胸痛在剧烈咳嗽或劳动中突然发生且较剧烈；肋间神经痛沿肋间神经呈带状分布，为刀割样、触电样或灼痛；冠心病胸痛位于心前区、呈压榨样或窒息样痛。

【护理措施】

1. 作息　采取半坐位、坐位等舒适体位，充分休息。如胸膜炎病人取患侧卧位，可减少局部胸壁与肺活动，缓解疼痛。

2. 疼痛护理　若胸部活动致剧烈疼痛，应在呼气末用 15cm 宽胶布固定患侧胸廓（胶布长度超过前后正中线），降低呼吸幅度，以缓解疼痛；亦可采用局部热湿敷、冷湿敷或肋间神经封闭疗法镇痛。

3. 病情观察　观察疼痛部位、性质、持续时间等，通知医生。

4. 用药护理　疼痛剧烈影响休息时，遵医嘱予镇静药和镇痛药。

5. 心理护理　调整情绪，转移注意力，可减轻疼痛。

试题精选

金属音调咳嗽提示的疾病是

A. 支气管哮喘　　B. 慢性阻塞性肺疾病　　C. 慢性肺源性心脏病

D. 肺癌　　E. 支气管扩张

答案：D。

二、急性上呼吸道感染病人的护理

【临床表现】

1. 普通感冒　冬春季节好发，多见于成年人，是**鼻病毒感染**所致。起病较急，主要表现为鼻咽部卡他症状，一般无发热及全身症状，部分病人伴低热、不适，轻度畏寒、头痛。

2. 病毒性咽炎和喉炎　常由鼻病毒、腺病毒、副流感病毒和呼吸道合胞病毒引起。急性病毒性咽炎以咽部发痒和烧灼感为主，疼痛不明显。急性病毒性喉炎主要症状为声音嘶哑，伴发热、咳嗽时疼痛。

3. 疱疹性咽峡炎　多见于儿童。

4. 咽结膜炎　儿童多见，病程4～6天。

5. 细菌性咽—腭扁桃体炎　多由溶血性链球菌引起，起病急，有明显咽痛、畏寒、发热。咽部充血，腭扁桃体充血、肿大，有黄色点状渗出物。

【护理措施】

1. 保持室内空气流通，温湿度适宜。充分休息，注意隔离病人，减少探视，防止交叉感染。

2. 饮食宜清淡、高热量、高维生素、易消化，做好口腔护理。

3. 高热者予物理降温。

4. 遵医嘱按时用药，观察药物疗效及不良反应。

试题精选

普通感冒的主要临床表现是

A. 咽结膜炎症　　B. 肺泡炎症　　C. 咽峡炎症

D. 扁桃体炎症　　E. 鼻咽部炎症

答案：**E**。

三、支气管哮喘病人的护理

【临床表现】

1. 症状　典型表现为发作性**呼气性呼吸困难**或发作性胸闷和咳嗽，伴**哮鸣音**。重者呈强迫坐位或端坐呼吸，甚至发绀；干咳或咳出大量白色泡沫样痰。部分病人仅有咳嗽（咳嗽变异性哮喘）。一些青少年运动时出现胸闷、咳嗽和呼吸困难（运动性哮喘）。本病常在夜间及凌晨发作和加重。

2. 体征　发作时胸部呈过度充气征象，双肺闻及广泛哮鸣音，呼气音延长。重者心率加快、奇脉、胸腹反常运动和发绀，轻度哮喘发作时可无哮鸣音，称为寂静胸。

3. 临床分期　①急性发作期：以喘息为主各种症状，发作时间及程度各异。②慢性持续期：哮喘非急性发作期，病人仍有不同程度哮喘症状。③缓解期：经治疗或未经治疗症状、体征消失，肺功能恢复到急性发作前水平并维持4周以上。

4. 重症哮喘　又称哮喘持续状态，严重哮喘发作持续24小时以上，经一般支气管舒张药治疗无效者称重症哮喘。常因呼吸道感染未控制、持续接触大量过敏原、脱水致痰液黏稠阻塞细支气管、治疗不当或突然停用糖皮质激素所致。表现为极度呼吸困难、端坐呼吸、发绀明显、大汗淋漓、心慌、焦虑不安或意识障碍，甚至呼吸及循环衰竭。哮喘严重发作时有颈静脉怒张、发绀、胸部呈过度充气状态，叩诊呈过清音，听诊广泛哮鸣音、呼气时间延长。

5. 并发症　发作时并发气胸、纵隔气肿、肺不张，长期反复发作和感染并发慢性支气管炎、肺气肿、支气管扩张症、间质性肺炎、肺纤维化和肺源性心脏病。

【护理措施】

1. 病情观察　严密观察生命体征、呼吸型态、血气分析和肺功能情况。重症哮喘者需专人护理，每 10 ～ 30 分钟测呼吸、脉搏、血压一次，及时发现呼吸衰竭及自发性气胸征兆。

2. 保持呼吸道通畅　指导病人咳嗽时坐位前倾、尽量将痰咳出。多饮水、定期翻身、叩背，蒸汽吸入或遵医嘱予祛痰药，不宜用超声雾化吸入（因雾液刺激加重支气管痉挛）。重症哮喘者静脉补液 2500 ～ 3000ml/d，以稀释痰液，滴速为 40 ～ 50 滴 / 分。若痰液黏稠致明显发绀、神志不清时，须气管插管或气管切开，清除痰栓、改善呼吸。

3. 氧疗护理　适当给氧 2 ～ 4L/min，重症者缺氧伴高碳酸血症时予低流量吸氧。注意湿化呼吸道防气道痉挛。

4. 作息与环境　保持室内湿度 50%～ 60%、室温 18 ～ 22℃，避免花草及羽毛制品等过敏原。病人取坐位或半坐位或床上置小桌，伏于桌上以减少疲劳。哮喘发作大量出汗者应每天温水擦浴，勤换衣物，保持皮肤卫生。

5. 饮食护理　发作时勿讲话及进食。饮食宜富营养、高维生素流食或半流食。忌食过敏性食物。痰液黏稠时多饮水，至少 1500ml/d。保持大便通畅。咳嗽后协助温水漱口，保持口腔清洁。

6. 用药护理　①β_2 受体兴奋药不良反应有头痛、头晕、心悸、手指震颤等，指导病人喷气雾剂时应深吸气，使药物吸入细小支气管发挥最佳疗效。②糖皮质激素刺激胃黏膜，宜饭后口服，用药期间不能自行停药或减量。喷吸后须漱口防口咽部念珠菌感染。③氨茶碱碱性强且有刺激性，不宜肌内注射。用量过大或静脉滴入过快强烈兴奋心脏致头晕、心悸、心律失常、血压剧降、重者心搏骤停，须充分稀释，静脉注射浓度不宜过高、速度不宜过快，应在 10 分钟以上。

7. 心理护理　耐心解释病情，陪伴、安慰病人，消除紧张情绪。必要时遵医嘱予镇静药。

8. 健康教育　①指导病人增加对哮喘的认识，提高治疗依从性。指导所用药物知识、掌握正确药物吸入方法。②预防哮喘发作，避免哮喘发作诱因，如花草、尘埃、毛绒制品、过敏食物、持续喊叫等；保持空气清新；避免摄入致敏食物、强烈精神刺激、剧烈运动、过度换气动作以及接触刺激性气体及预防呼吸道感染。缓解期加强体育锻炼，应用免疫增强药。做好哮喘日记。应用脱敏疗法治疗外源性和混合性哮喘；③指导病人识别哮喘发作先兆和病情加重征象。教会哮喘发作自我简单应急方法及使用峰流速仪监测最大呼气峰流速。④培养良好情绪，予心理疏导，保持规律生活、乐观情绪和战胜疾病的信心是哮喘治疗和护理的主要内容。积极参加体育锻炼，指导充分利用社会支持系统。

试题精选

1. 重症哮喘时可能不出现

A. 心率增快　　B. 哮鸣音　　C. 明显发绀

D. 胸腹反常运动　　E. 奇脉

答案：B。

2. 目前防治哮喘最有效的药物是

A. β_2受体激动药　　B. 糖皮质激素　　C. 抗胆碱能药物

D. 茶碱类　　E. 白三烯调节药

答案：A。

3. 支气管哮喘发作时，护理措施不正确的是

A. 限制水摄入　　B. 半坐位　　C. 指导用药

D. 温水擦浴　　E. 促进排痰

答案：A。

四、慢性阻塞性肺疾病（COPD）病人的护理

【临床表现】

1. 慢支临床特征　慢性咳嗽、咳痰或伴喘息及反复发作，并发感染肺部有啰音。

2. 慢性阻塞性肺气肿特征　桶状胸，语颤减弱，叩诊过清音，听诊呼吸音减弱，呼气延长，并发感染肺部有啰音。

3. 慢性阻塞性肺疾病临床特征　除有慢性支气管炎症状外，呼吸困难进行性加重、乏力、食欲缺乏和体重减轻。晚期出现Ⅱ型呼吸衰竭。

【护理措施】

1. 病情观察　监测咳嗽、咳痰及呼吸困难程度、血气分析、电解质、酸碱平衡情况等。

2. 合理用氧　呼吸困难伴低氧血症者，遵医嘱予氧疗。因此时呼吸中枢兴奋依靠缺氧维持，一般予鼻导管低流量（1～2L/min）、低浓度（28%～29%）持续吸氧，尤以夜间为宜，睡眠期间不间歇。

3. 保持呼吸道通畅　多饮水，稀释痰液，可雾化吸入消除炎症，减轻咳嗽；协助翻身、叩背，有效咳嗽，胸部叩击和体位引流，利于分泌物排出。及时清除痰液。

4. 用药护理　遵医嘱用抗生素、支气管舒张药和祛痰药，观察疗效及不良反应。①镇咳药：喷托维林不良反应有口干、恶心、腹胀、头痛等。②祛痰药：溴己新偶见恶心、转氨酶增高，消化性溃疡者慎用。

5. 饮食护理　予高热能、高蛋白、高维生素、易消化饮食，避免产气食品。

6. 作息与环境　①中度以上COPD急性发作期病人应卧床休息，病人取舒适体位，极重者取身体前倾位。②视病情安排活动，以不感到疲劳、不加重症状为度。保持室内适宜温湿度，注意保暖，避免直接吸入冷空气。③全身运动锻炼结合呼吸锻炼能有效挖掘呼吸功能潜力，如步行、骑自行车、太极拳、家庭劳动等。

7. 指导呼吸功能锻炼　缩唇呼吸和腹式呼吸。①缩唇呼吸：呼气时口唇缩成吹笛子状，以能将口前 20cm 处烛火摇动不灭为度，气体经缩窄口唇缓慢呼出，从而提高支气管内压力、防小气道呼气时过早陷闭，利于排出肺泡气体。②腹式呼吸：用鼻吸气、口呼气，呼吸缓慢而均匀。勿用力呼气，吸气时腹肌放松，腹部鼓起，呼气时腹肌收缩，腹部下陷。开始训练时，病人一只手放腹部，另一只手放胸前，以感知胸腹起伏，呼吸时使胸廓保持最小活动度，呼与吸时间比为（2 ～ 3）：1，2 次 / 天，10 ～ 15 分 / 次，熟练后增加训练次数和时间并各种体位下随时练习。通过腹肌主动舒张与收缩加强腹肌训练，减低呼吸阻力、增加肺泡通气量。

8. 心理护理　因长期呼吸困难，病人易有焦虑、抑郁等，护士应分析原因、对病人及家属的疾病认知态度及性格改变等，与其共同制订和实施康复计划，消除诱因，增强信心。同时教会病人缓解焦虑方法，如听音乐、下棋等，以分散注意力，减轻焦虑。

9. 健康教育　①向病人及其家属介绍 COPD 知识，强调治疗和锻炼必须持之以恒。②宣传饮食意义和原则，保持和恢复体力重要性，鼓励进食高热量、高蛋白、高维生素饮食，避免产气食物。③教会病人呼吸运动锻炼技术、家庭氧疗技术及注意事项，防寒保暖，进行凉水洗脸、食醋熏蒸、体育锻炼等，提高机体抗病能力。④教会病人自我监测病情方法及缓解焦虑抑郁情绪的方式。

试题精选

1. 慢性支气管炎发展为阻塞性肺气肿突出的症状为

A. 反复咳嗽，气短　B. 反复咳痰，咯血　C. 发热、咳嗽、咳脓痰　D. 呼吸困难、发热、咳大量脓痰　E. 逐渐加重的呼吸困难

答案：E。

2. 陆某，男性，68 岁。吸烟史可追溯至幼年，长期咳嗽，咳痰。查体：胸呈桶状。原因是

A. 支气管哮喘　B. 支气管扩张　C. 长期咳嗽所致　D. 阻塞性肺气肿　E. 尼古丁中毒

答案：D。

3. 慢性阻塞性肺气肿病人用氧原则是

A. 每天氧疗时间不少 15 小时，睡眠期间不间断

B. 每天氧疗时间不少 15 小时，睡眠时间可间断

C. 每天氧疗时间少于 15 小时，睡眠期间不间断

D. 每天感觉呼吸困难严重时进行吸氧

E. 24 小时连续吸氧

答案：B。

五、慢性肺源性心脏病病人的护理

【临床表现】进展缓慢，除原有肺、胸疾病表现外，主要为逐步出现是肺、心功能衰竭及其他器官损害。

1. 肺、心功能代偿期　支气管肺部及胸廓原发疾病的症状和体征。活动后感心悸、呼吸困难。并发呼吸道感染时咳嗽加剧，痰量增多。明显的肺气肿、肺动脉高压和右心室肥大的体征，可有不同程度的发绀，心音遥远，肺动脉高压体征是肺动脉第二心音（P_2）亢进，其机制是在右心室舒张时，肺动脉高压使肺动脉瓣有力的关闭而表现 P_2 特别响，称 P_2 亢进。右心室肥大时有肺气肿，胸廓呈桶状，剑突下可见心脏冲动，此为 COPD 引起的特殊表现。可出现颈静脉充盈。下肢可有轻度水肿。

2. 肺、心功能失代偿期　是肺功能不全的晚期表现。①呼吸衰竭呼吸困难加重，夜间尤甚。常有头痛、白天嗜睡、夜间兴奋；加重时出现神志恍惚、谵妄、躁动、抽搐、生理反射迟钝等肺性脑病的表现。肺性脑病是肺源性心脏病死亡的首要原因。②右侧心力衰竭的症状有心悸、气促加重；体征有发绀，颈静脉怒张，肝颈静脉回流征阳性，肝大和压痛，心率增快，心律失常，剑突下可闻及收缩期杂音或舒张期奔马律，下肢或全身水肿，可有腹水。

3. 并发症　主要有肺性脑病、电解质及酸碱平衡紊乱、心律失常、休克、消化道出血和弥散性血管内凝血。其中肺性脑病是慢性肺源性心脏病死亡的首要原因。

【护理措施】

1. 作息与环境　充分休息，有助于恢复心肺功能。代偿期以量力而行、循序渐进为原则，鼓励活动以不引起疲劳、不加重症状为度。鼓励呼吸功能锻炼，提高活动耐力。心肺功能失代偿期应绝对卧床，取半卧位或坐位，减少机体耗氧、缓解呼吸困难。协助卧床病人翻身，根据病人耐受能力指导其床上缓慢肌肉松弛活动。指导水肿病人穿着宽松柔软，更换体位或垫气圈、使用气垫床，避免长时受压。做好皮肤护理。

2. 病情观察　观察生命体征、神志、呼吸困难及发绀情况，监测动脉血气分析等。注意观察有无心力衰竭表现，全身水肿者，正确记录24小时出入量，观察利尿药疗效。

3. 氧疗护理　持续低流量（1～2L/min）、低浓度25%～29%吸氧，经鼻导管、必要时面罩或呼吸机给氧，吸入氧必须湿化。低浓度给氧依据是：失代偿期病人多为Ⅱ型呼吸衰竭，呼吸中枢对二氧化碳刺激敏感性降低甚至抑制，其兴奋主要依靠缺氧对外周化学感受器刺激作用，当吸入氧浓度过高时，缺氧短暂改善解除了对呼吸中枢的兴奋作用，反而使呼吸抑制，加重二氧化碳潴留，甚至诱发肺性脑病。

4. 保持呼吸道通畅　及时清除痰液，改善肺泡通气。体弱卧床、痰多而黏稠者应翻身、叩背，鼓励咳嗽，促进痰液排出。神志不清者行机械吸痰，抽吸时间不超过15秒/次。

5. 饮食护理　应摄入高蛋白、高维生素、高热量、易消化、低盐饮食，避免高糖食物，以防便秘、腹胀、痰液黏稠而加重呼吸困难。若水肿、腹水或尿少者限制水钠摄入，钠盐＜3g/d，水分＜1500ml/d。少食多餐，保持口腔清洁，促进食欲，必要时静脉补充营养。

6. 用药护理　使用利尿药易出现低钾、低氯性碱中毒而加重缺氧，过度脱水致血液浓缩、痰液黏稠不易排出等，用药期间严格遵医嘱给药，注意补钾、补液、白天给药防夜尿频繁。使用洋地黄类药物时，注意毒性反应；应用血管扩张剂要注意心率及血压变化。烦躁不安者警惕呼吸衰竭、电解质紊乱，禁用麻醉药及强镇静药如吗啡、哌替啶等，必要时用地西泮，以防诱发肺性脑病。

7. 健康教育　①讲解慢性肺源性心脏病知识，强调去除病因和诱因重要性，劝导高危人群戒烟、积极防治 COPD 等原发病。②避免诱因，如吸入尘埃、刺激性气体、公共场所及接触上呼吸道感染者。指导病人适当休息，摄取足够营养和水分。③指导鼓励病人坚持呼吸锻炼和全身运动锻炼，但避免活动过度，如调节呼法配合登梯运动等。④指导病人合理用药，保持呼吸道通畅，坚持家庭氧疗。⑤指导病人自我检测，病情变化随诊。

试题精选

1. 慢性肺心病早期可出现
A. 全心肥大　　B. 左心室肥大　　C. 右心室肥大
D. 左心房肥大　　E. 心包积液
答案：C。

2. 慢性肺心病死亡的首要原因是
A. 休克　　B. 弥散性血管内凝血　　C. 肺性脑病
D. 消化道出血　　E. 肺栓塞
答案：C。

六、支气管扩张症病人的护理

【临床表现】临床上以慢性咳嗽、大量脓痰和反复咯血为特征。

1. 症状　①慢性咳嗽和大量脓性痰：咳嗽多为阵发性，与体位有关，晨起及晚上临睡时咳嗽和咳痰尤多，每日痰量可达数百毫升。以痰量估计严重度：少于 10ml/d 为轻度；10～15ml/d 为中度；多于 150ml/d 为重度。痰静置数小时后分三层：上层为泡沫黏液；中层为浆液；下层为脓性物和坏死组织，如合并厌氧菌感染则痰及呼气有臭味。②咯血：反复咯血为本病特点。咯血量可由痰中带血到大咯血。③反复肺部感染：特点是同一肺段反复发生肺炎并迁延不愈。

2. 体征　早期或轻症者可无异常，严重或继发感染者在病变部位，尤其肺下部闻及湿啰音。长期反复感染者伴营养不良和肺功能障碍有发绀和**杵状指（趾）**。

【护理措施】

1. 休息与环境　急性感染或病情严重者应卧床休息，通风，保持室内适宜温湿度，注意保暖。

2. 病情观察　观察痰量、颜色、性质、气味和与体位关系，记录 24 小时痰液排出量。观察咯血量、颜色、性质。严重者观察缺氧情况，注意有无发热、消瘦、贫血等。

3. 清除痰液　先用生理盐水超声雾化吸入或蒸汽吸入稀释痰痰液，辅以叩背、指导有效咳嗽或遵医嘱予祛痰药。

4. 饮食护理　宜高热量、高蛋白质、富含维生素，补充消耗。保持口腔清洁。

5. 用药护理　遵医嘱予抗生素、祛痰药和支气管舒张药，指导病人掌握药物疗效、剂量、用法和不良反应。

6. 体位引流

（1）引流前准备：解释体位引流目的、过程和注意事项，测生命体征，听诊肺部病变部位。宜饭前进行，最好晨起清醒后立即进行。引流前 15 分钟遵医嘱予支气管舒张药。

（2）引流时护理：①依病变部位不同而取不同体位，原则上抬高患肺位置，引流支气管开口向下，潴留分泌物随重力作用排出。先引流上叶、后引流下叶后基底段，及时调整体位。②引流时护士或家人协助，若病人出现咯血、发绀、头晕、出汗、疲劳等，应及时终止引流；痰量较多者引流时痰液应逐渐咳出，以防过多痰液涌出而窒息；高血压、心力衰竭及高龄者禁止体位引流。

（3）引流时间：根据病变部位、病情和病人状况，1～3次/天，15～20分/次，嘱病人间歇期深呼吸后用力咳痰，并辅以叩患部。

（4）引流后处理：引流完毕帮助病人取舒适体位、漱口，观察并记录咳痰性质、量及颜色，听诊肺部呼吸音改变。

7. 咯血护理　见咯血症状护理。

8. 健康教育　①积极预治呼吸道慢性感染病灶，避免受凉及吸入刺激性气体，戒烟，避免到空气污浊的公共场所和有烟雾的场所，避免接触呼吸道感染的病人等。②指导病人掌握有效咳嗽、雾化吸入、体位引流方法、自我监测病情及咯血时防窒息注意事项。③指导病人坚持呼吸运动锻炼，改善呼吸功能，保存和恢复肺功能。④指导摄入高热量、高蛋白、高维生素膳食，增强抗病能力。

试题精选

1. 支气管扩张病人痰的特点是

A. 黄果冻样　B. 大量浓痰久置分3层　C. 巧克力色　D. 棕色　E. 灰色

答案：B。

2. 缩唇呼吸的目的是

A. 加强呼吸运动　B. 减少呼吸困难　C. 避免小气道塌陷　D. 减轻呼吸劳累　E. 减少胸痛

答案：C。

3. 支气管扩张病人咳嗽、咳痰加重多见于

A. 傍晚　B. 白天　C. 变换体位时　D. 深夜　E. 进餐时

答案：C。

七、肺炎病人的护理

（一）肺炎链球菌肺炎的护理

【临床表现】起病急骤，以高热、寒战、咳嗽、血痰和胸痛为特征。

1. 症状　病前常有上呼吸道感染、受凉、淋雨、疲劳等。典型表现起病急骤，寒战、高热，数小时内体温高达39～41℃，呈**稽留热型**。全身肌肉酸痛，患侧胸痛明显，放射至肩部，咳嗽及深呼吸时加剧。干咳，少量黏痰，典型者在发病2～3天时咳铁锈色痰。

2. 休克型肺炎　感染严重病人可出现面色苍白、出冷汗、四肢厥冷、少尿或无尿及意识

模糊、烦躁不安、嗜睡、资妄、昏迷等神经精神症状；体温可不升，常无咳嗽、咳痰现象。休克型肺炎出现休克体征。

3. 体征　急性病容，口唇单纯疱疹、面颊绯红、鼻翼扇动、呼吸浅快、口唇青紫。肺实变体征表现为患侧呼吸运动减弱、语颤增强、叩诊浊音，听诊出现支气管呼吸音、干湿啰音，累及胸膜可闻及胸膜摩擦音。

【护理措施】

1. 休息与活动　病人应卧床休息，病室环境保持安静、阳光充足、空气清新，室温为 18 ～ 20℃，湿度 55% ～ 60%。

2. 饮食护理　予高蛋白质、高热、高维生素、易消化的流食或半流食，忌高脂饮食（因不易消化），鼓励多饮水，每日饮水量在 2 ～ 3L/d。

3. 高热护理　于头部、腋下、腹股沟等处置冰袋，或乙醇擦浴降温，或遵医嘱予小剂量解热药。退热时需补充液体，防虚脱。

4. 胸痛时嘱病人患侧卧位。

5. 病情观察　密切观察生命体征和神志、尿量的变化，出现下列情况考虑有中毒型肺炎：①出现精神症状；②体温不升或过高；③心率＞140 次 / 分；④血压逐步下降或降至正常以下；⑤脉搏细弱，四肢厥冷，冷汗多，发绀等；⑥白细胞计数过高（$>30\times10^9$/L）或过低（$<4\times10^9$/L）。

6. 对症护理　促进排痰，改善呼吸。予半卧位，或遵医嘱予吸氧，流量 2 ～ 4L/min。痰黏不易咳出时，鼓励病人多饮水，亦可给予蒸汽或超声雾化吸入，或遵医嘱予祛痰药，以稀释痰液，配合翻身叩背，促进痰液排出。

7. 感染性休克的抢救与护理

（1）病人绝对卧床，头部抬高 20°，下肢抬高 30°。保温（忌用热水袋保暖）、给氧。

（2）迅速建立两条静脉通道，保证液体及药物输入。

（3）严密观察病情，注意体温、脉搏、呼吸、血压及神志的变化，记录 24 小时出入量；同时配合医师做好抢救工作。

（4）进行抗休克与抗感染治疗。①纠正，血容量：补充水分，一般先静脉输给 5% 葡萄糖氯化钠溶液或低分子右旋糖酐，以维持血容量，降低血液黏度，预防血管内凝血。②按医嘱给以血管活性药（如异丙基肾上腺素等），使收缩压维持在 12 ～ 13.3kPa，或用血管扩张药改善微循环；严密监测血压变化。③注意水电解质和酸碱失衡；输液不宜太快，以免发生心力衰竭和肺水肿，如血容量已补足而 24 小时尿量仍少于 400ml，应考虑有肾功能不全。④监测血气及电解质，维持动脉血氧分压在 60mmHg 以上。⑤抗感染治疗：按医嘱定时给予抗生素，并注意其不良反应。

8. 健康教育　①向病人宣传肺炎基本知识，强调预防重要性。注意锻炼身体，加强耐寒锻炼。②指导病人增加营养，保证充分休息，以增强机体抵抗力。③纠正吸烟、酗酒等不良习惯，避免受寒、过劳等。④老年人及原患慢性病病人注意气温变化增减衣服，预防上呼吸道感染。

（二）支原体肺炎

【临床表现】起病缓慢，继而出现低热、咽痛、乏力、食欲缺乏，阵发性刺激性呛咳，逐渐加重。咳黏液痰，偶有血丝。可有胸痛。

【护理措施】详见“肺炎球菌肺炎”。

（三）军团菌肺炎

【临床表现】起病急，倦怠、无力、食欲缺乏、头痛，或经过2～10天潜伏期突然寒战、高热。咳嗽、咳黏痰带血丝或血痰；胸痛，进行性呼吸困难。呕吐、腹痛、腹泻。焦虑、反应迟钝、定向障碍、谵妄。体征：急性病容，相对缓脉，肺实变体征或两肺闻及散在干、湿性啰音，心率增快。

【护理措施】详见“肺炎球菌肺炎”。

（四）革兰阴性杆菌肺炎

【临床表现】起病隐匿，症状不典型，咳嗽、咳痰。肺部一般仅闻及湿性啰音。临床表现见表1-1。

表1-1　不同革兰阴性杆菌肺炎临床表现

病原体	临床表现
流感嗜血杆菌	高热、呼吸困难、衰竭
克雷白杆菌	起病急，寒战、高热，衰竭，咳砖红色胶冻状痰
铜绿假单胞菌	毒血症状明显，痰稠可呈蓝绿色

【护理措施】详见“肺炎链球菌肺炎的护理措施”。

试题精选

肺炎链球菌肺炎的体征是

A. 急性病容、呼吸浅快、口唇青紫

B. 慢性病容、呼吸浅慢、口唇苍白

C. 急性病容、呼吸深快、面色潮红

D. 慢性病容、呼吸深慢、口唇青紫

E. 急性病容、呼吸均匀、面色潮红

答案：C。

八、肺结核病人的护理

【临床表现】

1. 症状

（1）全身毒性症状：发热最常见，多为长期午后低热。畏寒、高热提示病灶血行播散，部分患者乏力、盗汗、食欲减退、体重减轻等。妇女可有月经失调或闭经。

（2）呼吸系统症状：①咳嗽、咳痰：早期干咳或仅有少量黏液痰，病灶发展痰量增多，继发感染时呈黏液脓性或脓性痰。②咯血：近半数病人发生不同程度咯血。多为痰中带血或小量咯血，少数重症者大量咯血。③胸痛：炎症波及壁层胸膜时，胸部刺痛或撕裂痛，随咳嗽及深呼吸加重。④呼吸困难：见于慢性重症者，因肺组织广泛破坏或胸膜广泛粘连出现呼吸困难日益加重，并发气胸或大量胸腔积液时突然出现明显呼吸困难。

2. 体征　早期可无任何体征或仅有午后颧部潮红。病变范围大时出现患侧呼吸运动减弱、语颤增强、叩诊呈浊音，听诊有支气管呼吸音和湿啰音。肺结核好发于肺尖，在肩胛间区或锁骨上下部位于咳嗽后闻及湿啰音，具有诊断意义。

3. 并发症　自发性气胸、脓气胸、支气管扩张症、慢性肺源性心脏病及肺外结核。

【护理措施】

1. 作息　①有严重结核中毒症状伴咯血者或结核性胸膜炎伴大量胸腔积液者，应卧床休息。恢复期适当增加户外活动，以提高机体抗病能力。②轻症病人避免劳累和重体力劳动，保证充足睡眠和休息，劳逸结合。③有效抗结核治疗4周以上且痰涂片证实无传染性或传染性极低者，恢复正常家庭和社会生活，减轻孤独感和焦虑情绪。

2. 病情观察　①若高热持续不退，脉搏快速、呼吸急促，均提示病情较重，密切观察有无咯血窒息先兆表现，一旦发现应及时抢救。②用药过程中注意观察并询问病人药物不良反应：链霉素引起耳聋及肾衰竭；利福平致黄疸、转氨酶一过性升高及过敏反应；异烟肼偶引起周围神经炎、中毒反应；对氨基水杨酸可有胃肠道、过敏反应；乙胺丁醇可以出现球后视神经炎。

3. 对症护理　高热、盗汗者用温毛巾擦干身体和更换衣被。胸腔穿刺抽液等特殊检查前耐心解释，积极配合，避免产生恐惧心理。

4. 咯血护理　见咯血症状护理。

5. 饮食护理　宜高热量、富含维生素、高蛋白质、易消化饮食。忌烟酒及辛辣刺激食物。蛋白质摄入1.5～2.0g/(kg·d)，其中鱼、肉、蛋、奶等优质蛋白摄入量占一半以上；多食新鲜蔬菜和水果，以补充维生素。测量并记录体重1次/周以了解营养状况。

6. 用药护理　护士应反复强调抗结核化疗对控制结核病的重要性。督促病人按医嘱服药，坚持完成规则、全程化疗，以提高治愈率、减少复发。说明化疗药用法、疗程、不良反应等，督促病人定期查肝功能及听力情况，不要自行停药，及时联系医生处理不良反应。

7. 心理护理　肺结核病程长、恢复慢且易反复，病人易产生急躁、恐惧心理，护士应耐心讲解疾病知识，帮助其坚持正规治疗，保持乐观情绪，配合治疗。

8. 健康教育　①控制传染源：加强卫生宣教，早期发现及治疗病人。及时将已确诊结核病人转至结核病防治机构统一管理，实行全程督导化学治疗，必须长期随访。②切断传播途径：通风，保持空气新鲜，有效降低结核病传播。涂阳肺结核病人住院治疗须呼吸道隔离，每天紫外线消毒病室。病人咳嗽或打喷嚏时用双层纸巾遮掩；不随意吐痰，痰液吐入纸巾中后焚烧处理或以等量1%消毒灵浸泡1小时后弃去；接触痰液后双手以流水清洗。餐具煮沸消毒或消毒液浸泡，共餐时使用公用筷。衣物、书籍等污染物在烈日下暴晒。③保护易感染人群：未受感染新生儿、儿童及青少年应接种卡介苗。高危人群，如与涂阳肺结核病人密切接触且结核菌素试验强阳性、HIV感染、长期使用糖皮质激素及免疫抑制剂者、糖尿病等，可服用异烟肼和利福平，以预防发病。④疾病知识指导：嘱病人合理安排休息，恢复期逐渐增加活动，避免劳累；保证营养摄入，戒烟酒；避免情绪波动及呼吸道感染。告知居室通风重要性、消毒处理痰液及污染物方法。强调坚持规律、全程、合理用药，定期复查X线胸片和肝肾功能，观察药物疗效和不良反应。

九、气胸病人的护理

【临床表现】

1. 症状　①胸痛：在剧咳、剧烈体力活动时，胸部一侧刀割样或针刺样痛，伴胸闷、气促；②呼吸困难：主要与胸膜腔积气量和肺萎陷程度有关；③咳嗽。

2. 体征　呼吸增快，发绀，气管向健侧移位；患侧胸部膨隆，肋间隙增宽，呼吸运动和语颤减弱；叩诊呈过清音或鼓音；右侧气胸者肝浊音界**下降**。有液气胸时，闻及胸内振水声。血气胸者失血过多时血压下降，甚至休克。并发纵隔气肿者左心缘处闻及与心脏搏动相一致的气泡破碎音。

【护理措施】

1. 卧床休息　避免用力、屏气、咳嗽等增加胸腔内压活动。

2. 吸氧　氧流量**2～5L/min**。

3. 严密观察病情　有无心率快、血压下降、发绀、出冷汗、心律失常甚至休克表现，立即通知医生并配合抢救。

4. 心理护理　安慰患者及家属。

5. 胸腔闭式引流术护理　见外科护理学胸部损伤护理。

6. 疼痛护理　取舒适卧位，指导病人床上活动，放松训练，必要时用镇痛药。

试题精选

自发性气胸典型的临床表现是

A. 咳嗽，恶心，呕吐　　B. 胸痛，干咳，呼吸困难　　C. 胸痛，恶心，呕吐

D. 胸痛，咯血，呕吐　　E. 伴有哮鸣音的呼气性呼吸困难

答案：B。

十、原发性支气管肺癌病人的护理

【临床表现】

1. 呼吸系统症状

（1）咳嗽：常以阵发性刺激性呛咳为早期首发症状。无痰或有少许白色黏液痰，多见于中央型肺癌，肿瘤在气管内。肿瘤肿大引起支气管狭窄，咳嗽呈高调金属音。继发感染时痰量增多。

（2）咯血：以中央型肺癌多见，多为持续性痰中带血，当癌肿侵犯大血管可引起大咯血。

（3）胸痛：病变累及胸膜或胸壁时，病人出现持续、固定、剧烈的胸痛。

（4）呼吸困难：多与癌肿引起支气管狭窄或阻塞气道及并发肺炎、肺不张或胸腔积液等有关。

（5）声音嘶哑：肿瘤或肿大的纵隔淋巴结使喉返神经受压或受累所致，多见于左侧。

（6）Horner 综合征：位于肺尖部的肺癌称肺上沟癌（Pancoast 癌）。若压迫颈部交感神

经，可引起病侧上睑下垂、瞳孔缩小、眼球内陷，同侧额部与胸壁无汗或少汗，即 Horner 综合征。

2. 全身症状　①发热：多由继发感染引起，肿瘤坏死也可引起癌性发热。②食欲缺乏、消瘦、明显乏力。

3. 癌肿压迫与转移　如压迫喉返神经使声音嘶哑；侵犯或压迫食管引起吞咽困难；压迫上腔静脉可引起上腔静脉压迫综合征。

4. 肺外表现　肿瘤作用于其他系统引起的肺外表现，又称副癌综合征。如异位内分泌综合征、神经肌肉综合征及肥大性骨关节病、高钙血症等。

5. 体征　早期可无阳性体征，肺癌部分阻塞支气管时，可有局限性哮鸣音；随病情进展，病人消瘦，可有声音嘶哑；气管移位、肺不张、肺炎及胸腔积液体征。如肿瘤压迫或阻塞上腔静脉，出现颈部、胸部浅表静脉怒张。可有右锁骨上及腋下淋巴结肿大。部分肺癌病人有杵状指、肥大性骨关节病。

【护理措施】

1. 一般护理　加强营养，据病情予鼻饲或静脉营养，协助生活护理。

2. 对症护理　①疼痛：采取舒适体位、避免剧烈咳嗽、局部按摩、局部冷敷、使用放松技术、分散注意力等或遵医嘱使用镇痛药，须个体化。②呼吸困难：取半卧位，遵医嘱吸氧，据病情鼓励下床活动，增加肺活量；大量胸腔积液者行胸腔穿刺抽液。

3. 化疗护理　评估化疗药毒性反应，当白细胞计数降至 1×10^9/L 时，遵医嘱输白细胞及抗生素防感染，做好保护性隔离。出现恶心、呕吐应减慢滴速，并口服或肌内注射甲氧氯普胺 10 ～ 20mg。少量多餐，避免刺激性食物，化疗前后 2 小时内避免进食；化疗影响食欲并脱水者，需静脉营养。化疗期间做好口腔护理、保护静脉血管。

4. 放疗护理　评估皮肤有无红斑、表皮脱屑、色素沉着、瘙痒等。嘱勿擦去皮肤照射部位标志，忌涂凡士林、红汞、乙醇或碘酊及贴胶布，洗澡不用肥皂或搓澡，不用化妆品，穿松软衣服，防止摩擦，避免阳光照射或冷热刺激，渗出性皮炎者应暴露局部并涂鱼肝油软膏。长期卧床者防压疮。

5. 心理护理　确诊后应视病人心理承受能力决定是否向其透露实情。为病人创造清静和谐环境，建立良好护患关系，根据病人性格特点，给予心理支持。

6. 健康教育　①宣传肺癌预防保健知识。提倡不吸烟或戒烟；治理大气污染，改善劳动条件；积极防治慢性支气管炎、结核等慢性疾病。②组织肺癌普查，特别是对 40 岁以上有重度吸烟史者和高危职业人群、高危地区人群。③教育人们，尤其是 40 岁以上吸烟者，若有不明原因咳嗽、咯血等，及时就医，争取早期诊断及治疗。④指导确诊病人尽快脱离应激心理反应，保持良好心态，增强信心。解释治疗可出现的反应，做好准备，消除恐惧，配合治疗。

试题精选

谢某，男性，60 岁，吸烟史 20 年。刺激性咳嗽并痰中带血丝半年。X 线胸片示左肺中央型块状阴影，右肺上叶不张，左胸腔中量积液，右纵隔阴影增宽，轮廓呈波浪形。为明确诊断进一步的检查是

A. 胸部 CT　　B. 痰液检查　　C. 磁共振检查

D. 支气管镜检　　　　　　　　E. 癌相关抗原检查

答案：D。

十一、慢性呼吸衰竭病人的护理

【临床表现】除原发病表现外，主要为缺氧和CO_2潴留所致呼吸困难及多脏器功能障碍。

1. 呼吸困难　**是最早、最突出**表现，早期呼吸费力、呼气延长，严重时呼吸浅速、并发CO2麻醉时呼吸节律改变，出现浅慢呼吸及潮式呼吸。

2. **发绀**　是缺氧典型表现。当SaO_2＜90%时，口唇、指甲和舌发绀，称中央性发绀；伴严重贫血者发绀不明显。严重休克引起末梢循环障碍者，即使动脉血氧分压正常也发绀，称外周性发绀。

3. 精神－神经症状　大脑对缺氧最敏感，呼吸衰竭时最早受损，随$PaCO_2$升高出现先兴奋后抑制症状。兴奋症状如烦躁不安、昼夜颠倒，甚至谵妄，中等CO_2潴留出现球结膜水肿，严重CO_2潴留时出现表情淡漠、肌肉震颤、间歇抽搐、昏睡、昏迷等肺性脑病表现。

4. 循环系统表现　缺氧早期脑血管扩张致搏动性头痛；CO_2潴留时出现体表充盈、皮肤潮红、温暖多汗、早期心率加快、血压升高，晚期心率减慢、血压下降、心律失常甚至心脏停搏。

5. 消化系统表现　机体严重缺氧，可导致胃肠黏膜充血水肿、糜烂渗血或应激性溃疡，引起上消化道出血；肝功损害时出现黄疸。

6. 泌尿系统表现　严重呼吸衰竭损害肾功能，表现为蛋白尿、红细胞尿、管型尿、氮质血症及少尿等。

【护理措施】

1. 作息　病人需卧床休息，取半卧位或坐位，伏在床桌上。为减少体力消耗，降低耗氧量，并尽量减少自理活动和不必要的操作。

2. 病情观察　①估计病情轻重：据血气分析及发绀程度、神志改变，呼吸衰竭分度见表1-2。②观察临床表现（意识、呼吸、心率、血压、尿量、粪便颜色、呕吐物、并发症等，慎用镇静药，以防呼吸抑制。

表1-2　呼衰分度

项　目	轻　度	中　度	重　度
动脉血氧饱和度	＞0.85	0.75～0.85	＜0.75
PaO_2（mmHg）	＞50	40～50	＜40
$PaCO_2$（mmHg）	＜50	＞60	＞90
发绀	无	有或明显	严重
神志	清醒	嗜睡、谵妄	昏迷

3. 氧疗护理　Ⅱ型呼衰病人兴奋呼吸中枢主要依靠缺氧对外周化学感受器的刺激，应予低浓度（25%～29%）、低流量（1～2L/min）鼻导管持续吸氧，至少15h/d，夜间不应停氧。

给氧过程中若呼吸困难缓解、心率减慢、发绀减轻，表示氧疗有效；若呼吸过缓或意识障碍加深，警惕二氧化碳潴留。

4. 对症护理　采取各种措施，保持呼吸道通畅。具体包括：①指导病人进行有效咳嗽、咳痰。②协助每 1 ～ 2 小时翻身 1 次，并叩背。③病情严重、意识不清者取仰卧位、头后仰、托起下颌，以多孔导管或经口机械吸引，以清除口咽部分泌物。④多饮水、口服或雾化吸入祛痰药，利于痰液排出。

5. 用药护理　按医嘱合理选择抗生素，控制呼吸道感染。

6. 心理护理　呼吸衰竭病人易产生紧张、焦虑等情绪，特别是建立人工气道和使用呼吸机的病人，应经常巡视，了解焦虑因素，指导应用放松、分散注意力等技术，减轻焦虑。

7. 健康教育　①讲解疾病诱因、发展、转归及用药知识，若痰多色黄、咳嗽加剧、气急加重或神志改变等，应尽早就医。②教会病人及家属有效咳嗽、咳痰、体位引流、叩背、等技术和方法，鼓励病人呼吸运动锻炼及耐寒锻炼。③指导病人加强营养，合理膳食。④指导病人避免诱因，如上呼吸道感染、吸烟、劳累、情绪激动等，少去人群拥挤处，减少感染机会。

试题精选

1. Ⅱ型呼吸衰竭时不可能出现

A. 皮肤干燥　　B. 呼吸困难　　C. 发绀
D. 血压升高　　E. 呼吸深快

答案：A。

2. 潘某，男性，70 岁，阻塞性肺气肿病史 30 年。寒战、高热、咳嗽、咳浓痰 1 周，因呼吸困难进行性加重入院。血气分析：PaO_2＜50mmHg，$PaCO_2$＞60mmHg。吸氧宜采用

A. 呼吸机给氧　　B. 高浓度高流量持续吸氧
C. 高浓度高流量间歇吸氧　　D. 低浓度低流量持续吸氧
E. 低浓度低流量间歇吸氧

答案：D。

第 2 单元　循环系统疾病病人的护理

一、常见症状及护理

（一）心源性呼吸困难

【分型与临床表现】按严重程度分为以下类型：

1. **劳力性呼吸困难**　最先出现，在体力活动时发生或加重，休息即缓解。

2. 夜间阵发性呼吸困难　常发生在夜间，病人平卧时肺淤血加重，于睡眠中突然憋醒，被迫坐起。轻者经数分钟至数十分钟后症状消失；或伴咳嗽、咳泡沫样痰；或伴呼吸深快、支气管痉挛闻及双肺干啰音，又称**心源性哮喘**；**重症者咳粉红色泡沫痰**，发展成急性肺

水肿。

3. 端坐呼吸　心功能不全后期病人休息时亦感呼吸困难，不能平卧，被迫采取坐位或半卧位，坐位时膈肌下降，回心血量减少，坐位越高反映病人左侧心力衰竭程度越重。

【护理措施】

1. 观察病情　观察呼吸困难的特点、程度、发生的时间及伴随症状，及时发现心功能变化情况，加强夜间巡视及护理。

2. 休息、体位与活动　安置病人坐位或半卧位，对已有心力衰竭呼吸困难病人夜间睡眠应保持半卧位。根据心功能情况予生活护理，减轻心脏负担，减少心肌耗氧量。

3. 吸氧　根据缺氧程度，调节氧流量。

4. 用药护理　遵医嘱积极抗心力衰竭、抗感染，观察药物疗效及不良反应。严格控制静脉输液滴速，20～30滴/分，防急性肺水肿发生。

5. 心理护理　了解病人心态，安慰和疏导。

（二）心前区疼痛

【临床表现】**心绞痛、心肌梗死**典型疼痛位于**胸骨后、呈阵发性压榨性痛**，常伴焦虑、濒死感。不同疾病胸痛表现见表1–3。

表1–3　心前区疼痛病因及临床表现

病　因	临床表现
心绞痛	胸骨后阵发性压榨样痛，有诱因，含药缓解
急性心肌梗死	无诱因，程度重，时限长，药效差
急性主动脉夹层	出现胸骨后或心前区撕裂样剧痛，向背部放散
急性心包炎	因呼吸和咳嗽加剧疼痛，呈刺痛，时限长
心血管神经症	心前区针刺痛，不固定，休息发生，伴神经衰弱

【护理措施】

1. 病情观察　观察疼痛部位、性质、持续时间、诱因及伴随症状等。

2. 减轻疼痛　胸痛发作时，使病人保持冷静，协助其采取平卧位或舒适体位，解开衣领。

3. 心理护理　观察病人情绪，分析疼痛过程，消除恐惧感。

4. 预防复发　安置病人于良好休息环境，协助满足其生活需要。根据医嘱给予镇静药、镇痛药、扩血管药等。对不同病人做健康指导，指导病人采用行为疗法及放松技术（如深呼吸、全身肌肉放松等）。

（三）心悸

【临床表现】病人自觉心跳或心慌，或伴有心前区不适的主观感受，自述心搏强而有力、心脏停跳感或心前区震动感。

【护理措施】

1. 严密观察病情　注意心律、心率、血压变化，必要时予心电监护。

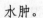

2. *心理护理*　根据发病原因向病人说明一般心悸并不影响心功能，以免因焦虑而导致交感神经兴奋，产生心率增快、心搏增强，加重心悸。帮助病人通过散步、看书、交谈等方式进行自我情绪调节，增加休息时间。

3. *对症护理*　增加休息时间，睡前用小剂量镇静药，嘱不进食刺激性食物及饮料，严重心律失常者应卧床休息。如出现呼吸困难、发热、胸痛、晕厥等，考虑发生心功能不全或严重心律失常，须及时遵医嘱用药。

（四）心源性水肿

【临床表现】临床特点是水肿**最初出现在身体低垂部位**、与体位有关，卧床病人常见于背及骶尾部、会阴；立位则先见于足踝部、胫前，重者延及全身，出现胸腔积液、腹水；压陷性水肿；于下午出现或加重，休息一夜后减轻；伴随尿少、体增、甚至水及电解质紊乱。

【护理措施】

1. *病情观察*　观察尿量、体重及水肿消长情况，记录 24 小时出入量。

2. *饮食护理*　予低盐、高蛋白、易消化饮食，少量多餐，适当限制液体摄入。说明限制钠盐重要性。嘱咐病人避免各种腌制品、干海货、发酵面点、含钠饮料和调味品，用糖醋调味增进食欲。

3. *作息*　卧床休息、下肢抬高，伴胸腔积液、腹水者采取半卧位。

4. *用药护理*　遵医嘱使用利尿药，注意监测电解质变化、维持体液平衡。

5. *皮肤护理*　严重水肿者局部易破损和感染，保持床单、病人内衣及会阴部皮肤清洁、干燥，阴囊水肿者用托带支托阴囊。控制热水袋水温为 40 ～ 50℃，以免烫伤。严格无菌操作，水肿液外渗局部以无菌巾包裹防感染；观察有无压疮发生。

（五）心源性晕厥

【临床表现】近乎晕厥者一过性黑矇、人体张力降低或丧失，不伴意识丧失；晕厥者暂时性广泛脑组织缺血、缺氧，出现突然短暂可逆性意识丧失，伴人体张力丧失而不能维持一定体位。

【护理措施】

1. *严密观察病情*　了解病史，检查病人有无呼吸和脉搏、反射是否存在，注意血压、心率、心律、呼吸、皮肤颜色和温度等。

2. *发作时处理*　置病人于通风处，平卧，头低足高位，解松领口，去除口咽异物及分泌物，保持气道通畅。迅速建立静脉通道，遵医嘱应用各种急救药物。

3. *避免诱因*　指导病人避免过度疲劳、紧张、恐惧，积极治疗相关疾病，防止晕厥发生。积极治疗原发病。

二、心力衰竭病人的护理

（一）慢性心力衰竭

【临床表现】

1. *左侧心力衰竭*　主要表现为**肺循环淤血**和**心排血量降低**。

（1）症状。①呼吸困难：最早出现**劳力性呼吸困难**，休息后缓解；最典型的是**夜间阵发性呼吸困难**；最严重的是端坐呼吸。②咳嗽、咳痰、咯血：早期出现咳嗽、咳痰，一般痰呈白色泡沫样，急性肺水肿时则呈大量粉红色泡沫样，是**肺泡或支气管黏膜充血**、支气管炎所致。③乏力、头晕、心悸：是心排血量减少所致。④少尿及肾功损害。

（2）体征：左心室增大为主伴左心房扩大，心尖搏动增强、向左下移位，心率增加，舒张期奔马律和**交替脉**是左心功能低下的特征性体征，肺底部闻及湿啰音。

2. 右侧心力衰竭　主要表现为**体循环淤血**。

（1）症状。①最早出现**胃肠道症状**，如食欲缺乏、恶心、呕吐、腹胀；②少尿、夜尿增多、黄疸等。

（2）体征。①水肿：早期在**身体低垂部位**出现凹陷性水肿，如卧床病人出现在腰骶部及会阴部，立位病人在踝部及胫前，重者全身水肿，伴胸腔积液、腹水和阴囊水肿；②右侧心力衰竭时，**颈静脉充盈、怒张**是最重要体征，**肝颈静脉回流征阳性**是最可靠体征；③肝大和压痛；④发绀：是血中还原血红蛋白增多所致。

3. 全心衰竭　同时有左侧心力衰竭和右侧心力衰竭表现，当右侧心力衰竭后，肺淤血临床表现可减轻。

【心功能分级】纽约心脏病学会（NYHA）根据病人活动能力主观评价提出方案，**心功能分为四级（表1-4）**。

表1-4　心功能分级及主观评价

分　级	主观评价
心功能Ⅰ级	体力活动不受限制，日常活动不引起疲乏、气急、心悸
心功能Ⅱ级	体力活动轻度受限，休息无症状，日常活动引起气急、心悸
心功能Ⅲ级	体力活动明显受限，休息无症状，稍事活动引起上述症状，轻度脏器淤血征
心功能Ⅳ级	体力活动重度受限，休息时也气急、心悸，重度脏器淤血征

【护理措施】

1. 作息　保证充分休息，卧床病人取半卧位或坐位，减轻肺淤血和心脏负荷，病情好转后逐渐增加活动量，避免因长期卧床致肌肉萎缩、静脉血栓形成等。根据心功能分级决定休息与活动原则：①心功能Ⅰ级：不限制一般体力活动，避免重体力劳动，增加午休时间；②心功能Ⅱ级：多卧床休息，起床稍事轻微活动，增加活动间歇时间和睡眠时间；③心功能Ⅲ级：卧床休息、限制体力活动；④心功能Ⅳ级：绝对卧床休息。

2. 吸氧　根据缺氧程度调节氧流量，一般2～4L/min。

3. 饮食护理　予高蛋白、高维生素、易消化、清淡饮食，少量多餐。限制水、钠摄入，食盐摄入**少于**5g/d。避免产气食物、刺激性食物及饱餐。选择含适量纤维素食品，保持大便通畅。

4. 病情观察　观察病人左侧心力衰竭表现（常见护理诊断是**气体交换受损**），如呼吸困难、血气分析及心功能改善情况；观察病人右侧心力衰竭表现（常见护理诊断是**体液过多**），如水肿消长、水电解质变化情况，每日测体重，记录出入量。

5. 用药护理

（1）洋地黄类药。①适应证：充血性心力衰竭，尤其伴房颤和心室率快者，对室上性心动过速、房颤和房扑有效。②**禁忌证**：**洋地黄中度或过量，重度二尖瓣狭窄、急性心肌梗死 24 小时内，严重房室传导阻滞、梗阻性肥厚型心肌病**。③**毒性反应**：胃肠道反应如食欲下降、恶心、呕吐等；心血管系统表现为**各种心律失常**，以**室性期前收缩二联律**最常见，长期房颤者则心电图 ST 段呈**鱼钩样改变**；神经系统反应如头痛、头晕、视物模糊、黄绿色视等。④**毒性反应处理**：停用洋地黄；低钾者停排钾利尿药，补充钾盐；纠正心律失常，缓慢心律失常用阿托品 0.5 ～ 1.0mg 治疗或安置临时起搏器，快速性心律失常可用利多卡因或苯妥英钠，一般**禁用电复律**（因易致室颤）。⑤注意事项：洋地黄类药治疗量和中毒量接近，**急性心肌梗死**、**急性心肌炎**、**低血钾**、**严重缺氧**、**肾衰竭**、**老年人**等易中毒。不宜与奎尼丁、心律平、异搏定、阿司匹林、肾上腺素等同用，以免增加毒性。给药前须监测心率、心律或教会病人**自测脉搏**，若心率＜60 次 / 分或节律变化，停药并联系医师，及时处理，必要时**监测血地高辛浓度**。

（2）利尿药：应**间断使用利尿药**，定期测体重、记录每日出入量、选择**早晨或日间**为宜，避免夜尿过频影响休息。过度利尿致循环血容量减少、血液黏滞度升高，易发生静脉血栓。排钾利尿药致血清低钾、低钠、低氯，应与保钾利尿药同用或补充氯化钾，防低血钾，如补充含钾丰富食物及餐后或进餐时口服钾盐（减轻胃肠不适）。

（3）扩血管药：应用硝酸酯类制剂时须**监测血压变化**，注意有无头晕、头胀、面红、心悸等不良反应，严格控制滴速，嘱病人改变体位时，动作宜慢，以防**直立性低血压**。

6. *对症护理*　①防感染：室内通风，注意保暖，长期卧床者鼓励翻身、叩背，防呼吸道感染和坠积性肺炎；勤翻身注意有无局部受压出现皮肤破损；加强口腔护理，防药物所致菌群失调而引起口腔黏膜感染。②防血栓形成：鼓励病人床上活动及协助其做下肢肌肉按摩、温水浸泡等加速血液循环，以减少下肢静脉血栓形成，若肢体远端局部肿胀提示发生静脉血栓，及早联系医师。③防急性肺水肿：输液速度控制在 **20 ～ 30 滴 / 分**，减轻容量负荷。

7. *心理护理*　予精神安慰、心理支持，减轻焦虑，增加安全感。

（二）急性心力衰竭

【临床表现】**极度呼吸困难**（频率达 30 ～ 40 次 / 分），**端坐呼吸**、咳嗽、**咯大量粉红色泡沫痰**，烦躁不安、大汗淋漓、口唇青紫、面色苍白；查体见心率、脉率增快，两肺满布湿啰音和哮鸣音、心尖区闻及**舒张期奔马律**。

【护理措施】

1. 体位　患者取坐位，两腿下垂，以减少静脉回流。

2. 吸氧　湿化瓶内加 **30% ～ 50% 乙醇**（以消除肺泡内泡沫），**高流量（6 ～ 8L/min）**鼻导管吸氧，促进气体交换，对抗组织液向肺泡内渗透，维持血氧饱和度在 95% 以上。

3. 吗啡　皮下或静脉注射 5 ～ 10mg，以镇静、扩张小血管，减轻心脏负荷，使用时注意呼吸抑制，伴颅内出血、意识障碍、慢性肺病者禁用。

4. 迅速建立至少两条静脉通路　遵医嘱用药，观察疗效与不良反应。①强心药：毛花苷 C 稀释、缓慢、静脉注射 0.4mg，增强心肌收缩力，注意心电图变化。②利尿药：静脉注射呋塞米 20 ～ 40mg，减轻心脏前负荷，还能扩张静脉，缓解肺水肿。**记录 24 小时尿量**，监测水电解质变化和酸碱平衡状况。③扩血管药：硝普钠能扩张动、静脉，硝酸甘油扩张小静脉，酚妥拉明扩张小动脉为主。用药期间监测血压，调节滴速。应用硝普钠时现用现配、避光滴注、**每24小时更换溶液**、用输液泵控制滴速。④解痉药：氨茶碱有效缓解支气管痉挛并有正性肌力、利尿、扩血管作用，应缓慢静滴，过快则致心律失常、血压骤降甚至猝死。

5. 病情监测　严密监测意识状态、呼吸、血压、心率、血氧饱和度、血气分析等，皮肤颜色及温度等变化。准确记录24小时出入水量。

6. 做好基础护理和生活护理。

7. 心理护理　医护人员提供情感支持，抢救中保持镇静、动作稳准快，忙而不乱，给病人以信任与安全感。

试题精选

1. 急性左侧心力衰竭病人端坐位的目的是

A. 减轻体循环淤血　B. 减轻肺淤血　C. 减轻上腔静脉淤血
D. 减轻门静脉淤血　E. 减轻下腔静脉淤血

答案：B。

2. 急性肺水肿最突出的表现是

A. 咳巧克力色痰　B. 咳砖红色胶冻样痰　C. 咳大量白色泡沫痰
D. 咳大量粉红色泡沫痰　E. 咳铁锈色痰

答案：D。

3. 张某，男性，75岁。冠心病病史20年，现出现全心衰竭。在治疗期间出现头痛、头晕，恶心、呕吐，视物模糊，黄绿视，护士应及时向医生报告，并考虑原因是

A. 心力衰竭加重，胃肠道淤血　B. 脑出血
C. 扩血管药物引起的低血压　D. 利尿药物引起的电解质紊乱
E. 洋地黄药物中毒

答案：E。

三、心律失常病人的护理

【临床表现】

1. 窦性心律失常

（1）窦性心动过速：大多病人无自觉症状。少数有心悸、胸闷等不适。

（2）窦性心动过缓：大多病人无自觉症状。当心率过于缓慢（<40次/分）致心排血量不足时，可有胸闷、头晕甚至晕厥等。

（3）病态窦房结综合征：出现与心动过缓有关心、脑等缺血症状，如发作性头晕、黑朦、乏力，重者晕厥，心动过速发作时出现心悸、心绞痛等。

2. 期前收缩　偶发性期前收缩大多无症状，可有心悸、心搏加重感或心搏暂停感；频发期前收缩常有乏力、头晕、胸闷等。查体见脉律不齐、桡动脉搏动减弱或消失。听诊心律不齐，**室性期前收缩者第二心音减弱**，仅能听到第一心音。

3. 阵发性心动过速　症状轻重因发作时心室率、持续时间及原发病严重程度不同而异。

（1）阵发性室上性心动过速：突发突止，持续时间长短不一。发作时乏力、胸闷、心悸

等；听诊第一心音强度恒定、心率快（150 ～ 250 次 / 分）、心律规则。

（2）阵发性室性心动过速：非持续性室速（<30 秒）通常无症状；持续性室速（>30 秒）常伴低血压、少尿、晕厥、心绞痛等血流动力学障碍与心肌缺血表现。听诊心率快、心律轻度不规则、第一心音强弱不一。

4. 颤动

（1）心房颤动：房颤症状轻重受心室率快慢的影响。心室率不快时者，病人无症状或仅有心悸、气促、心前区不适等；心室率>150 次 / 分，病人可发生休克、心力衰竭、心绞痛等。心脏听诊第一心音强弱不一、心律极不规则，心室率快时出现**脉搏短绌**（脉搏快慢不一、强弱不等）。持久性房颤易形成左心房附壁血栓，一旦脱落易并发体循环栓塞，脑栓塞发生率更高。

（2）心室颤动：病人迅速出现意识丧失、发绀、抽搐，查体心音消失、脉搏触不到、血压测不到，继而呼吸停止，瞳孔散大甚至死亡。

5. 房室传导阻滞

（1）一度房室传导阻滞：病人多无自觉症状。

（2）二度房室传导阻滞：Ⅰ型病人常有**心悸**和**心搏脱落感**；Ⅱ型病人心室率较慢时，出现心悸、头晕、气急、乏力等，脉搏不规则或慢而规则。

（3）**三度房室传导阻滞**：病人易发生**猝死**，若心率 30 ～ 50 次 / 分，则病人有心力衰竭和脑供血不全表现，如心悸、头晕、乏力等，脉律不规则或慢而规则；心率<20 次 / 分时引起**阿 – 斯综合征**，甚至心搏骤停。

【护理措施】

1. 休息与活动　①心律失常发作致胸闷、心悸、头晕等时应采取半卧位，避免左侧卧位；②血流动力学改变不大者宜劳逸结合，避免劳累及感染；③严重心律失常影响心脏排血量者应**绝对卧床休息**，视病情循序渐进增加活动量。

2. 病情观察　①密切观察神志、生命体征及面色变化；②重症者予心电监护，观察有无引起猝死危险的心律失常，如频发、多源、成对、RonT 的室性期前收缩，阵发性室上性心动过速，二度Ⅱ型房室传导阻滞，房扑与房颤等；③注意有无随时猝死危险的心律失常，如阵发性室速、室扑与室颤、三度房室传导阻滞等。

3. 用药护理　正确使用抗心律失常药物，观察疗效及不良反应。①**奎尼丁**有 **QT 间期延长**与**尖端扭转型室速**等，用药期间监测血压、心率、心电图，一旦出现前述心脏毒性反应，停药并及时处理；②**利多卡因**注射不可过快、过量，以防低血压、抽搐、传导阻滞，重者**呼吸、心搏骤停**；③**胺碘酮**最严重心外毒性为**肺纤维化**，也有转氨酶升高、角膜色素沉着、甲状腺功能亢进或甲状腺功能减退等，用药期间需密切观察呼吸状况、肝功能等，及早处理。

4. 饮食护理　应摄入低脂、易消化、富含膳食纤维的食物，少量多餐，避免饱餐、吸烟及刺激性食物饮料。心律失常伴水肿者应限制钠盐摄入。

5. 心理护理　介绍心律失常可治性，多与病人沟通，消除紧张情绪；指导病人采用放松训练；过度烦躁、焦虑及精神敏感者宜酌情使用镇静药。

6. 心脏电复律护理

（1）适应证：**非同步直流电复律**适用于室扑、室颤。**同步直流电复律**适用于有 R 波存在的部分快速异位心律失常。

（2）禁忌证：病史长、心脏明显扩大伴二度Ⅱ型或三度房室传导阻滞的房颤和房扑者；洋地黄中毒或低血钾者。

（3）操作配合：准备用物如除颤器、氧气、吸引器、心电监护仪、抢救车等。病人仰卧于绝缘床上，连接心电监护仪，建立静脉通路，静脉注射地西泮。放置电极板，电极板须用盐水纱布包裹或均匀涂上导电糊，并紧贴病人皮肤。放电过程中医护人员注意身体任何部位均不能直接接触铁床及病人，以防电击伤。

（4）术后护理：**病人绝对卧床24小时**；严密观察病人生命体征、面色、神志等，每**30分钟**测量并记录1次直至平稳；电击后局部皮肤有烧伤者应及时处理，并遵医嘱予抗心律失常药维持窦性心律。

7. 心脏起搏器安置术后护理　①**心电监护24小时**，注意心率与起搏频率是否一致。②非置入侧平卧位或半卧位，绝对卧床24小时，术后6周内限制体力活动，避免剧烈咳嗽、置入侧手臂及肩部过度活动，以防电极移位或脱落。③遵医嘱予抗生素及抗凝血治疗，不要按压伤口并注意有无出血、感染。④介绍观察及保证起搏器工作情况的重要性，距离发出电磁辐射物体至少10m，注意电池使用情况，定期评估仪器效能。强调定期复查、随身携带“心脏起搏器卡”等。

8. 健康教育

（1）知识指导：介绍心律失常防治知识，不要过分关注心悸。无器质性心脏病者积极参加锻炼，调整自主神经功能。器质性心脏病者根据心功能安排活动。晕厥史者避免从事危险工作，头晕时平卧，以防意外。

（2）避免诱因：病人应生活规律，保证充分休息和大便通畅。快速心律失常者应戒烟酒。避免劳累、感染。心动过缓中者避免排便屏气用力。避免精神紧张和情绪激动。

（3）自我护理：教给病人自测脉搏方法，至少1次/天、每次至少1分钟；反复发生严重心律失常危及生命者，教会家属心肺复苏术以应急；告诉病人药物疗效及不良反应，不可自行增减药量、停药或擅自改药，定期接受随访并复查心电图。

试题精选

（1—3题共用备选答案）

A. 甲状腺功能亢进　　B. 运动员　　C. 血栓栓塞

D. 先天性心血管病　　E. 慢－快综合征

1. 心房颤动易引起

2. 窦性心动过缓见于

3. 窦性心动过速见于

答案：1. C。2. B。3. A。

四、心脏瓣膜病病人的护理

【常见临床类型特点】

1. 二尖瓣狭窄

（1）症状：左心房受累最早出现劳力性呼吸困难，伴咳嗽、咯血，心悸、乏力等，随瓣口狭窄加重，严重时出现急性肺水肿、咳大量粉红色泡沫痰。左心房增大压迫喉返神经致声音嘶哑。右心受累时出现食欲减退、腹胀、肝区疼痛、下肢水肿等。

（2）体征：**重度二尖瓣狭窄者呈"二尖瓣面容"**，面颊紫红、口唇发绀；心尖区触及舒张期震颤；听诊心尖区第一心音亢进及开瓣音提示瓣膜弹性及活动度尚好、肺动脉瓣区第二心音亢进伴分裂、心尖部闻及**舒张期隆隆样杂音**是最重要体征。房颤者脉搏短绌、第一心音强弱不等、心律绝对不齐、心室率大于脉率等。右侧心力衰竭时颈静脉怒张、肝大、下肢水肿等。

2. 二尖瓣关闭不全

（1）症状：代偿期较长，轻者可终身无症状，无症状期常超过 20 年，重者心排血量少，最早突出症状是**疲乏无力**，心源性呼吸困难出现较晚，后期右侧心力衰竭表现。

（2）体征：心尖搏动左下移位；心尖部第一心音减弱、**全收缩期粗糙吹风样杂音向左腋下、左肩胛下区传导**是最重要体征。

3. 主动脉瓣狭窄

（1）症状：因左心室排出量降低，冠状动脉及脑血供减少，临床出现**主动脉瓣狭窄三联征**，即**呼吸困难**、**心绞痛**、**晕厥**，重者猝死。

（2）体征：**主动脉瓣第一听诊区闻及响亮收缩期喷射性杂音、向颈部传导**是最重要体征，触及收缩期震颤。收缩压和脉压晚期均下降。

4. 主动脉瓣关闭不全

（1）症状：早期可无症状，或主诉心悸、心前区不适、头部动脉搏动感，常有直主性头晕，也可出现心绞痛，晚期出现左侧心力衰竭，最后发生全心衰竭。

（2）体征：心尖搏动向左下移位，呈抬举性搏动；**主动脉瓣第二听诊区**闻及**舒张早期高调叹气样**杂音，坐位前倾和深呼气时明显。收缩压增高，舒张压降低，**脉压增大**而产生**周围血管征**，如点头运动、毛细血管搏动征、水冲脉、大动脉枪击音等。颈动脉搏动明显。

【并发症】

1. **充血性心力衰竭**　最常见、首要潜在并发症，是本病就诊和致死主要原因。常因风湿活动、妊娠、感染、心律失常、洋地黄使用不当和劳累而诱发。

2. 心律失常　以**房颤最多见**，常诱发或加重心力衰竭，左心房易形成附壁血栓。

3. **亚急性感染性心内膜炎**　常见致病菌为**草绿色链球菌**。临床常表现为发热、寒战、皮肤黏膜瘀点、进行性贫血，病程长者脾大、杵状指等全身感染表现。需进行血培养确定感染。

4. 栓塞　按栓子来源分为：①二尖瓣狭窄伴房颤病人，左心房附壁血栓血栓脱落引起周围动脉栓塞；②心力衰竭长期卧床者下肢静脉血栓形成时，血栓脱落致肺栓塞；③亚急性感染性心内膜炎者的心内膜赘生物脱落引起周围动脉栓塞。其中以**脑栓塞最多见**。

5. 肺部感染　较常见，诱发心力衰竭主要原因之一。

6. 急性肺水肿　重度二尖瓣狭窄最严重并发症。

【护理措施】

1. 作息

（1）合理安排休息和活动，适当活动防便秘。风湿活动或感染者，急性期应卧床休息、病变关节制动、肢体保持功能位、协助生活护理，减少机体消耗。高热出汗多时，勤换衣裤被褥，以免受凉，待病情好转、实验室检查正常后逐渐增加活动量。并发心力衰竭者，予半卧位、吸氧，按心功能分级安排活动量。

（2）防栓塞：左心房内有巨大附壁血栓者，绝对卧床，避免剧烈运动和突然改变体位，以免附壁血栓脱落堵塞动脉。病情允许时鼓励并协助病人翻身、勤换体位、活动下肢、按摩及用温水泡足或下床活动，避免长时间盘腿或蹲坐、穿高弹袜裤，以防下肢深静脉血栓形成。

2. 病情观察

（1）评估风湿活动：观察有无皮肤环形红斑、关节红肿及疼痛等。

（2）评估栓塞危险因素：阅读超声心动图报告有无心房扩大及附壁血栓；心电图有无房颤等异常；是否因心力衰竭而长期卧床等。

（3）观察有无栓塞征象：心房附壁血栓或心内膜赘生物脱落后，**脑栓塞**引起偏瘫、失语甚至意识障碍；肾动脉栓塞引起剧烈腰痛、血尿等；肺动脉栓塞引起突然剧烈胸痛、呼吸困难和咯血等；肢体动脉栓塞引起肢体远端剧烈疼痛、苍白、动脉搏动减弱、无力，重者出现干性坏疽；下肢深静脉血栓形成者，肢体远端发绀、肿胀、疼痛，重者出现湿性坏疽。

（4）观察有无亚急性细菌性心内膜炎表现：发生不明原因发热、进行性贫血、血尿、脾大和皮肤出血点，立即告知医生，护士每4小时测体温一次、观察热型、做血细菌培养，以查明病原菌，协助诊断及处理。

3. 用药护理

（1）合并房颤者，遵医嘱用抗心律失常药、口服华法林抗凝血，以防附壁血栓形成，监测出凝血时间、凝血酶原时间等，观察有无出血倾向。

（2）关节肿痛时，遵医嘱予抗风湿药物、镇痛药治疗。阿司匹林者应饭后服药、观察有无出血倾向。

（3）亚急性细菌性心内膜炎时，遵医嘱予足量、足疗程抗生素，根据血培养及药敏试验结果选择抗生素，对体温超过38.5℃者，予物理降温或药物降温。

4. 对症护理

（1）风湿活动时，病变关节保暖并用软垫固定、避免受压和碰撞，局部热敷或按摩，增加血液循环，减轻疼痛。

（2）严格控制出入量及输液速度、纠正心律失常，监测生命体征，评估病人有无呼吸困难、肺部湿啰音、下肢水肿等，一旦发生按心力衰竭护理。

（3）严格遵守无菌操作原则，积极防控感染。

5. 饮食护理　心力衰竭者应低热量、易消化饮食、少量多餐；缓解后予**高热量、高蛋白、高维生素、易消化**饮食，多食蔬菜和水果，促进机体恢复。

6. 心理护理　向病人及家属介绍疾病转归，强调并发症可治性，减轻焦虑、树立信心；对病情重不能妊娠与分娩者进行心理疏导。

7. 健康教育

（1）知识指导：嘱病人按医嘱用药，定期复查。有手术适应证者尽早择期手术，提高生活质量。教会病人及家属自测脉搏，发现异常或有胸闷、心悸，及时就诊。避免过劳、缺氧、营养不良、呼吸道感染、寒冷、酗酒等诱因，育龄妇女在医师指导下选择妊娠与分娩时机。

（2）预防感染：改善居住环境，保持空气流通，防止风湿活动。适当锻炼身体，加强营养，注意防寒保暖，提高机体抵抗力。避免与上呼吸道感染、咽炎病人接触，一旦发生立即用药。在拔牙、内镜检查、导尿术、分娩、人工流产等手术操作前应告诉医生风湿性心脏病史，预防性使用抗生素。劝告反复发生扁桃体炎者在风湿活动控制后 2～4 个月手术摘除扁桃体。

试题精选

1. 二尖瓣狭窄最重要的体征是
A. 肺动脉瓣第二心音亢进
B. 心尖区舒张期杂音
C. 胸骨左缘第 3、4 肋间舒张期杂音
D. 主动脉瓣第一听诊区收缩期杂音
E. 心尖区收缩期吹风样杂音
答案：**B**。

2. 风湿性心脏病最常见的并发症是
A. 二尖瓣闭锁　　B. 充血性心力衰竭
C. 亚急性感染性心内膜炎　　D. 房颤
E. 心脏性猝死
答案：**B**。

五、冠状动脉粥样硬化性心脏病病人的护理

（一）心绞痛

【临床表现】

1. 症状　典型特点是**发作性胸痛**和胸部不适。①部位：以胸骨体中段或上段之后常见，其次为心前区，波及约手掌大小范围，放射至左肩、左臂内侧，甚至达左手环指和小指，或放射至颈、咽、下颌、背及上腹部，老年人疼痛部位可不典型；②性质：呈压迫、发闷、紧缩或烧灼感，偶恐惧伴濒死感；③持续时间：大多在 3～5 分钟，不少于 1 分钟，不超过 15 分钟；④诱因：常于劳累、情绪激动、饱餐、寒冷、吸烟、急性循环衰竭等情况诱发；⑤缓解方法：休息或舌下含服硝酸甘油后 1～2 分钟缓解。

2. 体征　发作胸痛时，病人神志清楚、强迫停立位，面色苍白、冷汗、心率增快、暂时性血压升高等。

【护理措施】

1. 作息　发作时立即停止活动、就地休息；缓解期适当活动、保持大便通畅。避免竞技

性、力量型运动（如快速登楼、追赶汽车），外出注意保暖。

2. 病情观察　①观察疼痛部位、性质、范围、持续时间、诱因、伴随症状及缓解方式等。②心绞痛发作时，宜进行心电监护，重点监测心电图改变，结合症状及血清酶学改变，观察有无心律失常、心肌梗死表现，有条件者送入CCU观察。

3. 用药护理及对症护理　观察药物疗效及不良反应。心绞痛发作时，吸氧、舌下含服硝酸甘油（服药后平卧，防低血压发生）；硝酸酯类药物不良反应有心悸、面部潮红、头痛等，一般持续用药数天后可自行好转。长时间应用抗血小板凝集药如肠溶阿司匹林，观察有无出血倾向。吸烟病人应鼓励其戒烟。

4. 饮食护理　予低热量、低脂肪、低胆固醇、少糖、少盐、适量蛋白质及纤维素、高维生素、易消化饮食，宜少量多餐，避免过饱及辛辣刺激性食物。禁酒、浓茶及咖啡。

5. 心理护理　心绞痛发作时病人烦躁不安甚至恐惧，增加心肌耗氧，护士应耐心解释疾病知识，安慰病人，取得配合，保持情绪稳定。

6. 健康教育　①指导避免诱因，积极治疗高血压、控制血糖和血脂，肥胖者控制体重，强调病人按医嘱服药。随身携带内有硝酸甘油保健药盒，避光保存，开封后每6个月更换一次。②帮助病人合理安排活动和休息。嘱病人冬季勿过早晨练，注意保暖。保持情绪稳定。③嘱病人勿在饱餐或饥饿时洗澡，水温不要过冷或过热，时间不宜过长，不锁门，防意外。④强调定期复查。教会病人自我监测药物不良反应，自测脉率、血压，定期检查心电图、血脂、血糖情况。如发现心动过缓、疼痛加重、用药效果不好等，及时就医。

（二）急性心肌梗死

【临床表现】

1. 先兆　约半数病人发病前数日或数周乏力、胸闷、心悸、心绞痛，发作时伴恶心、呕吐、大汗、血压波动、心律失常等。其中新发生心绞痛或原有心绞痛加重突出。

2. 症状

（1）**疼痛：是最早、最突出症状**，多发生于清晨，其性质和部位与心绞痛相似，但程度剧烈、难以忍受，伴烦躁、大汗、**恐惧濒死感**，持续数小时或数天，休息和含服硝酸甘油无效，多无明显诱因。少数病人症状不典型，疼痛位于上腹、下颌、颈部及背部，甚至无疼痛表现。

（2）全身症状：发病后**24～48小时**有发热、心动过速等，系坏死组织被吸收引起。

（3）胃肠道症状：有上腹胀痛、恶心、呕吐，重者呃逆，系心肌坏死刺激迷走神经及胃肠血液灌注减少致功能障碍所致。

（4）心律失常：多发生于病后1～2天内、**24小时内发生率最高**，是急性心肌梗死病人死亡的主要原因，以**室性心律失常**最多见。前壁心肌梗死者易发生快速室性心律失常，如频发性、多源性、成对、RonT的室早或短阵室速，常为**室颤先兆**；下壁心肌梗死易发生房室传导阻滞等缓慢性心律失常。

（5）**心源性休克**：常于发病后数小时至1周内发生，收缩压低于80mmHg，出现烦躁不安、面色苍白、四肢厥冷、脉搏细速、尿量减少等，主要因心排血量急剧下降所致。

（6）心力衰竭：主要为**急性左侧心力衰竭**，如呼吸困难、咳嗽等，随后出现右侧心力衰竭表现。

3. 体征　血压下降；心率多增快或少数变慢；心尖部第一心音减弱或闻及舒张期奔马律；

心脏浊音界可正常或增大。

4. 并发症　**乳头肌及功能失调或断裂**、心脏破裂、栓塞、心室壁瘤、梗死后综合征。

【护理措施】

1. 休息与活动　环境应安静舒适，尽可能减少相关性不大的检查和操作。急性期 12 小时内绝对卧床，24 小时内鼓励床上肢体活动，若无低血压，第 3 天可在病房内走动，心肌梗死后 4 ～ 5 天循序渐进增加活动量，直至每天三次步行 100 ～ 150m。协助做好生活护理。

2. 吸氧　对呼吸困难或血氧饱和度低者，予间断或持续鼻导管、面罩吸氧。

3. 病情观察　严密监护，观察疼痛部位、性质、程度、持续时间、心律、血压等；监测心电图、心肌酶学变化及电解质酸碱平衡情况。

4. 饮食护理　急性期 4 ～ 12 小时内予流食，缓解后过渡到低脂、低胆固醇、高维生素、易消化、清淡饮食，避免过饱、少量多餐。禁食刺激性调味品和饮料及烟酒。

5. 用药护理　迅速建立静脉通路，遵医嘱应用镇痛药、抗凝血药，扩血管药、观察药物疗效及不良反应。①硝酸甘油，注意面部潮红、头部胀痛、头晕、心动过速、心悸等不良反应；②应用阿司匹林及抗凝血药物时注意出血倾向，阿司匹林有胃肠道症状。

6. 溶栓治疗护理

（1）治疗前询问溶栓适应证及禁忌证，测定血常规、血型及出凝血时间。

（2）治疗中监护冠脉再通指标：①胸痛 2 小时内消失；②心电图 ST 段于 2 小时内回降大于 50%；③ 2 小时内出现再灌注性心律失常；④血清 CK–MB 酶峰值提前出现（14 小时以内）；⑤冠状动脉造影可观察冠状再通迹象。

（3）观察溶栓药不良反应：①**过敏反应**：寒战、发热、皮疹等；②**低血压**（收缩压低于 90mmHg）；③**出血**：伤口、牙龈、皮肤等出血，须严密**监测出凝血时间及纤溶酶原**。

7. 介入治疗护理　协助医生做好术前、术中和术后护理，注意观察**足背动脉搏动**情况、术区有无**出血**、**血肿**等。

8. 便秘护理　多食富含纤维素食物，保持大便通畅；清晨予蜂蜜 20ml 加温开水同饮；腹部按顺时针按摩；无腹泻者常规予缓泻药，**切忌用力排便**，以防诱发心律失常而猝死；一旦排便困难，可用开塞露或低压肥皂水灌肠。

9. 心理护理　护士主动倾听和亲切地安慰病人，劝导 A 型性格者适当减慢生活节奏，进行腹式呼吸、听音乐等放松训练，避免精神紧张及情绪激动。

10. 健康教育　①疾病知识指导：积极治疗高血压、高血脂、糖尿病等，合理调整饮食和体力活动以控制体重在正常范围。避免饱餐、寒冷刺激等。嘱病人进行自我心理控制，保持情绪稳定。指导病人与家属掌握简易急救方法。②用药指导：随身携带保健盒，告知药物作用和不良反应，教会病人自测脉搏，嘱其定期复查心电图、血脂等。③康复指导：急性心肌梗死 6 ～ 8 周后，病情稳定、进入恢复期可进行康复锻炼。宜进行有氧运动，避免竞技性运动和屏气用力动作，活动中注意有否胸痛、心悸、呼吸困难等，一旦出现应停止锻炼。

试题精选

1. 急性心肌梗死时最早最突出的症状是

A. 疼痛　　B. 心悸　　C. 低血压

D. 上腹胀痛　　E. 心律失常

答案：A。

2. 急性心肌梗死病人由急诊室送到心电监护室应采用的方式是

A. 由护士陪同步行　B. 由担架车护送　C. 病人自己快步行进
D. 病人自己慢步行进　E. 由家人搀扶步行

答案：B。

六、病毒性心肌炎病人的护理

【临床表现】

1. 症状　病前**1～4周**常有**呼吸道或肠道感染**病史，如发热、倦怠、呕吐、腹泻等。轻者可无症状，多数病人乏力、胸闷、心悸、心前区隐痛等心肌受累表现；重症者发生严重心律失常、心力衰竭、心源性休克甚至猝死。

2. 体征　交替脉、心浊音区扩大、闻及**第一心音低钝**、心尖部**舒张期奔马律**；与体温不成比例的心动过速、各种心律失常。

【护理措施】

1. 休息与活动　急性期需严格卧床休息，无并发症者休息1个月、严重者休息3个月以上，直至症状消失、心电图好转、心肌酶、红细胞沉降率恢复正常后逐步起床增加活动量，半年至1年内避免重体力劳动。

2. 饮食护理　进高蛋白、高维生素、低热量、易消化饮食，少量多餐，避免刺激性食物与饮料；心力衰竭者予低盐饮食。

3. 病情观察　①急性期心电监护，密切观察生命体征、心率、心律、心电图变化、尿量及末梢循环状况，注意有无心力衰竭、心律失常及心源性休克表现，同时备好抢救仪器及药物。②病情稳定后，制订活动计划并循序渐进增加活动量，活动时观察心率、心律、血压变化，出现胸闷、心悸等不适，立即停止活动。

4. 用药护理　观察抗病毒、抗心律失常等药物的疗效及不良反应。心力衰竭者宜用小剂量洋地黄（因心肌坏死易致洋地黄中毒）；疾病**早期不使用糖皮质激素**（因激素为免疫抑制剂、抑制干扰素生成，会加重病毒感染致心肌损害）。

5. 心理护理　病人易产生焦虑、悲观等情绪，应对病情突变不知所措，护士应安慰疏导病人并耐心介绍疾病防治知识，增强战胜疾病信心。

6. 健康教育　①保持环境温湿度适宜，空气流通、合理安排休息和活动，定期随访。②适当锻炼身体，注意保暖，避免寒冷、缺氧、过劳；加强营养，禁烟、酒、浓茶、咖啡。③坚持药物治疗，病情变化及时就医。④教会病人及家属测脉率、节律，发现异常或有胸闷、心肌等不适，及时就诊。

试题精选

与病毒性心肌炎体征不符的是

A. 心律失常　B. 第三心音出现　C. 第一心音增强
D. 颈静脉怒张　E. 心动过速

答案：C。

七、原发性高血压病人的护理

【临床表现】

1. 一般表现　①症状：大多起病隐匿、进展缓慢，缺乏特异性，轻者头晕、头痛、心悸、耳鸣、眼花、乏力、失眠，重者视物模糊、鼻出血等，症状不与血压水平呈正相关。偶于体检或出现并发症后才被发现。②体征：血压升高，随季节昼夜情绪等因素有较大波动，听诊时可有主动脉瓣区第二心音亢进，收缩期杂音，少数在腹部或颈部听到血管杂音。

2. 高血压急症　指原发性或继发性高血压病人在某些诱因作用下，血压突然明显升高（超过 180/120mmHg，伴心、脑、肾等重要靶器官进行性功能不全的表现。①**恶性或急进性高血压**：中青年男性多见，起病急骤，舒张压持续≥**130mmHg**，头痛、视物模糊、眼底出血和视盘水肿，**肾损害突出**（持续蛋白尿、血尿、管型尿伴肾功能不全），进展迅速，常死于**肾衰竭**、脑卒中或心力衰竭。②**高血压危象**：紧张、劳累、寒冷、**突然停服降压药**等致血压显著升高，以**收缩压升高**为主，出现头痛、烦躁、眩晕、心悸、气急、恶心、呕吐、视物模糊等，伴靶器官缺血表现。③高血压脑病：重症者血压极度升高，突破脑血流自动调节范围，引起**脑血管痉挛或充血**而致**脑水肿**，临床以**脑病症状与体征**为特点，如严重头痛、呕吐及意识障碍等，血压降低即可逆转。

3. 并发症　①脑血管病，如脑出血、短暂脑缺血发作、脑血栓形成、腔隙性脑梗死；②心力衰竭；③慢性肾衰竭；④眼底病变，如视网膜小动脉硬化、出血、视盘水肿；⑤主动脉夹层。

老年人高血压（即年龄**超过 60 岁而达高血压诊断标准者**），临床特点：①大多为单纯收缩期高血压；②部分系中年原发性高血压发展而来，为收缩压及舒张压均升高的混合型；③常伴心、脑、肾等器官并发症；④易出现血压波动及直立性低血压。

【护理措施】

1. 休息与活动　环境安静、避免噪音。初期劳逸结合、避免重体力活动、保证足够睡眠。血压较高、症状较多或有并发症者卧床休息，若治疗后血压保持一般水平、脏器功能尚好者，参加力所能及的工作及体育锻炼，避免长期静坐或休养。

2. 病情观察　①在固定条件下测量血压，测前静坐（或卧）30 分钟；②当收缩压超过 200mmHg，联系医师及时处理；如发现血压急剧升高、出现头痛、呕吐、视物模糊及神志改变等，考虑发生高血压脑病或高血压危象，通知医师并准备快速降压药、脱水药和镇静药。

3. 用药护理　遵医嘱调整药物剂量，不能随意增减药量和撤换药物、不可漏服或补服漏下的剂量。休息时服降压药、服药后平卧半小时再活动，以防直立性低血压。老年人降压不可过低过快，否则影响脑部供血。

4. 对症护理

（1）头痛：卧床休息、保证睡眠时间、指导使用放松技术如深呼吸等。避免诱因如劳累、情绪激动、不规律服药等，遵医嘱予降压药并观察疗效及不良反应。

（2）**直立性低血压**：表现为乏力、头晕、眼花、心悸、出汗、耳鸣等，应**立即平卧、抬高下肢**，增加脑部血供。避免沐浴水温不可过热、蒸汽浴及长时间站立，不宜大量饮酒、改变体位动作宜缓。

（3）**高血压急症**：①迅速建立静脉通路，**首选硝普钠**；②绝对卧床，抬高床头，避免一切不良刺激，协助生活护理；③保持呼吸道通畅，吸氧4～5L/min；④心电监护，严密监测生命体征变化，每5～10分钟测一次血压；⑤出现头晕、烦躁不安等提示脑血供不足，降低床头或头低足高，必要时遵医嘱用升压药。

5. 饮食护理　以**低盐、低脂、低胆固醇**饮食为宜，多食含维生素和蛋白质食物，食油选用豆油、菜油、玉米油，避免进食花生油和椰子油。对体重超标准者饮食宜清淡（限制钠盐摄入＜**6g/d**）、适当控制食量和总热量。戒烟限酒。

6. 心理护理　了解病人性格特征和有无引起精神紧张的心理社会因素，帮助病人理解精神刺激和有害性格与原发性高血压的关系。训练自己善于控制情绪，养成开朗的性格。有心事向亲人或知心朋友倾诉，以分忧解难，减轻心理压力和矛盾冲突。

7. 健康教育　①讲解高血压病的病因及危害，强调坚持长期饮食、药物、运动治疗的重要性，提高依从性。②告知药物名称、剂量、用法、作用及不良反应。③教会病人及家属自测血压，每日定时、定位测压，病情变化立即就医。④指导病人坚持低盐、低脂、低胆固醇饮食，养成细嚼慢咽、少量多餐、少吃零食的饮食习惯。减少每日总热量摄入，控制体重指数（BMI）＜25kg/m^2（尤其腹型肥胖）；限制钠摄入＜6g/d；限制摄入动物脂肪、动物内脏、鱼子、软体动物、甲壳类食物；多食含钾丰富食物，防便秘。⑤戒烟限酒。⑥避免竞技性及力量型运动。根据病情及年龄选择非竞技性运动方式，如散步、慢跑及太极拳等。运动强度：靶心率＝170－年龄，3～5次/周，持续30～60分/次。寒冷季节不宜过早晨练、注意保暖。室内外温差不宜过大。⑦学会自我心理调节，保持乐观情绪。

试题精选

原发性高血压护理措施不正确的是

A. 避免劳累，情绪激动　　B. 缓解期合理安排运动量　　C. 头痛时给予平卧位

D. 遵医嘱应用降压药物　　E. 给予高蛋白、高热量饮食

答案：C。

第3单元　消化系统疾病病人的护理

一、常见症状及护理

（一）恶心与呕吐

【临床表现】恶心时常伴面色苍白、出汗、流涎、血压下降、心动过缓等迷走神经兴奋症状。上消化道出血时，呕吐物呈**咖啡色甚至鲜红色**，伴心率加快、呼吸急促、血压下降等；急性胰腺炎者呕吐频繁剧烈，吐出胃内容物甚至胆汁；低位肠梗阻者呕吐物有**粪臭味**；**消化性溃疡并发幽门梗阻**时，常在餐后呕吐**大量酸酵宿食**，引起**代谢性碱中毒**；频繁呕吐者致严重脱水时出现烦躁、口渴、皮肤弹性降低，尿量减少及比重增高等。

【护理措施】

1. 病情观察　观察神志、生命体征及腹部情况，如呕吐特点及呕吐物的量、色、性状；

有无脱水现象；准确记录每天出入量、体重，血清电解质等，预防**直立性低血压**及**代谢性碱中毒**。

2. *作息* 恶心、呕吐者应卧床休息。呕吐时取坐位或侧卧，头偏一侧，以防误吸致肺部感染、窒息，停止呕吐后及时漱口、清理呕吐物、更换被污衣物，保持环境安静。

3. *用药护理* ①剧烈呕吐而禁食者或脱水者静脉补充水分和电解质；非禁食者应少量多次口服补液。②遵医嘱使用止吐药，密切观察防掩盖其他病情。部分止吐药抑制中枢神经系统，出现头晕、嗜睡等，用后需卧床休息。

4. *对症护理* 据呕吐原因选择内关、外关、足三里、中脘等穴位针灸或艾灸。

5. *饮食护理* 剧烈呕吐暂禁食，缓解后予清淡易消化食物；呕吐不严重者进少量易消化食物。

6. *心理护理* 解释疾病知识及紧张、焦虑等不良情绪的危害，指导病人反复深呼吸，安慰、交谈、听音乐等转移注意力，消除不安情绪、保持乐观心态，必要时遵医嘱予镇静药。

（二）腹胀

【临床表现】病人腹部膨隆不适、胀满感、嗳气、肛门排气过多。严重腹胀者胀痛，伴恶心、呕吐、畏食等。

【护理措施】

1. 鼓励病人少食多餐，多摄入蔬菜、高纤维素食物，限制易产气和致便秘食物（如豆类、牛奶、坚果、干果等）。腹水者应摄入高蛋白、高热量、高维生素、低钠饮食。

2. 鼓励病人多活动。

3. 采用肛管排气、灌肠或软便剂导泻等减轻腹胀。

4. 严重腹胀时**禁食**、行**间歇性胃肠减压**，以减轻腹胀症状。

5. 腹水者应监测并记录每日腹围和体重情况；实施腹腔穿刺时护士观察病人生命体征、神志和面色，一旦虚脱，立即停止，及时处理。

（三）腹痛

【临床表现】胃、十二指肠疾病者多中上腹部隐痛、灼痛或不适感，伴畏食、恶心、呕吐、嗳气、反酸等；**小肠疾病多呈脐周痛**，伴腹泻、腹胀等；大肠病变者腹部一侧或双侧疼痛；**急性胰腺炎**常为上腹部剧痛，呈持续性钝痛、钻痛或绞痛，向**腰背部带状放射**；**急性腹膜炎疼痛弥漫全腹，伴肌紧张，压痛、反跳痛**。炎症性病变伴发热，泌尿系统疾病伴血尿，胆胰疾病伴黄疸，与腹腔脏器破裂、急性胃肠穿孔、急性心肌梗死等有关者伴休克。剧烈腹痛病人出现精神紧张、焦虑不安等心理。

【护理措施】

1. *病情观察* 观察神志、生命体征及腹部情况，如腹痛部位、性质及程度、发作及持续时间，伴随症状等。

2. *作息* 保持病室整洁。剧烈腹痛者卧床休息，协助取舒适体位，做好生活护理。保护疼痛致烦躁不安者，防坠床。

3. *用药护理* 遵医嘱予镇痛药，观察镇痛效果和不良反应，如山莨菪碱引起口干、面红、视物模糊、心动过速等。诊断未明者慎用镇痛药，以免掩盖症状。癌性疼痛者按 WTO 推荐的三阶梯疗法，尽量口服给药、定时给药及个性化用药。

4. 对症护理　除急腹症外，局部可热敷，解除肌肉痉挛。根据不同疾病和疼痛部位选择针灸、艾灸和按摩等方法。运用心理行为疗法，如指导式想象、深呼吸、冥想、音乐疗法、生物反馈等，分散病人注意力。

5. 饮食护理　慢性腹痛者以易消化、富有营养、无刺激性食物为宜。急性腹痛者暂禁食，疼痛缓解后根据病情从小量流食逐渐变为普食。

6. 心理护理　全面评估，取得家属配合，讲解疾病知识，给予心理疏导，减轻紧张、恐惧。

（四）腹泻

【临床表现】腹泻常伴**腹痛**，**小肠病变**所致腹泻**粪便呈糊状或水样，含未完全消化食物**，大量水泻易导致脱水和电解质丢失，部分慢性腹泻病人有营养不良；大肠病变所致腹泻粪便含有脓、血、黏液，累及直肠出现里急后重。病人可伴恶心、呕吐、腹痛、腹胀、肠鸣音亢进或减弱等表现。严重腹泻者脱水时，表现有口唇干燥、皮肤弹性下降、尿量减少、神志淡漠等。

【护理措施】

1. 病情观察　观察病人神志、生命体征、排泄物（量、色、性状）、腹部及肛周皮肤情况、有无脱水征象，准确记录出入量。

2. 作息　全身症状明显者卧床休息，慢性腹泻者减少活动。肠道传染病致腹泻者严格消毒隔离。提供便捷用厕条件，及时更换被污染衣物、通风，保持环境整洁。

3. 用药护理　①遵医嘱补充水分和电解质，一般经口补液，严重腹泻伴呕吐、禁食或全身症状显著者经静脉补液，注意输液速度。②止泻：诊断明确者，遵医嘱用止泻药，观察药效及不良反应；诊断不明者，审慎使用止泻药，防贻误病情。③应用解痉镇痛药，观察镇痛效果。④选择中药汤剂或艾灸、针灸、热敷腹部等，减弱肠蠕动，缓解腹痛。

4. 肛周皮肤护理　排便频繁和稀水样便者，排便后以温水清洁肛周皮肤，并涂凡士林油或鞣酸软膏。

5. 饮食护理　以低脂、少渣、易消化、富营养食物为主，避免生冷、油腻、粗纤维、辛辣刺激性食物。严重腹泻者禁食。

6. 心理护理　急性腹泻者易紧张、焦虑，护士安慰、陪伴，保持情绪稳定；长期慢性腹泻者易担心预后，应及时干预、助其树立信心。

（五）呕血和黑粪

详见上消化道大量出血病人的护理。

（六）黄疸

系因血清胆红素浓度超过正常水平，致巩膜、黏膜和皮肤发黄的症状和体征。正常血清胆红素浓度为**3.4～17.1μmol/L**。**临床可见黄疸**时的血清胆红素**超过34.2μmol/L**。

【临床表现】黄染先在巩膜、软腭黏膜，后在皮肤，可伴全身皮肤瘙痒。

【护理措施】

1. 作息　保证充足睡眠，生活规律，避免过劳。

2. 皮肤护理　病人皮肤易破损并继发感染，加强保护，如皮肤瘙痒者及时用止痒药并嘱其勿用手搔抓、沐浴时水温不可过高、勿用有刺激性皂类和浴液、沐浴后使用性质柔和护肤品等。

二、胃炎病人的护理

【临床表现】

1. 急性单纯性胃炎　起病较急，轻者仅有食欲缺乏、腹痛、恶心、呕吐等消化不良症状；严重者出现呕血、黑粪、脱水、电解质及酸碱平衡紊乱。细菌感染者伴全身中毒症状，表现为进食污染食物后**数小时至 24 小时**发病，症状轻重不一，常有腹部绞痛、呕吐物为**不消化食物**，伴肠炎而腹泻呈水样便等。体检时上腹部或脐周压痛、肠鸣音亢进。

2. 急性糜烂性胃炎　**上消化道出血**是急性糜烂性胃炎**最突出**症状。特点：①起病急，于服用药物、酗酒或应激状态后数小时或数日，突然呕血、黑粪；②出血量多，呈间歇性、反复多次，常致出血性休克；③伴上腹不适、烧灼感、疼痛、恶心、呕吐及反酸等。

3. 急性腐蚀性胃炎　服腐蚀剂后早期病人感口、咽、胸骨后及上腹部剧痛、烧灼感，频繁恶心、呕吐，呕吐物为血性或黏稠分泌物，伴吞咽困难、呼吸困难；口、唇及咽喉部有颜色灼痂系因腐蚀剂不同，如硫酸致黑色、盐酸致灰棕色、硝酸致深黄色、醋酸致白色、强碱致黏膜水肿呈透明性。重者食管、胃广泛腐蚀性坏死致出血休克、食管及胃穿孔致纵隔炎、胸膜炎和弥漫性腹膜炎，若继发感染则伴高热。晚期食管、贲门或幽门瘢痕性狭窄。

4. 慢性胃炎　慢性胃炎进展缓慢，**大多无明显症状**。部分病人表现为上腹中部饱胀不适、钝痛及烧灼感，嗳气、反酸、食欲减退、恶心等消化不良症状。多无明显体征，有者上腹部轻压痛。恶性贫血者全身衰弱、疲乏、畏食、消瘦、贫血。

【护理措施】

1. 休息与活动　发作期应卧床休息，腹部保暖，避免噪音及不良气味，增加病人食欲。恢复期生活规律、避免过劳，劳逸结合，适当锻炼，提高机体免疫力。

2. 病情观察　观察腹痛部位、性质、诱因，有无反酸、嗳气、恶心、呕吐、腹胀、贫血等；测量生命体征、测体重及上臂围；观察有无失眠、焦虑及抑郁情绪。

3. 疼痛护理　遵医嘱予局部热敷、按摩、针灸或解痉镇痛药等，缓解疼痛。

4. 饮食护理　发作期病人进温热无渣半流食，少量出血者予**牛奶、米汤等**中和胃酸，以促进黏膜修复。剧烈呕吐、呕血者应禁食并静脉补充营养。恢复期病人应定时进餐、少量多餐、细嚼慢咽、养成良好饮食习惯，以高热量、高蛋白、高维生素、易消化饮食为宜，避免摄入生冷、粗糙、辛辣刺激性食物。胃酸缺乏者，食物须完全煮熟，予肉汤等刺激胃酸分泌，酌情食用酸性食物（如山楂）。高胃酸者，避免酸性、高脂饮食。胃黏膜肠化和异型增生者，多食用含胡萝卜素、维生素 C、维生素 E、叶酸等抗氧化食物。

5. 用药护理　枸橼酸铋钾应在餐前 30 分钟服用，用吸管吸入（因该药使舌、齿变黑），部分病人服药后出现便秘和黑粪在停药后自行消失，应监测肝肾功能，因有一过性转氨酶增高、肾功能损害。

6. 心理护理　安慰、陪伴病人，消除紧张，保持情绪稳定，增强病人对疾病的耐受性。与之交谈，关心鼓励人，指导放松训练，如深呼吸、按摩、沐浴等转移注意力，必要时遵医嘱用镇静药。

7. 健康教育　①讲明病因，避免病因及诱因，介绍常用药物名称、作用、剂量、方法及时间。强调饮食调理对预防慢性胃炎反复发作重要性。②说明嗜烟酒的危害，与病人及家属共同制订戒酒计划，让家属监督该计划实施。③告知病人及家属急性胃炎及时治疗，以免发展为慢性胃炎。慢性胃炎病人应定期复查，及早发现癌前病变。

试题精选

1. 慢性胃炎最常见的临床表现是

A. 无症状　　B. 黄疸　　C. 呕吐咖啡色液体
D. 午夜痛　　E. 周期性疼痛

答案：A。

2. 胃炎有少量出血应给予的饮食是

A. 无渣、流质、温凉饮食　　B. 禁食　　C. 高蛋白、高脂饮食
D. 高热量、高维生素饮食　　E. 高纤维素饮食

答案：A。

三、消化性溃疡病人的护理

【临床表现】消化性溃疡以**慢性病程**、**周期性发作**、**节律性上腹痛**为特点。

1. 症状

（1）上腹痛：**节律性上腹痛**是消化性溃疡**主要症状**和**特征**表现。①**慢性病史**：平均6～7年，重者30年以上；②**周期性发作**：多在初秋至次年早春，紧张、过劳、饮食不调或服致溃疡药常可诱发，发作持续数日至数周。③**疼痛部位**：胃溃疡疼痛多位于上腹正中或偏左；十二指肠溃疡疼痛则位于上腹正中或偏右。④**疼痛性质**：胃溃疡为**烧灼**或**痉挛感**；十二指肠溃疡为灼痛、胀痛、钝痛或剧痛。⑤**疼痛节律**：**胃溃疡**疼痛多在**餐后**0.5～1小时出现至下餐前缓解，即**"进餐－疼痛－缓解"**；**十二指肠溃疡**则多在**餐后3～4小时**出现至下次餐后缓解，即**"疼痛－进餐－缓解"**（又称**空腹痛**），常伴**"午夜痛"**。一般溃疡疼痛可经**服制酸药**、休息、手按压腹部或呕吐而减轻。

（2）其他胃肠道症状：嗳气、反酸、恶心、呕吐等。

（3）全身症状：失眠、缓脉、多汗等自主神经功能失调表现，以及消瘦、贫血。

2. 体征　缓解期一般无明显体征，发作期有**剑突下偏右（DU）**或**偏左（GU）压痛**。

3. 特殊类型消化性溃疡　①复合型溃疡：胃和十二指肠同时存在溃疡，多数DU先于GU，幽门梗阻发生率高。②球后溃疡：溃疡多位于十二指肠乳头近端，夜间痛和背部放射性疼痛多见，常并发大量出血，药效差。③幽门管溃疡：为餐后立即出现较为剧烈而无节律性中上腹疼痛，伴胃酸分泌过高，药效差，易并发幽门梗阻。④巨大溃疡：溃疡大于2cm，药效差，愈合慢，易慢性穿孔；⑤老年人消化性溃疡：常为较大溃疡，无任何症状或症状不明显，疼痛多无规律，食欲缺乏、恶心、呕吐、贫血等较突出。⑥无症状性溃疡：无任何症状，以老年服非甾体类抗炎药者多见，以出血、穿孔首发。

4. 并发症　①**出血**：是消化性溃疡**最常见**并发症，DU比GU易发生。表现为**呕血与排柏油样便**，出血量大时可排鲜血便，出血量小时粪便隐血试验阳性。②**穿孔**：常发生于DU，表现为腹部剧痛和急性腹膜炎体征。当溃疡腹痛变为**持续性**，进食或用制酸药后长时间不缓解，并向背部或两侧上腹部放射时，常提示出现穿孔。③**幽门梗阻**：表现为餐后上腹饱胀，

频繁呕吐宿食，严重时引起水和电解质紊乱，伴消瘦、贫血。④**癌变**：少数 GU 发生**癌变**，常见于 45 岁以上溃疡病人、疼痛失去节律性、粪便隐血试验持续阳性，经严格内科治疗 1 个月仍无效。

【护理措施】

1. 病情观察　观察腹痛部位、性质、程度、持续时间、诱因、伴随症状，与饮食、服药等关系；观察病人神志、生命体征、腹部外形、胃 / 肠型及蠕动波、听诊肠鸣音、震水音，以及并发症表现等。

2. 作息　溃疡活动且症状较重或粪便隐血试验阳性者应卧床休息 1 ～ 2 周，鼓励轻症者活动、劳逸结合、分散注意力；缓解期病人应规律生活、适当锻炼、避免紧张及过劳。

3. 饮食护理　急性期出血伴腹痛者应禁食、24 小时后进温凉流食、3 ～ 5 天后过渡到半流食；病情稳定后进高热量、高糖、适量蛋白及脂肪、易消化软食。嘱溃疡活动期病人**定时定量、少量多餐、细嚼慢咽、不宜过快过饱**。避免**粗糙、过冷、过热、刺激性食物或饮料**。两餐间适量饮用脱脂牛奶。

4. 用药护理　观察疗效及不良反应，慎 / 勿用致溃疡药（如阿司匹林、咖啡因、泼尼松、利血平等）。

（1）**抑酸药**护理要点见表 1–5。

（2）**胃黏膜保护药**护理要点见表 1–6。

（3）制酸剂：即抗酸药，中和胃酸。常用药有氢氧化铝凝胶、铝碳酸镁等。用药注意：①抗酸药宜餐后 1 小时和睡前服，片剂嚼服、乳剂摇匀，避免与奶制品（因形成络合物）、酸性食物饮料同服。②氢氧化铝凝胶阻碍磷吸收，表现为食欲缺乏、软弱无力，甚至骨质疏松，长期服用致便秘、代谢性碱中毒甚至肾损害。③镁制剂引起腹泻。

（4）胃肠动力药：如甲氧氯普胺（胃复安）、多潘立酮（吗丁啉）、莫沙比利等在餐前服用，加速胃排空，不宜与阿托品等解痉药合用。

（5）抗生素：用于杀灭 Hp，一般餐后服。①甲硝唑：服用胃复安、维生素 B_6 等以拮抗恶心、呕吐等反应。②阿莫西林：部分人有迟发过敏反应如皮疹，用前询问有无青霉素过敏史。

表 1–5　抑酸剂用药护理要点

种　类	药理机制	不良反应	注意事项
H_2RA			餐中 / 后即刻服或睡前服一日剂量
西咪替丁	与壁细胞膜 H_2 受体结合，抑制胃酸分泌	肝肾损害、头晕、头痛、疲乏、腹泻、皮疹、粒细胞减少、等	①抗酸药同用间隔 1 小时以上 ②经母乳排药，哺乳期停药 ③静脉给药不可过快，否则血压下降、心律失常 ④定期监测肝功、肾功能
雷尼替丁		不良反应少，无抗雄激素作用	
法莫替丁		极少头晕、头痛、腹泻和便秘	
PPI			餐中或餐后即刻服用

续表

种类	药理机制	不良反应	注意事项
奥美拉唑	抑制壁细胞膜 H^+-K^+-ATP酶，减少胃酸分泌；杀灭Hp	头晕（初期尤重）	①避免开车、游泳、高空等作业②与苯妥英钠、地西泮合用酌减
兰索拉唑		皮疹、瘙痒、头痛、口苦、肝功异常	不良反应轻者续用、重者停药
潘托拉唑		不良反应少，偶有头痛、腹泻	
抗胆碱能药：			餐前服、睡前服
消旋山莨菪碱	拮抗壁细胞膜乙酰胆碱受体	口干、面红、闭汗、视物模糊。量大时心率快、排尿困难、抽搐，甚至昏迷	禁用：出血性疾病、脑出血急性期、青光眼、前列腺肥大、尿潴留、急腹症诊断未明
654-2			

表1-6　胃黏膜保护剂用药护理要点

药物	药理机制	不良反应	注意事项
铋剂			早晚餐前半小时服
枸橼酸铋钾（CBS）果胶铋	**与溃疡面蛋白质结合成保护膜**；促进黏液及 HCO_3^- 分泌及前列腺素分泌；吸附表皮生长因子促溃疡愈合；杀灭Hp	舌齿变黑、黑粪、便秘、停药后消失，少数恶心、转氨酶高，极少肾衰竭	①乳剂可吸管直接吸入防齿、舌变黑 ②不与碱性药物同服
硫糖铝：		片剂嚼服，餐前1小时、睡前服用	
硫糖铝片	与溃疡面渗出蛋白质结合形成保护膜；促进内源性前列腺素合成；刺激表皮生长因子分泌	便秘、口干、皮疹、眩晕、嗜睡，糖尿病者血糖升高	①与抑酸药同用时，抑酸剂应在硫糖铝服前半小时或服后1小时用 ②不与多酶片同服
前列腺素类：			餐前半小时服
米索前列醇 恩前列腺素	促进上皮细胞DNA合成、黏液和 HCO_3^- 分泌、黏膜血运；干扰壁细胞制造第二信使CAMP，减少胃酸分泌	腹胀、便秘、口渴、头晕、烧心、嗳气、喉部异物感、重者肝功异常、白细胞减少等	孕妇、哺乳期妇女、儿童、过敏均禁用

5. **心理护理**　安慰病人，保持乐观情绪，以积极态度表达内心感受；学会放松训练，悦纳自己。人际关系处理上学会顺其自然，不过分关注自己及迎合别人，以至委曲求全。

6. **健康教育**　①疾病知识指导：消化性溃疡发病与生活方式、生活习惯密切相关。指导病人及家属做好自我保健。注意规律进餐、饥饱适中、细嚼慢咽。戒酒，循序渐进戒烟，避免共用餐具等。若疼痛持续加重、规律性消失、有黑粪等疑癌变应立即复查胃镜。②用药指导：避免服用损害胃黏膜的药物如阿司匹林、吲哚美辛等，如疾病需要可在饭后服用或遵医嘱辅助胃黏膜保护药，嘱坚持按疗程治疗，不擅自停药。

试题精选

1. 消化性溃疡具有的特征性临床表现是

A. 反酸　　B. 节律性上腹痛　　C. 食欲减退
D. 恶心、呕吐　　E. 急性发病

答案：B。

2. 使用三腔二囊管时，正确的护理措施是

A. 先向食管囊注气，再向胃囊注气
B. 食管囊和胃囊各注气约 150ml
C. 置管期间每隔 8 小时放气 1 次
D. 出血停止后观察 8 小时
E. 拔管后 24 小时仍需严密观察

答案：D。

3. 十二指肠溃疡病人腹部剧痛，有反跳痛，腹肌板样强直的腹膜刺激征表现，应考虑出

A. 幽门梗阻　　B. 癌变　　C. 穿孔
D. 大出血　　E. 感染

答案：C。

四、溃疡性结肠炎病人的护理

【临床表现】起病多数缓慢、少数较急，偶见急性暴发。慢性病程，多为发作期与缓解期交替，少数症状迁延且因过劳、感染等加重。

1. 症状

（1）消化系统表现：①**腹泻**最常见，**为本病主要症状**。**黏液脓血便**是本病**活动期**重要表现。排便次数和便血程度反映疾病程度。轻者排便 2～4 次 / 天，粪便呈糊状，混有少量黏液、脓血，便血轻或无；重者腹泻 10 次 / 天以上，大量脓血甚至血水样粪便。病变限于直肠和乙状结肠者，出现腹泻与便秘交替。②腹痛：活动期一般有轻或中度腹痛，为左下腹或下腹阵痛，可累及全腹。**呈“疼痛 – 便意 – 便后缓解”规律**，常伴**里急后重**（系因炎症刺激直肠）。并发**中毒性巨结肠**或**腹膜炎**者呈**持续剧烈腹痛**。③其他：腹胀、食欲缺乏、恶心、呕吐等。

（2）全身表现：低热或中度发热见于中、重型病人活动期，有并发症或急性暴发型者呈高热。重症者出现消瘦、贫血、低蛋白血症、水和电解质平衡紊乱等。

（3）肠外表现：口腔黏膜溃疡、结节性红斑，外周关节炎，虹膜睫状体炎等。

2. 体征　病人呈慢性病容、精神萎靡，轻者仅左下腹轻压痛，有时触及痉挛的降结肠和乙状结肠。重者呈贫血貌、消瘦、明显腹部压痛和鼓肠。出现**反跳痛、肌紧张、肠鸣音减弱**等考虑并发**中毒性巨结肠、肠穿孔**等。

3. 并发症　中毒性巨结肠、直肠结肠癌变、肠穿孔、肠梗阻、大出血等。

【护理措施】

1. 作息　①轻症者注意休息，注意劳逸结合；②重症者应卧床休息，减少肠蠕动。

2. 病情监测　观察病人腹泻次数、性质、伴随症状，腹痛性质、部位，以及生命体征、有无脱水表现等。

3. 对症护理　对采用保留灌肠疗法的病人，指导其适当抬高臀部，延长药物在肠道内的停留时间。腹痛、腹泻护理详见本单元“腹痛、腹泻”护理。

4. 用药护理　说明药物用法、作用、不良反应等。①告知患者柳氮磺吡啶常见不良反应有恶心、呕吐、皮疹、粒细胞减少、再生障碍性贫血等；宜餐后服药以减轻胃肠道反应；服药期间定期复查血象。②应用糖皮质激素者，病情缓解后以每1～2周减少5～10mg，直至好转后停药，切不可随意停药，防止反跳。③应用硫唑嘌呤或巯嘌呤等药时，病人可出现骨髓抑制，需监测白细胞计数。④某些抗菌药物如甲硝唑，喹诺酮类，长期应用不良反应大，一般与其他药物联合短期应用。⑤病情严重者，按医嘱给予静脉高营养，纠正营养状况。⑥腹痛明显时，遵医嘱可用阿托品。

5. 饮食护理　定期测体重，监测血红蛋白、血清蛋白的变化，了解营养状态。措施：①急性发作期病情重者应禁食，病情稳定后进流质或半流质食，指导食用高营养、易消化、少纤维素食物，减轻对肠黏膜刺激。②忌烟酒，避免食用冷饮、水果、多纤维及其他刺激性食物，忌食牛乳和乳制品。

6. 心理护理　告知病人保持平和心态对本病重要性，鼓励病人树立信心，配合治疗，以减轻自卑、忧虑等负向情绪。

7. 健康教育　①疾病知识指导：做好卫生宣教，防治肠道感染；饮食有节，生活规律，避免劳累；急性发作期应卧床休息，缓解期适当活动及运动锻炼。②用药指导：告知患者坚持治疗，按时服药，教会病人识别药物不良反应。③加强营养，少食多餐，必要时可通过胃管注入。多补充维生素，维持肠道内菌群平衡。

试题精选

溃疡性结肠炎的腹痛特点是

A. 腹痛－便后缓解　　B. 腹痛－便后加重　　C. 腹痛－进餐加重

D. 腹痛－进餐缓解　　E. 腹痛－饥饿加重

答案：A。

五、肝硬化病人的护理

【临床表现】起病隐匿，病程缓慢，可隐伏3～5年或10年以上。根据肝功能情况，临床上分代偿期和失代偿期肝硬化。

1. 代偿期肝硬化　早期无症状或症状轻微，以乏力、**食欲减退**、腹胀为主要表现，伴恶心、轻微腹泻等。劳累或发生其他疾病时症状明显，休息或治疗后缓解。查体：营养状况一般，肝轻度大、质偏硬，脾轻度大，肝功多正常或轻度酶学异常。

2. 失代偿期肝硬化　主要为肝功能减退和门脉高压症表现，累及全身多系统。

（1）肝功能减退表现。①全身症状和体征：病人精神萎靡、营养状况差、呈慢性肝病面容，乏力突出，消瘦，伴夜盲、舌炎、口角炎、毛发干枯粗糙等，少数病人不规则低热，肝细胞广泛性坏死时出现持续或进行性加深黄疸。②消化道症状：**食欲缺乏**最常见，重者畏食，伴恶心、呕吐，厌油，稍进油食即腹泻，反复腹胀，进食后明显饱胀不适，部分病人肝区隐痛，若合并肝癌、胆道感染等则腹痛明显。③出血倾向和贫血：因肝合成凝血因子减少、脾功能亢进、毛细血管脆性增加，表现牙龈出血、鼻出血、皮肤紫癜或胃肠出血等，女性常月经过多。④内分泌紊乱：因肝对雌激素灭活能力减退，体内雌激素增多，通过下丘脑—垂体—性腺轴负反馈，抑制腺垂体分泌促性腺激素及促肾上腺皮质激素，致雄激素和肾上腺糖皮质激素减少。病人有蜘蛛痣、肝掌，男性乳房发育。蜘蛛痣分布在上腔静脉引流区域（面、颈、手背、上臂、前胸、肩部等）；男性患者乳房发育、睾丸萎缩等；女性患者月经失调、闭经等。肾上腺皮质低功者皮肤色素沉着，见于面部、眼眶周围、胫前及其他暴露部位。肝功能减退时，对胰岛素灭活减少、存在胰岛素抵抗，肝病者易患糖尿病，严重时易低血糖。

（2）门脉高压表现。①脾：一般脾轻、中度大，少数重度大；血吸虫病性肝纤维化者多见巨脾；上消化道大量出血时脾暂时缩小，出血停止或补充血容量后恢复肿大。②出血及贫血貌：因进食粗糙质硬食物或剧烈咳嗽、负重等致曲张静脉破裂，发生呕血、黑粪及休克体征；同时因胃肠失血、脾功能亢进及营养不良、肠道吸收障碍等，呈贫血貌如皮肤黏膜苍白等。③腹部：腹水伴/不伴下肢水肿。腹部呈蛙形腹，重者腹部高度膨隆、皮肤紧张发亮、甚至脐疝。腹水量超过 1000ml 时，移动性浊音阳性。腹壁静脉以脐为中心向四周放射，重者脐周静脉突起称水母/海蛇头。部分病人伴肝性胸腔积液，右侧多见。

（3）肝。早期肿大、表面光滑、中等硬；在晚期，因肝炎后肝硬化则肝明显缩小而触不到，因酒精性肝硬化则纤维结缔组织明显增生可触及增大肝，质地坚硬；肝区一般无压痛。

3. 并发症　①上消化道出血：是肝硬化本病最常见并发症。常突然发生大量呕血和（或）黑粪，引起失血性休克，诱发肝性疾病。②肝性脑病：是本病最严重并发症、常见死亡原因。③感染：易并发细菌感染，如呼吸道、胃肠道、泌尿道、皮肤等处，腹水者易并发自发性细菌性腹膜炎（SBP）。④肝肾综合征（HRS）：又称功能性肾衰竭，是严重肝病基础上肾本身并无器质性损害的肾衰竭，表现为自发性少尿或无尿、氮质血症和血肌酐升高、稀释性低钠血症、低尿钠。⑤原发性肝癌：病人短期内肝增大、持续性肝区疼痛、腹水增多且血性、不明原因发热等，考虑并发原发性肝癌。⑥电解质和酸碱平衡紊乱：常有低钠血症、低钾低氯血症、低钙血症、代谢性碱中毒、呼吸性碱中毒或呼吸性碱中毒合并代谢性碱中毒。⑦肝肺综合征：临床特征为严重肝病、肺内血管扩张、低氧血症三联征，表现为呼吸困难、立位加重。⑧门静脉血栓形成：急性和慢性门脉血栓形成，前者出现剧烈腹痛、腹胀、腹水迅速增加；后者无明显临床症状或仅有腹部隐痛及腹胀。

【护理措施】

1. 病情观察　观察腹水情况，记录每日出入液量，测量腹围、体重，有无出血倾向、皮肤黏膜黄染；腹胀、乏力、心律失常等提示低血钾；口周和指尖麻木、手足抽搐、腹部绞痛等提示低血钙；头晕、手足麻木、视物模糊、肌肉痉挛抽搐等提示低血钠；观察有无呼吸浅慢、嗜睡、谵妄等代谢性碱中毒表现，及时通知医生。

2. 休息与活动　病人代偿期应劳逸结合，平卧位增加肝肾回流，促进肝细胞修复；失代偿期以卧床休息为主。重症者绝对卧床。大量腹水者取半卧位，减轻呼吸困难；避免腹内压骤增如剧烈咳嗽、用力排便等，防出血或脐疝。

3. 饮食护理　予高热量、高蛋白质、高维生素、适量脂肪、低盐、易消化软食。忌饮酒及避免食入粗糙刺激性食物，避免损伤曲张静脉。剧烈恶心、呕吐及禁食者，遵医嘱予静脉补充足够营养，如高渗葡萄糖液、白蛋白等。病人能量供应主要源自复合碳水化合物，血氨偏高者应限制或禁食蛋白质，病情好转再逐渐增加蛋白质摄入，应以**植物性蛋白**为主（植物性蛋白主要源于**豆制品**，动物性蛋白源于鱼、肉、奶、蛋等）。据腹水程度予低盐或无盐饮食。

4. 用药护理　禁用一切损害肝药物。遵循利尿药使用原则，密切观察疗效和不良反应。观察利尿药有效指标为：①尿量大于1500ml/d；②体重逐渐减轻，**不超过**0.5kg/d；③腹围日益减小。使用利尿药期间严密监测水、电解质及酸碱平衡失调。每日记录尿量、腹围、出入液量。

5. 腹腔穿刺放腹水的护理　①术前护理说明注意事项，测量腹围、体重及生命体征，嘱病人排空膀胱，协助平卧或稍左侧卧位；②术中监测病人意识、生命体征及面色；③术毕无菌敷料覆盖穿刺处，缚上腹带，防腹内压骤降，测量生命体征、腹围、体重，记录腹水量、色、性状，标本及时送检。

6. 对症护理　①低钙抽搐者予10%葡萄糖酸钙10ml静脉注射纠正。②皮肤护理：抬高水肿下肢、托带托起水肿阴囊。温水擦浴，避免用力。沐浴水温不过高，不用刺激性皂类，沐浴后用柔和润肤品。皮肤瘙痒明显及时用药止痒，嘱病人勿搔抓。水肿者热水袋温度40～50℃。任何侵入性操作严格遵守无菌操作原则。床铺干燥平整，病人穿宽松衣物。

7. 心理护理　介绍肝硬化为慢性病程，疾病反复是诱因造成的、诱因可控，关键在于坚持正确治疗和自我护理。帮助病人分析并发症诱因，减轻焦虑，树立战胜疾病信心。

8. 健康教育　①疾病知识指导：指导自我护理方法，增强个人应对疾病能力。注意保暖，预防呼吸、消化、泌尿系等感染。②用药指导：向病人介绍用药知识，如药物种类、用药时间、方法及不良反应，定期门诊随访。门脉高压性胃病者避免实用损害胃黏膜药物。

试题精选

1. 肝硬化病人肝功能失代偿期最突出的临床表现是

A. 食欲缺乏　B. 蜘蛛痣　C. 出血倾向和贫血
D. 脾大　E. 腹水

答案：E。

2. 肝硬化最危重的并发症是

A. 肝性脑病　B. 感染　C. 肝肺综合征
D. 门静脉血栓形成　E. 上消化道大出血

答案：A。

3. 肝硬化病人突然发生大量呕血及黑便应考虑并发

A. 急性糜烂出血性胃炎　B. 上消化道出血　C. 胃癌
D. 反流性食管炎　E. 肝癌

答案：B。

六、原发性肝癌病人护理

【临床表现】起病隐匿，早期无典型表现，以肝硬化为基础，或以转移灶症状首发。病人就诊时多属中晚期。

1. 肝区疼痛　最常见。常局限于右上腹部，呈持续性胀痛或钝痛，系肿瘤增长迅速牵拉肝包膜所致；病变侵及横膈则疼痛放散至**右肩**或背部；癌结节破裂则**突然剧烈腹痛**，由肝区至全腹，产生急腹症甚至失血性休克。

2. 肝硬化征象　原发于肝硬化者有肝功能失代偿期临床表现，腹水迅速增加且难治，一般为漏出液，血性腹水系因肝癌侵及肝包膜或破溃至腹腔或癌肿转移至腹膜。

3. 全身表现　进行性消瘦、发热、乏力、营养不良，晚期恶病质等。

4. 转移灶症状　肝癌最早在肝内转移，侵犯门静脉及其分支，癌栓脱落在肝内形成多发转移灶，通过多种途径向肝外转移，血行转移最常见部位是肺；淋巴转移至肝门淋巴结最常见；癌细胞从肝表面脱落而种植在腹膜、盆腔等处。转移至肺、骨、胸腔等处产生相应部位症状，胸腔转移以右侧多见。出现突然门静脉高压表现考虑肝内血行转移和静脉癌栓阻塞；咳嗽、咯血症状考虑肺转移；骨骼疼痛提示骨转移；神经定位体征提示颅内转移。

5. 肝大　肝进行性增大。触诊时肝质硬、表面凹凸不平、呈结节状，边缘不规则。

6. 黄疸　晚期出现，多数为阻塞性黄疸，少数为肝细胞性黄疸。

7. 伴癌综合征　系因癌肿本身代谢异常或癌组织对机体影响致内分泌或代谢异常而出现一组临床症候群，如自发性低血糖、高血钙、高血脂、红细胞增多症、类癌综合征等。

8. **并发症**　①上消化道出血：占肝癌死亡原因的 15%。②肝性脑病：系肝癌终末期最严重并发症，1/3 病人死于此病。③癌结节破裂出血：癌结节破裂若仅限于肝包膜下者局部疼痛，若破入腹膜引起急性弥漫性腹膜炎，10%肝癌病人因此死亡。④继发感染：系肿瘤长期消耗、放 / 化疗引起白细胞减少致免疫力低下。

【护理措施】

1. 病情观察　观察有无肝区疼痛加重、发热、腹泻、黄疸、呕血等；有无转移灶症状、肝性脑病或癌结节破裂，备好降血氨药、升压药，做好输血及术前准备。

2. 疼痛护理　观察疼痛部位、性质；营造安全舒适环境；鼓励病人采用非药物镇痛方法镇痛，如听录音机、冥想等，以转移注意力；疼痛加剧时，用镇痛药及少量地西泮，不宜使用强镇静 / 麻醉药，防诱发肝性脑病。

3. 作息　腹水、黄疸病人卧床休息，腹胀不适取适当体位、放松腹部、协助活动。注意不可突然改变体位或用力触摸肝区结节部位，防癌结节破裂出血。

4. 肝动脉化疗栓塞术护理

（1）术前护理：术前检查肝功、出凝血时间、血型、超声、足背动脉搏动等情况。行碘过敏试验、普鲁卡因过敏试验及抗生素过敏试验。术区备皮。术前 6 小时禁食水，术前 30 分予镇静药，测量生命体征。

（2）术中配合：监测生命体征及腹痛情况，安慰并指导放松训练；观察有无造影剂过敏现象；注射化疗药时，一旦出现恶心、呕吐，立即头偏一侧、嘱深呼吸、必要时注药前予止吐药。

（3）术后护理：肝动脉栓塞术后因肝动脉血供突然减少，产生栓塞后综合征，出现腹痛、发热、恶心、呕吐、血清白蛋白降低、肝功能异常等改变。措施包括：①穿刺部位压迫止血**15分钟**，加压包扎、沙袋压迫**6小时**，患肢伸直**24小时**，观察穿刺部位有无血肿及渗血，保持敷料干燥并及时更换。②术后48小时内腹痛者遵医嘱注射哌替啶、阿法罗定。③术后4～8小时体温升高，持续一周左右，中等热不需处理，高热予降温措施，以物理降温为主，注意保暖，防肺部感染。④观察有无肝性脑病先兆，及时处理。⑤术后禁食2～3天，减轻恶心、呕吐，逐步过渡到流食、半流食、软食，注意少食多餐。⑥鼓励深呼吸、排痰、吸氧，促进肝细胞修复。⑦栓塞术后1周，补充葡萄糖和蛋白质。

5. 用药护理　①化疗前讲解药物不良反应，采取适当措施避免或减轻不良反应，如少量多餐、深呼吸等方法缓解恶心、呕吐。化疗时避免化疗药外渗至血管外。②发热时，继发性感染者遵医嘱予抗生素；肿瘤组织坏死者以物理降温为主。

6. 饮食护理　按肝病饮食原则补充营养，提供适量蛋白、高维生素饮食，增加肝血流。进食少者，予支持疗法，如白蛋白。腹水者限制水钠摄入。肝性脑病者应禁止或限制蛋白质摄入。

7. 心理护理　肝癌病人具有共同性格特征，即“C型行为模式”，如习惯自我克制、情绪压抑、善于忍耐、多思多虑、内向而不稳定。护士应鼓励其说出内心感受，适当保护病人运用的否认、退化等心理防御机制。对极度恐惧、绝望甚至自杀倾向者，加强监护并取得其社会支持系统合作，防意外发生。对临终阶段病人，强调减轻其身体不适，维护尊严，鼓励家人陪伴，稳定情绪。

8. 健康教育　①疾病预防指导：保管好花生、粮油等粮食作物，防黄曲霉毒素污染；防水源污染，尽量饮用地下水；应用乙型/丙型肝炎疫苗；定期普查肝癌高发区人群，及早防治。②病人一般指导：介绍肝癌知识，识别并发症，及时就诊；指导按医嘱服药，忌有害肝药物，建立健康生活方式，戒烟酒；保持情绪乐观，以调动机体免疫功能；注意劳逸结合，以减少肝糖原分解和血氨产生。

试题精选

大多数原发性肝癌病人，首发症状为

A. 肝区疼痛　　B. 腹泻　　C. 消瘦

D. 腹水　　E. 恶心、呕吐

答案：A。

七、肝性脑病病人的护理

【临床表现】因原有肝病性质、肝功能损害轻重缓急、诱因的不同而不同。急性肝性脑病见于重症肝炎者所致急性肝衰竭，常无明显诱因而在起病数周即昏迷直至死亡。**慢性肝性脑病**见于肝硬化及门体分流术后者，常**有明显诱因**且以**慢性反复发作性木僵与昏迷**为主要表现。根据意识障碍程度、神经系统表现和脑电图改变，将肝性脑病由轻至重分四期。

1. 一期（前驱期）　轻度性格改变和行为失常，应答尚准确、但反应迟钝，有时吐词不清，欣快激动或淡漠少言、衣冠不整、随地便溺。可有扑翼样震颤。脑电图多正常。

2. 二期（昏迷前期）　以视物模糊、睡眠障碍、行为失常为主。一期症状加重，定向力、计算力均障碍，言语不清，举止反常，多有昼睡夜醒、谵妄、狂躁等精神病表现。明显腱反射亢进、肌张力增高、踝阵挛及病理反射阳性等。扑翼样震颤存在，脑电图异常。

3. 三期（昏睡期）　以昏睡、精神错乱为主。各种神经体征持续存在或加重，大部分时间昏睡，唤之能醒，醒时尚能答话，但神志不清、有幻觉，肌张力增高，四肢被动运动有抗力、锥体束征呈阳性。扑翼样震颤可有可无，脑电图明显异常。

4. 四期（昏迷期）　意识丧失，不能唤醒。浅昏迷者，对刺激有反应、腱反射亢进、肌张力增加、无扑翼样震颤；深昏迷者各种反射消失、肌张力降低、瞳孔散大，出现阵发性惊厥、踝阵挛和换气过度。脑电图明显异常。部分病人呼气有特殊气味，称为“肝臭”。肝性脑病临床分期及各期主要表现见表 1–7。

表 1–7　肝性脑病临床分期及各期主要表现

项　目	前驱期	昏迷前期	昏睡期	昏迷期	
主要表现	轻度性格改变行为失常	意识模糊 睡眠障碍	昏睡 精神错乱	浅昏迷	深昏迷
扑翼样震颤	有	有	有	无	无
腱反射亢进	无	有	有	有	无
锥体束征阳性	无	有	有	有	无
脑电图改变	无	有	有	有	有

【护理措施】**最重要**的环节是**去除和避免一切诱因**。

1. 病情观察　注意病人性格、情绪和行为改变等肝性脑病先兆，原发肝病有无加重，记录出入量，注意有无低钾、碱中毒、血氨增高等。

2. 休息与活动　合理安排肝病病人生活作息，及时发现肝性脑病早期征象；避免病人生活在高温环境或过度劳累，注意劳逸结合，保持住所良好通风、温度湿度适宜。

3. 用药护理　①防止大量输注葡萄糖等液体，警惕低血钾、心力衰竭和脑水肿，加重肝性脑病。②一般禁用安眠药和镇静药物。③谷氨酸钠（钾）偏碱性，碱中毒时慎用；肾衰竭时慎或禁用钾盐，水肿、腹水、心力衰竭、脑水肿时慎 / 禁用钠盐。④**精氨酸**呈酸性，碱中毒适用，**不宜与碱性溶液配伍**，静滴不宜过快，注意流涎、面色潮红、呕吐、尿少等不良反应，肾衰竭者禁用。⑤**新霉素**有耳毒性和肾毒性，**用药不宜超过 1 个月**并监测听力和肾功能。⑥乳果糖产气多，引起腹胀、腹痛、恶心及电解质紊乱等，宜从小剂量开始。⑦**硫酸镁**刺激肠蠕动，**诱发出血**，观察脉搏、血压、粪便颜色等。

4. 饮食护理　饮食原则为高热量、高糖、高维生素、限制蛋白、适量脂肪、易消化。①蛋白质：**限制病人蛋白质摄入**。**发病开始**数日内**禁食蛋白质**；清醒后逐渐增加蛋白质，**肝性脑病者首选植物蛋白**，如**豆制品**。②糖类：病人以糖类供能为主，如稀饭等。**昏迷者以鼻饲 25% 葡萄糖液供能**，减少体内蛋白分解。需长期静脉内补充则经锁骨下静脉或颈静脉穿刺插管提供营养。③维生素：进食富含维生素食物，不宜用维生素 B_6，因其使多巴在周围神经处转为多巴胺，影响多巴进入脑组织，减少中枢神经的正常传导递质产生。④脂肪：尽量少食用。

5. 对症护理　①**昏迷者**：取**仰卧位**，**头偏一侧**，保证呼吸道通畅。做好口腔、眼部护理。对**眼睑闭合不全**、**角膜外露**者，给予**生理盐水纱布覆盖眼部**，防感染。②**躁动不安者**：取下义齿，注意安全，加床挡或约束带，**防坠床**，临床确实需要镇静则用地西泮、氯苯那敏等，剂量为**常量 1/3 ～ 1/2**。③出血倾向者：保护皮肤、黏膜免受损伤，宜多次少量输入新鲜血。④感染者：遵医嘱按时予抗生素。

6. 心理护理　加强临床护理，提供情感支持。

7. 健康教育　①疾病知识指导：向病人及家属讲解疾病知识，指导家属识别肝性脑病诱因及早期征象。②心理指导：嘱病人树立信心、配合治疗、保持乐观情绪，鼓励家属给病人精神支持和生活照顾。③饮食指导：坚持合理饮食原则，讲解限蛋白饮食意义。④用药指导：避免使用镇静催眠药、含氮药和对肝功能有害药物，防诱发肝性脑病。讲解药物不良反应，定期随访。

试题精选

1. 关于对肝性脑病病人的护理措施，不正确的是

A. 卧床休息为主　　B. 弱酸溶液灌肠　　C. 防止感染
D. 烦躁者给镇静药　　E. 注意观察生命体征

答案：D。

2. 肝性脑病病人经治疗病情好转，开始恢复蛋白质饮食，应先考虑选择

A. 豆浆　　B. 鸡蛋　　C. 鸭肉
D. 羊肉　　E. 牛肉

答案：A。

八、急性胰腺炎病人的护理

【临床表现】

1. 症状

（1）**腹痛**：为本病**主要表现**和**首发症状**。多在胆石症发作不久、暴饮暴食或饮酒后突然发作。腹痛常位于上腹正中、偏左或偏右，向**腰背部**呈**带状放射**，弯腰或上身前倾位可减轻疼痛；呈钝痛、绞痛、钻痛或刀割样痛，疼痛剧烈而持续，有阵发性加剧，进食后加重，且不易被解痉药缓解。轻症者腹痛 3 ～ 5 天可缓解，重症者疼痛持续时间较长，发生腹膜炎则疼痛波及全腹。

（2）恶心、呕吐与腹胀：起病后大多伴频繁恶心、呕吐，频繁而持久。剧烈呕吐者吐出胆汁或咖啡渣样液体，呕吐后腹痛并不减轻。同时有腹胀，重症者出现麻痹性肠梗阻。

（3）发热：多为中度以上发热，一般持续 3 ～ 5 天；若持续 1 周以上不退或逐日升高，呈弛张高热，伴白细胞升高，考虑继发感染如胰腺脓肿、胆道炎症等。

（4）水、电解质及酸碱平衡紊乱：频繁呕吐者可有**代谢性碱中毒**。重症者常有脱水和**代谢性酸中毒**，并常伴有高血糖、低血钾、低血镁、低血钙。**低钙血症**引起手足抽搐，是**重症与预后不良征兆**，一因大量脂肪组织坏死时分解出脂肪酸与血中游离钙离子结合成脂肪酸钙，二因胰腺炎致胰高血糖素释放，刺激甲状腺分泌降钙素所致。

（5）低血压或休克：见于重症者。可在起病数小时突然出现，提示胰腺有大片坏死。也可逐渐出现，或有并发症时发生。

（6）其他　重症者出现呼吸衰竭、胰性脑病等表现。

2. 体征

（1）轻型：一般情况尚好，有不同程度腹胀，腹部体征较轻，如肠鸣音减弱、上腹压痛，但无腹肌紧张和反跳痛。

（2）重症：病人呈急性病容，痛苦表情，伴呼吸急促、脉搏增快、血压下降、上腹压痛明显。并发急性腹膜炎时有全腹压痛、反跳痛与肌紧张，伴麻痹性肠梗阻者明显腹胀、肠鸣音减弱或消失。并发胰源性腹水时有移动性浊音，腹水呈**血性**。胰酶或坏死组织液及出血沿腹膜后间隙及肌层渗到腹壁下致**两侧胁腹部**皮肤呈**暗灰蓝色**（Grey-Turner 征）或**脐周**皮肤青紫（Cullen 征）。胰头炎症水肿压迫胆总管或 Oddi 括约肌痉挛则引起黄疸。胰腺脓肿或假性脓肿形成时上腹部可扪及肿块。

3. 并发症　主要见于重症胰腺炎。局部并发症包括胰腺脓肿和假性囊肿。全身并发症包括急性肾衰竭、急性呼吸窘迫综合征、消化道出血、败血症、皮下骨髓脂肪坏死、心力衰竭、弥散性血管内凝血等。

【护理措施】

1. 休息与活动　①急性期病人绝对卧床休息，时协助病人选择舒适卧位，如弯腰、屈膝侧卧位等，以减轻疼痛。②剧痛辗转不安者应保证安全，防坠床。

2. 病情观察　监测生命体征、疼痛特点、呕吐物量及性质、胃肠减压引流量及性质。准确记录 24 小时出入量，作为补液的依据。注意有无多器官功能衰竭的表现，病情危重者须严密监护。

3. 对症护理

（1）疼痛护理：①指导病人采用松弛疗法、皮肤针刺疗法等减轻腹痛；②腹痛剧烈者，遵医嘱予解痉镇痛药如阿托品，若效果不佳用哌替啶；③监测用药前后疼痛情况，若疼痛持续存在伴高热，考虑可能并发胰腺脓肿；若疼痛剧烈、腹肌紧张、压痛和反跳痛明显，提示并发**腹膜炎**。

（2）发热护理：①密切监测体温及热型；②高热者行物理降温如头部冰敷、乙醇擦浴等，物理降温效果欠佳时，遵医嘱给予解热药和抗生素；③协助做好皮肤、口腔护理；④定期消毒病房空气，减少探视。

（3）低血容量性休克：①备好抢救用物；②严密监测病人生命体征、神志、尿量变化；③尽快建立静脉通路，遵医嘱输液、血浆或全血，补充血容量；④平卧位，注意保暖、吸氧；⑤若循环衰竭持续存在，按医嘱予升压药。

（4）ARDS：配合气管切开与应用人工呼吸器。

4. 用药护理　反复应用阿托品引起心动过速、肠麻痹等不良反应。腹痛剧烈者若反复使用哌替啶可成瘾。**禁用吗啡**，以防引起 Oddi 括约肌痉挛，加重病情。

5. 饮食护理　急性期禁食 1～3 天，行胃肠减压，以减轻腹胀和腹痛，此期间静脉补液，入液量需达 3000ml/d。重症者行全胃肠外营养，做好口腔护理。血尿淀粉酶显著下降且无肠梗阻者在胃镜直视下经鼻置入鼻肠营养管行肠内营养。待腹痛和呕吐基本消失后，予少量碳水化合物类流食，**忌高脂、高蛋白饮食**。

6. 心理护理　解释禁食意义，适当安慰病人，帮助病人采用减轻或去除加重疼痛的因素，指导病人减轻疼痛方法如松弛疗法，皮肤刺激疗法等。

7. 健康教育　①疾病知识指导：告知病人**积极治疗胆道疾病**、十二指肠疾病、肥胖、高血脂等原发病。向病人介绍本病诱因及转归、积极配合治疗。②饮食指导：嘱病人养成良好饮食习惯，**避免暴饮暴食**、刺激性强、产气多食物，戒除烟酒。

试题精选

李某，男性，25岁。暴饮暴食后上腹剧烈疼痛4小时，伴恶心、呕吐，一般胃肠解痉药无效。体检：体温38.5℃，辗转不安，巩膜轻度黄染，血淀粉酶256U，尿淀粉酶512U。首优的护理措施是

A. 物理降温　　B. 下床活动　　C. 胃肠减压

D. 给予流质饮食　　E. 建立静脉通路

答案：C。

九、结核性腹膜炎病人的护理

【临床表现】多数起病缓慢，少数起病急骤者以急性腹痛、高热为主，极少数起病隐匿者无明显症状、仅腹部手术时偶然发现。

1. 症状　①全身症状：**结核毒血症状**常见，主要是**发热**和**盗汗**。以低热或中等热多见，1/3弛张热、少数呈稽留热。渗出型、干酪型或伴粟粒型肺结核、干酪型肺炎结核病者，呈高热伴明显毒血症状。大多伴食欲缺乏、营养不良。②腹胀、腹痛：常见。腹痛多位于脐周或右下腹、间歇性发作，常为痉挛性阵痛、进餐后加重、排便或排气后缓解，若腹痛呈阵发性加剧者考虑不完全性肠梗阻，出现急腹症考虑为肠系膜淋巴结结核、腹腔其他结核干酪样坏死灶破溃或肠结核急性穿孔。③排便异常：**腹泻**常见，一般2～4次/天，粪便呈糊状，不伴里急后重，有时腹泻与便秘交替出现。

2. 体征

（1）一般状态：慢性病容，后期消瘦、贫血、水肿等。

（2）腹部体征。①视诊：伴腹水或肠梗阻时，腹部膨隆，可呈蛙形腹；②触诊：**腹部柔韧感（揉面感）**是结核性腹膜炎的临床特征；干酪型多有轻微压痛且有反跳痛；腹部包块见于粘连型或干酪型，多位于脐周、大小不一、边缘不整，表面粗糙呈结节感、不易推动；③叩诊：多为少量至中量腹水，若超过1000ml时移动性浊音阳性；④听诊：腹泻时肠鸣音活跃、便秘时肠鸣音减弱。

3. 并发症　**肠梗阻**多见，主要见于粘连型者。也可有急性肠穿孔、肠瘘及腹腔脓肿等并发症。

【护理措施】

1. 休息与活动　全身毒血症状严重者需卧床休息，减少活动。

2. 病情观察　监测结核毒血症状，观察生命体征、腹痛、排便情况以及全身营养情况如每周测体重、血常规等。

3. *疼痛护理*　密切观察腹痛部位、性质及持续时间，慢性腹痛通过放松技巧、热敷、艾灸足三里等方法减轻疼痛。

4. *用药护理*　强调抗结核药物早期、联合、适量、规律、全程治疗重要性，观察疗效及不良反应。腹泻者可选择中药汤剂或辅以艾灸神阙穴、热敷、针灸等；便秘者可采用中药保留灌肠。

5. *饮食护理*　给予高热量、高蛋白、高维生素易消化食物。腹泻者少食乳制品及富含脂肪和粗纤维食物。注意饮食卫生，养成良好生活习惯。重症者进食少、严重营养不良时可予静脉补充营养，满足机体代谢需要。

6. *心理护理*　慢性消耗性疾病迁延不愈，病人有沮丧、焦虑，鼓励安慰病人保持良好心态。

7. *消毒隔离*　病人用过的餐具等用品进行消毒处理。对开放性肺结核病人采取隔离措施，做好排泄物消毒处理。

8. *健康教育*　①加强结核病卫生宣教，肺结核者不吞咽痰液、随地吐痰，打喷嚏用手纸捂住口鼻，戴口罩到公共场所；餐具、被褥单独使用并定期消毒，被褥放在日光下暴晒。注意个人卫生，提倡用公筷进餐及分餐制。②指导抗结核药规律、全程治疗，按医嘱服药，不自行停药，直到治愈。③合理膳食，加强营养；生活规律，劳逸结合；定期复查。

十、上消化道大量出血病人的护理

【临床表现】

1. **呕血与黑粪**　是上消化道出血**特征性**表现。出血部位在幽门以上，常呕血，出血量少而慢，可无呕血，仅见黑粪。出血部位在幽门以下，若出血量大而快，血液反流入胃而呕血。胃内积血量大未经胃酸充分混合而呕出者为鲜红色或有血凝块；呕吐物**棕褐色咖啡渣样**，系血液在胃内经胃酸作用形成**正铁血红素**所致。**黑粪**呈**柏油样，黏稠而发亮**，系血红蛋白的铁与肠内硫化物作用形成**硫化铁**所致。

2. *失血性周围循环衰竭表现*　急性大量出血致有效循环血量骤减，心排血量迅速降低，心、脑、肾等重要脏器血供不足而功能障碍，出现头昏、心悸、乏力、晕厥、肢体冷感等表现。

3. *发热*　多数病人大量出血 24 小时内发热，一般不超过 38.5℃，持续 3 ～ 5 天。

4. *氮质血症*　分为肾前性、肾性、肠源性氮质血症。上消化道大量出血后，血液进入肠道，其蛋白质消化产物被吸收，血中尿素氮浓度增高，称**肠源性氮质血症**。一次出血后数小时血尿素氮开始上升，24 ～ 48 小时达高峰，大多**不超过** 14.3mmol/L，3 ～ 4 天后降至正常。

5. *血象*　红细胞、血小板计数、血红蛋白浓度均下降。出血后 3 ～ 4 小时可有贫血。白细胞在出血后 2 ～ 5 小时升高，止血后 2 ～ 3 天恢复正常。**出血 24 小时内网织红细胞增高**，至出血后 4 ～ 7 天高达 5% ～ 15%，以后逐渐降至正常。

【护理措施】

1. *作息*　急性期绝对卧床，**大出血**者取**平卧位**并**略抬高下肢**，保证脑血供。头偏一侧，防误吸或窒息，保持呼吸道通畅并吸氧。改变体位动作宜缓慢。

2. *饮食护理*　①急性大出血伴恶心、呕吐者应**禁食**。②消化性溃疡出血：少量出血无呕吐者，摄入**少量清淡流食**，3 ～ 5 天后逐渐过渡到营养丰富、易消化、无刺激性半流食再至软食。③食管下段和胃底静脉曲张破裂出血：禁食时间较长，一般于出血停止48～72小时后先予试验性半量冷流食，逐渐高热量、高维生素流食，**限制钠和蛋白质摄入**，避免粗糙、坚硬、刺激性食物，进食应细嚼慢咽、少量多餐。

3. 病情观察

（1）评估出血量：**粪便隐血试验阳性**示出血量5～10ml/d；**黑粪**示出血量50～100ml/d；胃内积血量达250～300ml引起呕血；一次出血量＜400ml不引起头晕、心悸、乏力等全身症状；出血量＞400～500ml有全身症状；短期内出血量**超过**1000ml，表现失血性周围循环衰竭。

（2）判断继续/再出血征象：①反复呕血，甚至呕出物由咖啡色转为鲜红色，黑粪次数增多且粪质稀薄、转为暗红色，伴肠鸣音亢进；②周围循环衰竭表现经补液输血而未见改善，或好转又恶化，血压波动，中心静脉压不稳定；③红细胞计数、血细胞比容、血红蛋白测定不断下降，网织红细胞计数持续增高；④在补液足够、尿量正常情况下，血尿素氮持续或再次增高；⑤门脉高压者原有脾大，出血后暂时缩小而后恢复肿大。

4. 用药护理

（1）积极补充血容量：**立即建立静脉通路**，配血期间先输平衡液或葡萄糖盐水。活动大出血时输全血。根据病人周围循环动力学及贫血改善情况、参考尿量等，决定输血量。根据病情调整补液速度，输液开始宜快，必要时据中心静脉压调整输液量及速度。避免输液/血过快/多致肺水肿。

（2）使用**血管加压素**：①不良反应：腹痛、呕吐、血压高、心律失常、心绞痛、心肌梗死等；②**禁忌证：孕妇、冠心病、高血压者**。

5. **三（四）腔二囊管压迫止血护理**　适用于食管下段和胃底静脉曲张破裂出血者。措施包括：

（1）插管前：解释操作目的、配合要点；检查气囊性能。

（2）插管时：①插管至65cm时抽胃液，检查确认在胃内，向胃囊注气150～200ml（压力约50mmHg）并封闭管口，缓慢向外牵拉固定；②未能止血继续向食管囊注气80～100ml（压力约40mmHg）并封闭管口；③经胃管用冰水或冰盐水**洗胃**，以清除积血、减少毒物在肠道吸收，防肝性脑病。

（3）置管期：①气囊充气加压12～24小时应放松牵引，放气15～30分钟，未止血者再注气加压，**持续压迫最长不超过24小时**，以免长时间压迫致黏膜缺血坏死，一般气囊压迫3～4日。②监测囊内压：每隔4～6小时监测1次囊内压力。③做好口腔、鼻部护理。

（4）拔管：出血停止后，遵医嘱气囊放气后保留管道继续观察24小时，未再出血嘱病人**口服液状石蜡**20～30ml后轻柔缓慢拔管。

6. 心理护理　大出血时护士应陪伴并巡视病人，抢救工作忙而不乱，及时清除血迹或污物，减少不良刺激。留置气囊压迫止血期间，病人因不适易紧张、焦虑，护士多与病人非语言沟通，鼓励、安慰、耐心答疑，说明情绪稳定的重要性。

7. 健康教育　①帮助病人和家属掌握有关疾病病因、诱因、预防、治疗和护理知识，以减少再度出血的危险，并应学会早期识别出血征象及应急措施。②指导病人用药方法，讲解药物作用及不良反应，嘱病人定时定量服药。禁用或用阿司匹林、保泰松等解热镇痛药。③生活起居规律、劳逸结合、保持乐观情绪。戒烟酒。饮食规律卫生、细嚼慢咽、少量多餐。

试题精选

1. 上消化道出血的饮食护理，错误的是

A. 急性大出血伴恶心、呕吐者应禁食

B. 溃疡伴小量出血一般不需禁食

C. 食管静脉曲张破裂出血要禁食

D. 少量出血无呕吐者，可进温凉、清淡流质饮食

E. 粪隐血试验持续阳性，应暂时禁食

答案：E。

2. 李某，男性，30 岁。间断上腹部胀痛，进食可缓解，多在冬春之交发作，上午突感上腹疼痛，呕吐大量咖啡样液体，自觉头晕、面色苍白，出冷汗，四肢乏力，血压 75/50mmHg。应考虑发生了

A. 急性胰腺炎　　B. 急性胃肠穿孔　　C. 上消化道出血

D. 胆囊穿孔　　E. 肝癌结节破裂出血

答案：C。

第 4 单元　泌尿系统疾病病人的护理

一、常见症状体征护理

（一）肾性水肿

【分类】肾性水肿是肾小球疾病最常见的症状。按发病机制分为：①肾炎性水肿：由于肾小球滤过率下降，而肾小管重吸收功能基本正常，引起球－管失衡和肾小球滤过分数下降，导致水钠潴留，出现水肿。同时，毛细血管通透性增高可进一步加重水肿。肾炎性水肿多从**颜面部疏松组织**开始，重者波及全身，指压凹陷不明显。②肾病性水肿：由于长期大量蛋白尿造成低蛋白血症，血浆胶体渗透压降低，导致液体从血管内进入组织间隙，产生水肿。同时，继发性有效血容量减少可激活肾素－血管紧张素－醛固酮系统，导致抗利尿激素分泌增多，进而加重水肿。肾病性水肿多从**下肢部位**开始，具有凹陷性、全身性和体位性的特点。

【护理措施】

1. 休息与活动　严重水肿者应卧床休息；下肢明显水肿者，应抬高下肢；阴囊水肿者可用吊带托起。水肿减轻后可适当活动，但应避免劳累。

2. 病情观察　记录 24 小时出入量；定期测量病人体重；观察水肿消长的情况，观察有无胸腔、腹腔和心包积液，必要时测腹围；监测病人生命体征的变化；密切监测实验室检查结果，如尿常规、肾小球滤过率等。

3. 饮食护理　限制水、钠及蛋白的摄入。水、钠摄入：给予低盐（<2 ～ 3g/d）饮食。若每天尿量>1000ml，则不严格限水，但不可过多饮水。若每天尿量小于 500ml 或有

严重水肿者，需限制水的摄入。蛋白质：低蛋白血症所致水肿者，若无氮质潴留，可给予0.8～1.0g/（kg·d）的**优质蛋白质**，但不宜给予高蛋白饮食。有氮质血症的水肿病人，则应限制蛋白质的摄入，一般给予0.6～0.8g/（kg·d）的优质蛋白质，慢性肾衰竭病人需根据GFR调节蛋白质的摄入量。给予蛋白的同时补充足够热量，每天摄入热量不应低于126kJ/（kg·d）或30kcal/（kg·d），并注意补充多种维生素和矿物质。

4. 用药护理　遵医嘱使用利尿药、糖皮质激素或其他免疫抑制剂等，注意观察疗效及不良反应。应用糖皮质激素或其他免疫抑制剂时，应注意不可擅自加量、减量或停药。

5. 皮肤护理　嘱病人应注意衣着柔软、宽松；长期卧床者应嘱其经常变换体位，防止压疮发生；同时协助病人做好全身皮肤清洁，避免感染；注意防止皮肤破损。

6. 心理护理　安慰病人及家属，缓解其焦虑情绪。

（二）尿路刺激征

【临床表现】尿路刺激征指膀胱三角区及膀胱颈受炎症或机械刺激而引起的尿频、尿急、尿痛，可伴有排尿不尽感及下腹坠痛。

【护理措施】

1. 休息与活动　急性发作期应卧床休息，尽量不站立或坐位。

2. 病情观察　询问病人排尿情况和尿频、尿急、尿痛等发生时间，有无发热、腰痛等伴随症状等，并做好记录。

3. 饮食护理　进食清淡、易消化营养丰富的食物，补充多种维生素。在无禁忌证的情况下，多饮水，勤排尿，以增加尿液的冲洗，促进细菌和炎性物质从尿道排出，降低肾的高渗状态，不利于细菌的生长。

4. 用药护理　遵医嘱给予抗菌药物和口服碳酸氢钠，注意药物疗效及不良反应。尿路刺激征明显者可遵医嘱给予阿托品、溴丙胺太林等抗胆碱能药物。

5. 对症护理　①疼痛的护理：指导病人进行膀胱区热敷或按摩以缓解疼痛。对高热、头痛及腰痛病人可遵医嘱给予退热镇痛药。②皮肤黏膜护理：加强个人卫生，保持会阴部清洁，洗澡应选择淋浴方式。

6. 心理护理　指导病人心情放松，避免过分紧张而加重尿频。病人可从事一些感兴趣的活动，以分散病人注意力，减轻焦虑。

（三）肾性高血压

按发病机制分型。

1. **容量依赖型高血压**　各种因素致水钠潴留，引起血容量增加，见于急慢性肾炎、尿毒症早期等。

2. **肾素依赖型高血压**　由于肾实质缺血，致肾素-血管紧张素-醛固酮系统激活或体内扩张血管物质活性降低等引起。

（四）尿异常

1. 尿量异常　①正常成人24小时尿量为1000～2000ml。②少尿和无尿：少尿指每天尿量少于400ml，或每小时尿量少于17ml，无尿指每天尿量少于100ml。③多尿：指每天尿量超过2500ml。④夜尿增多：指夜尿量超过白天尿量或夜尿量持续超过750ml。

2. 蛋白尿　每日尿蛋白量持续超过150mg，蛋白质定性试验呈阳性反应，称为蛋白尿。

按发病机制可分为肾小球性蛋白尿、肾小管性蛋白尿、混合性蛋白尿、溢出性蛋白尿、组织性蛋白尿、功能性蛋白尿 6 类。

3. 血尿　新鲜尿离心沉渣后每高倍镜视野红细胞＞**3 个**，或 1 小时排泄的尿红细胞计数＞10 万，称为镜下血尿。尿液外观为洗肉水样、血样或有血凝块时，称为肉眼血尿。1000ml 尿含 1ml 血液即呈现肉眼血尿。尿中有变形的红细胞，提示有肾小球病变。

4. 白细胞尿　新鲜离心尿液每高倍视野红细胞＞5 个，或新鲜尿液白细胞计数＞40 万，称为白细胞尿或脓尿。常见于尿路感染。

5. 管型尿　尿中管型由蛋白质、细胞或其碎片在肾小管内凝聚而成，包括透明管型、上皮细胞管型、颗粒管型、细胞管型等。

（五）肾区痛

急、慢性肾脏疾病常表现单侧或双侧肾区持续或间歇性隐痛或钝痛，多由于肾盂、输尿管内张力增高或肾包膜牵拉所致。体检时可有肾区压痛和叩击痛。输尿管结石可表现为病侧发作性绞痛，疼痛常突然发作，并向**下腹**、**大腿内侧**、**会阴**放射，多伴血尿。

试题精选

肾性水肿病人每天的进水量应是

A. 不限制　　B. 前一天尿量　　C. 每天 2000ml

D. 前一天尿量＋500ml　　E. 每天不超过 500ml

答案：D。

二、慢性肾小球肾炎病人的护理

【临床表现】

1. 轻、中度蛋白尿　本病必有表现，多数尿蛋白＋～＋＋＋，24 小时尿蛋白定量 **1 ～ 3g**。

2. 血尿　多为镜下血尿，也可出现肉眼血尿及管型尿。

3. 轻、中度水肿　系水钠潴留和低蛋白血症所致。晨起多为眼睑、颜面水肿，下午双下肢水肿明显。

4. 高血压　多为轻、中度，严重者可致高血压脑病、高血压性心脏病及高血压危象，中度以上的高血压如控制不好，肾功能恶化较快，预后较差。

5. 肾功能呈进行性损害　可因感染、劳累、血压升高或肾毒性药物而急剧恶化，去除诱因后肾功能可在一定程度上缓解。

【护理措施】

1. 休息与活动　急性期卧床休息。轻度水肿病人卧床休息与活动可交替进行，限制活动量，严重水肿者应以卧床休息为主。水肿减轻后可适当活动。

2. 病情观察　①密切观察血压和体重变化，必要时测腹围。②监测实验室检查结果，如尿常规、肾小球滤过率、血肌酐等。③记录 24 小时出入量。④注意有无尿毒症、心脏损害、高血压脑病早期征象，若出现异常情况应及时通知医生。

3. 饮食护理　蛋白质的摄入量为 0.6 ～ 0.8g/（kg · d），其中 50% 以上为优质蛋白质，肾功能损害者限制蛋白及磷的摄入。低盐（＜2～3g/d）饮食，严重水肿、高血压、心衰应无盐（1～2g/d）饮食。补充各种必需氨基酸，同时补充多种维生素及锌元素。

4. 用药护理　指导病人遵医嘱坚持长期用药，以延缓或阻止肾功能恶化。使用降压药时不宜降压过快、过低；用利尿药后注意观察疗效及不良反应；避免使用肾毒性药物。

5. 心理护理　安慰病人及家属，缓解其焦虑情绪。

6. 健康教育　①指导病人注意生活规律，避免过劳，防止受凉，注意个人卫生，预防感染。②按医嘱坚持用药，不得自行停药或减量。③女性病人不宜妊娠。④指导病人优质低蛋白、低磷、低盐、高热量饮食，禁烟，戒酒。⑤告知病人避免加重肾损害的因素。

试题精选

1. 慢性肾炎病人长期低优质蛋白饮食还需补充的是

A. 磷元素　　B. 白蛋白　　C. 高密度脂蛋白

D. 膳食纤维　　E. 必需氨基酸

答案：E。

2. 关于慢性肾小球肾炎病人健康指导的叙述，错误的是

A. 优质低蛋白饮食　　B. 禁肾毒性药物　　C. 避免呼吸道感染

D. 为避免劳累，应停止工作　　E. 避免一切加重疾病或使其复发的因素

答案：D。

三、原发性肾病综合征病人的护理

【临床表现】

1. 水肿　为最突出体征，是病人入院后护理评估最重要的内容。低白蛋白血症导致血浆胶体渗透压减低，水分外渗进入组织间隙。另外，部分水肿病人循环血容量不足，激活肾素－血管紧张素－醛固酮系统，水钠潴留加重，产生水肿。水肿部位常随体位而移动，晨起眼睑、头枕部及腰骶部水肿较显著，起床后则逐渐以下肢为主，呈凹陷性。重者全身水肿，出现胸腔、腹腔、心包积液。

2. 大量蛋白尿　典型病例有大量选择性蛋白尿，尿蛋白＋＋＋～＋＋＋＋。由于肾小球滤过膜通透性增加，大量血浆蛋白漏出，远远超过近曲小管的回吸收能力，形成大量蛋白尿。

3. 低蛋白血症　血清白蛋白低于30g/L。因血浆蛋白从尿中丢失，肾小管对重吸收的白蛋白进行分解，即出现低白蛋白血症。白蛋白分子量小，易从滤过膜漏出，故其血浆浓度最易降低。

4. 高脂血症　由于低蛋白血症刺激肝代偿合成蛋白质的同时，脂蛋白合成亦随之增加，导致高脂血症。以高胆固醇血症最多见。

5. 并发症　①继发感染：最常见并发症，也是导致本病复发和疗效不佳的主要原因。感染部位以呼吸道、尿路、皮肤最多见。其发生与蛋白质营养不良、免疫功能紊乱、使用大量糖皮质激素等有关。②血栓及栓塞：多数肾病综合征病人血液呈高凝状态。由于有效循环血

量减少，血液浓缩使血液黏稠度增加；此外高脂血症、强力利尿剂也可加重高凝状态，多见于肾静脉、下肢静脉血栓。③肾衰竭：有效循环血容量减少时可诱发肾前性肾衰竭，少数可发展为肾性肾衰竭。④其他：心血管疾病如动脉粥样硬化、冠心病等心血管并发症。

【护理措施】

1. 休息和活动　全身严重水肿，合并胸腔积液、腹水，有严重呼吸困难者应绝对卧床休息，取半坐卧位，必要时给予吸氧。病情缓解后逐渐增加活动量。高血压病人限制活动量。老年病人改变体位时不可过快以防直立性低血压。卧床期间注意肢体适度活动与被动运动，防止血栓形成。

2. 病情观察　观察生命体征，记录 24 小时出入量，监测体重和水肿消长情况。定期测量血浆白蛋白、血红蛋白等评估机体营养状态，同时密切监测实验室检查结果。

3. 饮食护理　①蛋白质：给予高生物效价的优质蛋白（优质蛋白＞50%）。②供能：限制动物脂肪。脂肪占供能的 30%～40%，饱和脂肪酸和非饱和脂肪酸比为 1∶1，其余热量由糖供给。③增加富含可溶性纤维食物如燕麦、豆类等。④钠的摄入量不超过 3g/d，水量依病情而定。高度水肿而尿量少者应严格控制入量，入量＜**1000ml/d**。⑤补充各种维生素及微量元素。

4. 对症护理　①皮肤护理。②感染的护理：预防交叉感染、限制探视，尤其在使用激素期间，房间每日紫外线消毒，病人应戴口罩；加强皮肤、口腔及会阴部护理；加强营养和休息，增强抵抗力；护理操作中应严格无菌操作。

5. 用药护理　①激素药物：观察激素不良反应，如类似库欣综合征的表现（向心性肥胖、代谢障碍等）、感染、骨质疏松、加重水钠潴留及高血压、诱发糖尿病及精神异常等副作用。②细胞毒药物：服药期间应注意监测血药浓度，观察有无不良反应的出现，如骨髓抑制、中毒性肝炎、出血性膀胱炎等。③利尿药：观察利尿药的治疗效果及有无出现不良反应，如低钾、低钠、低氯性碱中毒等。④输注血浆制品不可过多、过频。

6. 心理护理　了解病人的心理反应和社会支持状况，给予适当安慰。

7. 健康教育　①注意休息，适度活动，做好“四防”即防潮、防凉、防劳累、防感染。②指导病人合理饮食，给予低盐、低脂、优质蛋白饮食；③增加抵抗力，预防感染；④遵医嘱服药，勿自行减量或停用激素；⑤自我病情监测、定期随访。

试题精选

1. 肾性水肿病人进食蛋白的原则是

A. 优质低蛋白　　B. 高蛋白　　C. 任意蛋白

D. 以动物蛋白为辅　　E. 大量豆制品

答案：A。

2. 肾病综合征的治疗措施，不合理的是

A. 必要时补充白蛋白

B. 必要时可应用阿司匹林

C. 用激素治疗 4 周，无效加用环磷酰胺

D. 用激素治疗，尿蛋白减少立即停药

E. 必要时应用环孢素A

答案：D。

四、肾盂肾炎病人的护理

【临床表现】

1. 急性肾盂肾炎　各年龄阶段均可发生，多见于育龄女性。①全身症状：起病急骤、畏寒、发热、体温可达40℃。常伴头痛、全身不适、疲乏无力、食欲缺乏、恶心、呕吐等。②泌尿系统症状：尿频、尿急、尿痛等膀胱刺激症状，多伴下腹部不适，可有腰痛、肾区及输尿管走行区压痛，脓尿或血尿。部分病人可无膀胱刺激症状或症状不典型。

2. 慢性肾盂肾炎　大多数因急性肾盂肾炎治疗不彻底发展而来。临床表现多不典型，病程长，迁延不愈，反复发作。急性发作时可有全身及尿路刺激症状，与急性肾盂肾炎相似。部分病人仅有低热乏力，多次尿细菌培养阳性，称为“**无症状性菌尿**”。还有病人以高血压、轻度水肿为首发表现。慢性肾盂肾炎后期出现肾功能减退，病情持续可发展为慢性肾衰竭。

3. 并发症　多见于严重急性肾盂肾炎，可有肾周围炎、肾脓肿、败血症等。

【护理措施】

1. 休息与活动　急性或慢性急性发作第1周应卧床休息，病情缓解可适当活动，但避免劳累；慢性肾盂肾炎病人不宜从事重体力劳动。

2. 病情观察　监测体温、尿液性状变化，如高热持续不退或体温进一步升高，且出现腰痛加剧等，应考虑是否出现肾周脓肿、肾乳头坏死等，应及时通知医生。

3. 饮食护理　进食清淡、易消化且营养丰富的食物，补充多种维生素。多饮水，一般每天饮水量要在**2500ml**以上，勤排尿，2小时排尿1次，以增加尿液的冲洗，促进细菌和炎性物质从尿道排出，降低肾的高渗状态，不利于细菌的生长。

4. 用药护理　遵医嘱给予抗生素，喹诺酮类可引起轻度消化道反应、皮肤瘙痒等；氨基糖苷类抗生素对肾和听神经均有毒性，使用期间注意询问病人的听力。

5. 对症护理　①疼痛的护理：卧床休息、采取**屈曲位**，尽量不站立或坐位，同时指导病人进行膀胱区热敷或按摩，以缓解疼痛。②皮肤黏膜护理：发热病人出汗后及时更换衣物和床单；保持会阴部清洁；洗澡应选择淋浴方式。

6. 尿细菌学检查护理　①应用抗生素前或停药5天后收集标本。②选取晨起第1次清洁、新鲜中段尿。③留取标本前用肥皂水清洗外阴，不宜使用消毒剂，严格无菌操作。④尿在1小时内送检，否则应冷藏保存。

7. 心理护理　及时给予病人安慰，缓解其焦虑情绪。

8. 健康教育　①保持规律生活，避免劳累，坚持锻炼，增加抵抗力。②多饮水、勤排尿是预防尿路感染简单有效的护理措施。③注意个人卫生，尤其女性，注意会阴部及肛周皮肤清洁，特别是女性经期、妊娠期、产褥期卫生；女婴注意尿布及会阴部清洁。④性生活后立即排尿，并口服1次抗生素。⑤严格掌握尿路器械检查指征，检查后多饮水，遵医嘱用药。⑥定期复查，积极治疗全身疾病。

试题精选

1. 预防肾盂肾炎最简便而有效的措施是
A. 体育运动　　B. 每天一次抗生素　　C. 多饮水，勤排尿
D. 每天尿道消毒　　E. 每次排尿后冲洗膀胱
答案：C。

2. 急性肾盂肾炎病人治愈的标准是
A. 停药后 1 周，3 周复查尿菌均为阴性
B. 停药后 2 周，6 周复查尿菌均为阴性
C. 停药后 3 周，6 周复查尿菌均为阴性
D. 停药后 2 周，5 周复查尿菌均为阴性
E. 停药后 3 周，8 周复查尿菌均为阴性
答案：B。

五、慢性肾衰竭病人的护理

【临床表现】起病隐匿，肾功能不全早期除氮质血症外仅有原发病表现，进入慢性肾衰竭时，才会出现中毒症状。

1. 消化系统　**胃肠道症状**是最早、最常出现的症状，初期表现为食欲缺乏、腹部不适。此外病人多有恶心、呕吐、呃逆、腹泻、消化道出血、口腔尿臭味。上述症状的产生与体内毒素刺激胃肠黏膜，水、电解质平衡紊乱，代谢性酸中毒等因素有关。

2. 循环系统　①高血压、左心室肥大：尿毒症时 80% 以上有**高血压**，主要与水钠潴留有关，部分也与肾素活性增高有关。②心力衰竭：常见死亡原因之一，以左侧心力衰竭为主，与高血压、水钠潴留、贫血、尿毒症性心肌病等有关。③尿毒症性心包炎：可为干性心包炎，表现为胸痛、心前区可听到心包摩擦音，少数病人可为心包积液，多与尿毒症毒素沉着有关。尿毒症性心包炎是病情危重的表现之一。④动脉粥样硬化：病人常有高三酰甘油血症及轻度胆固醇升高，动脉粥样硬化发展迅速，也是主要的致死原因。

3. 血液系统　①贫血：贫血是尿毒症必有的症状，为正色素正细胞性贫血。导致贫血的主要原因是由于肾促红细胞生成素（EPO）生成减少，致使**红细胞**生成减少和破坏增多。②出血倾向：常表现皮肤瘀斑、鼻出血、呕血和便血，重者出现消化道出血和颅内出血，与血小板功能障碍以及凝血因子缺乏有关。③白细胞异常：白细胞功能下降，易发生感染。

4. 神经、肌肉系统　①中枢神经系统：肾衰早期常出现精神萎靡、疲乏、失眠，逐渐出现精神异常，性格改变、幻觉、抑郁、淡漠，严重者昏迷。②周围神经病变：常发生于肾衰竭晚期，可出现下肢远端麻木、疼痛、感觉异常等。尿毒症时可出现肌肉震颤、痉挛、肌无力和肌肉萎缩等。

5. 内分泌系统　①营养失调：表现为低蛋白血症和消瘦。②脂肪代谢紊乱：表现为高脂血症。③糖代谢紊乱：表现空腹血糖轻度升高，糖耐量异常。④性功能障碍：女性病人常表现月经不规则甚至闭经、不孕。男性病人常有阳痿、不育等。

6. 呼吸系统　酸中毒时表现为深大呼吸，代谢产物潴留可引起尿毒症性支气管炎、肺

炎、胸膜炎等。

7. 皮肤表现　尿毒症病人因贫血出现面色苍白或黑色素沉着呈黄褐色、失去光泽，称为尿毒症面容。同时伴有皮肤干燥、脱屑，后期皮肤瘙痒。

8. 水、电解质、酸碱平衡紊乱　脱水或水肿、高钠或低钠血症、低钾或高钾、低钙血症与高磷血症、高镁血症、代谢性酸中毒等。

9. 感染　以**肺部、泌尿系统**感染多见，且不易控制，是慢性肾衰竭病人主要死因之一。其发生与机体免疫功能低下、白细胞功能异常、淋巴细胞减少和功能障碍等有关。

【护理措施】

1. 休息与活动　尿毒症期应卧床休息，减轻肾负担。

2. 病情观察　观察病人生命体征、意识状态、尿量变化。注意有无消化道出血症状；监测血压、心率与心律等。了解病人贫血的进展及有无出血倾向。密切观察有无电解质紊乱。

3. 饮食护理　高维生素、高热量、优质低蛋白，低磷、高钙饮食。①蛋白质：限制蛋白质的摄入，优质蛋白占50%以上，以鱼、瘦肉、鸡蛋、牛奶为主。豆制品蛋白含量高，必需氨基酸含量高于谷类，对肾无不良影响，故优质蛋白不列为纯动物蛋白。②热量：供给病人足够热量，一般每天126～147kJ/kg（30～35kcal/kg），主食最好采用麦淀粉、藕粉、薯类等。同时注意补充多种维生素。对已开始透析的病人，应改为透析饮食。③改善食欲：提供色、香、味俱全的食物，少量多餐。④水肿时，限制液体摄入量，＜**1500ml/d**，并低盐饮食（＜**2g/d**）。

4. 对症护理　①胃肠道症状：注意口腔护理和饮食调节；②神经系统症状：应安置病人于光线较暗的病室，注意安全，适量使用镇静药。③心血管系统症状：高血压脑病、急性肺水肿或严重心律失常时，应积极配合抢救。④造血系统症状：有出血倾向者应避免应用抑制凝血药物，以免诱发出血，必要时可输鲜血。⑤少尿、高钾血症：监测血钾和心电图；忌进食含钾量高的食物和药物；忌输库存血。

5. 用药护理　遵医嘱用药，注意药物不良反应。嘱病人慎用肾毒性药物，避免加速肾损害。

6. 预防感染　①评估感染的危险因素及部位；②保持皮肤、口腔、外阴卫生；③注意保暖，避免着凉；④注意保护和有计划的使用血管，尽量选用**前臂、肘部**等大动脉。血液透析者注意保护**动静脉瘘管**，腹膜透析者保护腹膜透析管道。

7. 心理护理　应鼓励病人参加力所能及的社会活动，出现焦虑情绪时给予安慰。

8. 健康教育　①注意做到“四防”，即防潮、防凉、防劳累、防感染；②保持乐观情绪；③低盐、低优质蛋白饮食，保证足够热量供给；④维持出入液平衡，控制血压；⑤告知病人必须遵医嘱用药，避免使用肾毒性药物；⑥鼓励病人坚持透析或做肾移植；⑦定期复查。

试题精选

1. 慢性肾衰竭最早、最突出的临床表现为

A. 心力衰竭　　B. 皮肤瘙痒　　C. 恶心、食欲减退

D. 深而长的呼吸　　E. 水、电解质及酸碱平衡紊乱

答案：C。

2. 对于慢性肾衰竭尿毒症期的健康指导，正确的是

A. 高生物效价高蛋白饮食　　B. 每日摄入水 2500ml　　C. 每日摄入钠盐 10g

D. 可用乙醇擦洗皮肤　　E. 避免应用庆大霉素

答案：E。

六、透析疗法的护理

（一）血液透析

1. 原理　利用弥散和对流的作用，使半透膜两侧不同浓度及性质的溶液发生物质交换。半透膜是人工合成膜，小分子可自由通过，大分子如**多肽**、**蛋白质**等则不能通过。血液透析能部分替代肾功能，清除血液中蓄积的毒素，纠正体内水、电解质紊乱，维持酸碱平衡。

2. 适应证　①急性肾衰竭；②慢性肾衰竭；③急性药物或毒物中毒；④其他：如严重水、电解质及酸碱平衡紊乱，经常规治疗难以纠正者。

3. 禁忌证　血透无绝对禁忌，相对禁忌证为严重低血压、休克、严重出血或感染、心衰、心律失常、心肌梗死、恶性肿瘤晚期、极度衰竭、精神失常等。

4. 血透透析病人的护理

（1）透析前的护理：①病人心理准备。②观察病人生命体征、透析机各项指标、相关数值并记录。③了解病人透析方法、透析次数、透析时间及抗凝血药的应用情况。检查血管通路是否通畅，局部有无感染、渗血、渗液等。④透析前取血标本送检，监测指标及频率。

（2）透析过程中的护理：①建立血液透析的血管通路；②透析开始时速度宜慢（50ml/min），后逐渐增快，15 分钟左右才可使血流量达到 200ml/min；③观察生命体征；④并发症的预防及处理。

a. 低血压：是透析过程中最常见的并发症之一。预防：严格掌握脱水量；避免透析前服用降压药；透析期间只可少量进食，有低血压倾向者尽量不在透析时进食；改用序贯透析，即单纯超滤与透析序贯进行；对醋酸盐透析液不能耐受者改为碳酸氢盐透析液。处理：减慢血流速度，停止超滤，给予吸氧；在血管通路输注生理盐水或静推高渗葡萄糖液或高渗盐水。必要时加用升压药。

b. 失衡综合征：表现为头痛、恶心、呕吐、躁动，严重者出现抽搐、昏迷等。预防：缩短首次透析时间，控制在 2 ～ 3 小时，透析脱水速度不宜太快，适当提高透析液钠与葡糖糖浓度，血清尿素氮下降水平控制在 30% ～ 40%。处理：轻者减慢血流速度、吸氧，静脉输注高渗葡萄糖溶液、高渗盐水，严重者立即终止透析，静滴甘露醇并进行相应抢救。

c. 肌肉痉挛：多出现在透析中后期，主要表现为足部肌肉、腓肠肌痉挛疼痛。预防：严格控制透析间期体重增加水平；采用高钠透析、碳酸氢盐透析；纠正电解质紊乱；加强肌肉锻炼。处理：降低超滤速度，快速输入生理盐水、高渗葡萄糖液或甘露醇。

d. 透析器反应：又称首次使用综合征。表现为透析开始 1 小时内出现皮肤瘙痒、荨麻疹、流涕、腹痛、胸痛等，严重者可发生呼吸困难，甚至休克或死亡。预防及处理措施：一般给予吸氧、抗组胺药物、镇痛药物等对症处理，无须停止透析。

e. 其他：如心律失常、栓塞、溶血、出血、发热等。

（3）透析后及透析间期的护理：穿刺部位压迫止血；观察并询问病人有无头晕、出冷汗

等不适反应；测量并记录体重、血压；透析间期加强病人的管理和指导，监测指标及频率。

（二）腹膜透析

1. 原理　同血液透析。指利用腹膜的半透膜特性，将适量透析液引入腹腔并停留一段时间，借助腹膜毛细血管内血液及腹腔内透析液中的溶质浓度梯度和渗透度进行水和溶质交换，腹透液具有相对的高渗透性，可引起血液中水的超滤，同时伴有溶质的转运。

2. 适应证　同血液透析。尤其对于老年人、幼儿、儿童、原有心、脑血管疾病或心血管系统功能不稳定、血管条件差或反复血管造瘘失败、凝血功能障碍以及有明显出血倾向者更适用。

3. 禁忌证　①绝对禁忌证：腹膜有严重缺损者，各种腹部病变导致腹膜的超滤和溶质转运功能降低。②相对禁忌证：腹腔内有新鲜异物；腹部手术3天内，腹腔置外科引流管；腹腔有局限性炎症病灶；肠梗阻；椎间盘疾病；严重全身性血管病变致腹膜滤过功能降低；晚期妊娠、腹腔内巨大肿瘤、巨大多囊肾；慢性阻塞性肺疾病等。

4. 腹膜透析的护理

（1）饮食护理：由于腹透可致体内大量蛋白质及其他营养成分丢失，故应通过食物补充。病人蛋白质的摄入量为1.2～1.3g/（kg·d），其中50%以上为优质蛋白质；热量摄入为147kJ/（kg·d），即35kcal/（kg·d）；水的摄入量应根据每天的出量而定，每天水摄入量=500+前一天尿量+前一天腹透超滤量。

（2）操作注意事项：腹膜透析液的场所应清洁、相对独立、光线充足，定期紫外线消毒；分离和连接管道时要严格无菌操作；掌握各种管道连接系统；透析液摄入腹腔前要干加热至37℃；每天测量和记录体重、血压、尿量、饮水量，透析液每次进出腹腔的时间和液量，定期做各种检查；观察透析管皮肤出口处有无渗血、漏液及红肿；保持导管和出口处清洁、干燥。鼓励病人变换体位，增加**肠蠕动**。

（3）常见并发症的观察及护理

①透析液引流不畅：为常见并发症。表现为透析液流出总量减少、流入和（或）流出时不通畅。常见原因包括腹膜透析管移位、受压、扭曲、纤维蛋白堵塞、大网膜包裹等。预防及处理措施：改变病人体位；排空膀胱；增加活动，保持大便通畅，促使肠蠕动；腹膜透析管内注入尿激酶、肝素、生理盐水、透析液等，去除堵塞透析管的纤维素、血凝块等；调整透析管的位置；手术重新置管。

②**腹膜炎**：为主要并发症。表现为腹痛、发热、腹部压痛、反跳痛、腹透液浑浊等。预防及处理措施：密切观察透出液的颜色、性质、量、超滤量，及时对透出液常规检查和进行细菌培养并记录24小时出入液量；用2000ml透析液连续腹腔冲洗**3～4次**，腹膜透析液内加入抗生素及肝素，或全身应用抗生素，上述处理无效时应考虑拔除透析管。

③导管出口处感染和隧道感染：表现为导管出口周围发红、肿胀、疼痛甚至伴有脓性分泌物，沿隧道移行处压痛。预防及处理措施：a. 导管妥善固定，末端放入腰带内，避免牵拉。b. 保持局部清洁干燥，腹透管置入6周内暂不沐浴，改为擦身，6周后沐浴时用人工肛袋保护导管出口及腹外段导管以免淋湿，切勿盆浴，沐浴后立即更换导管出口敷料。c. 接触导管前洗手。d. 出口处局部涂抹抗生素软膏或清创处理。e. 使用抗生素。上述处理无效时应考虑拔管。

④腹痛、腹胀：多与腹透液的温度过高或过低、渗透压过高、腹透液流入或流出的速度过快、腹透管置入位置过深、腹膜炎等因素有关。护理时应注意调节适宜的腹透液温度、渗透压，控制腹透液进出的速度，腹透管置入位置过深时应由置管医生对腹透管进行适当调整，积极治疗腹膜炎。

⑤其他：腹透超滤过多引起的脱水、低血压、腹腔出血、腹透管周或腹壁渗漏、营养不良、慢性并发症如肠粘连等。

第 5 单元　血液及造血系统疾病病人的护理

一、常见症状体征护理

（一）贫血（最常见）

【定义】贫血是外周血液单位容积内血红蛋白量、红细胞数和（或）血细胞比容低于同年龄、同性别、同地区正常值的低限。以**血红蛋白浓度**最为重要。判断是否贫血时应注意血液稀释和浓缩的影响。

【分类】①按病因和发病机制分类：红细胞生成减少性贫血（如造血干祖细胞异常所致贫血、造血调节异常所致贫血、造血原料不足或利用障碍所致贫血）、红细胞破坏增多性贫血、失血性贫血。②按细胞形态学分类：大细胞性贫血（如巨幼细胞贫血、骨髓增生异常综合征等）、正常细胞性贫血（如再生障碍性贫血、急性失血性贫血等）、小细胞低色素性贫血（缺铁性贫血、铁粒幼细胞性贫血等）。③按照血红蛋白浓度分类：根据 Hb 下降程度分为轻度：Hb＜参考值低限；中度：Hb 60 ～ 90g/L；重度：Hb 30 ～ 59g/L；极重度：Hb＜30g/L。④按骨髓增生程度分类：增生不良性贫血（如再生障碍性贫血）和增生性贫血（除再障以外的其他贫血）。

【临床表现】轻度贫血多无症状，中、重度贫血可见甲床、口唇及睑结膜苍白，甚至面色苍白。神经系统对缺氧最敏感，常出现头晕、耳鸣、头痛、记忆力减退，注意力不集中。呼吸、循环系统表现为活动后心悸、气短，严重贫血可诱发心绞痛、发生贫血性心脏病。由于胃肠道缺血缺氧，消化液分泌减少及胃肠蠕动功能紊乱，多表现食欲减退、恶心、呕吐、腹胀、腹泻或便秘。肾、生殖系统缺氧，可出现多尿、低比重尿、蛋白尿及性功能减退，女性常伴有月经不调或继发性闭经等。皮肤黏膜苍白是贫血最突出的体征，由于环境温度、皮肤色素及水肿等因素会影响皮肤的颜色，贫血时一般以观察甲床、口唇黏膜、睑结膜较为可靠。

（二）发热

【病因】多见于急性白血病、淋巴瘤、再生障碍性贫血、粒细胞缺乏症等血液病，是因白细胞数减少和质量改变、免疫抑制剂的应用以及贫血或营养不良等，导致机体抵抗力下降、继发感染。

【临床表现】感染部位多为呼吸道、皮肤、泌尿道，严重者可发生败血症。急性白血病易发生肛周感染或脓肿。轻度或早期感染多为低热或不规则热，严重感染如败血症可为弛张热。少数老年人或机体免疫功能极差者，即使严重感染也可能无明显发热反应。

【护理措施】

1. 休息与活动　卧床休息，取舒适体位，室内温湿度适宜，经常通风。

2. 病情观察　观察病人生命体征、意识状态及进食情况等。

3. 预防感染　每天用紫外线消毒，限制探视人员，白细胞计数＜**1.0×10⁹/L** 时应进行保护性隔离。

4. 饮食护理　高蛋白、高热量、高维生素易消化饮食，多饮水，出汗多时注意补充含盐饮料，必要时遵医嘱静脉补充，发热时每日液体入量在 **3000ml** 左右为宜。

5. 降温　体温 38.5℃以上应物理降温（在头颈、腋下及腹肌沟等大血管处放置冰袋，血液病病人不宜用擦浴以免造成皮下出血），或药物降温，药量不宜过大，以免引起大量出汗、血压下降甚至虚脱。保持皮肤、口腔卫生。

6. 寒战与大量出汗的护理　寒战时全身保暖，并饮用温开水。大量出汗时勤换内衣，减少不适。

7. 用药护理　遵医嘱使用抗生素，观察药物不良反应。

8. 保持皮肤、口腔卫生　定期洗澡换衣；饭前饭后定时用漱口液漱口，有真菌感染者漱口液选用碳酸氢钠溶液；每次便后用 1∶5000 高锰酸钾溶液坐浴，女性病人尤应注意会阴部清洁。

9. 出院指导　向病人及家属说明发热的原因，并介绍简单物理降温方法及发热时的饮食要求等。

（三）出血倾向

止血和凝血功能障碍而引起自发性出血或轻微创伤后出血不易停止的一种症状。

1. 常见原因　血小板下降及功能异常（如原发性血小板紫癜、再生障碍性贫血）、血管壁异常（过敏性紫癜、老年性紫癜）、凝血因子减少或缺乏（血友病、维生素 K 缺乏症）。

2. 临床表现　常见出血部位为**皮肤黏膜**（口腔、鼻腔、牙龈）、关节腔、内脏出血（咯血、呕血、便血、血尿及阴道出血）。严重时可发生颅内出血，危及生命。

3. 护理措施

（1）休息与活动：血小板计数低于 50×10^9/L 时应减少活动，增加卧床休息以防再次出血。被血液沾污的衣物、地面应迅速处理，避免病人受惊吓。防止身体受外伤，如跌倒、碰撞，保证充足睡眠，避免情绪激动。

（2）病情观察：注意病人皮肤、黏膜有无损伤，有无内脏或颅内出血的症状和体征。

（3）饮食护理：给予高热量、高蛋白、高维生素、少渣软食。用餐前后可用冷的碳酸氢钠漱口水含漱。

（4）对症护理。①皮肤出血的护理：保持床单位整洁，衣着宽松；肢体皮肤或深层组织出血可抬高肢体，以减少出血，深部组织血肿也可应用局部压迫方法。促进止血。避免搔抓皮肤，保持皮肤清洁。尽量少用注射药物，必须使用时在注射后用消毒棉球充分压迫局部直至止血。②鼻出血的护理：嘱病人不要用手挖鼻痂及用力擤鼻，可用液状石蜡油滴鼻，防止黏膜干裂出血；少量出血可用干棉球或 1∶1000 肾上腺素棉球塞鼻腔压迫止血，并局部冷敷；若出血不止，用油纱条做后鼻孔填塞，压迫出血部位促进凝血。③口腔、牙龈出血护理：嘱病人用软毛牙刷刷牙，忌用牙签剔牙；尽量避免食用煎炸、带刺或坚硬食物；牙龈渗血时，可用肾上腺素棉球或明胶海绵片贴敷牙龈或局部压迫止血。牙龈出血时易引起口臭，可用 1% 过氧化氢溶液漱口。④内脏出血的护理：建立静脉通路、配血和做好输血的准备，保证液体、止血药物和血液制品的输入。

（5）输血及血液制品：出血明显者，遵医嘱输入浓缩血小板、血浆或新鲜全血，输注前要认真核对血型、姓名，输入后注意观察有无输血反应与过敏反应。

（6）出院指导：向病人说明以上处理的必要，指导病人学会自我护理。

（四）骨、关节疼痛

多见于多发性骨髓瘤的病人，如白血病、多发性骨髓瘤和淋巴瘤等。主要与肿瘤细胞的过度增生或局部浸润，导致骨髓腔压力增高、局部瘤块形成及压迫、骨质疏松或溶骨性破坏、病理性骨折等有关。可表现为局部或全身骨、关节疼痛以及牙痛或叩击痛；发生骨折者，局部还可出现畸形等临床表现。多发性骨髓瘤的病人多以骨痛为首发症状。

试题精选

1. 严重贫血时出现晕厥、神志模糊、注意力不集中、失眠健忘的原因为

A. 脑栓塞　　B. 高血压危象　　C. 颈椎病

D. 短暂癫痫　　E. 脑缺氧

答案：E。

2. 各种贫血的护理诊断首先是

A. 有受伤的危险　　B. 有感染的危险　　C. 活动无耐力

D. 有体液不足的危险　　E. 知识缺乏

答案：C。

二、贫血病人的护理

（一）缺铁性贫血病人的护理

【临床表现】多呈慢性经过，缺铁加重时才出现贫血及含铁酶活性降低的表现。

1. 一般贫血的表现　如面色苍白、疲乏无力、头晕、耳鸣、心悸气短、严重者可发生贫血性心脏病。

2. 缺铁性贫血的特殊表现　舌炎、口角炎及胃炎，表现为舌乳头萎缩、舌痛、舌质淡而光滑，口角皲裂，慢性萎缩性胃炎胃酸缺乏等。由于咽部、食管黏膜萎缩、变性可引起吞咽困难。神经、精神系统表现为易激动、烦躁、兴奋、头痛，多见小儿。少数病人有异食癖，喜吃泥土、石子等。

3. 体征　除皮肤黏膜苍白外，常表现为皮肤干燥、皱缩，毛发干枯易脱落，指（趾）甲变平，指甲条纹隆起，严重者呈“反甲”、薄脆易裂等。

【护理措施】

1. 休息与活动　根据贫血程度、发生速度及身体情况，为病人制订活动计划。

2. 病情观察　了解病人治疗的依从性、治疗效果及药物的不良反应，关注病人的自觉症状，特别是原发病及贫血的症状和体征；饮食疗法和药物应用的状况；红细胞计数及血红蛋白浓度、网织红细胞计数等；铁代谢的有关实验室指标等。

3. 用药护理

（1）**口服铁剂护理：**①口服铁剂可引起恶心、呕吐等胃肠道刺激症状，故应在饭后服用并从小剂量开始；②应避免铁剂与牛奶、茶、咖啡同服，为促进铁的吸收，还应避免同时服用抗酸药以及H_2受体拮抗药；③可与维生素C、稀盐酸、橙汁同服，助于铁的吸收；④对

液体铁剂应经稀释后用吸管，以防破坏牙釉；⑤向病人解释服用铁剂后会使大便发黑，避免紧张情绪；⑥强调按计量、按疗程服药。

（2）注射铁剂护理：宜深部肌内注射，并经常更换注射部位。注射过程中应密切观察病人反应，如局部有无发热、头痛、荨麻疹、低血压及过敏性休克等。注射时注意：①不在皮肤暴露部位注射。②抽取药液后，更换注射针头。③采用“Z”字形注射法或留空气注射法。

（3）观察铁剂疗效：应用铁剂治疗至血红蛋白正常后，仍需继续服用铁剂**3～6个月**，目的补足体内的储存铁。

4. 饮食护理　①纠正不良饮食习惯，指导病人保持均衡饮食，避免挑食或偏食等。②鼓励病人多吃含铁丰富且吸收率较高的食物，如动物肝、肉类、动物血、蛋黄、海带、黑木耳、紫菜、绿叶蔬菜等。③指导病人多吃富含维生素C的食物，餐后不要立即喝浓茶、牛奶、咖啡。

5. 健康教育　①鼓励病人及其家属主动参与疾病的预防和治疗；②提倡饮食均衡，荤素结合，以保证足够热量、蛋白质、维生素及相关营养素的摄入；③重视在易患人群中开展防止缺铁的卫生知识教育，如改进婴儿哺育方法，及时增添辅食，世界卫生组织提出在孕妇和婴儿食品中加入少量铁剂。均衡饮食，荤素结合，烹饪建议使用生铁制器皿；④说明贫血的病因及积极根治原发病的重要意义，以提高自我保护意识；⑤指导病人自我监测病情，监测内容包括自觉症状、静息状态下呼吸、心率变化，能否平卧、有无水肿及尿量变化等。

（二）再生障碍性贫血病人的护理

【临床表现】表现为进行性贫血、出血、反复感染，而肝、脾、淋巴结多无肿大。临床分为重型和非重型再障，具体见表1-8。

表1-8　重型再障与非重型再障的鉴别

项　目	重型再障	非重型再障
首发症状	感染、出血为主	贫血为主
起病及进展	起病急，进展快，病情重	起病慢，进展慢，病情轻
贫血	重，易发生心衰	轻，少发生心力衰竭
出血	广泛，较重，皮肤黏膜、便血、血尿、子宫出血或颅内出血	出血较轻，以皮肤黏膜为主，女性有子宫出血，很少有内脏出血
感染	感染重，部位依次为呼吸道、消化道、泌尿生殖道和皮肤黏膜，甚至发生败血症	呼吸道多见，合并严重感染者少
中性粒细胞绝对值	$<0.5\times10^9/L$	$>0.5\times10^9/L$
血小板	$<20\times10^9/L$	$>20\times10^9/L$
网织红细胞绝对值	$<15\times10^9/L$	$>15\times10^9/L$
骨髓象	多部位增生低下	增生低下或活跃，可有增生灶
预后	不良，1年内死亡	较好，病程长，少数死亡

【护理措施】

1. 休息与活动　根据贫血程度与目前活动耐力，决定病人活动量。重度以上贫血（血红蛋白＜60g/L）以卧床休息为主，中度贫血应休息与活动交替进行，应防止碰撞、跌倒等。

2. 病情观察　①注意发热情况、出血程度，尤应观察有无颅内出血和严重感染，做好物理降温、止血、输血和输血小板以及预防及控制感染的护理。粒细胞绝对值≤0.5×10^9/L 者，应给予保护性隔离。②注意贫血的严重程度和有无急性发作的表现，做好休息、活动、给氧及饮食等方面护理。预防各器官系统的感染。

3. 对症护理　①呼吸道感染预防：保持室内空气清新，定期消毒。注意保暖，防止受凉。严格限时探视人数及时间。严格无菌操作，粒细胞过低者实施保护性隔离。②口腔感染预防：加强口腔护理，督促病人养成进餐前后、睡前、晨起漱口的习惯。若口腔黏膜发生溃疡，可增加漱口次数，并局部用药。③皮肤感染预防：保持皮肤清洁、干燥，勤沐浴，严格无菌操作。女性病人要注意会阴部的清洁卫生，适当增加局部皮肤的清洗。

4. 用药护理　丙酸睾酮为油剂，需深部缓慢分层注射，轮换部位。雄激素治疗慢性再障有效，2～3 个月才见效。注意观察药物的不良反应，长期用雄激素后可出现毛须增多、痤疮、水肿、体重增加、毛发增多等。长期应用免疫抑制剂对肝有毒性反应，应加强观察并及时与医师取得联系，给予相应处理。通常药物治疗 1 个月左右网织红细胞开始上升，随之血红蛋白升高，经 3 个月后红细胞开始上升，血小板上升需要较长时间。

5. 饮食护理　给予高蛋白、高热量、富维生素饮食，必要时遵医嘱静脉补充营养素，对有感染或发热的病人，应鼓励其多饮水。

6. 心理护理　给予病人安慰，缓解其焦虑情绪。

7. 健康教育　①向病人及家属介绍本病常见病因；②指导病人注意职业防护；③指导病人加强营养，注意个人卫生；④向病人说明疾病长期性，自我调整的重要性。

试题精选

急性再生障碍性贫血的病人当粒细胞数≤0.5×10^9/L 时，其预防感染的措施是

A. 增加营养　　B. 抗生素　　C. 输血小板

D. 保护性隔离　　E. 输血

答案：D。

三、特发性血小板减少性紫癜病人的护理

【临床表现】分为急性型、慢性型，具体特点见表 1–9。

表 1–9　急性型、慢性型 ITP 的鉴别

项　目	急性型	慢性型
好发人群	儿童多见	青年女性多见
起病形式	起病急，起病前 1～2 周常有上呼吸道或病毒感染史	起病缓慢隐匿，一般无前驱症状

续表

项 目	急性型	慢性型
出血症状	症状重，皮肤可有大片瘀斑，甚至血肿，多见于四肢，尤以下肢为多常见，血小板低于 $20\times10^9/L$ 时，可发生内脏出血。颅内出血为主要致死原因	出血症状较轻，表现为皮肤及黏膜瘀点、瘀斑，女性病人常以月经增多为主要表现
血小板	$<20\times10^9/L$	$(30\sim80)\times10^9/L$
巨核细胞	增加或异常，体积小	明显增高或正常
病程	4～6周，呈自限性	反复发作，迁徙数年，有肝脾大

【护理措施】

1. 休息与活动　血小板计数＞$(30\sim40)\times10^9/L$，出血不重，可适当活动。血小板＜$(30\sim40)\times10^9/L$，应少活动，卧床休息。

2. 病情观察　严密观察出血部位、出血症状、出血量及出血程度；遵医嘱给予止血药，做好输血护理，准备一切抢救用品，做好抢救配合。

3. 对症护理　①皮肤出血：不可搔抓皮肤；鼻腔出血不止，用油纱条填塞；便血、呕血、阴道出血时需卧床休息。②预防脑出血：血小板计数**＜$20\times10^9/L$**应警惕脑出血，便秘、情绪激动或剧烈咳嗽会诱发脑出血，故嘱病人保持心情平静，便秘时要用泻药或开塞露，剧咳者可用镇咳药。

4. 用药护理　①糖皮质激素，注意库欣综合征、高血压、高血糖、感染等不良反应；②长春新碱可致病人骨髓造血功能抑制，末梢神经炎。③环磷酰胺可致出血性膀胱炎。④大剂量免疫球蛋白静脉滴注可有恶心、头痛、出汗、肌肉痉挛、发热等不良反应。

5. 饮食护理　尽量选择富含高蛋白、高维生素、少渣饮食，以减少出血。

6. 心理护理　帮助病人寻找诱因，消除病人恐惧和紧张情况，增加战胜疾病的信心。

7. 健康教育　①讲解疾病相关知识，指导病人避免人为损伤而诱发或加重出血；②慢性病人适当限制活动；③避免使用损伤血小板的药物；④定期门诊复查，坚持治疗。

试题精选

1. 慢性特发性血小板减少性紫癜正确的描述是

A. 多见于40岁以上女性　B. 出血较严重　C. 巨脾
D. 病毒感染史　E. 血小板减少

答案：E。

2. 孙某，女性，30岁。近日反复出现皮肤瘀点，瘀斑，鼻出血，月经过多，查血红蛋白90g/L，脾大，错误的护理措施是

A. 避免剧烈活动　B. 预防各种创伤　C. 尽量减少肌内注射
D. 保持鼻腔通畅，剥去鼻血痂　E. 避免食用粗纤维食物

答案：D。

四、白血病病人的护理

（一）急性白血病病人的护理

【临床表现】多数起病急，常突然高热或有明显出血倾向；也可起病缓慢，出现进行性疲乏、苍白、低热、轻微出血等。

1. 发热　本病常见的症状之一。可低热，也可体温高达 **39 ～ 40℃**。①继发感染：是发热主要原因，也是急性白血病最常见的死亡原因之一，感染最主要原因是成熟粒细胞缺乏，其次是人体免疫力降低。口腔炎、牙龈炎、咽峡炎最常见，其次是肺部感染及肛周炎、肛周脓肿。严重时可致菌血症或败血症。常见致病菌为铜绿假单胞菌、大肠埃希菌及金黄色葡萄球菌等。②肿瘤性发热：与白血病细胞的高代谢状态及其内源性致热原类物质的产生等有关，常规抗生素治疗无效。

2. 出血　最主要原因是**血小板**减少。多数病人有出血表现，但出血程度不同。出血可发生于身体任何部位，常见皮肤瘀点、瘀斑、鼻出血、齿龈出血、子宫出血，眼底出血可影响视力，严重者发生颅内出血而导致死亡。此外，急性早幼粒细胞白血病者易并发 DIC，而出现全身广泛性出血，是急性白血病亚型中出血倾向最为明显的一种。

3. 贫血　贫血常为首发症状，呈进行性加重，贫血原因主要是正常红细胞生成减少。此外溶血、出血、无效红细胞生成等也可导致贫血。

4. 白血病细胞浸润不同部位的表现　①骨骼和关节：胸骨下段常有局部压痛，四肢关节痛和骨痛以**儿童**多见。急性粒细胞白血病细胞病人由于骨膜受累，还可在眼眶、肋骨及其他扁平骨的骨面形成粒细胞肉瘤（绿色瘤），可引起眼球突出、复视或失明。②肝脾及淋巴结肿大。③中枢神经系统白血病：轻者头痛、头晕，重者出现呕吐、颈强直、抽搐、昏迷等。④其他部位：皮肤浸润表现为弥漫性斑丘疹、结节性红斑等；口腔黏膜浸润表现为齿龈肿胀或巨舌等；睾丸浸润表现为无痛性肿大，多为一侧性。

【护理措施】

1. 休息与活动　根据病人体力，活动与休息可以交替进行，以休息为主。

2. 病情观察　寻找有无感染病灶；观察体温、脉率、神志、出血部位、血象及骨髓象等；记录出入液量。

3. 对症护理　①贫血、乏力：在床上用餐、排便，避免多说话和消耗体力。②发热：中度发热不需特殊处理，高热可用冷敷，不宜用乙醇擦洗，必要时给予解热药。③出血：参考“出血及出血倾向”的护理。④骨骼、关节疼痛：帮助病人取舒适卧位，放松肢体，疼痛关节用枕头支托，局部按摩，胸骨疼痛剧烈时，按医嘱给予镇痛药。

4. 化疗不良反应的护理

（1）局部反应：某些化疗药物，如柔红霉素、氮芥、多柔比星等多次静注可引起静脉炎，药物静注速度要慢，在静注后要用生理盐水冲洗静脉，以减轻其刺激。当有数种药物给予时，要先用刺激性强的药物。若发生静脉炎需及时使用普鲁卡因局部封闭，或冷敷；静注时，血管要轮换使用。药液外溢皮下可引起局部组织的炎症甚至坏死，疑有或发生化疗药物外渗，立即停止注入，边回抽边退针，不宜立即拔针；局部使用生理盐水加地塞米松作多处皮下注射，范围须大于渗漏区域。

（2）骨髓抑制：抗白血病药物在杀伤白血病细胞的同时也会损害正常细胞，在化疗中须定期查血象、骨髓象，以便观察疗效及骨髓受抑制情况。

（3）胃肠道反应：化疗期间给予病人清淡、易消化且营养丰富的食物，少量多餐。避免进食高糖、高脂、产气过多和辛辣的食物。必要时可有止吐镇静药。

（4）脱发的护理：鼓励病人表达内心的感受，参与正常的社交活动。指导病人使用假发或戴帽子。

（5）口腔溃疡的护理：对发生口腔溃疡者，应加强口腔护理，每日2次，并教会病人漱口液及溃疡药物的使用方法。

（6）其他：长春新碱能引起**末梢神经炎**、手足麻木感，停药后可逐渐消失。柔红霉素、三尖杉酯碱类药物可引起心肌及心脏传导损害，用药时要缓慢静滴，注意心率、心律，复查心电图。甲氨蝶呤可引起口腔黏膜溃疡，可用0.5%普鲁卡因含漱，减轻疼痛，便于进食和休息，甲酰四氢叶酸钙可对抗其毒性作用，应遵医嘱使用。环磷酰胺可引起脱发及出血性膀胱炎所致血尿，嘱病人多饮水，每天饮水4000ml，有血尿必须停药。

（二）慢性粒细胞性白血病病人的护理

【临床表现】

1. 慢性期　起病缓，早期常无自觉症状，随着病情的发展可出现乏力、消瘦、低热、多汗或盗汗等代谢亢进表现。**脾大**为最突出体征，可达脐平面甚至入盆腔，质地坚实，无压痛。若发生脾梗死时，压痛明显。多数病例可有胸骨中下段压痛。慢性期可持续**1～4年**。

2. 加速期及急变期　起病后1～4年，70%慢粒病人进入加速期。主要表现为不明原因的发热，骨关节痛，贫血，出血加重，脾脏迅速大。加速期从几个月至1～2年即进入急变期，急变期表现与急性白血病相似。

【护理措施】

1. 休息与活动　注意休息，尤其贫血较重的病人（血红蛋白<60g/L），以休息为主，不可过度劳累。

2. 病情观察　每日测量病人脾的大小、质地并做好记录。若病人突感脾区疼痛，发热、多汗以致休克，脾区拒按，有明显触痛，进行性肿大，脾区可闻及摩擦音，甚至产生血性腹水，提示可能发生脾栓塞或脾破裂，应立即通知医生。

3. 对症护理　①缓解脾胀痛：尽量卧床休息，左侧卧位，鼓励病人少量多次进食、进水；尽量避免弯腰和碰撞腹部，以避免脾破裂。②尿酸性肾病：化疗期间定期检查白细胞计数、血尿酸等，记录24小时出入量，注意观察有无血尿或腰痛发生，同时检查肾功能。鼓励病人多饮水，化疗期间每日饮水量为3000ml以上。

4. 用药护理　①白消安的不良反应主要是**骨髓抑制**、血小板或全血细胞减少及皮肤色素沉着、阳痿、停经，用药期间经常复查血象，不断调整剂量。②靛玉红：不良反应有腹泻、腹痛、便血等，注意观察病人大便的性质。③α-干扰素：不良反应有发热、恶心、食欲缺乏、血小板减少及肝功能异常，应定期检查血象和肝功能。

5. 健康教育　①指导病人避免接触对造血系统有损害的理化因素如X射线、电离辐射、含苯物质等；②合理用药，注意化疗药的不良反应；③预防感染；④饮食宜清淡、易消化且营养丰富，多饮水；⑤定期门诊复查。

试题精选

1. 急性白血病引起出血的主要原因是

A. 小血管破裂　B. 白血病细胞浸润　C. 血小板减少

D. 血小板功能异常　E. 凝血因子减少

答案：C。

2. 周某，男性，34 岁。近期诊断出急性粒细胞白血病，发热时体温发到 39.5℃，对该病人的降温措施，错误的是

A. 温水擦浴　B. 全身大血管处放置冰袋　C. 服用解热药物

D. 乙醇擦浴　E. 戴冰帽

答案：D。

3. 陈某，女性，35 岁。因发热、皮肤大面积瘀斑、瘀点，阴道大出血去医院检查。化验：血红蛋白 70g/L，红细胞 3.0×10^{12}/L，白细胞 100×10^{9}/L，血小板 20×10^{9}/L，血涂片原始粒细胞＋早幼粒细胞占总白细胞数 80%。初步诊断为

A. 血小板减少性紫癜　B. 再生障碍性贫血　C. 急性粒细胞白血病

D. 缺铁性贫血　E. 慢性失血

答案：C。

第 6 单元　内分泌与代谢性疾病病人的护理

一、常见症状体征护理

【常见症状】

1. 身体外形的改变　①身材过高或矮小：矮小常见于侏儒症、呆小症，过高见于肢端肥大症、巨人症）。②肥胖或消瘦：肥胖多见于甲状腺功能减退症、2 型糖尿病（肥胖型）、库欣综合征、性功能减退症等；消瘦多见于甲状腺功能亢进、肾上腺皮质功能减退症等。③躯体及面部毛发增多或脱发。④面容改变：眼球突出，颈部肿大（见于甲状腺功能亢进症），满月脸、水牛背（见于库欣综合征）等。⑤皮肤改变：皮肤黏膜色素沉着（常见于肾上腺皮质功能减退症）及紫纹、痤疮（库欣综合征）等。

2. 生殖发育及性功能异常　包括生殖器官发育迟缓或过早，性欲减退或丧失，女性月经紊乱、溢乳、闭经或不孕，男性勃起功能障碍或乳房发育。

3. 进食或营养异常　表现为食欲亢进或减退、营养不良、消瘦或肥胖。

4. 血压升高　是内分泌疾病常见伴随症状，见于原发性醛固酮症、库欣综合征等。

5. 疲乏　是一种无法抵御的持续的精力衰竭感及体力、脑力下降，是内分泌与代谢性疾病的常见伴随症状。

6. 排泄功能异常　多尿见于糖尿病，多汗、便次多、排稀软便见于甲状腺功能亢进症，便秘多见于甲状腺功能减退症。

7. 骨痛与自发性骨折　骨痛常见于代谢性骨病，重者常发生自发性骨折，或轻微外伤即骨折。

【护理措施】结合病人的自身特点与病人共同制订护理计划。以身体外形改变为例，具体措施如下。

1. 观察身体外形的改变。

2. 指导病人改善自身形象，告知恰当修饰可增加心理舒适及美感，指导修饰技巧。

3. 心理支持、安慰、鼓励病人参加社交活动。

二、弥漫性毒性甲状腺肿甲状腺功能亢进症病人的护理

【临床表现】多起病缓慢，成年女性多见。

1. 典型表现

（1）T_3、T_4过多综合征　①高代谢综合征：怕热、多汗，疲乏、低热、消瘦等。②精神神经系统：神经过敏，好言多动，焦虑易怒、失眠健忘等。腱反射亢进，伸舌和双手向前平伸时有细震颤。③心血管系统：心悸、胸闷、气短，重则出现甲状腺毒症性心脏病。④肌肉与骨骼系统：部分病人慢性肌无力、萎缩，周期性瘫痪多见于青年男性，伴重症肌无力。⑤消化系统：食欲亢进、多食消瘦，重者呈现恶病质、肝功异常。⑥血液系统：白细胞计数偏低、血小板寿命短出现紫癜、轻度贫血。⑦生殖系统：女性月经少、闭经；男性阳痿、乳房发育。⑧皮肤、毛发及肢端表现：皮肤缺少皱纹、温暖湿润、颜面潮红、部分病人出现白癜风；毛发脱落或斑秃；少数杵状指，指端粗厚症亦为GD特征性的表现之一。

（2）**甲状腺肿大**：呈**弥漫性**、**对称性**肿大，随**吞咽**上下移动质软、无压痛；触及**震颤**、闻及**血管杂音**，为本病重要体征。

（3）**眼征**：按病变程度分单纯性突眼（良性突眼）、浸润性突眼（恶性突眼）。良性突眼系交感神经兴奋性增加引起眼外肌群及上睑肌张力增高所致，随着治疗可恢复，具体表现：①轻度突眼，一般不超过18mm。② Stellwag征：瞬目减少和凝视。③上睑挛缩、睑裂增宽。④ Von Graefe征：上睑移动滞缓，向下看时上睑不能随眼球向下移动、在角膜上缘看到白色巩膜。⑤ Joffroy征：向上看时前额皮肤不能皱起。⑥ Mobius征：看近物时两眼球辐辏不良。恶性突眼与自身免疫导致眼球后水肿、淋巴细胞浸润有关。其具体表现：除上眼征外，眼球高度突出（超过正常值上限4mm），一般在23mm以上，角膜外露易受外界刺激，引起充血、水肿、感染，重则失明；病人怕光、复视、视力减退，可合并眼肌麻痹。

2. 甲状腺危象　系病情恶化的严重症群。其发生原因可能与交感神经兴奋，垂体－肾上腺皮质轴反应减弱，大量T_3、T_4释放入血有关。①诱因：如感染、手术、^{131}I治疗等应激状态；如心力衰竭、低血糖症、败血症、脑卒中、急腹症或严重创伤等严重躯体疾病；口服过量TH制剂；严重精神创伤；手术中过度挤压甲状腺。②临床表现：体温≥39℃；心率≥140次/分；恶心、畏食、呕吐、腹泻、大汗、休克；神情焦虑、烦躁、嗜睡或谵妄、昏迷；可合并心力衰竭、肺水肿等。甲状腺危象病人死亡原因多为高热虚脱、心力衰竭、肺水肿及严重水、电解质代谢紊乱。

【护理措施】

1. 休息与活动　避免强光、噪音等各种刺激，保持病室安静、室温适宜。避免有精神刺激的言行，轻者劳逸结合、重者卧床休息。

2. 病情观察　监测生命体征、基础代谢率、甲状腺肿大程度、饮食摄入量、手指震颤等

情况。观察病人精神状态、注意有无焦虑、急躁，及时心理安慰，必要时用镇静药。

3. 饮食护理　给予高热量、高蛋白、高维生素及矿物质饮食，勿进食高纤维素食物，注意每日补充水分 **2000 ～ 3000ml**，禁止摄入刺激性食物及饮料（如酒、咖啡、浓茶等），以免引起病人精神兴奋。应食用无碘盐，避免进食含碘丰富食物（如海带、紫菜等），慎食卷心菜、甘蓝等引起甲状腺肿食物。

4. 用药护理　抗甲状腺药物治疗分为初始期、减量期和维持期 3 个阶段。药效显露往往需要 2 周左右，维持时间长至 1.5 ～ 2 年，嘱病人不可自行减量或停药，密切观察药物的疗效和不良反应，及时遵医嘱处理。抗甲状腺药物不良反应包括药疹（皮肤瘙痒、团块等，较常见）、粒细胞减少、中毒性肝炎、血管神经性水肿、急性关节痛等。

5. 眼部护理　经常用眼药水湿润眼，避免干燥。睡前涂抗生素眼药膏，眼睑不能闭合者加盖眼罩或无菌纱布。不要用手揉搓眼。外出时戴茶色眼镜，避免强光、异物与灰尘刺激。观察球后水肿消长情况，遵医嘱正确使用利尿药，限制钠盐摄入，睡觉或休息应抬高头部，以减轻球后水肿。

6. 甲状腺危象的护理

（1）避免感染、精神刺激、创伤等诱因。

（2）病情监测：观察神志及生命体征变化，准确记录 24 小时出入液量。若原有甲状腺功能亢进症状加重，出现发热（体温＞39℃），严重乏力、烦躁、多汗、心悸、心率（≥140 次 / 分），食欲缺乏，恶心、呕吐、腹泻、脱水等，警惕甲状腺危象发生，立即报告医师并协助处理。

（3）紧急处理：①绝对卧床休息，呼吸困难时半卧位、吸氧；②迅速建立静脉通路，遵医嘱予 PTU、复方碘溶液等药物，观察有无碘过敏反应，准备抢救物品；③对症护理：高热者予物理降温，如冰敷、乙醇擦浴，对人工冬眠者观察并记录降温效果；烦躁不安者予床栏保护；对昏迷者做好皮肤、口腔的护理，防压疮、肺炎发生。

7. 健康教育　教育病人保持身心愉快，避免过度劳累和精神刺激。指导有关甲状腺功能亢进的疾病知识。嘱其按时按量服药、不随意减量和停药，每日晨起自测脉搏、定期测体重和甲状腺功能，脉搏减慢、体重增加是治疗有效的标志。一旦出现甲状腺危象表现，及时就诊。对妊娠期甲亢病人，禁用 ^{131}I 治疗，慎用普萘洛尔，产后如需继续服药则不宜哺乳。

试题精选

1. 甲状腺功能亢进症病人最主要的护理诊断是

A. 知识缺乏　B. 营养失调：低于机体需要量　C. 活动无耐力

D. 体液不足　E. 有组织完整性受损的危险

答案：B。

2. 发生甲状腺危象的临床表现是

A. T_3、T_4 不增高　B. 体温 37℃

C. 严重呕吐、腹泻、大汗　D. 脉率 110 次 / 分

E. 呼吸 20 次 / 分

答案：C。

3. 王某，女性，60岁。甲状腺肿大20年，下列与压迫邻近组织无关的症状是

A. 呼吸困难　　B. 吞咽困难　　C. 头面部瘀血

D. 咳粉红色泡沫痰　　E. 声音嘶哑

答案：**D**。

4. 毒性弥漫性甲状腺肿病人甲状腺肿大的描述，错误的是

A. 柔软　　B. 双侧对称　　C. 压痛明显

D. 可有震颤　　E. 能随吞咽运动

答案：**C**。

三、糖尿病病人的护理

【临床表现】

1. 代谢紊乱综合征　典型症状为“三多一少”，即**多尿**、**多饮**、**多食**和**体重减轻**。皮肤瘙痒；视物模糊、四肢酸痛、麻木、腰痛、阳痿不育、性欲减退、月经失调、便秘等。部分病人无明显“三多一少”症状，仅在体检、就医或妊娠偶见高血糖。

2. 急性并发症

（1）糖尿病酮症酸中毒（DKA）：最常见。糖尿病代谢紊乱加重时，脂肪分解产生大量酮体（包括乙酰乙酸、β-羟丁酸、丙酮），引起血酮体水平升高（酮血症）及尿酮体排出增多（酮尿），临床上称为酮症。血酮体升高超过机体酸碱平衡调节能力时，则出现酮症酸中毒（代谢性酸中毒）。①诱因：1型糖尿病有自发DKA倾向。2型糖尿病在感染、胰岛素（口服降糖药）剂量不足或治疗中断、饮食不当及应激状态（如妊娠、分娩、创伤、麻醉、手术、严重精神刺激等）下可发生DKA。②临床表现：在意识障碍发生前，多数病人的糖尿病症状加重。早期仅有多尿、多饮、疲乏、极度口渴等；酮症酸中毒时，出现食欲缺乏、恶心、呕吐，伴头痛、烦躁甚至嗜睡、呼吸深快，呼气烂苹果味（丙酮味）；后期严重脱水、尿少、血压下降、休克、昏迷以致死亡。

（2）高渗高血糖综合征：临床以严重高血糖、高血浆渗透压、脱水为特点，无明显酮症，常有不同程度的意识障碍，多见于50～70岁老年2型糖尿病者。①诱因：各种急性感染最常见；严重的急性应激状态；急性全身性疾病（如尿毒症、大面积烧伤等）；少数因使用高渗葡萄糖、免疫抑制剂等诱发。②临床表现：起病缓慢，早期有多尿、多饮，多食不明显或食欲减退；脱水症状逐渐加重。晚期尿少甚至尿闭，出现外周循环衰竭表现。神经精神症状更突出，表现为反应迟钝、烦躁或淡漠、嗜睡、幻觉、定向力障碍等，最后昏迷。

（3）感染：皮肤瘙痒症、湿疹、疖痈等皮肤化脓性感染多见，可致败血症或脓毒血症；足癣、体癣等真菌感染也常见。口腔易致牙周病和龋齿。肺炎、肺结核发病率高，进展快，易形成空洞。女性常并发真菌性阴道炎、肾盂肾炎等，常反复发作。

3. 慢性并发症

（1）大血管病变：是糖尿病最严重和突出的并发症，也是2型糖尿病最主要的死因。主要表现为动脉粥样硬化，侵犯大、中动脉等，引起冠心病、脑血管病、肾动脉硬化，下肢供血不足出现间歇性跛行甚至坏疽等。

（2）微血管病变：病变主要累及肾、视网膜、神经、心肌组织，尤以肾和视网膜病变最重要。①糖尿病肾病：指糖尿病性肾小球硬化症，多见于糖尿病病史超过 10 年者，是 1 型糖尿病病人主要死因。临床表现包括贫血、恶心、呕吐、食欲下降、高血压、水肿、蛋白尿、肾功能不全、电解质紊乱、酸中毒等，最终死于尿毒症、昏迷、继发感染、心力衰竭或脑血管意外。②糖尿病性视网膜病变：系视网膜血管硬化、脆弱、出血、纤维增生，最终视网膜脱离，为失明主要原因。

（3）神经病变：①周围神经病变：以双侧对称性周围神经病变最常见，一般初起时两侧对称远端感觉障碍，如袜套、手套状分布，下肢较上肢严重；后期肌力减弱甚至瘫痪。②自主神经病变：多累及胃肠、心血管、泌尿生殖系统、瞳孔、汗腺等。起病隐匿，病人多无主诉，可有胃排空延迟、无痛性心肌梗死、尿潴留、瞳孔缩小及对光反射消失、汗腺分泌异常等。③中枢神经病变：糖尿病性脊髓病可出现踩棉花感、共济失调等；缺血性脑血管病可发生智力障碍、血管性痴呆及帕金森病等。

（4）糖尿病足（DF）：与下肢远端神经异常和不同程度的周围血管病变相关的足部感染、溃疡和（或）深层组织破坏，成为糖尿病病人截肢、致残主要原因。

（5）其他：白内障、青光眼均易发生；口腔最常见牙周病；乳腺癌、胰腺癌等患病率升高；认知功能常损害。

【护理措施】

1. 病情观察　密切观察病人有无皮肤、肺部等感染，酮症酸中毒、低血糖等表现。

2. 运动锻炼　原则强调因人而异、循序渐进、相对定时、定量、适可而止。注意：根据病人糖尿病控制情况决定运动方式、时间及运动量；避免空腹及感觉不适时运动，随身携带糖果；运动时携带糖尿病救助卡，若出现胸闷、胸痛、视物模糊等应停止。运动应在**餐后 1 小时**，3 ～ 4 次 / 周，30 ～ 40 分 / 次，运动量以运动后脉率＝170－年龄为宜。

3. 饮食护理　①热量计算：按照病人年龄、性别、身高查表或计算理想体重，根据理想体重结合病人年龄、生理需要、劳动强度等计算每日总热量。生长发育期、孕妇、哺乳期妇女、营养不良及消耗性疾病病人热量增加 10% ～ 20%，过重或肥胖者减少 10% ～ 20%。②热量分配：选择 1/5、2/5、2/5 或 1/3、1/3、1/3 等，要基本固定，少食多餐，防止血糖波动。③营养成分分配：糖类占总热量 **50% ～ 60%**，脂肪占 **30%**，蛋白质不超过总热量的 **15%**，特殊情况可酌情增减蛋白质。④注意事项：控制饮食的关键是控制总热量；遵守饮食规定，不进其他食物和甜食；定期测量体重；定期更换食品，促进食欲。指导病人严格定时进餐，切勿提前或推后。

4. 用药护理　护士应掌握各类口服降糖药及胰岛素的作用、剂量、用法、注意事项，不良反应及处理方法，指导病人正确使用，见表 1–9。定期监测血糖、尿糖、尿量、体重的变化，以评价药效。胰岛素注射时间见表 1–10，护理措施还包括：①未开封胰岛素制剂于 4 ～ 8℃冰箱中冷藏，切勿冰冻保存。使用中胰岛素置于 28℃以下室温阴凉干燥处，避免过冷、过热和光照。②注意胰岛素有效期、剂量换算必须准确，用 1ml 注射器抽药、避免震荡。③两种胰岛素合用时，先抽吸短效胰岛素，后抽长效胰岛素。④胰岛素用皮下注射法，普通胰岛素在**饭前半小时**注射，宜选择腹部、上臂三角肌、大腿前侧等部位。⑤观察并处理不良反应：低血糖反应（最常发生）；局部过敏反应（如注射部位红肿、瘙痒、荨麻疹）；水肿（颜面与四肢多见）；视物模糊；注射部位皮下脂肪营养不良（如注射部位凹陷或硬结，应采取交替使用注射部位、及时更换针头及高纯度胰岛素、局部理疗等）。

表1-10　口服降糖药分类、作用机制、不良反应

类　别	常用药	不良反应	注意事项
磺脲类	格列本脲 格列喹酮	低血糖反应（最常见）、体重增加、皮肤过敏、胃肠道反应	1型糖尿病禁用，从小剂量开始
格列奈类	瑞格列奈 那格列奈	低血糖发生率低、程度轻且限于餐后，降糖快而短	同磺脲类，主要用于控制餐后高血糖，血糖水平3～10mmol/L时才有作用
双胍类	二甲双胍 （格华止）	乳酸性酸中毒、胃肠道反应、过敏反应	1型糖尿病不宜单独使用，与胰岛素联合应用减少胰岛素用量和血糖波动
格列酮类	罗格列酮 吡格列酮	主要为水肿	心脏病、心力衰竭或肝病者禁用；老年人，1型糖尿病、酮症酸中毒者慎用
α葡萄糖苷酶抑制药	阿卡波糖 倍欣	胃肠道反应	在进食第一口食物后嚼服

表1-11　胰岛素制剂类型、药名及注射时间

制剂类型	药　名	注射时间
速效	门冬胰岛素、赖脯胰岛素	三餐前15分钟
短效	普通胰岛素（R）	三餐前30分钟
中效	低精蛋白胰岛素、慢胰岛素锌混悬液	早晚餐前1小时或睡前
长效	甘精胰岛素、地特胰岛素	睡前或任一时刻
预混	优泌林30R，诺和灵30R、50R 诺和锐30 优泌乐25、50	餐前/后即注射

5. *对症护理*　①糖尿病足的护理：足部观察与检查；促进足底血液循环；保持足部清洁，避免感染；指导病人勤换鞋袜；预防外伤。②皮肤护理：保持皮肤清洁，以防感染；内衣应质地柔软宽松；伤口处不能随便用药，避免刺激性药物，宜经细菌培养后使用敏感抗生素；严格无菌操作。③加强呼吸道、口鼻腔、泌尿道的护理。④低血糖反应的护理：病人在使用胰岛素或降糖药时，若未及时进餐，可低血糖反应，如疲乏、饥饿感、出冷汗、脉速、恶心、呕吐、重者昏迷，甚至死亡。低血糖反应轻者，可饮用温白糖水；较严重者须静脉注射50%葡萄糖溶液40ml，待其清醒后及时进餐，以防昏迷。⑤酮症酸中毒的护理：立即开放两条静脉通路，（一条快速输入生理盐水1000～2000ml；另一条给予小剂量短效胰岛素加入生理盐水中持续静滴）；绝对卧床休息，注意保暖，给予低流量吸氧；加强生活护理，昏迷者按昏迷常规护理。

6. *心理护理*　指导病人正确处理疾病所致的生活压力，树立起与糖尿病长期斗争及战胜

疾病的信心。

7. 健康教育　①糖尿病教育的重点是让病人知晓糖尿病的心理、饮食、运动、药物治疗和病情监测的原则和重要性。采取多种教育方法，提高病人对治疗的依从性。②指导病人外出随身携带识别卡。定时进行病情监测与随访，每 3 ～ 6 个月复查糖化血红蛋白、每 1 ～ 2 个月监测血脂、每 1 ～ 3 个月测体重、每年全面体检 1 ～ 2 次，防治慢性并发症。

试题精选

1. 治疗糖尿病的基本措施是

A. 健康教育　　B. 运动锻炼　　C. 自我监测

D. 药物治疗　　E. 控制饮食

答案：E。

2. 糖尿病酮症酸中毒的病人

A. 胰岛素绝对不足　　B. 突然大量甲状腺素入血　　C. 呼吸带烂苹果味

D. 黏液性水肿面容，手足皮肤姜黄色　　E. 胰岛素抵抗

答案：C。

3. 糖尿病病人出现强烈饥饿感、心悸、肌肉颤动，四肢冰冷可能是

A. 低血压　　B. 糖尿病酮症酸中毒　　C. 高血压

D. 低血糖　　E. 合并甲状腺功能亢进症

答案：D。

第 7 单元　风湿性疾病病人的护理

一、常见症状体征护理

（一）关节疼痛、肿胀及功能障碍

【临床特点】关节及周围肌肉、软组织、神经的疼痛是风湿性疾病的主要症状。其疼痛特点如下。

1. 除痛风发作急骤外，其余类风湿疾病多缓慢起病。

2. 疼痛性质、表现各不相同，与关节活动有特征性关系。

3. 疼痛部位对疾病诊断有意义。

4. 关节痛的伴随症状及演变对评价预后有价值。

【护理措施】

1. 疼痛护理　为病人创造适宜的环境，避免嘈杂、吵闹或过于寂静，以免病人因感觉超负荷或感觉剥夺而加重疼痛；合理应用非药物性镇痛措施，如松弛术、分散注意力、超短波、磁疗等。也可按摩肌肉、活动关节，防止肌肉萎缩和关节活动障碍。遵医嘱应用镇痛药物，常用非甾体抗炎药，告知病人服药的重要性和药物不良反应。

2. 康复训练　向病人及家属讲解活动对恢复和维持关节功能的作用，鼓励缓解期病人多

参与各种力所能及的活动；根据受累关节的不同部位及病变特点，指导病人有规律地进行具有针对性的功能锻炼，特别要注意配合日常居家生活活动的需要。运动的方式要循序渐进，先使用适当的方法减轻关节的疼痛，再慢慢增加关节活动度，然后再做肌力训练，最后再加强耐力训练。

3. 心理护理　鼓励病人说出自身感受，与病人一起分析原因，并评估其焦虑程度，在协助病人认识自身焦虑表现的同时，向病人说明不良情绪对身体状况可能产生的影响，帮助其提高解决问题的能力，重点强调出现焦虑时应采取积极的应对措施。劝导病人家属多给予关心、理解及心理支持。

（二）关节僵硬与活动受限

【临床特点】关节僵硬常在晨起时表现最明显，故又称为晨僵，即造成起床后自觉病变关节僵硬，如胶黏着样感觉，难以达到平时关节活动的范围，日间长时间静止不动也可出现此征象。晨僵是判断滑膜关节炎症活动性的客观指标，其持续时间与炎症的严重程度相一致，临床上出现晨僵持续时间1小时以上者意义较大。

【护理措施】

1. 病情观察　鼓励卧床病人有效咳嗽和深呼吸，防肺部感染。协助病人定时翻身、适当使用气垫等抗压力器材，预防压疮。评估病人有无负氮平衡，严密观察患肢情况。

2. 康复训练　夜间睡眠时注意对病变关节保暖，预防晨僵。关节肿痛时，限制活动。急性期后，鼓励病人坚持每天定时进行主动和被动关节活动，以逐步恢复受累关节功能。同时注意加强临近肌肉力量与耐力训练。活动量以病人能够忍受为度，必要时给予帮助或提供适当的辅助工具，避免活动时损伤。

3. 生活护理　根据病人活动受限程度，协助洗漱、进食、大小便护理等，尽力帮助其恢复生活自理能力。预防便秘应保证液体摄入量、多食富含纤维素食物、适当活动。

4. 心理护理　帮助病人接受活动受限事实和重视发挥自身活动能力，允许并鼓励其以自己的速度完成工作，增进病人自我照顾能力和信心。

（三）皮肤损害

风湿性疾病常见皮损有皮疹、红斑、水肿、溃疡及皮下结节等，多由血管炎症反应引起。皮肤护理措施包括：①保持皮肤清洁干燥，每天用温水冲洗或擦洗，忌用碱性肥皂；②皮疹、红斑或光敏感者外出时采取遮阳措施，穿长袖衣服戴帽子，避免阳光直射裸露皮肤，忌日光浴；③皮疹或红斑处避免涂用各种化妆品或护肤品，局部应涂药物性软膏；④局部溃疡合并感染者在抗生素治疗同时，应局部清创换药；⑤避免接触刺激性物品，如各种烫发或染发剂、定型发胶、农药等；⑥避免服用容易诱发风湿病的药物。

（四）多器官系统损害症状

风湿性疾病可累及皮肤、肺、胃肠道、肾、心脏、神经、血液等各器官系统，如系统性红斑狼疮病人多数面部有对称皮疹，部分有狼疮性肾炎，还可累及消化道导致吞咽困难、便秘，累及肺而出现呼吸困难等。

试题精选

（1—2题共用备选答案）

A. 累及单一关节　　B. 不对称性关节肿痛　　C. 有多系统脏器损害

D. 有关节畸形　　　　E. 关节骨折

1. 类风湿关节炎病人的表现是
2. SLE 除关节炎外的表现是

答案：1. D。2. C。

二、系统性红斑狼疮病人的护理

【临床表现】

SLE 临床表现为病程迁徙，反复发作。起病可为暴发性、急性或隐匿性，开始可为单一器官受累，也可多个系统同时受累，除关节痛、皮疹及脏器受累的相应症状外，常伴有发热、乏力、体重下降等全身症状，几乎所有病人均有不同程度的肾损害，肾衰竭和感染是 SLE 的主要致死原因。

1. 发热　无一定热型，以长期的低、中度热多见，病初仅有低热，急性活动期可有高热。

2. 皮肤黏膜损害　80%病人有皮肤黏膜损害，常见于暴露部位出现对称的皮疹，典型者在双面颊和鼻梁部有深红色或紫红色**蝶形红斑**。表面光滑，有时可见鳞屑，病情缓解时红斑可消退，留有棕黑色色素沉着。在手掌的大小鱼际、指端及指（趾）甲周围也可出现红斑，这些都是血管炎的表现。活动期病人有脱发、口腔溃疡。

3. 关节与肌肉疼痛　90%以上病人有关节受累，大多数关节肿痛是首发症状，受累关节常是近端指间关节、腕、足部、膝和踝关节，呈对称分布，较少引起畸形；50%病人有肌痛，有时为肌炎，很少引起肌肉萎缩。

4. 脏器损害　几乎所有 SLE 病人均有肾损害。约半数病人有狼疮性肾炎，表现为肾小球肾炎或肾病综合征，尿毒症为其常见死因。部分病人可有肺部感染、各种急腹症、慢性正色素细胞性贫血，20%病人出现神经系统损伤预示病变活动、病情危重、预后不良。

【护理措施】

1. 病情观察　观察病人受累关节及肌肉部位、疼痛性质和程度；监测生命体征、意识、瞳孔变化，评估口腔、皮肤黏膜等部位情况，观察有无感染迹象。

2. 休息与活动　急性期及疾病活动期应卧床休息，卧床期间应注意翻身、被动活动，防止压疮，缓解期可适当活动。

3. 皮肤黏膜护理　病人应避免在烈日下活动，穿长袖衣裤，戴遮阳帽、打伞，禁忌日光浴。保持皮肤清洁卫生，可用清水冲洗皮损处，每日 3 次用 30℃左右温水湿敷红斑处，每次 30 分钟。忌用碱性肥皂，避免化妆品及化学药品。晨起、睡前、餐后均用消毒液漱口，保持口腔清洁及黏膜完整。细菌感染者用 1∶5000 呋喃西林液漱口，局部涂以碘甘油；真菌感染者用 1%～4%碳酸氢钠液漱口，或用 2.5%制霉菌素甘油涂敷患处。口腔溃疡者在漱口后用中药冰硼散或锡类散涂敷。脱发者减少洗头次数，每周温水洗洗头 2 次，边洗边按摩，也可用梅花针轻叩头皮，避免脱发加重。忌染发、烫发、卷发。鼓励病人采用适当方法如戴帽子、假发等遮盖脱发。

4. 预防感染　SLE 病人抵抗力差，易发生感染。病人宜住单人病房，减少探视；护士在护理工作中应严格无菌操作，注意观察感染迹象，监测生命体征及白细胞变化，若体温达到38℃以上，局部皮肤黏膜红肿，出现咳嗽、咳痰、胸痛等征象应报告医生，并协助处理。保持皮肤干燥，注意口腔、皮肤、会阴等易感部位的卫生。

5. 用药护理　指导病人遵医嘱用药，勿随意减药、停药。激素类药物勿擅自停药或减量以免造成疾病治疗“反跳”。非甾体类抗炎药胃肠道反应多，宜饭后服，具有肾毒性，伴肾炎者禁用。抗疟药的衍生物排泄缓慢，可在体内蓄积，引起视网膜退行性病变，故应定期查眼底。免疫抑制剂毒性较大，可导致胃肠不适、脱发、肝病、神经炎、骨髓抑制等，因此使用中应定期查血象、肝功能。

6. 饮食护理　给予高蛋白、富含维生素、营养丰富、易消化的食物，避免食用刺激性食物。忌食含有补骨脂素的食物，如芹菜、香菜、无花果、蘑菇、烟熏食物及辛辣等刺激性食物。肾损害者，应给予低盐饮食，适当限水，并记录24小时出入量；尿毒症病人应限制蛋白的摄入；心脏明显受累者，应给予低盐饮食，消化功能障碍者应给予无渣饮食。

7. 心理护理　疾病迁延及身体损害均给病人带来很大心理压力。加强与病人的沟通，鼓励病人倾诉悲哀情绪，正确引导，防止病人发生意外。介绍成功病例，增强信心，鼓励亲人陪伴，获得支持。

8. 健康教育　介绍疾病知识、预防感染方法。指导病人正确严格医嘱用药，不可擅自改变药物剂量或突然停药，保证治疗计划得到落实。因SLE好发于育龄女性，介绍生育知识，活动期应避孕，病情稳定后在医生指导下妊娠。

试题精选

1. 任某，女性，25岁。因不定期发热、关节疼痛，原因不明住院，查血：抗Sm抗体（+），有关节痛但无畸形。可发现的皮肤损害是

A. 玫瑰疹　　B. 蜘蛛痣　　C. 蝶形红斑

D. 荨麻疹　　E. 环形红斑

答案：C。

2. 李某，女性，28岁。未婚。鼻梁和双颧颊部呈蝶形分布的严重紫红斑，且长期不规则低热。其首优护理诊断是

A. 体温过高　　B. 皮肤完整性受损　　C. 有感染的危险

D. 相关知识缺乏　　E. 疼痛

答案：B。

三、类风湿关节炎病人的护理

【临床表现】

1. 全身症状　多数病人起病缓慢，明显关节症状出现前的一段时间多表现为乏力、全身不适、发热、食欲减退、手足发冷等。

2. 关节症状　①晨僵见于95%以上类风湿关节炎病人，晨僵的程度和持续时间是判断病情活动度的指标。②关节疼痛和肿胀：关节痛往往是最早的关节症状，最常出现的部位为

腕、掌指关节，近端指关节，大关节也常受累。多呈对称性、持续性，常伴有压痛。③关节畸形及功能障碍：多见于较晚期病人。

3. 关节外表现　①类风湿结节：是本病最常见特异性皮肤表现，其存在表示本病活动。多位于关节隆突部及受压部位皮下，如上肢鹰嘴突、腕、踝等，大小不一，坚硬如橡皮，无压痛，呈对称分布。②眼部小血管炎：巩膜炎、结膜炎及脉络膜炎。③肺部可有胸膜炎、胸腔积液。④心脏损害如心包炎。⑤神经系统损害可有周围神经病变。

【护理措施】

1. 病情观察　观察病人关节疼痛的强度，肿胀畸形的程度、活动情况及病人自理能力，如个人卫生、穿衣、进食、如厕等，并进行评估，制订适宜的帮助计划。注意观察病人的心理状况，以便有针对性的进行心理护理。观察药物疗效和不良反应，评估用药效果。

2. 休息与活动　强调休息与治疗性锻炼两者兼顾到重要性。活动期发热或关节肿胀明显时应卧床休息，保持正确体位，避免长时间抬高头部和膝部，以免屈曲姿势造成关节挛缩致残。病情缓解时，指导病人进行功能锻炼，锻炼适量、循序渐进。运动后可用热敷、热水浴、红外线等理疗方法改善血液循环，缓解肌肉挛缩。病变发展至关节强直时，保持关节功能位，保持一定的生活自理能力。

3. 疼痛护理　夜间睡眠对病变关节保暖，预防晨僵。关节肿胀、疼痛剧烈时，遵医嘱予消炎镇痛药。缓解期指导病人功能锻炼。采取解除或减轻疼痛的措施，如晨起温水浴或用 15 分钟热水泡手，也可用谈话、听音乐等形式分散注意力。

4. 保持病人自理能力　评估个人卫生、穿衣、进食、如厕等自理能力，制订可行护理计划。营造利于病人自理环境：穿防滑鞋；起床活动时提供拐杖以保证安全；提供稍高轮椅、厕所内放置较高马桶或便器，以减少病人起立坐下时膝、髋关节的受力；物品的码放应方便病人取用，病人在改变体位时应先活动一下关节。对已经造成关节功能障碍的病人。在指导关节锻炼的同时。应有针对性地进行日常生活能力的训练。

5. 用药护理　指导病人按照治疗计划定时、定量服药，不可随意增减药量或停药。观察药物疗效和不良反应，非甾体类抗炎药有胃肠道反应、消化道出血、白细胞减少、肾损害等不良反应，应饭后服药、多饮水。

6. 心理护理　以友好态度与病人交流，指导其自我调整心态，亲朋多关心理解以获得感情支持与生活需求。强调疾病进展缓慢、合理治疗与锻炼以延缓致残，鼓励病人自强。

7. 健康教育　介绍疾病知识，养成良好生活方式和习惯。避免感染、寒冷、潮湿、过劳等各种诱因，注意保暖。指导病人按照计划锻炼，保持关节适当活动，提高病人自理能力，增强机体抗病能力，保护关节功能。严密观察疗效及不良反应，定期监测血、尿常规及肝、肾功能等，一旦发现严重不良反应，应立即停药并及时就医。

试题精选

1. 类风湿关节炎关节病变的特点是

A. 累及单一关节　　B. 关节疼痛发作突然　　C. 游走性疼痛
D. 对称性改变　　E. 关节结构破坏

答案：D。

2. 类风湿关节炎缓解期最重要的护理是

A. 保持关节功能位　　B. 卧床休息　　C. 心理支持

D. 功能锻炼　　E. 避免精神刺激

答案：D。

3. 关于类风湿关节炎的护理措施，不正确的是

A. 绝对卧床休息　　B. 热水缓解僵硬关节　　C. 保持关节功能位

D. 必要时用夹板固定关节　　E 夜间睡眠戴弹力手套

答案：A。

第8单元　理化因素所致疾病的护理

一、急性有机磷农药中毒病人的护理

【临床特点】

1. 临床表现

（1）发病情况：急性中毒的发病时间与有机磷农药的种类、剂量、侵入途径及机体状况密切相关。皮肤接触中毒可在2～6小时发病。自呼吸道吸入或口服中毒则在10分钟至2小时内出现症状。一旦中毒，病情发展迅速。有机磷农药中毒者呼吸有特殊**大蒜**味。

（2）主要症状：①毒蕈碱样症状：即M样症状，出现最早，主要是副交感神经末梢兴奋所致，主要表现为腺体分泌增加（如多汗、流涎、流泪、口吐白沫），平滑肌痉挛（如瞳孔缩小、恶心呕吐、腹痛、大小便失禁、呼吸困难），血管功能受抑（如心动过缓、血压下降、心律失常）。②烟碱样症状：即N样症状，因乙酰胆碱在骨骼肌神经肌肉接头处蓄积持续刺激突出后膜上烟碱受体，表现为**肌纤维颤动**，常先从眼睑、面部、舌肌开始，逐渐发展至四肢，甚至强直性痉挛。病人常有肌束颤动、牙关紧闭、抽搐、全身紧束压迫感，继而肌力减退和瘫痪，如发生呼吸肌麻痹可诱发呼吸衰竭。乙酰胆碱还刺激交感神经节使节后纤维释放儿茶酚胺，引起血压升高和心律失常。③中枢神经系统症状：早期头晕、头痛、乏力，逐渐出现烦躁不安、共济失调、谵妄、抽搐和昏迷等，严重时发生呼吸、循环衰竭或脑水肿而死亡。

2. 中毒程度　为便于观察及治疗，临床上急性中毒分为三度，见表1-12。

表1-12　有机磷中毒分度

分　度	症　状	胆碱酯酶活性
轻度	仅有M样症状：头痛、头晕、乏力、视物模糊、多汗、恶心、呕吐、胸闷、麻木、瞳孔缩小	70%～50%
中度	M样症状加重，出现N样症状：说话困难、不能行走、流涎、腹痛、瞳孔缩小、肌束纤颤、轻度呼吸困难、意识清楚	50%～30%
重度	具有M、N样症状，伴有肺水肿、抽搐、昏迷、呼吸肌麻痹和脑水肿	＜30%

3. 晚发症和并发症　①“反跳”现象：急性中毒病人有时经急救好转数日至一周后，突然再次昏迷，甚至发生肺水肿而死亡，为中毒后“反跳”现象。其反复发生可能与皮肤、毛发和胃肠道的毒物去除不彻底或过早停药有关。②迟发性多发性神经病：病人在重度中毒症状消失后**2～3周**发生迟发性神经损害，表现为肢端麻木、疼痛、腿软、无力，甚至可发生下肢瘫痪、四肢肌肉萎缩等，系因有机磷农药抑制神经靶酯酶并使之老化所致，我国主要见于甲胺磷中毒者。③中间型综合征：在急性中毒症状缓解后和迟发性神经病发生前，多在急性中毒后**24～96小时**突然出现呼吸困难，呈进行性加重，救治不及时可迅速死亡，系因胆碱酯酶长期受抑、影响神经肌肉接头处突触后功能，主要见于乐果和马拉硫磷口服中毒者。④并发症：肺水肿、脑水肿、呼吸衰竭等。

【护理措施】

1. 保持呼吸道通畅　清醒者采取半卧位，昏迷者仰卧、头偏一侧，肩部垫高，松开上衣领口和裤带，随时吸痰、清除呕吐物，备好气管切开包、呼吸机，一旦呼吸肌麻痹行机械通气。

2. 清除未吸收毒物的护理　①皮肤黏膜吸收者除脱去衣服用清水或肥皂水彻底清洗皮肤外，注意彻底清洗毛发、指甲缝隙等处，避免毒物再吸收。②口服中毒者洗胃直至洗胃液清亮、无大蒜味为止。经胃管注入药用炭吸附肠道内的毒物，同时注入硫酸镁或硫酸钠进行导泻，必要时进行灌肠，尽快排出肠道内未吸收毒物。

3. 病情观察　监测生命体征，严密观察病人神志、瞳孔变化、肺部啰音、尿量、呼吸困难情况及全血胆碱酯酶活力测定结果等，做好相关记录。

4. 吸氧　据呼吸困难程度调节氧流量，持续吸氧。

5. 用药护理　遵医嘱予阿托品及胆碱酯酶复能药，观察药效及不良反应。

（1）胆碱酯酶复能剂：常有短暂眩晕、视物模糊、复视、血压升高等，碘解磷定大剂量引起口苦、咽痛、恶心、注射过快则抑制呼吸，双复磷不良反应明显，大剂量引起心律失常。注意事项：①中毒后 72 小时内使用才有效（因中毒后 72 小时生成磷酰化胆碱酯酶“老化”，胆碱酯酶活性无法恢复）；②不与碱性药物配伍（因在碱性溶液中水解成为剧毒氰化物）；③稀释后缓慢静脉注射或静脉输入（因过量、未经稀释或注射过快致中毒）；④足量指征是：肌颤消失和全血胆碱酯酶活力恢复至正常 50%～60% 以上；⑤病情好转后不能减量过快或骤然停药，继续观察使用 3～5 天，防病情反复。

（2）阿托品：区分“阿托品化”及阿托品中毒表现（表 1–13），及时报告医生并做好记录。

表 1–13　阿托品化与阿托品中毒的主要区别

项　目	阿托品化	阿托品中毒
神经系统	意识清楚或模糊	谵妄、躁动、幻觉、双手乱抓、抽搐、昏迷
皮肤黏膜	颜面潮红、口干、黏膜干燥	紫红、干燥
瞳孔	由小扩大后不再缩小	极度散大
体温	正常或轻度升高	高热＞40℃
心率	≤120 次 / 分，脉搏快而有力	心动过速，甚至室颤

6. 预防感染　对清醒者应鼓励其咳嗽，协助翻身拍背、行雾化吸入等，促使痰液排出；对昏迷者做好口腔、皮肤护理并定时翻身。吸痰时使用一次性吸痰管并定期更换连接管，**避免交叉感染**。注意补充营养，保证病人营养需求。

7. 健康教育　普及有机磷农药中毒的防治知识，提高自我保护意识。病人出院后在家休息**2～3周**，按时服药不单独外出，防迟发性脑病。一般无后遗症。对自杀致中毒者，教会其应对压力方法并获取社会支持。

试题精选

以下禁用2%～4%碳酸氢钠溶液洗胃的毒物是

A. 辛硫磷　　B. 敌百虫　　C. 敌敌畏

D. 内吸磷　　E. 乙硫磷

答案：B。

二、急性一氧化碳（CO、煤气）中毒病人的护理

【临床表现】急性CO中毒程度与空气中CO、血中HbCO的浓度密切相关。空气中CO浓度越高、接触时间越长，则血中HbCO浓度越高。根据临床表现症状轻重及HbCO的含量，中毒程度分三级。

1. 轻度中毒　表现为头痛、头晕、全身乏力、胸闷、耳鸣、恶心、呕吐、嗜睡或意识模糊等。血液HbCO浓度在**10%～20%**。此时若及时脱离中毒环境，吸入新鲜空气或进行氧疗，症状可迅速消失。

2. 中度中毒　除上述症状加重以外，常出现浅昏迷，角膜反射、瞳孔对光反射等迟钝，呼吸、脉搏加快，皮肤多汗，颜面潮红，口唇、甲床呈樱桃红色（特征性改变）。血液HbCO浓度在30%～40%。此时若及时脱离中毒环境，予加压吸氧，积极抢救，数小时后可清醒，且无明显并发症。

3. 重度中毒　病人进入深昏迷，各种反射消失，呼吸困难、脉搏微弱、血压下降、四肢厥冷、大小便失禁。常并发脑水肿、肺水肿、脑梗死等；部分出现压迫性肌肉坏死，皮肤红斑、水疱（骨骼肌溶解症）。常有后遗症。血液HbCO浓度大于**50%**。

此外，50%重症CO中毒者在苏醒后，经2～60天的“假愈期”，可出现中枢神经系统损害症状，如痴呆木僵、震颤麻痹、偏瘫、癫痫、周围神经病变、大小便失禁等，称迟发性脑病（神经精神后发症）。

【护理措施】

1. 迅速转移病人至空气新鲜处，松解衣领，注意保暖。

2. 对轻、中度中毒病人采用面罩或鼻导管予8～10L/min高流量吸氧，严重中毒者立即进行高压氧治疗；呼吸停止者及早行气管插管或切开，行人工加压给氧。

3. 昏迷者应头偏一侧，保持呼吸道通畅，防窒息或吸入性肺炎。做好口腔护理；定时翻身、叩背，做好皮肤护理。

4. 惊厥者应在臼齿间置压舌板，防舌咬伤，加床栏、约束带，防止坠床或自伤。对高热病人物理降温时注意保暖。

5. 向家属及病人讲解迟发性脑病的病因及表现，使之主动配合清醒后继续休息2周。

6. 注意补充营养，满足机体代谢需要，必要时进行鼻饲。

7. 健康教育。加强宣传预防CO中毒知识。家用火炉、煤炉要安装烟囱或排气扇，定期开窗通风。厂矿应加强劳动防护措施，经常维修煤气发生炉和管道，专人定期测定空气中CO浓度（我国规定车间空气中最高容许浓度为**30mg/m^3**）。进入高浓度CO环境内执行任务时应戴好防毒面具及安全带。

试题精选

1. 某人冬季用煤球取暖，但因烟囱阻塞而煤气中毒。病人处于昏迷状态，大小便失禁。抢救时首要措施是

A. 立即拨打“120”急救电话　B. 立即吸氧　C. 移离现场

D. 密切观察病情，不做任何处理　E. 立即开放静脉通路

答案：C。

2. 急性一氧化碳中毒病人苏醒后，应继续观察的时间是

A. 48小时　B. 1周　C. 2周

D. 3周　E. 6周

答案：C。

三、中暑病人的护理

【临床表现】

1. 先兆中暑　在高温环境下劳动或活动一定时间后，出现头晕、多汗、口渴、恶心、呕吐、视物模糊、乏力等，体温正常或略高，不超过38℃。此时及时转移至通风处休息，适当补充水盐，短时间可恢复正常。

2. 轻度中暑　除以上症状加重外，体温升高至38.5℃以上，出现面色潮红，皮肤灼热或苍白，大汗，脉速、皮肤湿冷、血压下降等早期周围循环衰竭表现。若能及时有效治疗可在数小时内恢复。

3. 重度中暑　①热衰竭（中暑衰竭）：最常见。多见于产妇、年老体弱及未能适应高温作业者。表现为头晕、头痛、口渴，继而面色苍白、皮肤湿冷、脉搏细速、血压下降，甚至手足抽搐、晕厥，体温基本正常。②热痉挛（中暑痉挛）：多见于高温下重体力劳动未及时补充钠盐的青壮年。先大量出汗，继而出现肌肉无力、疼痛、痉挛，以**腓肠肌**痉挛最多见，呈对称性，时发时愈，轻者不影响工作，重者疼痛甚剧，体温多正常。③日射病：见于烈日曝晒或强热辐射于头部者。表现为剧烈头痛、头晕、眼花、耳鸣、烦躁不安，甚者昏迷、惊厥。体温多不升高。④热射病（中暑高热）：为严重类型，是一种致命性急症。多见于老年人、体弱和有慢性疾病病人，在高温下工作数小时或在夏季气温持续高热数天后发生。先驱症状为全身乏力、头晕、恶心、汗多，继而体温迅速增高，可达40℃以上，出现颜面潮红、皮肤干燥无汗，可有神经系统症状，如不同程度意识障碍、木僵甚至昏迷，严重者出现休克、脑水肿、肺水肿、肝肾衰竭等并发症。本型典型表现为**高热、无汗和意识障碍**的“三联症”。

【护理措施】

1. 室温　应保持在 20 ～ 25℃，通风良好。

2. 体征监护　降温期间每 10 ～ 15 分钟测一次体温、血压、脉搏、呼吸。测量肛温时注意肛表深插以反映直肠温度。

3. 物理降温　①头部降温：用冰帽、冰槽或在颈部置冰袋，以降低进入颅内血液温度。②全身擦浴：用 25% ～ 35% 的乙醇或温水擦拭全身皮肤，边擦边按摩使皮肤血管扩张。③冰水浴：将病人置于 4℃冰水中浸浴，每 10 ～ 15 分钟测肛温一次，肛温降至 **38℃**时，暂停降温；体温回升到 39℃时再行浸浴。

4. 药物降温　①氯丙嗪：是常用药，能抑制**体温调节中枢**，扩张血管，降低代谢及耗氧，低血压者禁用，静滴期间严密观察血压变化。②地塞米松：既能改善机体反应性，又有助于降温，并能预防脑水肿，对轻度脑水肿尚有脱水作用。③人工冬眠：遵医嘱予氯丙嗪 8mg＋哌替啶 25mg＋异丙嗪 8mg，从墨菲滴管内滴入，1 小时无反应，可重复一次，注意观察血压和呼吸的变化。血压过低者不用氯丙嗪。

5. 体内中心降温　适用于重度中暑、体外降温无效者。用 4℃生理盐水 200 ～ 500ml 进行胃灌洗和（或）直肠灌肠；或用 4℃ 5% 葡萄糖盐水 1000 ～ 2000ml 静脉滴注，循环衰竭或原有心脏病者静脉滴速不可过快，30 ～ 40 滴 / 分，适应低温后再增快速度，以防发生**肺水肿**。有条件者可用低温透析液（10℃）进行血液透析。

6. 重症病人　给予吸氧，应做好皮肤护理、口腔护理。大量出汗时及时更换衣被。双下肢腓肠肌痉挛发作时，协助病人按摩局部以减轻疼痛。昏迷病人要保持气道通畅，及时清除鼻咽分泌物，充分供氧，必要时机械通气治疗。

7. 健康教育　加强宣传防暑降温知识。高温作业部门应按规定改善劳动条件，实施安全保护措施。年老体弱、原有心脏疾病及肝肾疾病等慢性病人，注意合理调节生活作息，补充水和电解质。夏季室外活动采取防晒措施，防止热源直接照射，尽量避免在室外高温时外出，一旦出现先兆症状，立即到阴凉和通风处休息，补充含盐饮料。

试题精选

1. 护理中暑病人时，病房的环境温度应降至

A. 12 ～ 18℃　　B. 18 ～ 20℃　　C. 20 ～ 25℃
D. 25 ～ 28℃　　E. 28 ～ 31℃

答案：C。

2. 王某，男性，40 岁。在野外工作，长时间处于高温环境，出现胸闷、口渴、头晕、心悸、面色苍白、出冷汗，体温 37.5℃，血压 11.4/6.6kPa（86/50mmHg），护理措施不正确的是

A. 病人移至阴凉处　　B. 病人取平卧位　　C. 建立静脉通路
D. 密切观察生命体征　　E. 头部放置冰袋

答案：B。

第 9 单元　神经系统疾病病人的护理

一、常见症状体征护理

（一）头痛的护理

头痛是指从眉以上至下枕部之间的头颅疼痛。

【护理措施】

1. *休息与活动*　居室保持安静，光线暗淡，温湿度适宜。对于器质性头痛者应绝对卧床休息，头部减少活动。对于非器质性头痛者休息或睡眠后头痛症状可减轻。脑梗死病人头部禁用冷敷及冰袋，以免影响脑部供血；脑出血病人可头部降温，起到减少脑组织耗氧量，减轻脑水肿保护脑细胞作用；头部冷敷也可以缓解因血管扩张引起的头痛。

2. *心理护理*　理解病人并耐心解释，缓解焦虑情绪。指导病人进行缓慢深呼吸、听轻音乐、引导式想象等方法，使其身心放松。

3. *病情观察*　观察头痛性质、强度的变化，是否伴有其他症状或体征，如呕吐、视力下降、肢体抽搐或瘫痪，及时通知医生进行处理。

4. *用药护理*　告知病人止痛药的不良反应，了解药物成瘾性的特点。偏头痛病人遵医嘱口服麦角胺制剂，头痛可缓解。

（二）感觉障碍的护理

【护理措施】

1. *休息与活动*　深感觉障碍者外出行走特别是在晚间要有人陪伴及搀扶，防止病人发生意外。

2. *心理护理*　对病人抱以同情、关怀的态度，加强与病人的沟通，耐心解释病情，缓解焦急情绪。

3. *生活护理*　注意保暖，特别要防止烫伤，对有感觉障碍患肢慎用热水袋或冰袋。对偏瘫有感觉障碍的病人避免局部长期受压，防止压疮的发生。以减少对皮肤刺激，避免搔抓、重压患肢，衣服应柔软宽松。学会用健肢对患肢擦浴、按摩、处理日常生活。

4. *知觉训练*　①本体感觉训练：对病人进行肢体的扣打、按摩、理疗、针灸、被动运动及冷、热、电刺激。②在感觉训练中让病人注视患肢并认真体会其位置、方向及运动感觉。③上肢运动感觉训练：使用木钉盘，如使用棉布、毛织物等缠绕在木钉外侧，当病人抓木钉时，通过各种材料对病人肢体末梢的感觉刺激，提高中枢神经的感知能力。还可进行上肢的负重训练。

（三）运动障碍的护理

人体运动功能受限（过少或消失）称为瘫痪。运动功能的执行是由上运动神经元和下运动神经元两部分组成。上、下运动神经元损害时所引起的随意运动功能障碍，分别称为上运动神经元瘫痪（中枢性瘫痪）和下运动神经元瘫痪（周围性瘫痪）。随意运动是评估肢体是否瘫痪的重要检查。

【瘫痪性质】中枢性瘫痪无肌萎缩、肌张力增强、腱反射亢进、病理反射阳性。周围性瘫痪有明显肌萎缩、肌张力减退、腱反射消失、无病理反射。

【病变部位】

1. 内囊病变　表现为一侧上、下肢瘫痪，称为偏瘫。

2. 一侧脑干病变　表现为一侧脑神经下运动神经元瘫痪及对侧上、下肢上运动神经元瘫痪，称为交叉瘫。

3. 脊髓横贯性损伤　表现为双下肢瘫痪，称为截瘫。

4. 颈段脊髓横贯性损伤　表现为双侧上、下肢均瘫痪，称为四肢瘫。

5. 肌肉病变　单肌或一组肌肉瘫痪，称为肌肉性瘫痪。

【护理措施】

1. 安全护理　走路不稳、运动障碍者最重要的护理措施是防止跌倒。病房应安静、整洁，温湿度适宜，床铺有保护性护栏。地面应平整干燥、防湿滑。病人穿防滑软底鞋，在行走时，他人不要在其身边擦身而过或突然呼唤其名，以防分散注意力而跌倒。上肢肌力下降者，不要自行用热水瓶倒水，以防烫伤。为病人选择合适手杖等助步工具，并有人陪伴，防止跌伤。

2. 生活护理　评估病人生活自理能力缺陷的程度，向病人提供生活支持；病情稳定后，鼓励病人用健侧肢体取物、洗漱、移动身体等。对卧床病人要保持床褥清洁、干燥，每2小时协助病人翻身1次，对突出容易受压部位用气垫或气圈保护。尽量避免半卧位及不舒适体位的体位。注意保暖，鼓励病人多咳嗽，必要时吸痰，做好口腔护理，防止吸入性肺炎。

3. 饮食护理　给病人高热量、高蛋白、易消化营养丰富食物。进食应缓慢、防止呛入气管，吞咽困难时用鼻饲。

4. 对症护理　排尿困难的病人可按摩膀胱以助排尿，训练病人自主解尿，留置尿管的病人每**4**小时开放1次，保持外阴尿道口清洁、干燥；鼓励病人多饮水，每日饮水达2000ml以上，多排尿，达到自行冲洗；**每周**更换导尿管1次。如已有膀胱感染者应遵医嘱使用药物进行膀胱冲洗；便秘者应添加含纤维素多的食物，每天应按摩腹部，养成定时排便习惯，必要时可遵医嘱使用开塞露或缓泻药。

5. 康复护理　向病人及家属说明进行锻炼能改善肢体功能，根据病人肢体瘫痪程度，与家属及病人讨论制订功能锻炼计划，强调合理、适度、**循序渐进、主动运动与被动运动相结合**的原则。瘫痪病人肌力训练应从助力运动开始，鼓励主动运动，逐步进行抗阻力训练。

6. 心理护理　护士对家属应给予同情和理解，告知病人功能锻炼对肢体功能康复的重要性，并耐心解释，增强病人战胜疾病的信心。

（四）昏迷的护理

【护理措施】

1. 病情观察　密切观察病人生命体征、昏迷程度、瞳孔变化、肢体有无瘫痪、有无脑膜刺激征及抽搐等。若有异常，及时通知医生并进行相应处理。

2. 保持呼吸道通畅　病人取平卧位，肩下垫高并使颈部伸展，防止舌根后坠，以免阻塞气道；头偏向一侧防止呕吐物被误吸入呼吸道；准备好吸引器，痰多时应随时吸痰，以免发生窒息；做好气管切开和使用呼吸机的准备。

3. 生活护理　床铺保持平整、清洁、干燥，每2小时翻身1次，局部按摩。肢体关节置于功能位，受压部位放置气圈、棉垫，发现皮肤红、肿、热等及时处理。对大小便失禁、呕吐、汗多者应及时擦洗，保持皮肤清洁干燥，预防压疮。保持外阴部皮肤清洁干燥，做好会阴护理，预防泌尿系感染。每日口腔护理 2 次，张口呼吸者覆盖沾有温水的纱布，长期卧床者应预防坠积性肺炎。昏迷病人如有不安表情及轻微躁动应考虑有便意，可提供便器。便秘 3 天可使用开塞露或缓泻药，保持大便通畅，防病人排便用力时导致颅内压高。

4. 饮食护理　不能经口进食予鼻饲饮食。给予鼻饲高蛋白、高维生素流质饮食，保证每天热量供应。

（五）腰椎穿刺术的护理

【定义】腰椎穿刺术是在第 3 ～ 4 腰椎或第 4 ～ 5 腰椎间隙穿刺进入蛛网膜下腔放出脑脊液的技术。

【目的】①测脑脊液压力，检查椎管有无阻塞现象，检查脑脊液成分，以协助中枢神经系统疾病的病因诊断。②向鞘内注射药物，治疗中枢神经系统感染、恶性肿瘤等。③放脑脊液和腰麻。

【禁忌证】①穿刺部位皮肤软组织或脊柱有感染者。②颅底骨折有脑脊液漏出者。③颅内有占位性病变，伴有颅内压增高，尤其有脑疝迹象者。④高颈位脊髓病变，如肿瘤或脊髓外伤急性期等。⑤病情危重或有躁动者。

【护理措施】

1. 术前护理　①评估病人的生命体征、瞳孔、意识状态等，并向病人说明穿刺目的、过程及注意事项及穿刺时所采取的特殊体位，消除病人的恐惧心理，征得病人和家属的同意。②做好普鲁卡因过敏试验。③备好穿刺包、压力表包、无菌手套、所需药物、氧气等。④穿刺前嘱病人排尿便，在床上静卧 15 ～ 30 分钟。

2. 术中配合　①体位：病人取侧卧位，背部接近床沿；头部垫枕、俯屈，使其贴近胸部；双手紧抱膝部，使其紧贴腹部，脊背弯成弓形使椎间隙增大，便于穿刺。协助病人摆放体位时动作应轻柔，勿过度弯曲以免影响病人呼吸。②选取穿刺点：腰椎穿刺一般取第 3 ～ 4 或第 4 ～ 5 腰椎间隙作为穿刺点。首先确定第 4 腰椎棘突（两侧髂嵴最高点连线与脊柱中线相交处），其上为第 3 ～ 4 腰椎间隙，其下为第 4 ～ 5 腰椎间隙。③操作方法：打开无菌包，术者戴无菌手套，常规消毒穿刺部位皮肤（范围 10cm×10cm），铺洞巾，行局部麻醉。当术者进针时护士协助病人保持上述正确体位，防止乱动，以免发生断针、软组织损伤及手术野污染。穿刺针由穿刺点垂直于脊平面刺入 4 ～ 6cm（儿童 2 ～ 3cm）深度时，可感到阻力突然消失，表明已穿过硬脊膜进入蛛网膜下腔，此时拔出针芯，脑脊液可自动滴出。如需测脑脊液压力，应嘱病人全身放松，自然侧卧，然后协助术者接上测压管进行测压。如压力明显增高，则针芯不应完全拔出，使脑脊液缓慢滴出，以防脑疝形成。若颅内压不高，可拔出针芯放出脑脊液 3 ～ 5ml 备作检查。如怀疑椎管梗阻，可协助术者做脑脊液动力学检查。方法是在测出脑脊液初压后，先分别压迫病人左右侧颈静脉，然后同时压迫双侧颈静脉共 15 秒，此时脑回心的血流受阻，致颅内压上升，测压管水柱上升。若椎管内无梗阻，压双侧颈静脉时测压管水柱立即上升一倍，松压后于 20 秒内降至原来水平，如压双侧颈静脉时测压管水柱不升为椎管完全梗阻，如升降均缓慢为不全梗阻。在整个操作过程中应随时观察病人面色、呼吸及脉搏等，如有异常立即告知医师做出处理。放液及测压完毕后，插入针芯，拔出穿刺针，穿刺点消毒后覆盖无菌纱布，用胶布固定。

3. 术后护理　①术后去枕平卧 4 ～ 6 小时，最好 24 小时内勿下床活动，不可抬高头部。②鼓励病人多饮水，以防穿刺后反应如头痛、恶心、呕吐、眩晕等发生，但颅内压较高者则不宜多饮水。③严格卧床的同时应密切观察意识、瞳孔及生命体征的变化，以及早发现脑疝前驱症状，如意识障碍、剧烈头痛、频繁呕吐、呼吸深慢、血压上升、体温升高等。④保持穿刺部位的纱布干燥，观察穿刺部位有无渗液、渗血，24小时内不宜淋浴。

试题精选

对感觉障碍的病人，下列护理措施中不妥的是

A. 用温水擦洗感觉障碍的部位

B. 主动与病人沟通，主动协助日常生活活动

C. 对感觉障碍的患肢，使用暖水袋保暖

D. 避免搔抓患处，以防损伤造成感染

E. 保持床褥的整洁，以减少对皮肤的刺激

答案：C。

二、急性脑血管疾病病人的护理

【临床表现】

1. 缺血性脑血管疾病　短暂性脑缺血发作（TIA）、脑血栓形成、脑栓塞临床特点见表1–14。

表1–14　短暂性脑缺血发作、脑血栓形成和脑栓塞临床特点的区别

项　目	短暂性脑缺血发作（TIA）	脑血栓形成	脑栓塞
好发人群	50岁以上中老年人多见，常有动脉硬化、高血脂、糖尿病史	50岁以上中老年人多见，常有动脉硬化、高血脂、糖尿病史	任何年龄均可发病，青壮年多见，常有风湿性心脏病史、骨折等
起病缓急	较急	缓慢	急骤
发病状态	多在体位改变、体力活动等情况下发病	安静或休息时发病	安静及活动时均可发病，活动时多见
进展速度	持续10～15分钟，最多不超过24小时，反复发作	发病10小时或1～2天达高峰	在数秒或数分发展到最高峰
前驱症状	无	多有头痛、眩晕、肢体麻木等	多无
具体表现	颈内动脉系统：瘫痪、失语、一过性黑曚等 椎基底动脉系统：眩晕、平衡障碍、复视等 不遗留后遗症	常见各种类型偏瘫、失语等，多无意识障碍	常见局限性抽搐、偏瘫、失语等，伴脑栓塞原发病表现，意识障碍轻且恢复快

2. 出血性脑血管疾病

（1）脑出血：多见于50岁以上男性，多有高血压病史，寒冷季节高发。多在白天活动

或情绪激动时突然发病，起病急，多无前驱症状，症状于数分钟至数小时达高峰，一般表现为头痛、呕吐、肢体瘫痪、失语等。不同部位出血表现取决于出血量和出血部位，具体如下。①**内囊**出血：最多见。典型表现“三偏征”，即对侧偏瘫、偏身感觉障碍和对侧同向偏盲。②脑桥出血：少见。起病较急，多为一侧出血，意识障碍较轻，表现为交叉瘫，即出血灶侧周围性面瘫、对侧肢体中枢性瘫痪；若出血波及两侧则立即昏迷、瞳孔缩小呈**针尖样**，重症者持续高热、呼吸不规则，多于 24 小时内死亡。③小脑出血：少见。轻者眩晕、眼球震颤、共济失调、构音障碍等，重者发病 12 ～ 24 小时内即可出现颅内压增高、昏迷、枕骨大孔疝形成而死亡。

（2）蛛网膜下腔出血：见于各年龄组，青壮年多见，常有情绪激动、用力咳嗽、排便等诱因，无前驱症状，在活动时突然起病，起病急骤，剧烈头痛、喷射性呕吐和特征性**脑膜刺激征**。多无意识障碍及肢体瘫痪。再发率最高时期在首次出血后的**2 周**。

【护理措施】

1. 病情观察　密切监测生命体征、意识、瞳孔变化，观察脑出血者有无颅内压增高表现，若出现则遵医嘱快速静脉滴注甘露醇。若病人剧烈头痛、频繁呕吐、烦躁不安、意识障碍突然加重、血压进行性升高、脉搏先快后慢、呼吸先快后慢而不规则、瞳孔两侧不等大，常提示脑疝，立即通知医生，配合抢救。

2. 休息与体位　①脑出血病人急性期绝对卧床，发病 24 ～ 48 小时内避免搬动，病室安静。病人侧卧位，头部抬高 15° ～ 30°，头部放置冰袋或冰帽。②蛛网膜下腔出血病人绝对**卧床休息 4 ～ 6 周**，病室安静、避免各种刺激。③脑梗死病人采取**平卧位**，头部禁用冰袋或冷敷。

3. 饮食护理　①脑出血病人发病 **24 小时**内禁食，2 ～ 3 天后病情平稳、无颅内压增高及消化道出血者可鼻饲流食，宜摄入高蛋白、高维生素饮食，保持体液及电解质平衡。②病人进餐前保持舒适就餐环境，进餐时不要讲话，以免呛咳。③进餐时病人取坐位或高侧卧位（健侧在下），缓慢进食，食物从健侧送至舌根处，以利于吞咽。给予充足进餐时间、充分咀嚼。进餐后保持端坐位 30 ～ 60 分钟。④吞咽困难者不能用吸管饮水或喝汤。若用水杯饮水宜饮至半杯处，防水位过低致病人仰头误吸。

4. 生活护理　做好皮肤、口腔、排便护理，防止出现并发症。床旁备吸引装置，随时吸痰，保持呼吸道通畅，预防坠积性肺炎。

5. 康复护理　①肢体功能训练：发病早期肢体摆放功能位，病情稳定后尽早采用功能锻炼、理疗、针灸等进行训练，促进神经功能恢复。②言语训练：有失语的病人可进行肌群运动训练、发音训练、复述训练、命名训练等，提高病人的语言能力。训练应由少到多、由易到难，循序渐进。

6. 健康教育　①告知病人养成良好的生活习惯，克服不良嗜好（戒烟戒酒）。指导病人低盐、低脂、高维生素饮食，忌食辛辣刺激食物和暴饮暴食。②指导出血性脑血管病病人保持情绪稳定，注意劳逸结合。高血压者规律长期服药，避免诱因，防再出血。③指导缺血性脑血管病病人积极防治糖尿病、高血脂、冠心病、肥胖症等，控制血压时降压不可过低，长期进行抗凝血及抗血小板治疗防血栓形成，定期监测出凝血功能。④肢体瘫痪及言语障碍者进行功能锻炼应持之以恒，家人应鼓励其增强信心。

试题精选

1. 病人突然发生口斜眼歪，肢体瘫痪，24小时内未经治疗自愈。应考虑是

A. 脑膜炎　　B. 癫痫　　C. 脑动脉血栓形成

D. 短暂脑缺血发作　　E. 脑出血

答案：**D**。

2. 吴某，男性，66岁。高血压、糖尿病病史10年，近日有左侧肢体麻木及活动无力，昨夜睡眠良好，但今晨起床时突然跌倒，家人扶起后发现病人口眼歪斜，左侧上下肢瘫痪，但神志清醒，应考虑是

A. 脑血栓形成　　B. 小脑出血　　C. 脑栓塞

D. 蛛网膜下腔出血　　E. 短暂性脑缺血

答案：**A**。

三、癫痫病人的护理

【临床表现】

1. 部分性发作　最常见，可分三种发作形式。

（1）单纯部分性发作：一般发作不超过1分钟，无意识障碍。①部分运动发作：以身体局部不自主节律性抽动为特征。若抽搐发作自手指、腕、前臂、肘、上臂、肩、口、面部扩展，称为Jackson发作。②部分感觉性发作：肢体麻木感、针刺感、坠落感、闪光黑矇等。③自主神经发作：潮红、多汗、流涎等。④精神发作：遗忘、强迫思维、复杂幻觉等。

（2）复杂部分性发作：主要特征是意识障碍，多为意识模糊，常出现精神症状和自动症。

（3）部分性发作继发全面性发作：先出现部分性发作表现，继而泛化为全身性发作。

2. 全面性发作　可分为以下六种发作形式。

（1）失神发作：又称为小发作，常于儿童起病，意识短暂丧失，持续5～10秒，表现为突然活动中断、呼之不应、两目瞪视，发作后无记忆，继续原动作。

（2）肌阵挛发作：突然、快速、短暂触电样肌肉收缩，多无意识障碍。

（3）阵挛性发作：仅见于婴幼儿。以全身重复性阵挛性抽搐、伴意识障碍为特征，持续数分钟，恢复较快。

（4）强直性发作：常见于儿童，多在睡眠中发作，全身骨骼肌强直收缩，常伴自主神经症状。

（5）强直—阵挛发作：又称为大发作，是最常见发作类型之一。以意识丧失，全身对称性肌肉抽搐为主要特征。发作前多有瞬间疲乏、恐惧、局部轻微抽动、无意识动作等先兆。发作过程分三期，①强直期：意识丧失，全身骨髓肌持续收缩，表现为眼球上翻、先张口后牙关紧闭，可出现舌咬伤、喉部痉挛发出尖叫、上肢屈曲、下肢伸直、呼吸暂停、瞳孔散大等，此期持续时间为10～20秒。②阵挛期：全身肌肉呈节律性一张一弛性抽动、阵挛频率逐渐减慢，松弛期逐渐延长，最后一次剧烈阵挛后抽搐突然停止，此期持续时间为30～60秒。③发作后期：仍可出现牙关紧闭和大小便失禁。生命体征、意识逐渐恢复正常（呼吸最

先恢复）。醒后病人常感头痛、头晕和疲乏无力，对抽搐过程不能回忆。

（6）失张力发作：部分或全身肌肉张力突然降低，持续数秒到 1 分钟，意识障碍不明显，发作后即刻清醒并站起。

3. 癫痫持续状态　是指一次癫痫发作持续 30 分钟以上，或连续多次发作、发作间期意识未恢复正常。多因突然停用抗癫痫药（最常见）、饮酒、感染、情绪激动等诱发，常伴高热、脱水和酸中毒，造成多脏器衰竭而致死。

【护理措施】

1. 病情观察　观察发作类型、诱因、持续时间、频率及发作时呼吸频率及意识等。

2. 保持呼吸道通畅　先兆发作时，立即平卧，头偏一侧；解开衣扣、裤带，取下活动义齿；床边备吸引器，及时吸痰；不可强行喂食，必要时行气管切开。

3. 保护病人安全　①防跌伤：扶持、保护病人，加床挡，必要时用约束带。②防舌咬伤：及时用牙垫或压舌板垫在齿间，不可强行硬塞。③防骨折：抽搐时切不可用力按压身体，用棉垫或软垫保护跌倒时擦伤的关节，背后垫一卷被防椎骨骨折。④防烫伤、划伤：移除床旁热水瓶、玻璃杯等危险物品。

4. 用药护理　向病人讲解药物治疗原则及不良反应，嘱其不可随意增减剂量、停药、换药，并定期监测血药浓度、检查肝肾功能及脑电图。

5. 癫痫持续状态护理　①保持病室安静、避免强光等；②遵医嘱缓慢静脉注射地西泮、苯妥英钠或异戊巴比妥钠控制发作；③予心电监护，严密观察生命体征、神志、瞳孔等变化；④连续抽搐者防脑水肿，严格控制入液量，遵医嘱静滴甘露醇脱水剂，同时吸氧；⑤保持口腔清洁和呼吸道通畅，预防口腔感染。

6. 心理护理　同情和理解病人，帮助其正确对待疾病，积极参加有益社会活动，增强自信心、自尊感，保持乐观心态。

7. 健康教育　①指导病人养成良好生活习惯，劳逸结合。饮食宜清淡，少量多餐。戒烟酒。②避免着凉、淋雨、劳累、饱餐、饥饿、饮酒、情绪激动、阅读、心算、下棋、便秘、睡眠不足、过度换气、过度饮水及强烈声光刺激等，以免诱发癫痫发作。③指导病人长期规律服药，避免突然停药、减药、漏服或自行换药。每月做血常规和每季做肝、肾功能化验。④禁止从事高风险活动，如攀高、游泳、驾驶、在炉火旁或高压电旁作业，以免发作时危及生命。⑤随身携带个人信息卡（如姓名、住址、联系电话等），以备发作时及时联系和处理。

试题精选

1. 癫痫大发作的最主要临床表现特征是

A. 局部肌肉节律性抽搐　　B. 一侧肢体强直性抽搐　　C. 睡眠中发作

D. 意识丧失、全身抽搐　　E. 无理吵闹、唱歌、脱衣

答案：D。

2. 癫痫病人可进行的日常活动项目是

A. 骑摩托车　　B. 太极拳　　C. 攀岩

D. 单独外出　　E. 长时间看惊悚电影

答案：B。

四、急性感染性多发性神经炎病人的护理

【临床表现】

1. 诱因　多见于青少年，男性略多，夏秋季发病率高。劳累、淋雨等常为诱因。多数病人在发病前1～4周有上呼吸道或消化道感染史，少数有流感疫苗接种史。

2. 运动障碍　四肢对称性迟缓性瘫痪为首发症状，从下肢开始，下肢重于上肢，逐从远端向近端发展，表现为双侧对称下运动神经元性瘫痪。严重者累及肋间肌和膈肌造成呼吸麻痹，呼吸麻痹是急性感染性多发性神经炎最危险的并发症，病人主要死于急性呼吸衰竭。

3. 感觉障碍　肢体远端感觉异常，如麻木、针刺感等。部分病人伴肌肉酸痛，以腓肠肌压痛多见。部分病人呈手套袜子样分布末梢型感觉障碍。

4. 脑神经损害　双侧周围性面瘫多见于成人；儿童常有延髓麻痹，表现为吞咽障碍、构音障碍、呛咳等。

5. 自主神经损害　皮肤潮红、多汗、流涎、手足肿胀等。严重者出现心动过速、体位性低血压等。

【护理措施】

1. 病情观察　密切观察病人的生命体征、神志、意识的变化，肺部呼吸音，痰性状和量，躯体活动能力、吞咽能力及皮肤情况等。

2. 保持呼吸道通畅　采取半卧位，鼓励病人深呼吸、有效咳痰，定时翻身叩背，及时吸痰，加强气道管理。

3. 饮食护理　予病人高热量、高蛋白、高维生素、易消化软食，特别是维生素B_{12}。

4. 用药护理　用糖皮质激素治疗时，注意有无消化性溃疡并发出血及发生真菌感染。免疫球蛋白治疗常有面红、发热，宜减慢滴速。慎用镇静安眠药，以免呼吸抑制掩盖或加重病情。

5. 康复护理　急性期保持瘫痪肢体的功能位，病情稳定后尽早进行可针刺、按摩、主动及被动功能训练等，促进功能恢复，预防关节挛缩。

6. 生活护理　做好皮肤、口腔、大小便护理，防感染。

7. 心理护理　解释疾病相关知识，告知病人本病经过积极治疗后大多预后较好，提供自我调适方法，帮助病人树立战胜疾病的信心。

8. 健康教育　①指导病人避免感冒、受凉，防止复发。②告知压疮、下肢静脉血栓形成、肢体挛缩等并发症表现，当出现腹痛、柏油样便、肢体疼痛等情况时立即就医。③鼓励病人加强肢体功能锻炼和日常生活能力训练，促进功能康复。

试题精选

急性感染性多发性神经炎病情危重的标志性表现是

A. 吞咽困难　　B. 面神经麻痹　　C. 呼吸肌麻痹

D. 肢体感觉异常　　E. 水电解质紊乱

答案：C。

附录 1-A　常见缩写的含义

1. S_1	第一心音
2. S_2	第二心音
3. S_3	第三心音
4. S_4	第四心音
5. Babinski 征	巴宾斯基征
6. Kernig 征	凯尔尼格征
7. Brudzinski 征	布鲁津斯基征
8. ESR	红细胞沉降率
9. A/G	清蛋白与球蛋白比值
10. ALT	血清丙氨酸氨基转移酶
11. CT	电子计算机体层摄影
12. MRI	磁共振成像
13. FT_4	血清游离甲状腺素
14. FT_3	游离三碘甲状腺原氨酸
15. AT-Ⅰ	血管紧张素Ⅰ
16. AT-Ⅱ	血管紧张素Ⅱ
17. β_2-Mi	β_2 微球蛋白
18. AFP	甲胎蛋白
19. COPD	慢性阻塞性肺疾病
20. PPD	结核菌素的纯蛋白衍生物
21. Horner 综合征	颈交感神经麻痹综合征
22. NYHA	纽约心脏病学会
23. TnT	肌钙蛋白 T
24. TnI	肌钙蛋白 I
25. RAS	肾素血管紧张素系统
26. GU	胃溃疡
27. DU	十二指肠溃疡
28. Hp	幽门螺杆菌
29. SASP	柳氮磺吡啶

30. GGT2	γ- 谷氨酰转肽酶同工酶 II
31. TACE	肝动脉化疗栓塞
32. CRP	C 反应蛋白
33. GFR	肾小球滤过率
34. Ccr	内生肌酐清除率
35. DIC	弥散性血管内凝血
36. ITP	特发性血小板减少性紫癜
37. PAIgG	血小板相关免疫球蛋白
38. GD	毒性弥漫性甲状腺肿
39. HLA	人类白细胞抗原
40. TBG	甲状腺结合球蛋白
41. TSH	促甲状腺激素
42. TRH	促甲状腺激素释放激素
43. T_3 抑制试验	三碘甲状腺原氨酸抑制试验
44. IDDM	胰岛素依赖型糖尿病
45. NIDDM	非胰岛素依赖型糖尿病
46. DKA	糖尿病酮症酸中毒
47. OGTT	口服葡萄糖耐量试验
48. SLE	系统性红斑狼疮
49. RF	类风湿因子
50. CO	一氧化碳
51. HbCO	碳氧血红蛋白
52. ATP	三磷腺苷
53. GTCS	全身性强直 – 阵挛发作

附录 1-B　实验室检查正常值

1. 成年人静息呼吸频率	16 ～ 20 次 / 分
2. 成年人正常血压值	收缩压＜18.7kPa（140mmHg）， 舒张压＜12kPa（90mmHg）
3. 成年人胸廓前后径与左右径比例	1 : 1.5
4. 成年人静息心率	60 ～ 100 次 / 分
5. 肠鸣音频率	4 ～ 5 次 / 分
6. 瞳孔直径	3 ～ 4mm
7. 成年男性红细胞计数	（4.0 ～ 5.5）$\times 10^{12}$/L
8. 成年女性红细胞计数	（3.5 ～ 5.0）$\times 10^{12}$/L
9. 新生儿红细胞计数	（5.0 ～ 7.0）$\times 10^{12}$/L
10. 成年男性血红蛋白计数	120 ～ 160g/L
11. 成年女性血红蛋白计数	110 ～ 150g/L
12. 新生儿血红蛋白计数	170 ～ 200g/L
13. 成年人白细胞计数	（4.0 ～ 10.0）$\times 10^{9}$/L
14. 成年人网织红细胞计数	（24 ～ 84）$\times 10^{9}$/L
15. 成年男性红细胞沉降率	0 ～ 15mm/h
16. 成年女性红细胞沉降率	0 ～ 20mm/h
17. 血小板计数	（100 ～ 300）$\times 10^{9}$/L
18. 纸片法出血时间	1 ～ 3 分钟
19. 活化法凝血时间	1.14 ～ 2.05 分钟
20. 试管法凝血时间	6 ～ 12 分钟
21. 成年人尿量	1.0 ～ 1.5L/24h
22. 一天中尿比重	1.015 ～ 1.025
23. 尿液 pH	5.5 ～ 7.4
24. 尿中含糖量	0.56 ～ 5.0mmol/L
25. 内生肌酐清除率	80 ～ 120ml/min
26. 血清尿素氮	3.2 ～ 7.1mmol/L
27. 血清肌酐男性	53 ～ 106μmol/L（0.6 ～ 1.2mg/dl）
28. 血清肌酐女性	44 ～ 97μmol/L（0.5 ～ 1.1mg/dl）

29. 日间尿量与夜间尿量之比	（3～4）:1
30. 尿液的最高比重	＞1.020
31. 血清蛋白总量	60～80g/L
32. 血清清蛋白	40～55g/L
33. 血清球蛋白	20～30g/L
34. A/G 比例	（1.5～2.5）:1
35. 血清白蛋白电泳	61%～71%
36. 血清 α_1 球蛋白电泳	3%～4%
37. 血清 α_2 球蛋白电泳	6%～10%
38. 血清 β 球蛋白电泳	7%～11%
39. 血清 γ 球蛋白电泳	9%～18%
40. 血清总胆红素	3.4～17.1μmol/L
41. 血清直接胆红素	0～4μmol/L
42. 血清丙氨酸氨基转移酶	35U/L 或＜40U/L
43. 血钾	3.5～5.5mmol/L
44. 血钠	135～145mmol/L
45. 血氯化物	95～105mmol/L
46. 血钙	2.25～2.75mmol/L
47. 血磷	0.80～1.60mmol/L
48. 血清总胆固醇	2.86～5.98mmol/L（110～230mg/dl）
49. 血清三酰甘油	0.22～1.21mmol/L（20～110mg/dl）
50. P 波时间	＜0.12 秒
51. P-R 间期时间	0.12～0.20 秒
52. QRS 波群时间	0.06～0.10 秒
53. Q-T 间期时间	0.32～0.44 秒
54. 空腹静脉血氨	23.5～41.1μmol/L（40～70μg/dl）
55. 血清总甲状腺素	74～146nmol/L
56. 空腹血糖	3.9～6.0mmol/L（70～108mg/dl）

第2部分

外科护理学

第1单元　水、电解质、酸碱代谢平衡失调病人的护理

一、水和钠代谢紊乱的护理

【临床表现】

1. 等渗性缺水　**既有缺水症状，又有缺钠症状**。表现有恶心、呕吐、乏力、口唇干燥**但不口渴**、眼窝凹陷、皮肤弹性降低、少尿和血压下降等，严重者出现休克伴代谢性酸中毒，若丧失大量胃液可伴发代谢性碱中毒。

2. 高渗性缺水　**轻度缺水以口渴为主要表现**，伴有少尿，缺水量占体重2%～4%；中度缺水病人极度口渴、黏膜干燥、皮肤弹性减低、眼窝凹陷、尿少，尿比重增高，缺水量为体重4%～6%。重度缺水除上述症状外还有脑功能障碍，如狂躁、谵妄，甚至昏迷等神经精神症状，缺水量大于体重6%。

3. 低渗性缺水　病人一般无口渴，根据**缺钠程度分为轻、中、重三度**（表2–1）。

表2–1　不同类型缺钠的特征

低渗性缺水分度	血清钠范围	临床表现
轻度缺钠	＜135mmoL/L	疲乏、头晕、手足麻木；尿量增多等
中度缺钠	＜130mmoL/L	除轻度缺钠表现外，伴恶心、呕吐、脉搏细速、浅静脉塌陷、站立性晕倒、尿量减少等
重度缺钠	＜120mmoL/L	常发生休克，病人神志不清、木僵、昏迷或四肢痉挛性抽搐，腱反射减弱或消失等

4. 水中毒　急性水中毒发病急骤，因脑细胞肿胀、脑组织水肿引起**颅内压增高**，出现头痛、躁动、昏迷等神经、精神症状；严重者发生脑疝；慢性水中毒常被原发病的症状所掩盖，可出现**软弱无力、恶心、呕吐、嗜睡、口水增多、体重明显增加**等症状。

试题精选

范某，女性，35岁。因粘连性肠梗阻3天入院。主诉口渴、无力、尿少。查体：呼吸26次/分，脉搏110次/分，血压90/60mmHg。皮肤弹性差，眼窝内陷。测血钾3.5mmol/L，CO_2CP13.3mmol/L（正常23～31mmol/L）。该病人水钠代谢失衡的类型及程度为

A. 轻度高渗性脱水　　B. 中度高渗性脱水　　C. 重度高渗性脱水

D. 等渗性脱水　　　　　　　　　　E. 低渗性脱水

答案：B。

二、电解质代谢异常的护理

（一）钾代谢异常

【临床表现】

1. 低钾血症　①**肌无力**：为最早的临床表现，一般先出现四肢软弱无力，后累及躯干和呼吸肌，出现吞咽困难、呼吸困难或窒息；严重者腱反射减弱甚至消失。②代谢性碱中毒：血清钾过低时，病人可出现头晕、手足搐搦、口周及手足麻木等症状。③消化系统功能障碍：如腹胀、恶心、呕吐等肠麻痹症状。④循环系统异常：传导阻滞和节律异常，如心律不齐，血压下降等，严重者可出现室颤或心搏骤停。⑤其他：如反常性酸尿，嗜睡、神志不清等，严重低血钾者有微循环障碍表现，如皮肤苍白、湿冷、发绀及低血压等。

2. 高钾血症　高钾血症临床表现多无特异性。①神志：由兴奋快速转为抑制状态，表现为神志淡漠。②肌力：肌肉乏力、四肢软瘫、腹胀、腹泻；**影响到呼吸肌时，可发生窒息**；心肌收缩力降低，心律失常，严重者表现为**心搏骤停**于舒张期。

【护理措施】

1. 低钾血症　①**尽量口服补钾**：10%氯化钾或枸橼酸钾溶液口服。②**静脉补钾**：补钾**浓度不宜超过0.3%**，成年人静**脉滴注不超过60滴/分**（20mmol/h），一般日补钾40～80mmol，每日补充氯化钾不宜超过**3～6g/d**。**禁止静脉推注补钾**；③**见尿补钾**：尿量在**40ml/h**以上时方可补钾。

2. 高钾血症　①**立即停用一切含钾药物和溶液，避免进食含钾高食物**。②**静脉推注10%葡萄糖酸钙**20ml，对抗K^+对心肌的毒性作用；③转钾治疗：输注5%碳酸氢钠或葡萄糖加胰岛素，促进K^+转入细胞内。④排K^+治疗：静脉推注呋塞米或口服阳离子交换树脂，从消化道排出大量K^+。⑤**透析疗法**：是最有效的方法，常用腹膜透析和血液透析。

（二）钙代谢异常

【临床表现】

1. 低钙血症　血钙浓度低于**2.25mmol/L**，病人易激动、口周及指（趾）尖麻木伴针刺感、手足抽搐、肌肉抽动、腱反射亢进及Chvostek征阳性。

2. 高钙血症　血钙浓度高于**2.75mmol/L**，主要表现为便秘、多尿。初期病人自感疲乏、食欲减退、恶心、呕吐、体重下降等；随血钙浓度升高，可有头痛、周身疼痛、口渴、多尿症状，严重者出现室性期前收缩和自发性室性节律。

（三）磷代谢异常

【临床表现】

1. 低磷血症　无特异性，可见头晕、厌食、肌无力等神经肌肉症状。严重时可有抽搐、昏迷等症状。实验室检查血清无机磷浓度低于0.96mmol/L。

2. 高磷血症　表现不典型，主要出现低钙血症的一系列表现。实验室检查血清无机磷浓度高于1.62mmol/L。

试题精选

给低钾病人静脉补钾，最重要的是

A. 给药速度　　B. 尽量口服补钾　　C. 观察病人尿量

D. 禁止静脉推注　　E. 注意补钾总量

答案：C。

三、酸碱平衡失调的护理

【临床表现】

1. 代谢性酸中毒　①呼吸系统：最典型表现，**呼吸深而快，呼气有酮味（烂苹果味）**。②神经系统：头痛、眩晕、嗜睡等，严重者出现昏迷。③神经肌肉系统：肌张力减弱、腱反射减弱或消失。④其他：心率加快、血压下降；**面色潮红，口唇樱红**；休克病人酸中毒时，可因缺氧而发绀。

2. 代谢性碱中毒　代谢性碱中毒时**呼吸浅而慢**，伴低钾血症及缺水表现，也会出现精神症状，如头晕、嗜睡、精神错乱甚至昏迷。

3. 呼吸性酸中毒　呼吸困难、胸闷、气促、发绀，头痛、躁动等；重者可有谵妄、昏迷等症状。

4. 呼吸性碱中毒　多为呼吸急促，手足、面部肌肉麻木，手足抽搐，常伴心率加快。

四、液体疗法及护理

【护理评估】

1. 健康史　①一般资料：如年龄、性别、体重、饮食习惯等。②既往史：有无慢性疾病，尤其是易出现水、电解质、酸碱失衡的疾病，如糖尿病、肾疾病等。

2. 身体状况　①生命体征是否平稳。②评估液体出入量，有无缺水的表现，如皮肤黏膜干燥，眼窝凹陷等。③有无神经精神症状，如烦躁、惊厥等。

3. 辅助检查　①血浆 pH，$PaCO_2$，K^+、Na^+、Ca^{2+}等电解质变化；②心电图检查；③血容量和心功能。

4. 心理状况　评估病人及其家属对体液失衡是否能正确认识、心理反应及其疾病承受能力。

【护理措施】

1. 纠正体液不足　补液应遵循以下原则。

（1）定量：**包括生理需要量、已损失量、继续损失量三部分**。正常人每日生理需要量为 2000～2500ml。**第 1 日补液量＝生理需要量＋1/2 累积损失量**。第 2 日补液量＝生理需要量＋前 1 日继续损失量＋1/2 累积损失量。第 3 日补液量＝生理需要量＋前 1 日继续损失量。

（2）**定性**：视具体情况而定。尽量口服补液，不能口服者静脉补液并注意：**先盐后糖，先晶后胶，先快后慢，液种交替，尿畅补钾。等渗性缺水时应补充等渗盐溶液；低渗性缺水时，轻者给予等渗盐水，中度或重度病人需补充高渗盐水；高渗性缺水应鼓励病人饮水或静脉输入 5% 葡萄糖溶液。**

（3）**定时**：若各脏器功能良好，**按先快后慢原则分配**，即第一个 8 小时补充总量的 1/2，剩余1/2在后16小时均匀输入。避免输液过量、过快引发急性肺水肿。

2. 准确记录液体出入量　发现体液过多，及时纠正：严格限制液体入量，必要时给予高渗性溶液和利尿药。

3. 加强病情监测　生命体征观察；精神状态和缺水征象的观察；观察皮肤黏膜情况，预防压疮；避免受伤；预防营养不良和便秘；预防并发症等。

试题精选

1. 余某，男性，40岁。急性腹膜炎2日，不能进食，频繁呕吐，引起等渗性脱水，补液时首先输入的是

A. 右旋糖酐溶液　B. 0.45%低渗盐水　C. 等渗盐水
D. 5%碳酸氢钠　E. 10%氯化钾溶液

答案：C。

（**2—3题共用题干**）

于某，男性，36岁。因阵发性腹痛、呕吐6小时，以“肠梗阻”入院。病人烦躁、呼吸深快、面色发绀、皮肤湿冷、脉搏细弱，血压90/70mmHg。

2. 病人可能发生的酸碱失衡为

A. 代谢性酸中毒　B. 呼吸性碱中毒　C. 代谢性碱中毒
D. 呼吸性酸中毒　E. 代谢性碱中毒合并呼吸性酸中毒

答案：A。

3. 护理措施不正确的是

A. 吸氧、输液　B. 仰卧中凹卧位　C. 置热水袋热敷
D. 监测中心静脉压　E. 测尿量

答案：C。

第2单元　外科营养支持病人的护理

一、肠内营养

【肠内营养给予途径和方式】 肠内营养分为**经口摄入**和**管饲**两种途径，**管饲有经鼻插管或造口途径**。鼻胃管用于短期（1个月内）肠内营养支持，且胃肠功能基本正常的病人；胃造口适合长期肠内营养的病人；经鼻肠管（用于1个月内）或空肠造口则适用于胃功能不良，误吸危险较大的病人。

给予方式有按时分次给予、间隙重力滴注和连续输注三种。按时分次给予适用于喂养管端位于胃内和胃肠功能良好者，每次给予100～300ml，10～20分钟完成，2～3h/次；间隙重力滴注多数病人可耐受；连续输注尤其适用于病情危重、胃肠功能较差、耐受能力差或肠内置管病人。

【护理措施】

1. 营养液的配置与保存　营养液现配现用，配制遵循无菌原则，暂不输注时应置于4℃的冰箱内暂存，24小时内用完。

2. 营养液的合理输入　①经空肠输注营养液从低浓度开始逐渐增至全浓度，营养液浓度及渗透压过高易引起恶心、呕吐、腹痛和腹泻。②营养液输注量从少量开始，初起量为500～1000ml/d，5～7天逐渐达到全量（2000ml）；输注速度从50ml/h开始，逐渐增加到100ml/h，用肠内营养专用输注泵控制输注速度最佳。③营养液的温度适宜，控制在38～40℃，过高易引起胃肠黏膜烫伤，过低易引起腹痛、腹泻。

3. 加强营养管道护理　妥善固定；保持清洁、无污染；定时冲洗，保持通畅。此外，每日需更换输注管或专用泵管。

4. 避免黏膜、皮肤损伤　保持造口周围皮肤清洁、干燥，避免皮肤损伤。

5. 预防并发症　①预防吸入性肺炎，病人宜取半卧位，每4小时抽吸1次胃内残余量，如超过100～150ml应暂停输注，输注过程中密切观察病人反应，避免胃潴留等并发症。②预防急性腹膜炎：注意观察腹痛、营养液渗出等症状，怀疑饲管移位，立即停输；遵医嘱合理应用抗生素；③预防代谢性并发症如高血糖、低血糖及电解质紊乱等。

二、肠外营养

【输注方法】

1. 全营养混合液（TNA）　又称全合一，优点有增加节氮效果、简化输液过程、减少不良反应及代谢并发症的发生、减少污染和空气栓塞的机会。

2. 单瓶输注　不具备全营养混合液（TNA）条件时采用。不利于所供营养素的有效利用。

【输注途径】

1. 经周围静脉肠外营养支持　适用于营养支持时间＜2周、部分补充营养素的病人。

2. 经中心静脉肠外营养支持　经锁骨下静脉或颈内静脉置管，适用于营养支持时间＞2周、营养素需要较多的病人。

【并发症及其预防】

1. 置管相关并发症　气胸、胸导管损伤、空气栓塞、导管移位和血栓性静脉炎等，空气栓塞是肠外营养最严重的技术性并发症。

2. 感染性并发症　包括导管性脓毒症和肠源性感染。

3. 代谢性并发症　糖代谢紊乱，如低血糖、高血糖、高渗性非酮性昏迷，后两者较常见。

【护理措施】

1. 营养液的配置、保存　营养液须在无菌环境下配置，保存在4℃冰箱内，24小时内输完。

2. 合理输注　葡萄糖输注速度应控制在5mg/（kg·min）；脂肪乳输注速度应从1ml/min开始，20%的脂肪乳剂250ml需要4～5小时；肠外营养输注不超过200ml/h，应保持连续，输液速度不可大幅波动。营养液中禁止加入其他药物或给予片剂、丸剂等。

3. 合理补液　依据24小时出入量，合理补液，维持水、电解质平衡。

4. 导管护理　每日消毒、更换敷料，保持通畅，注意观察感染征象；输液完毕，防止回血凝固导致管腔阻塞，可正压封管，保持通畅。

5. 心理护理　向病人及家属做好解释，减轻其忧虑、恐惧情绪。

试题精选

1. TPN 葡萄糖的输入速度应为

A. 2mg/（kg · min）　B. 5mg/（kg · min）　C. 6mg/（kg · min）

D. 9mg/（kg · min）　E. 12mg/（kg · min）

答案：B。

2. 谢某，男性，45岁。短肠综合征，经周围静脉给予肠外营养支持，下列护理措施中不正确的是

A. 营养液在无菌环境下配制

B. 输注之前暂存4℃冰箱中

C. 配制好的营养液必须在12小时内用完

D. 不可在此静脉输血、给药、取血化验

E. 每日取少量营养液做细菌培养

答案：C。

第3单元　外科休克病人的护理

一、概述

【临床表现】

1. 休克代偿期　失血量少于循环血量的20%（800ml），由于机体的代偿功能，交感－肾上腺轴兴奋，病人表现为精神紧张、兴奋或烦躁不安，口渴，面色苍白，四肢湿冷，呼吸增快，尿量正常或减少；血压变化不大，脉压缩小。

2. 休克抑制期　病人意识改变明显，反应迟钝，表情淡漠，意识模糊甚至昏迷。可有肢端发绀、脉搏细速、血压进行性下降，严重者血压测不出；尿少，可减少至0～15ml/h，甚至无尿；CVP＜5cmH_2O或＞20cmH_2O。如有黏膜、牙龈等出血表现，提示并发弥散性血管内凝血；当出现呼吸困难，给氧不能缓解时，提示并发急性呼吸窘迫综合征。此期病人常发生多器官衰竭而死亡。

二、低血容量性休克

【临床表现】　低血容量性休克表现为中心静脉压（CVP）下降、回心血量减少、血压下降，心率加快，同时伴有微循环障碍引起的各种组织器官功能不全的症状。

三、感染性休克

【临床表现】　分为冷休克和暖休克两种。冷休克表现为体温降低，烦躁不安，表情淡

漠、嗜睡，面色苍白，脉细数，脉压减小，尿量骤减；暖休克表现为意识清醒，乏力，面色潮红，手足温暖干燥，血压下降，脉搏慢而有力；休克晚期，暖休克可转变为冷休克。

四、休克的护理措施

1. 补充血容量，维持体液平衡　迅速建立 2 条以上静脉通路，快速输入晶体溶液（心源性休克除外），输液速度根据血压和中心静脉压调节（表 2–2）。中心静脉压代表右心房或胸腔段静脉内的压力，正常值为 **5 ～ 12cmH_2O**。中心静脉压过低反应血容量不足，过高反应心功能不全。中心静脉压零点调节方法：将测压管刻度上的“0”调到与右心房相平行（相当于平卧时腋中线第 4 肋间）水平处。记录出入量，严密观察病情变化，尿量＞30ml/h 提示休克好转。

表 2–2　血压、中心静脉压与补液的关系

血压（BP）	中心静脉压（CVP）	原　因	处理原则
低	低	血容量严重不足	充分补液
正常	低	血容量不足	适当补液
低	高	心功能不全或血容量相对过多	给予强心药，纠正酸中毒，舒张血管
正常	高	容量血管过度收缩	舒张血管
低	正常	心功能不全或血容量不足	补液试验 *

* 取等渗盐水 250ml 于 5 ～ 10 分钟内静脉滴入，若血压升高而 CVP 不变，提示血容量不足；若血压不变而 CVP 升高 3 ～ 5cmH_2O，提示心功能不全。

2. 改善组织灌注　采取**休克体位，头和躯干分别抬高 20° ～ 30°，下肢抬高 15° ～ 20°**；使用抗休克裤时，抗休克裤充气后在腹部与腿部加压，使血液回流入心，并控制腹部和下肢出血。休克纠正后，从腹部开始慢慢放气，每 15 秒测 1 次血压，如血压下降超过 5mmHg，停止放气，并重新注气；使用血管活性药物时，应从**低浓度、慢速度开始**，防止药液外渗，血压平稳后，**逐渐降低浓度、减慢速度后撤药**。发现穿刺部位发生红肿、疼痛，应立即更换穿刺部位，患处用 0.25% 普鲁卡因局部封闭，防止发生皮下组织坏死。心功能不全者，遵医嘱给予增强心肌功能药物。

3. 维持有效气体交换　严密监测呼吸功能，必要时给予吸氧，保持呼吸通畅，呼吸困难严重者，行气管插管或切开，尽早使用呼吸机辅助呼吸。

4. 维持体温正常　密切监测体温，每 **4 小时**测量一次；保持室温在 20℃左右，加盖棉被或毛毯进行保暖，**切忌应用热水袋、电热毯等进行体表加温**，以免引起烫伤、增加局部组织耗氧量而加重缺氧，不利于纠正休克；输血前将**库存血复温后再输入**；高热者应予物理降温，必要时药物降温。

5. 预防感染　严格按照无菌原则执行各项操作、遵医嘱合理应用抗生素、避免继发感染。

6. 预防意外受伤　对于烦躁、意识不清的患者，加床旁护栏，防止坠床；必要时，四肢

约束带固定，避免病人将输液管或引流管拔出。

试题精选

1. 休克治疗的最基本措施是

A. 扩容　　B. 减少搬动　　C. 应用血管活性药物

D. 防止内脏继发性损害　　E. 纠正电解质、酸碱失衡

答案：**A**。

2. 刘某，女性，33岁。外伤引发休克，采取积极快速补充血容量措施，输液时监测中心静脉压 $17cmH_2O$，血压70/50mmHg。应立即采取的措施是

A. 继续快速输液扩容　　B. 控制速度，减慢输液

C. 减慢输液，加用强心药　　D. 停止输液，改用收缩血管药物

E. 加快输液，加用升压药

答案：**C**。

第4单元　多器官功能障碍综合征病人的护理

一、概述

【临床类型】**一期速发型**：原发急症发病24小时后出现两个或多个器官功能障碍；**二期迟发型**：一个重要器官或系统出现功能障碍后，经一段近似稳定期后，继而又发生多器官系统功能障碍。多器官衰竭中最常见的器官是**肺**。

【预防】

1. 处理急症应根据病情的轻重缓急，全面监测并客观衡量病情变化。
2. 积极改善各器官、系统的功能、微循环血供，避免诱发或加重某些器官或系统的病变。
3. 防治感染，纠正水、电解质、酸碱失衡。
4. 全身营养支持。
5. 积极治疗原发急症，阻断病理连锁反应。

二、急性呼吸窘迫综合征（ARDS）

急性呼吸窘迫综合征（ARDS）是急性肺损伤的严重阶段，是一种临床上以**进行性呼吸困难和难以纠正的低氧血症**为特征的急性呼吸衰竭。

【临床表现】通常在严重创伤、感染后突然发病，表现为呼吸困难、发绀、烦躁、憋气严重且一般氧疗无法改善。进行性呼吸困难及顽固性低氧血症为其临床特征，但早期体格检查时除呼吸音稍弱外，肺内常无明显变化。依据病程变化分为以下三期：①初期：病人出现呼吸困难，气促，有窘迫感，常规给氧方法无法缓解症状，动脉血氧分压下降。②进展期：病人呼吸困难逐渐加重，发绀，听诊双肺闻及中小水泡音，呼吸音变化，可有管状呼吸音，伴有呼吸性及代谢性酸中毒。③末期：病人深度昏迷，缺氧更为严重，酸中毒症状明显加

重，可伴心律失常。

【预防】危重病人做好肺部护理，控制输液速度，防止肺水肿；避免高浓度氧气的长期吸入。避免输入大量库存血引发 DIC。

【护理措施】

1. **呼吸道护理**　保持呼吸道通畅是呼吸道护理的关键。①密切评估病人的呼吸状况，及时清理呼吸道分泌物。②叩背，指导病人有效咳嗽和深呼吸，勤更换体位，1 次 /2 小时。吸痰过程中注意氧气供给，密切监测病人的生命体征及血气分析结果。气管插管和气管切开是常用的**人工气道**方法，应保持气道湿化，封闭气管内插管或气管切开管的气囊压力应维持在 $20cmH_2O$，正常保持充气状态。

2. **维持循环功能**　持续监测病人心率、血压、尿量变化，监测中心静脉压，并依据其变化合理补液。

3. 营养支持与**预防感染**　经肠外或鼻胃管提供营养，严格执行无菌操作。**气管插管每天更换位置，气管切开处每日换药**，注意预防感染。

4. 心理护理　给予病人鼓励与支持。

三、急性肾衰竭

急性肾衰竭是多种原因引起的短时间内（数小时至数周）肾功能急剧下降而出现的临床综合征。

【临床表现】

1. **少尿或无尿期**　可持续 7～14 天，病人表现为尿少或无尿（正常人 24 小时尿量＜400ml 为少尿，＜100ml 为无尿）、尿比重低且固定在 1.010～1.014，尿中可见蛋白、红细胞和管型，伴恶心、呕吐、烦躁、意识障碍、出血倾向、感染等表现，其中感染是少尿期常见且严重的并发症，此外，可有水中毒、高钾血症、低钠血症、代谢性酸中毒等电解质和酸碱平衡失调表现，**高钾血症、感染**是肾衰竭病人早期常见死亡原因，同时，**高钾血症也是急性肾小管坏死（ATN）中最严重的并发症之一**，可导致心律失常，严重者发生室颤或心搏骤停。

2. **多尿期**　病人每日尿量＞400ml，最多可达 3000ml 以上。此期一般持续 1～2 周，多尿期早期肾功能未恢复，仍有氮质血症、高钾血症，但后期则可转为低钾血症。此期患者出现体重减轻、内环境紊乱、抵抗力降低，易继发感染。

3. **恢复期**　病人血肌酐、尿素氮开始逐步下降，尿素氮值稳定后即进入恢复期，常需 3～6 个月恢复正常，部分病人遗留不同程度的损伤或转化为慢性肾衰竭。

【治疗与护理要点】

1. 少尿期或无尿期

（1）严密观察病人的意识及生命体征。

（2）严格限制入液量，并准确记录液体出入量，**补液原则：“量出为入，宁少勿多”。每日大致入液量可按前一天尿量加 500ml 计算**。理想体重控制标准为每天减轻 0.5kg，血清钠应维持在 130mmol/L 以上，中心静脉压正常，无肺水肿、脑水肿、心功能不全等并发症发生。

（3）肾功能监测：留置导尿，准确记录尿量及监测尿比重，监测各项肾功能、血清电解质，找到电解质失衡的原因并及时纠正。

（4）控制饮食：急性肾衰竭病人的血肌酐升高，在少尿期3天内，不宜摄入蛋白质，禁食含钾食物，如白菜、橘子、香蕉等。少尿期3～4天之后，可适当摄入少量的蛋白质，但仍严禁摄入含钾食物或药物。由于机体处于高分解代谢状态，应给予低蛋白0.8g/（kg·d）、饮食以充足热量、高维生素、优质蛋白如肉、蛋、奶等为主；不能进食者可用鼻饲或肠外营养。透析治疗期间可适当补充蛋白质。

（5）维持电解质平衡，纠正高血钾、酸中毒。密切监测血钾浓度，如出现高血钾（超过5.5mmol/L），应及时通知医生协助处理。

（6）预防感染：合理应用抗生素，做好呼吸道及留置导尿的护理。

（7）透析护理：常用方法有**血液透析**和**腹膜透析**。透析治疗时严格执行无菌操作。血液透析时①保持体液平衡，准确记录每小时出入量，监测电解质变化并调整每小时的置换液量；②监测凝血时间及血小板功能，及时发现出血倾向，并调整肝素用量；③动、静脉管道的护理：保持管路通畅，防止打折、堵塞，保证三通管的位置正确，预防并控制感染，穿刺处每日换药。

2. 多尿期　①准确记录出入量，合理补液，若体重每天增加0.5kg以上，提示补液过多。②监测血钾、血钠，维持电解质平衡。③预防感染，合理应用抗生素。④加强营养支持，增强病人抵抗力。

3. 恢复期　此期持续较长，加强营养，摄入易消化的高蛋白饮食，避免接触各种肾毒性的物质，避免劳累、定期复查。

四、弥散性血管内凝血（DIC）

【治疗与护理要点】

1. **治疗原发病**是DIC治疗的关键措施，若原发病不能控制，极易导致治疗失败。

2. 及时纠正同时存在的血容量减少、缺氧、休克等症状，以提高治疗效果。

3. 肝素：DIC早期（高凝期）首选抗凝血疗法；低凝血期时，应用肝素并补充凝血因子；根据治疗反应调整应用剂量。当肝素使用过量时，可静脉滴注鱼精蛋白中和或输新鲜血液。

肝素应用注意事项：①用药前需先测定凝血时间，用药后2小时再次测定。若凝血时间＜12分钟，提示肝素用量不足；若＞30分钟，则提示过量，凝血时间在20分钟左右，提示肝素用量合适；②密切观察有无过敏反应发生，轻者出现鼻炎、流眼泪和荨麻疹等，严重者可发生支气管痉挛，甚至过敏性休克；③肝素应用过量会引起消化道、泌尿系等出血，此时须用等量鱼精蛋白进行拮抗，注射鱼精蛋白时速度宜慢，避免抑制心肌而引起血压下降、心动过缓和呼吸困难等。

4. 抗血小板药物治疗时可单独使用，也可与肝素合用，增强疗效，降低停药后血栓发生率。

5. 补充血小板和凝血因子：适用于基础病变及抗凝血治疗后，DIC仍未能有效控制者。

6. 抗纤溶药物：适用于继发性纤溶亢进为主的DIC晚期病人。

试题精选

1. 急性肾衰竭禁止摄入蛋白质的时间是少尿期开始的

A. 2 日之内　　B. 4 日之内　　C. 6 日之内

D. 8 日之内　　E. 10 日之内

答案：**B**。

2. 以下关于应用肝素治疗 DIC 的护理措施正确的是

A. 用药前无须测定凝血时间　　B. 避免联合用药　　C. 注意过敏反应的发生

D. 尽可能减少用量，避免出血　　E. 凝血时间在 10 分钟左右表示肝素剂量合适

答案：**C**。

第 5 单元　麻醉病人的护理

一、全身麻醉

【护理】

1. 麻醉前护理　吸入麻醉应特别注意评估呼吸道状况和呼吸功能，有呼吸道疾病者应及时治疗。了解患者的既往史，特别是吸烟史。遵医嘱术前用药，禁食、禁水等。

2. 麻醉中护理　巡回护士协助麻醉师观察病人生命体征变化，执行医嘱，预防并处理术中并发症。高血压病人，麻醉过程中应将血压维持在术前血压的 30%。

3. 全麻苏醒期的护理　①密切观察生命体征：每 15 ～ 30 分钟测 1 次血压、脉搏、呼吸，直到完全清醒。能够认清事物和正确回答问题标示着麻醉病人完全清醒；②维持呼吸功能：常规给氧，预防呼吸抑制、气道梗阻、舌后坠（病人可出现鼾声）、误吸、肺不张、肺炎等呼吸系统并发症。**术后去枕平卧位，头偏一侧**，防止呕吐、误吸引起窒息；③维持循环功能；④注意保暖；⑤适当约束，防止发生意外；⑥清醒后，非消化道手术的病人无恶心、呕吐即可进食；消化道手术病人，一般禁食 24 ～ 48 小时，待肠蠕动恢复、肛门排气后开始少量流质饮食。

二、椎管内麻醉

【护理】

1. 一般护理　腰麻后去枕平卧 **6 ～ 8 小时**，硬膜外阻滞平卧 **4 ～ 6 小时**，不必去枕；密切观察病人的意识及瞳孔变化，及时发现脑疝的前驱症状；监测生命体征直到平稳；给予心理护理。

2. 并发症的预防和护理

（1）蛛网膜下腔阻滞：术中常见并发症有血压下降（原因为脊神经被阻滞后血管扩张）或心率减慢、恶心、呕吐、呼吸抑制。血压下降者可加快输液速度，必要时用麻黄碱；呼吸抑制一旦发生，立即行气管插管。术后常见并发症有头痛和尿潴留。**术后常规去枕平卧 6 ～ 8 小时可预防头痛的发生**，指导病人床上排尿，必要时留置导尿可预防尿潴留发生。

（2）硬膜外麻醉：术中并发症包括全脊髓麻醉、局麻药毒性反应、血压下降和呼吸抑制，**其中最危险的并发症是全脊髓麻醉**，其原因是麻醉药进入蛛网膜下腔，引起呼吸困难、血压下降、意识模糊或消失，一旦发生，应立即停药，行面罩正压通气；血压下降处理同蛛网膜下腔阻滞；使用小剂量低浓度局麻药可减轻呼吸抑制。术后常见并发症有脊神经根损伤、硬脑膜外血肿等，出现血肿的病人应及早穿刺抽除血液、清除血肿。

三、局部麻醉

【护理】

1. 加强局麻药毒性反应的观察　病人若有不适，及时就诊。

2. 用药护理　为避免局部毒性反应的发生，局麻药应遵循的使用原则是**最小有效剂量**和**最低有效浓度**；全身不良反应包括高敏、变态、中枢神经毒性反应、心脏毒性反应，一旦出现，立即停药，及时治疗。

四、围麻醉期护理

【麻醉前准备】

评估病人病情和麻醉耐受力，解答病人疑问，缓解病人焦虑紧张的情绪。成人遵医嘱禁食8～12小时、禁饮4～6小时。做好麻醉设备、用品及药品的准备。

【麻醉后苏醒期的护理】

1. 密切监测　监测病人的生命体征，血压易波动，及时发现异常，对症处理；监测病人意识和肌力，全麻苏醒后意识、肌力恢复，根据指令可睁眼、开口；肌力指标是上肢可抬高10秒以上；监测术后出血情况。

2. 常规吸氧、保持呼吸道通畅，防止口腔内呕吐物和气道内分泌物误吸。

3. 其他　提高室温，注意保暖，保持各管道通畅；保持床铺干燥、清洁；帮助病人翻身、按摩受压部位，预防压疮，病人可出现躁动，抬高床挡，防坠床。

五、术后镇痛

【方法】

1. 传统方法　需要时肌内注射吗啡或哌替啶等阿片类镇痛药。

2. 现代疗法　①镇痛泵持续阵痛。②病人自控镇痛　包括病人自控静脉镇痛、自控皮下镇痛、自控硬脑膜外镇痛等方法。

【并发症及处理】

1. 恶心呕吐　避免长时间禁食、适量使用止吐药，甲氧氯普胺可促进胃肠运动，同时减轻恶心呕吐及胃潴留，条件允许可采用针灸穴位改善症状。

2. 呼吸抑制　阿片类药物会降低病人的呼吸频率及幅度，使用时应加强呼吸的监测，一旦有呼吸抑制，立即处理。

【护理措施】监测并准确记录术后病人的生命体征变化。及时评价镇痛效果。镇痛效果不理想或病人需调整剂量时，与麻醉医师联系。密切观察有无麻醉后并发症。一旦出现呼吸抑制、心搏骤停等紧急情况，应立即就地抢救。

试题精选

1. 全麻术后未清醒的病人，最适宜的体位是

A. 左侧卧位　　B. 平卧位，头偏向一侧　　C. 头低足高位

D. 右侧卧位　　E. 头高足低位

答案：B。

2. 腰麻后去枕平卧的目的是防止

A. 呼吸道阻塞　　B. 引流不畅　　C. 呕吐误吸

D. 头痛　　E. 切口疼痛

答案：D。

3. 张某，女性，44 岁。局部麻醉下行乳腺肿瘤术，手术开始 15 分钟，病人出现呼吸急促、心率加快，血压升高等症状，初步考虑可能是局部麻醉药不良反应，此时首要的措施是

A. 加用升压药　　B. 注射硫喷妥钠　　C. 注射地西泮安定

D. 停用局部麻醉药　　E. 气管插管

答案：D。

第 6 单元　复苏病人的护理

一、心肺复苏

心肺复苏原则上越早越好，黄金时间是心搏呼吸骤停后 4 ～ 6 分钟。

（一）初期复苏（C，A，B 基本步骤复苏）

1. **胸外按压（C）** 对胸骨下段有节律的按压，现场抢救多采用此法。方法是：病人仰卧在硬质平板上，头部位置尽量低于心脏，下肢抬高以利静脉血回流，抢救者采取跪式或脚凳立于病人一侧。按压部位在胸骨下段，两乳头连线之间的胸骨处。双手掌根部相叠，手指交叉紧扣，手指尽量向上翘，两臂绷紧伸直按压，使胸骨下陷至少 **5cm**，频率至少 **100 次 / 分**。心脏按压应与人工呼吸相结合。两人操作与单人操作均每次按压 30 次吹气 2 次（30∶2）。小于 8 岁以下儿童按压用单手掌根按压胸骨中段，深度至少为胸廓前后径的 1/3，婴儿大约 4cm，新生儿用两拇指按压胸骨中点，下压深度为 1 ～ 2cm，按压频率为 100 ～ 120 次 / 分。

2. **开放气道（A）** 维持气道通畅是复苏的关键。安置病人仰卧于地上或硬板上，取仰头抬颌或托颌法使呼吸道处于通气的最佳位置，同时清理病人口、鼻腔内的异物。

3. **人工呼吸（B）** 最及时、有效的方法是口对口人工呼吸，即抢救者一手捏住病人鼻孔，另一手托下颌使病人口唇张开，气道通畅，捏闭患者口鼻，深吸气后紧贴病人口部用力缓慢吹气，首次人工通气为 2 次，见到胸廓有明显起伏，如自主循环存在，人工呼吸频率为 10 ～ 12 次 / 分。

复苏成功的标志：颈动脉出现搏动；收缩压大于 8kPa（60mmHg）以上；瞳孔由散大开始回缩；面色及口唇转为红润；自主呼吸出现，甚至出现意识恢复。

（二）二期复苏

1. 内容　包括输血、输液、用药、控制气道、人工通气以及循环支持。

2. 复苏常用药物　迅速建立静脉通路或骨内通路给药，或可用气管内、心内直接给药。常用药物如下。①**肾上腺素**：是心脏复苏的首选药，能收缩外周血管，升高血压，并使电除颤易于生效，心肺复苏成功后，应维持血压略高水平，常规吸氧，保证心脑灌注及用氧需求。每次剂量为1.0mg静脉或骨内推注，必要时每3～5分钟重复1次；②**阿托品**：可减弱心肌迷走神经反射，促进心房和房室结的传导，加快心率，适用于心动过缓的病人。用量每次0.5mg静脉推注，每隔3～5分钟可重复一次，最大总量3mg；③**利多卡因**：是抗心律失常的首选药，有治疗室颤的作用。首量1～1.5m/kg体重，静脉推注，必要时以3mg/min的速度静脉滴注；④**碳酸氢钠**：复苏初期不是首选药，仅作为纠正代谢性酸中毒的首选药物，一般主张静脉均匀输注；⑤**呼吸兴奋药**：如洛贝林、尼可刹米等，待心搏恢复后静脉给药，以免引起中枢衰竭。

二、脑复苏与复苏后护理

（一）脑复苏及护理

心搏骤停后最常发生**脑缺氧和脑水肿**，是引起死亡的最常见原因。脑复苏的主要措施如下。

1. 低温　可减少脑组织耗氧量，体温每下降1℃，脑血流量平均减少6.7%，将体温降至**32～34**℃为宜，降温不宜太低，维持**12～24**小时。降温时应先用药物控制寒战反应，再用物理降温。复温应先逐渐撤除冰袋等物理降温措施，再逐渐停用辅助药物。

2. 脱水疗法　常用**20%甘露醇**注射液，每次125～250ml，联合呋塞米、地塞米松等静脉内**快速（15～30分钟）滴注**。

3. 激素治疗　常用地塞米松或氢化可的松，用药期间注意感染征象。

4. 高压氧治疗

5. 镇静解痉　因癫痫可增加耗氧量。

（二）脑复苏后的治疗与护理

1. 维持正常呼吸形态　常规吸氧，及时清理呼吸道分泌物，保持呼吸道通畅。

2. 防治肾衰竭　最有效的办法是**维持循环稳定**，保证肾的灌流量。复苏后应密切监测单位时间内尿量。

3. 维持有效循环　循环功能稳定，能保证正常的**心、脑灌流量**。复苏后血压过低会影响心脑供血，应维持在略高水平，血压过低，须注意观察是否存在血容量不足表现，须格外警惕再次出现心搏、呼吸停止。

4. 预防并发症　①预防感染，复苏后病人须遵医嘱合理使用抗生素；②增加营养摄入，不能进食者可采用TPN，待胃肠功能恢复正常后可鼻饲流质饮食；③基础护理：头部抬高10°～30°，以利于静脉回流；勤翻身预防压疮；注意观察有无相关并发症，一经发现，及时治疗；④注意观察患者有无神经系统的变化。

试题精选

1. 心肺复苏首选的给药途径是

A. 肌内　　B. 动脉　　C. 心内

D. 静脉　　E. 气管

答案：D。

2. 王某，女性，55 岁。心绞痛病史 5 年。昨夜用力排便时突然心搏骤停。护士小张现场应

A. 按压人中　　B. 立即进行心电监护　　C. 迅速建立静脉通路

D. 叩击心前区及胸外心脏按压　　E. 立即给予病人使用心绞痛药物

答案：D。

第 7 单元　外科重症监护（ICU）

一、重症病人的监测和护理

（一）血流动力学监测

包括无创血流动力学监测和有创血流动力学监测，可以对循环系统血液运行的规律进行定量、动态、连续地测量和分析，特别是有创血流动力学监测，可以实时反映病人的循环状态。基础监测包括持续心电图、血压、脉搏及血氧饱和度监测。

1. 心电图　①持续观察心电活动；②监测心率、心律变化，发现有无心律失常；③观察心电波形变化；④监测药物对心脏的影响；⑤判断起搏器的功能。

2. 血压　用多普勒效应无创血压计连续监测血压为宜。

3. 脉搏　脉搏的节律、脉率、强弱、充盈度、血管壁弹性可反映外周循环状况。

4. 平均动脉压（MAP）　指心动周期的平均血压值，正常为 10.9 ～ 13.6kPa。平均动脉压＝舒张压＋1/3（收缩压－舒张压）。

5. **中心静脉压**（CVP）　是腔静脉与右心房交界处的压力，反映右心前负荷的指标。**正常值 0.49 ～ 1.18kPa（5 ～ 12cmH$_2$O）**。CVP 过低表示血容量严重不足，应该给予充分补液；CVP 过高提示液体输入量过多或心功能不全。

6. 肺动脉楔压（PAWP）　正常值为 0.8 ～ 1.6kPa。当 PAWP＞2.4kPa 时，说明左侧心功能不全；＜0.8kPa 表示心脏前负荷降低。

7. 心排血量　指每分钟射血量，是监测左侧心功能最重要的指标。

8. 心脏指数　是反映心肌收缩力，正常值为 2.8 ～ 4.2L/（min · m^2）。

（二）血流动力学监测静脉置管病人的护理

1. 心理护理　病人缺少对静脉置管术的认知与了解，穿刺前，需向病人详细介绍置管的目的、过程及配合方法，消除病人心理顾虑，使其能够积极配合。

2. 预防感染　严格按照无菌原则进行操作；导管穿刺点周围需定期更换无菌敷料，若敷料被浸湿或污染立即更换。

3. 妥善固定并保持管腔通畅　妥善固定导管及各连接处，防止导管脱出引起出血或空气

进入。

4. 中心静脉导管（CVP）的护理　每日更换输液管道，并准确记录24小时出入量；不可在置管处进行输液、静脉采血等操作。

5. 拔管后护理　局部加压固定后用敷料覆盖，必要时沙袋压迫6～8小时，拔管后的24小时内，注意观察局部有无渗血及肢体肿胀等情况发生。

（三）呼吸功能的监测

1. 潮气量（VT）　指平静呼吸时，一次吸入或呼出的气体容量，正常值8～12ml/kg，男性略大于女性，是呼吸容量测定中最常用的项目之一。

2. 肺活量　指平静时，一次呼吸末吸气至不能吸为止，然后呼气至不能再呼出为止的有效气体容量。正常值65～75ml/kg。主要用于判断肺和胸廓的膨胀度。

3. 生理无效腔容积（VD）是解剖无效腔与肺泡无效腔的容积之和。VD/VT的比值反映通气效率。

4. 肺内分流量　正常人分流值为3%～5%。

5. 常用血气分析指标

（1）血pH：正常值为**7.35～7.45**，是监测酸碱平衡的主要指标。

（2）动脉血氧分压（PaO_2）：正常值为**80～100mmHg**。PaO_2＜60mmHg是诊断低氧血症的指标。

（3）动脉CO2分压（$PaCO_2$）：正常值**35～45mmHg**。$PaCO_2$＞50mmHg是判断呼吸衰竭的必要条件。

（4）动脉血氧饱和度（SaO_2）：正常值0.96～1，反映血液中血红蛋白浓度。

（5）标准碳酸氢盐（SB）和实际碳酸氢盐（AB）：若AB＜SB，即PaO_2＜5.3kPa，提示有过度换气；若AB＞SB即PaO_2＞5.3kPa，提示有CO_2潴留。

（四）其他系统及脏器功能的监护

1. 中枢神经系统监测　包括：①生命体征；②瞳孔；③意识状态；④颅内压监测、脑电图、脑血流率图等；⑤肢体活动、语言、视听等。

2. 肝功能监测　包括意识、黄疸、腹水、血清胆红素、血清白蛋白、球蛋白、血氨及谷丙转氨酶监测。

3. 肾功能监测　包括尿量、尿比重、尿常规检查、肌酐、尿素氮、尿蛋白定量分析、代谢废物清除率等。

（1）尿量：正常成人每天尿量为**1000～2000ml**，24小时**＜400ml为少尿，＜100ml为无尿，＞2500ml为多尿**。

（2）尿比重：正常值**1.010～1.030**，是测定尿浓缩与稀释功能的简单、易行的方法。

（3）内生肌酐清除率（Ccr）测定：**正常值为80～100ml/min**。如降至51～70ml/min，为轻度肾小球功能减退；31～50ml/min，为中度减退；＜30ml/min为重度减退。Ccr可作为肾小球滤过功能的重要指标，可早期判断肾小球的损害程度。

（五）氧疗

氧疗是通过提高吸入气体中氧分压来增加血氧饱和度，以缓解或纠正缺氧的重要手段，也是缓解低氧血症的有效措施和治疗呼吸衰竭的重要方法。

1. 适应证　对于成人低氧血症者，应用氧疗的标准是 PaO_2＜8kPa（60mmHg）。

2. 方法　分为高流量吸氧和低流量吸氧两类。

3. 目的　纠正低氧血症，改善缺氧症状，减少心肺做功。

4. 并发症　氧中毒、肺不张、二氧化碳麻醉、鼻和呼吸道黏膜干燥、呼吸抑制、晶状体后纤维组织增生等。

5. 护理要点　①用氧过程中应加强监测，密切观察病人的意识、皮肤有无发绀、咳嗽和咳痰能力、呼吸幅度和节奏。定时检查病人的瞳孔、心率、血压、心电图和血气、电解质等。②防止交叉感染。③湿化吸入的气体。④注意用氧安全。

（六）人工气道

常用的人工气道有气管插管和气管切开。

1. 建立人工气道的适应证　上呼吸道梗阻、气道保护性机制受损、不能清除气道内的分泌物以及需提供机械通气的通道等。

2. 人工气道梗阻的常见原因　导管发生扭曲、痰栓等异物堵塞管道、气管壁塌陷、管道远端开口嵌顿于隆突或气管侧壁和支气管等。

3. 人工气道梗阻的处理方法　调整人工气道的位置、抽出气囊内的气体、试验性插入吸痰管并有效吸痰。

（七）机械通气

机械通气是治疗呼吸衰竭的重要方法。

1. **适应证**　①各种原因导致的心搏、呼吸停止，需行心肺复苏者；②严重换气功能障碍者；③中枢性呼吸功能障碍如脑出血、中毒等；④ COPD 急性发作、重症哮喘等严重通气不足者；⑤重症肌无力、高位截瘫等所致的呼吸功能障碍。

2. 禁忌证　①肺大疱和肺囊肿；②严重的肺出血；③气管－食管瘘；④低血容量性休克未补充血容量。

3. 基本模式　①控制通气；②辅助 / 控制通气；③同步间歇指令通气；④压力支持通气；⑤持续气道正压；⑥双相气道正压通气。

4. 呼吸机的**撤离指征**　①呼吸衰竭的病因好转或去除；②氧合指数正常；③血流动力学稳定，没有心肌缺血动态变化；④自主呼吸平稳、有较强的咳嗽能力。

5. 机械通气病人的**护理要点**　①**严密观察病情变化**：包括循环、呼吸功能，意识状态，血气分析结果等；②**心理护理**：给予患者支持和安慰，解除其焦虑和恐惧情绪；③**做好人工气道护理**：包括气道的固定、气管内吸引的注意事项、人工气道的湿化以及气囊的护理；④**观察呼吸机是否与病人呼吸同步**，及时查找原因并处理，防治各种并发症。

试题精选

1. 张某，男性，35 岁。工地施工时意外损伤头部，入院时已昏迷，收治 ICU 病房，不是必需的观察项目为

A. 瞳孔　　B. 反射　　C. 尿量

D. 肢体活动　　E. 意识状态

答案：C。

第8单元　手术前后病人的护理

围术期：从确定手术开始，到手术后痊愈出院为止的这段时间称围术期。

手术分类如下：

1. 按目的分　①诊断性手术：诊断疾病，如活体组织检查；②根治性手术：彻底治愈疾病；③姑息性手术：减轻症状。

2. 按时限分　①急症手术：病情危急，如脾破裂；②限期手术：时间可选择，但是有限制，如恶性肿瘤根治术；③择期手术：无时间无限制，如疝修补术。

一、手术前病人的护理

（一）护理评估

1. 评估病人一般状况　①一般资料：性别、年龄、职业等；②现病史；③既往史；④药物过敏史等。

2. 评估病人身体状况　①呼吸系统、循环系统、神经系统等全身各系统功能状况；②术前各项检查的指标与结果；③对手术的了解程度及耐受能力。

3. 评估病人手术前心理社会状况　是否存在术前焦虑、恐惧情绪、了解其经济承受能力。

（二）护理措施

1. 心理护理　术前与病人建立良好的医患、护患关系，帮助病人及其家属缓解不良情绪。让病人对自身疾病及手术有所了解，消除其恐惧心理。

2. 环境准备　病室适宜温度为18～20℃，湿度为50%～60%。

3. 身体准备　协助病人完成各项术前检查。

4. 皮肤准备　术前1日下午或晚上洗浴。术区备皮原则：应包括切口周围至少**15cm**的范围。如上腹部手术，皮肤准备上自乳头水平，下至耻骨联合，两侧至腋后线。

5. 呼吸道准备　戒烟，进行深呼吸、有效咳嗽等训练。预防感冒。

6. 胃肠道准备　①**禁食禁饮**：成人择期手术前**8～12小时禁食**，术前**4小时禁饮**，目的是防止麻醉或术呕吐发生窒息或吸入性肺炎，也可预防消化道手术中的污染。②消化道手术者，术前1～2天进流食饮食。③**留置胃管**：**消化道手术**或某些特殊疾病手**术前应放置胃管**。④**灌肠**：**消化道手术**除急诊手术病人严禁灌肠外，择期限期手术病人于术前一日晚行清洁灌肠；肠道手术前3日开始做肠道准备。⑤**练习床上大小便**。

7. 预防术后感染　遵医嘱合理应用抗生素。

8. 其他　加强饮食指导，促进休息和睡眠，病情允许者可适当增加日间活动。

二、手术后病人的护理

（一）护理评估

1. 评估术中情况，了解手术对病人机体活动的影响。

2. 评估术后病人身体状况：①生命体征；②手术切口情况；③引流管；④肢体运动功能；⑤营养状态；等等。

3. 评估术后不适及并发症情况。

4. 评估手术后心理状况：病人和家属对手术的认识、了解程度。

（二）护理措施

1. 交接病人　与手术室护士做好床旁交接，搬运病人动作轻稳，保护好头部和周身管路。正确连接各引流管，注意保暖。

2. 病情观察　密切观察患者的生命体征、切口疼痛、愈合情况、术后不适及术后并发症的表现。

3. 术后体位　根据麻醉类型及手术方式安置病人。①全麻未清醒病人，采取**平卧位，头偏一侧**。②蛛网膜下腔阻滞病人，应**去枕平卧或头低卧位 6 ～ 8 小时**，以防头痛，硬脊膜外阻滞病人需**平卧 6 小时**。③**麻醉清醒血压平稳后，颈、胸、腹部手术病人可取半卧位**，有利于呼吸和血液循环，减轻切口处张力，使炎症局限在盆腔，避免形成膈下脓肿。④颅脑手术后，如无休克或昏迷者取 **15°～ 30°头高足低卧位**，利于脑部静脉回流。⑤脊柱或臀部手术者，取俯卧位或仰卧位。⑥休克病人取**中凹卧位**或**平卧位**。

4. 维持正常生理功能

（1）保持呼吸道通畅，及时吸痰，清除口腔内过多分泌物。

（2）维持有效循环血容量和水、电解质平衡。

（3）术后饮食护理：局部麻醉的小手术，体表或肢体手术，全身反应较轻的病人，术后即可进食；椎管内麻醉者，术后 3 ～ 6 小时即可进食；消化道手术后，一般需禁食 24 ～ 48 小时，待肠蠕动功能恢复、肛门排气后可开始进食少量流食，逐步过渡到半流食、普食等。术后留置空肠营养管者，于术后第 2 日自营养管滴入营养液。

（4）活动：应早期活动，原则上多数病人术后 24 ～ 48 小时内可尝试下床活动。但有休克、心力衰竭、重度感染、出血、极度衰弱或需特殊制动的病人则不宜早期活动。早期活动有利于增加肺活量，减少肺部并发症的发生，改善全身血液循环，减少下肢静脉血流缓慢所致深静脉血栓，促进切口愈合，促进肠蠕动，减少术后尿潴留的发生。

（5）引流管护理：做好标记，妥善固定引流管，保持通畅，每日观察并记录引流液的颜色、性状和量。拔管时间：置于皮下等浅表部位的乳胶片于**术后 1 ～ 2 日**拔除；烟卷引流术后 **3 日**拔除；预防性引流渗血的腹腔引流管，引流量极少，术后 **1 ～ 2** 日即可拔除，引流量较多，则需放置 **5 ～ 7 日**；胸腔引流管待胸部透视证实肺膨胀良好后拔除；胃肠减压管一般在**胃肠道功能恢复、肛门排气后**拔除。

5. 术后不适的护理

（1）**切口疼痛**：术后 24 小时内疼痛最明显，2 ～ 3 日后逐渐减轻。护理措施：向病人解释伤口疼痛的原因；评估疼痛，根据疼痛原因及程度，采取有效护理措施；分散病人注意力；遵医嘱给予镇静、镇痛药；观察病人疼痛规律，下一次剂量在前次给药效果消失之前给予效果好。满足病人对舒适的要求，协助病人变换体位。

（2）**恶心、呕吐**：常因麻醉反应引起。护理措施：注意病人的体位，呕吐时应头偏向一侧，防止误吸；观察并记录呕吐的次数、颜色、性状和呕吐量，加强口腔护理；遵医嘱给予止吐、解痉药物，也可针灸镇痛；呕吐不止者，应查明原因并处理原发病。

（3）**腹胀**：因麻醉或手术引起胃肠功能受抑制，肠腔内积气过多造成腹胀。护理措施：

协助病人勤翻身，早期下床活动；腹部热敷；也可行肛管排气或低压灌肠；非胃肠道的手术，可遵医嘱给予新斯的明肌内注射，缓解腹胀和尿潴留。

（4）**尿潴留**：较为常见，因腰麻使排尿反射受抑制以及盆腔、肛门、会阴部手术后或因环境改变而引起。护理措施：为病人提供隐蔽的如厕环境，稳定病人的情绪，诱导排尿；病情允许可协助其下床排尿；或遵医嘱采用针灸治疗等；以上措施无效时，在无菌操作下导尿，一次放尿不超过1000ml。

6. 术后并发症的观察与护理

（1）**出血**：常发生在术后1～2天，尤其是麻醉清醒后数小时内。常见原因：术中止血不完善、创面渗液未完全控制、凝血功能障碍、活动幅度过大等。护理措施：密切观察病人的生命体征、手术切口渗液、敷料状况及引流液的性状、颜色和引流量等，一旦确诊术后出血，及时通知医生，积极做好再次手术的准备。

（2）**肺部感染**：常发生在胸、腹部大手术后，特别是老年人或长期吸烟、急慢性呼吸道感染者。多由术后呼吸运动受限，痰液等分泌物排除不畅所致。护理措施：术后协助病人翻身、扣背，指导病人深呼吸、有效咳嗽，促进分泌物排出；取半卧位，病情允许时尽早下床活动；保持室内空气新鲜，温湿度适宜，保证每日足够的液体摄入量；痰液黏稠者予超声雾化吸入，必要时吸痰；遵医嘱应用抗生素及祛痰药物。

预防措施：①术前戒烟及治疗原有呼吸系统疾病，进行深呼吸和有效咳嗽训练；②全身麻醉手术拔管前注意吸净支气管内的分泌物；③术后取平卧位，头偏一侧，避免呕吐物和分泌物误吸；④胸、腹带包扎松紧适度，防止太紧限制呼吸；⑤术后鼓励病人深呼吸、有效咳嗽或给予化痰药物，以利于支气管内分泌物排出。

（3）**尿路感染**：常继发于尿潴留、长期留置尿管或多次反复导尿。护理措施：术前练习床上排尿；指导病人自主排尿，因疼痛引起排尿不畅时应适当镇痛；鼓励病人饮水，保持尿量＞1500ml/d；留置导尿的病人，操作时要严格执行无菌技术；观察尿液并及时送检。

（4）**切口感染或切口裂开**

①切口感染：常发生在术后3～5天。表现为切口局部有红肿、疼痛加剧或体温升高等。护理措施：术中严格遵循无菌原则，防止无效腔、血肿或异物残留；观察切口情况，保持伤口敷料的清洁干燥；局部理疗；必要时拆除缝线引流，定时换药；遵医嘱使用有效抗生素；加强营养支持，增强病人抗感染能力。

②切口裂开：见于年老体弱、营养状况不良、肢体邻近关节部位、切口缝合不当或腹压突然增加（如起床，用力排便，咳嗽）的病人。常发生于拆除皮肤缝线后24小时内或腹部手术后7日左右。护理措施：术前改善营养状况，术中仔细缝合，术后预防感染，避免用力排便、咳嗽、打喷嚏等引起腹内压骤升的因素；稳定病人情绪。切口部分裂开时，用蝶形胶布固定伤口，并以腹带加压包扎；切口全层裂开时，用无菌生理盐水纱布覆盖切口及脱出的脏器，通知医生处理，切忌将脱出的脏器回纳腹腔，以免引起腹腔感染。

（5）**深静脉血栓形成**：多见于下肢。形成原因包括手术后长时间制动、卧床，下肢静脉多次输注高渗性液体、刺激性药物，手术导致组织破坏等。护理措施：加强预防，患肢抬高、制动，遵医嘱应用低分子右旋糖酐及复方丹参溶液，改善微循环、首选尿激酶和抗凝血药溶栓，禁忌患肢静脉滴注及按摩。

（6）**消化道并发症**：常见为急性胃扩张、肠梗阻等。预防措施：胃肠道术前灌肠、留置胃管；行胃肠减压术；术后禁食、取半卧位，按摩腹部、鼓励病人早期下床活动；维持水、电解质平衡；术后3～4天仍无肠蠕动，遵医嘱给予开塞露、肛管排气或灌肠。

（7）皮肤并发症：**压疮**是常见，原因：术后长期卧床，病人局部组织长期受压，同时汗液、尿液等各种体液刺激皮肤、水肿等。预防护理措施：保持病人皮肤清洁及床单位、平整、干燥；每隔2小时翻身一次，并做好每班记录；鼓励早期下床活动；增加营养支持；去除致病因素：小水疱未破溃可自行吸收；大水疱在无菌操作下用注射器抽出疱内液体，无菌包扎；浅度溃疡用透气性好的保湿敷料覆盖；坏死溃疡者，清洁创面、去除坏死组织、彻底引流。

试题精选

1. 上腹部手术皮肤准备的范围是
A. 上自锁骨，下至肋缘，两侧至腋后线
B. 上自剑突水平，下至脐水平，两侧至腋后线
C. 上自乳头水平，下至耻骨联合，两侧至腋后线
D. 上自锁骨，下至髂前上棘水平
E. 上自剑突水平，下至大腿上1/3
答案：C。

2. 不利于预防术后肺部感染的因素是
A. 术前戒烟　B. 协助病人取半卧位
C. 维持每日液体摄入量在2000～3000ml
D. 应用抗生素　E. 应用镇咳药
答案：E。

3. 与术后切口裂开无关的因素是
A. 营养不良　B. 切口感染　C. 呕吐
D. 腹泻　E. 咳嗽
答案：D。

第9单元　手术室护理工作

一、手术物品准备和无菌处理

1. 布单类　包括**手术衣**和各种**手术单**，均采用高压蒸汽灭菌消毒方式。

2. 敷料类　包括吸水性强的**脱脂纱布**和**脱脂棉花**。纱布类敷料包括纱布垫、纱布块、纱布球及纱布条，适用于耳鼻喉手术。棉花类敷料包括棉垫、带线棉片、棉球、棉签，用于术中止血、压迫、包扎、拭血等。各种敷料均需高压蒸汽灭菌。

3. 器械类　手术器械是外科手术操作的必备物品，应专人保管。包括基本器械和特殊器

械，基本器械包括切割及解剖器械、夹持及钳制器械、牵拉器械、探查及扩张器以及取拿异物钳，多由不锈钢制成。特殊器械有内镜类、吻合器类以及其他精密仪器。器械管理要求：器械台保持干燥、整齐、无菌，各类物品分类放置，器械按使用次序先后放置，吸引器头用后及时用生理盐水冲洗以免堵塞。

4. 缝线和缝针　缝线类分为可吸收和不可吸收线两类，可吸收线分为天然缝线和合成缝线两类。不可吸收线指不能被组织酶消化的缝线。缝针按用途分三角针和圆针两类，三角针用于缝合皮肤或韧带等坚硬组织，圆针可缝合血管、神经、脏器、肌肉等。

5. 引流物　常用的引流物包括乳胶片引流条、烟卷式引流条、纱布引流条、引流管等。

二、手术人员的准备

1. 一般准备　手术人员在手术室入口处更换专用鞋，进入更衣室更衣，上衣应扎入裤中，不得外露自身衣物，专用手术帽遮住头发，口罩遮住口鼻，方可进入限制区进行手消毒。

2. 外科手消毒　外科手消毒是指手术人员通过机械刷洗和化学消毒方法消毒皮肤，以达到除去双手和前臂的暂居菌和部分常驻菌的目的，包括肥皂水刷手法、碘伏刷手法、灭菌王刷手法三类。用肥皂水刷手时若乙醇过敏，可用1∶5000氯己定或1∶1000苯扎溴铵浸泡。具体步骤如下。

（1）洗手前先修剪指甲，去除指甲沟内污垢，将衣袖卷至上臂上1/3处。

（2）按照七步洗手法用流动水洗净手臂及肘部。

（3）用消毒海绵蘸刷手液，从指尖至手腕、手腕至肘部、肘部至肘上，左右手臂交替进行，有顺序地刷洗共10分钟。

（4）用两条小毛巾（纱布代替）分别从指尖至上臂擦干，擦过肘部以上的毛巾不可回擦手部。

（5）浸泡：双手及前臂浸泡在75%乙醇内3～5分钟，浸泡范围至肘上6cm。

（6）消毒后，保持拱手姿势待干，此后双手不得下垂，不能接触未经消毒物品。

三、病人的准备

1. 一般准备　准备手术的病人提前送达手术室，手术室护士应仔细核对各项内容并对其进行心理护理。

2. 手术体位　巡回护士根据手术部位进行安排。

（1）仰卧位：最常见。适用于胸、腹、乳房、上肢及下肢手术。

（2）侧卧位：适用于颅脑、肺、气管、侧胸壁、侧腰部（肾及输尿管中上段）手术。

（3）俯卧位：适用于颈椎后路、脊柱后入路、骶尾部、背部手术。

（4）截石位：适用于肛门、尿道、会阴、阴道手术、阴式子宫镜检查、膀胱镜检查、经尿道前列腺电气切术等。

（5）半坐卧位：适用于鼻咽部手术。

3. 手术区皮肤消毒

（1）目的：杀灭手术切口及周围皮肤上的病原微生物。

（2）消毒剂及消毒范围：目前国内常用碘仿（0.2%安尔碘），包括手术切口周围15～

20cm 的区域，如有延长切口的可能，则应再扩大消毒范围。

（3）消毒原则：①由手术切口向四周涂擦。②感染伤口或肛门会阴部等处手术，则应自手术区外周涂向感染伤口或会阴肛门处。③接触污染部位的纱球不可回擦。

4. 手术区铺单法　术区皮肤消毒后，铺无菌布，其目的是建立无菌安全区，除显露手术切口所必需的最小皮肤区以外，遮盖住其他部位，以避免和减少术中污染。铺单原则是除术野区外，周围要有 4 ～ 6 层无菌布单遮盖，外周最少 2 层。大单的头端应超过麻醉架，两侧和足端应垂下手术台边缘＞30cm。手术区铺切口巾时，用 4 块无菌巾遮盖切口周围皮肤，每块巾的内侧缘距切口线 3cm 以内，用四把布巾钳固定。

四、手术配合

1. 器械护士

（1）术前 1 天评估病人手术类型及医生对该手术有无特殊要求。

（2）术前与巡回护士共同清点纱布、纱布垫、器械、缝针及线的数目，协助术者做好病人的皮肤消毒，铺巾，严格执行无菌操作技术，提前 15 分钟洗手并检查该手术所需的所有用品。器械护士经无菌准备后应保持的无菌区域有双手、前臂、上臂下 1/3，腰以上前胸部。

（3）术中集中精力观察手术进行情况，准确而迅速地传递器械，保留术中标本及时送病理检查。

（4）清点器械、敷料，在术前和术中关闭体腔及缝合伤口前，与巡回护士共同准确清点各种器械、敷料、缝针等数目，核对并登记。

（5）手术结束后，将一般器械和精细器械洗净后，擦干上油放回原处。

（6）无特殊原因手术全过程不许换人。

（7）实习护生担任器械护士应明确带教人并签名器械护士职责。

2. 巡回护士

（1）准备术前所需的各种物品，检查手术间内电源吸引器，手术台的零件，保证可以正常使用。保持手术室室温在 22 ～ 25℃，湿度保持在 40% ～ 60%。

（2）核对病人，术前了解病人的身心状况，检查手术区皮肤准备是否达到要求，检查各种药物试验结果，及术中有无特殊需要。

（3）协助病人摆好手术体位，充分显露术野，防止肢体受压。接台手术更换手术衣和手套时，先穿无菌手术衣，戴手套；脱衣时先脱手术衣，后脱手套。

（4）负责术中物品的供应，配合麻醉师做好输血输液工作和病情观察。

（5）手术完毕后包扎伤口。

五、手术中的无菌操作原则

1. 无菌器械台的准备　手术器械台用于术中放置各种无菌物品及手术器械，要求结构简单、整齐、无菌，易于清洁、轻便灵活。准备无菌台时，应根据手术需要，选择不同规格的器械台，铺在台面上的无菌巾共 6 层，无菌单应下垂 30cm，四周距离均匀，各类物品分类放置。铺无菌台时身体与台边保持 10cm 的距离，无菌台应为手术当日晨准备，备用的无菌台有效期 4 小时。

2. 手术中的无菌原则　所有参加手术的人员必须充分认识无菌操作的重要性并认真遵守

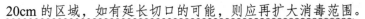

无菌原则。

（1）**明确无菌范围**：手术人员穿无菌手术衣、戴无菌手套后，背部、腰以下和肩部以上都应视为有菌区，不能再用手触摸。双手臂应在腰水平以上，靠近身体，不可高举过肩或下垂过腰或交叉腋下。手术床边缘及无菌桌桌缘以下的布单不可接触，超过手术床边缘以下的物品一概不可再取回使用。无菌桌仅桌缘平面以上属于无菌，参加手术的人员不得扶持无菌桌的边缘。

（2）**保持无菌物品无菌**：无菌区内所有物品都必须严格灭菌，若无菌包被破损、潮湿、污染均应视为有菌。手术中前臂或肘部若受污染应立即更换手术衣，若手套破损或接触到有菌物品后，应立即更换无菌手套。无菌区的布单若被水或血湿透，应加盖干无菌巾或更换新无菌单。1份无菌物品仅限1个病人使用，打开后即使没用，也不能再给其他病人使用，必须待灭菌后再用。

（3）**保护皮肤切口**：皮肤虽经消毒，但只能达到相对无菌。因此在切开皮肤前，先粘贴无菌塑料薄膜，再经薄膜切开皮肤，以保护切口。切开皮肤和皮下脂肪层后，切口边缘应用无菌大纱布垫或手术巾遮盖并固定，仅显露手术野。凡与皮肤接触过的刀片和器械不能再用，延长切口或缝合前需用75%乙醇消毒皮肤1次。

（4）**正确传递物品和调换位置**：术者或助手需要器械时应由器械护士从器械升降台侧**正面方向传递**，不可经手术人员背后或头顶方向传递器械及手术用品。手术过程中，同侧手术人员如需调换位置，一人先退后一步，转过身背对背地转至另一位置，以防触及对方背部不洁区。

（5）**沾染手术的隔离技术**：进行呼吸道、胃肠道、宫颈等沾染手术时，先用纱布垫保护周围组织，然后再切开空腔脏器，并随时吸除外流的内容物。被污染的器械及其他物品应放在污染器械的盘内，避免与其他器械接触，污染的缝针及持针器应在等渗盐水中刷洗。当全部沾染步骤完成后，应用无菌水冲洗或更换无菌手套，尽量减少污染。

（6）**减少空气污染**：手术时应关闭门窗，减少人员走动。手术过程中保持安静，避免不必要的交谈。口罩若潮湿，应及时更换。请护士擦汗时，头应转向一侧。尽量避免咳嗽、打喷嚏，不得已时须将头转离无菌区。每个手术间参观的人数不应超过2人，且不可太过靠近手术人员、不可站得太高，禁止在室内频繁走动。

试题精选

器械护士和巡回护士的共同责任是

A. 配合麻醉，协助输液　　B. 管理器械台　　C. 准备用物

D. 协助术者消毒铺巾　　E. 清点器械、敷料

答案：E。

第 10 单元　外科感染病人的护理

一、概述

感染是由病原微生物侵入人体生长繁殖引起的炎症反应，包括局部和全身感染。外科感染的特点：①感染大多与手术、损伤有关；②多为多种细菌引起的混合感染；③大部分感染病人有明显而突出的局部症状和体征；④当感染严重，药物不能控制时，需采取手术治疗。

【临床表现】①局部表现：**红、肿、热、痛和功能障碍**，是化脓性感染的典型症状；②全身症状：感染轻微时无全身症状，感染较重时常有发热、呼吸心搏加快、头痛、乏力、食欲减退等，严重感染可出现代谢紊乱、神志异常，甚至出现感染性休克；③特殊表现：特异性感染病人有特殊的临床表现，如破伤风病人可出现强直性肌痉挛、抽搐，气性坏疽病人出现局部皮下捻发音等。

二、浅部软组织的化脓性感染

【临床表现】

1. 疖　初起时局部皮肤表现为红、肿、痛的小硬结，以后逐渐变大形成圆锥形的小隆起；化脓后，结节中央组织坏死软化，中心出现黄白色的脓栓，触之有波动感；脓栓脱落后排出少许脓液，炎症逐渐消失而愈合。

2. 痈　早期皮肤局部出现小片暗红色硬结，其中可见数个脓点，疼痛较轻；随病情进展，中央区皮肤坏死，呈“火山口”状，有多个脓栓，局部疼痛加剧，有明显的全身症状，如寒战、高热、食欲减退、乏力等症状，严重者可因脓毒症或全身化脓性感染而危及生命。

3. 急性蜂窝织炎　①一般性皮下蜂窝织炎：表现为局部皮肤组织红肿、疼痛，向四周扩散，不局限；②产气性皮下蜂窝织炎：以厌氧菌为主，进展快，局部可触及皮下捻发音，组织筋膜坏死，脓液恶臭，全身症状严重；③颌下急性蜂窝组织炎：可出现喉头水肿和气管受压，严重者发生窒息。

4. 丹毒　起病急，初始症状有发热、畏寒、头痛、周身不适等。皮肤出现鲜红色片状红疹，略隆起，中间颜色浅，周围较深，烧灼样疼痛，边界清楚。面部丹毒可伴有颈淋巴结肿大，下肢丹毒可伴有腹股沟淋巴结肿大，病变少见化脓。丹毒可复发，下肢丹毒反复发作，可引起淋巴水肿，严重者可导致下肢象皮肿。

5. 管状淋巴管炎及淋巴结炎

（1）管状淋巴管炎分深、浅两种。①浅层：皮下有一至多条“红线”，质硬伴压痛；②深层：无“红线”，有下肢肿胀及条形压痛区。

（2）淋巴结炎：轻者局部淋巴结肿大、触痛，重者疼痛加重伴全身症状。

三、手部急性化脓性感染

【临床表现】

1. 甲沟炎和脓性指头炎　①甲沟炎多无全身症状；早期一侧甲沟皮肤出现红、肿、痛，炎症能自行消退，也可迅速发展形成脓肿，感染可波及甲根部甚至对侧甲沟，形成半环形脓肿；感染继续向深蔓延可形成指头炎或指甲下脓肿。处理不当，可演变为慢性甲沟炎或指骨骨髓炎。②脓性指头炎：早期指头发红，轻微肿胀，伴针刺样疼痛，后期疼痛逐渐加重伴全身症状，甚至出现组织缺血坏死。

2. 急性化脓性腱鞘炎、滑囊炎和手掌深部间隙感染　病情发展迅速，病人有发热、头痛、食欲减退、脉搏增快、呼吸急促、全身不适等症状。局部表现：①腱鞘炎：患指出现明显的均匀性肿胀、疼痛，尤以中指节为甚，治疗不及时可导致肌腱坏死而丧失手指功能；②滑囊炎：常继发于腱鞘炎，表现为患指肿胀、压痛，手指不能伸直、外展或被动伸指引发剧痛；③掌深间隙感染：分为掌中间隙感染和鱼际间隙感染。掌中间隙感染表现为掌心凹陷消失，皮肤发白、疼痛明显，中指、环指、小指半屈曲、伸直时伴剧痛。鱼际间隙感染时掌心凹存在，大鱼际和拇指指蹼肿胀、压痛，示指半屈，拇指外展微屈、伸直时剧痛。

四、全身性感染

【临床表现】脓毒症和菌血症共同表现：①起病急、病情重、病人骤起寒战、高热或体温高达 40 ～ 41℃；②头痛、头晕、恶心、呕吐、腹胀、面色苍白或潮红、出冷汗、神志淡漠、烦躁、谵妄、昏迷；③心率加快、脉搏细速、呼吸困难、肝脾大、皮下淤血等；④代谢紊乱，出现多器官功能障碍或衰竭；⑤严重可导致感染性休克。

不同表现：①菌血症，热型呈稽留热；血细菌培养常为阳性；一般不出现转移性脓肿；②脓毒症，热型呈弛张热；在寒战高热时采血送细菌培养常为阳性；体温正常时，血细菌培养可为阴性。随病情进展，转移性脓肿可不断出现。

【护理措施】①控制感染，维持体温正常；②补充营养，增强机体抵抗力；③积极治疗原发病，预防并发症；④及时做血培养，依据其结果，遵医嘱选用合适的抗生素；⑤加强心理护理和健康教育。

五、特异性感染

（一）破伤风

【临床表现】分**潜伏期**、**前驱期**和**发作期** 3 期。

1. 潜伏期　无症状，长短不一，通常为 7 ～ 8 天，个别病人伤后 24 小时内发病，最长可达数月甚至数年。潜伏期越短，预后越差，病死率越高。

2. 前驱期　乏力、头痛、头晕、烦躁不安、咀嚼无力、张口不便、打哈欠，局部肌肉发紧、酸痛和反射亢进。

3. 发作期　典型的症状是肌紧张性收缩的基础上呈现阵发性强烈痉挛。通常**最先受累的是咀嚼肌**，以后依次为表情肌、颈、背、腹、四肢肌，最后为膈肌。表现为咀嚼不便、张口困难、牙关紧闭，苦笑面容，颈部肌群呈持续收缩状态，颈项强直，角弓反张；任何轻微刺激，如声音、光线、疼痛、触碰、饮水等均可诱发强烈的阵发性痉挛。病人表现为口唇发绀、呼吸急促、大汗淋漓、头颈频频后仰、手足抽搐不止，口吐白沫，呼吸肌痉挛可导致呼吸停止，发作时病人意识始终清醒。强烈肌痉挛可致骨折，膀胱括约肌痉挛可引起尿潴留，呼吸肌痉挛可致呼吸骤停，病人主要死因为窒息、心力衰竭和肺部感染。

【护理措施】①保持呼吸道通畅。②创造良好的环境，将病人安置于单人隔离病房，专人护理，保持安静，限制探视，减少任何不必要的刺激，避光，防止噪声，减少抽搐发作。③支起床挡，保护病人，防止外伤。④加强基础护理。⑤做好接触隔离，病人的排泄物和使用过的物品需按要求处理和消毒。⑥加强营养：协助病人进食高热量、高维生素饮食，少量多餐。⑦健康教育：宣传破伤风的发病原因和预防知识，保持皮肤清洁、避免损伤、积极治疗原发病及全身性疾病；加强自我保护意识，儿童应定期注射破伤风类毒素，获得主动免疫。⑧出现下列情况应及时就诊，清创并注射破伤风抗毒素：任何较深的外伤伤口，如木刺、锈钉刺伤；伤口虽浅但沾染了人、畜的粪便；院外的急产或流产，未经消毒处理者；陈旧性异物摘除术前。

（二）气性坏疽

【临床表现】病情发展急速，预后差。病人全身情况在 12 ～ 24 小时迅速恶化。潜伏期一般为 1 ～ 4 天，最短 6 ～ 8 小时。早期病人常自觉为伤肢沉重，有包扎过紧或疼痛感。伤处出现“胀裂样”剧痛，一般镇痛药不能缓解。皮肤肿胀进行性加重，颜色由苍白迅速转为紫红色，继而呈紫黑色；伤口中有大量浆液性或血性渗出物流出，皮下如有积气，轻压可有捻发感；病人意识清楚，表情淡漠或烦躁不安，高热、速脉、大汗、呼吸急促、伴进行性贫血；晚期可出现溶血性黄疸、外周循环障碍和多器官衰竭等。X 线片检查显示软组织肌群有积气。

【护理措施】①缓解疼痛、控制感染、维持正常体温；②加强伤口护理，促进组织修复。详细记录伤口情况，更换下的敷料焚烧处理，敞开的创口应用 **3% 过氧化氢溶液**或 **0.01% 高锰酸钾溶液冲洗**；③截肢病人应进行专科护理及心理护理。④对症治疗，病情观察、防治并发症的发生。⑤严格执行接触隔离消毒制度。⑥加强预防气性坏疽知识宣教。

试题精选

1. 痈的临床表现特点是

A. 一般无明显的全身症状　B. 好发于皮脂腺丰富的部位

C. 致病菌为溶血性链球菌　D. 病变区有多个脓栓　E. 触之有波动

答案：D。

2. 经接触传染的感染病变是

A. 甲沟炎　B. 痈　C. 疖

D. 气性坏疽　E. 急性蜂窝织炎

答案：D。

3. 气性坏疽病人的伤口特点是

A. 伤口呈鲜红色

B. 疼痛轻，可流出浓稠液体

C. 伤口周围无捻发感，但流出恶臭液

D. 剧痛，可流出恶臭液

E. 剧痛，可流出无味液

答案：D。

4. 关于非特异性感染病人的护理措施，错误的是

A. 注意水电解质平衡　B. 密切观察生命体征　C. 局部热疗，理疗

D. 严格执行必要隔离　　E. 经常应用抗生素预防感染

答案：**E**。

5. 金某，男性，45岁。铁钉刺伤足底8小时，伤口约10cm，入院时伤口污染较重，创缘肿胀，无出血。下列处理正确的是

A. 清水冲洗　　B. 清创后不予包扎　　C. 清创后一期缝合

D. 清创后生理盐水纱布填塞　　E. 清创后注射破伤风抗毒血清

答案：**E**。

6. 朱某，男性，20岁。破伤风病人，频繁抽搐引起肘关节脱位，呼吸道分泌物增多。此时最先采取的护理措施是

A. 解痉药　　B. 镇痛药　　C. 气管切开

D. 快速应用TAT　　E. 大量抗生素治疗

答案：**C**。

7. 琪琪，10岁。面部“危险三角区”疖已2日有余，今日入院，护士在健康宣教时应特重点强调不要挤压患处，是为了防止发生

A. 瘢痕　　B. 颅内海绵状静脉窦炎　　C. 感染

D. 败血症　　E. 接触性传染

答案：**B**。

第11单元　损伤病人的护理

一、概述

【临床表现】

1. 局部症状　**疼痛、肿胀、功能障碍、创口和出血**（开放性损伤特有征象）。

2. 全身症状　体温升高、全身炎症反应综合征。

【并发症及其防治】

1. 局部并发症　伤口出血，伤口裂开，伤口感染。

2. 全身并发症　休克、急性肾衰竭、挤压综合征、急性呼吸窘迫综合征（ARDS）。

【护理措施】

1. 损伤的现场急救　若发生心搏呼吸骤停，应立即心肺复苏，抢救生命。优先抢救窒息、大出血、张力性气胸、休克、腹腔内脏脱出等急危重症的病人。

2. 损伤病人的护理

（1）紧急救护：保持呼吸道通畅；心肺复苏；控制外出血；迅速恢复血容量；包扎、封闭体腔伤口；有效固定骨折、脱位；严密监测生命体征和创伤评估。

（2）一般护理：体位和制动；防治感染；镇静镇痛；维持体液平衡和营养支持。

（3）软组织闭合性损伤的护理：小范围创伤后**24小时**内局部冷敷，以减少渗血和肿胀。

12 小时后采取热敷和理疗，促进炎症吸收和消退。

二、清创术及更换敷料

更换敷料

1. 换药室管理　①严格遵守无菌操作原则；②换药时室内光线充足，空气清洁，温湿度适宜；③换药顺序：先换清洁伤口，再换污染伤口，最后换感染伤口。特异性感染伤口换药时应注意隔离，换药后按要求处理废物；④换药次数：清洁伤口缝合后第 3 天换药 1 次，至伤口愈合或拆线时，再次换药；肉芽组织生长良好、分泌物较少的伤口，每日或隔日更换 1 次；放置引流的伤口，渗出液较多时应及时换药；脓肿切开引流者次日可不换药，以免引起出血，加重感染。脓液多时，1 日需多次更换，注意保持外层敷料不被分泌物浸湿。

2. 换药方法　①换药前准备：向病人解释操作目的和方法，取得配合；按无菌操作原则戴口罩、帽子，洗手；了解伤口情况；相关物品准备。②操作：去除伤口敷料，彻底清创，处理伤口，包扎固定，换药后用物整理。

3. 不同伤口的处理

（1）缝合伤口的处理：无引流物的缝合伤口，如无感染征象，可至拆线时更换敷料。对于术中渗血较多或污染的伤口，伤口内常放置橡皮片或橡皮管引流，如渗血、渗液湿透了外层纱布，应随时更换敷料，引流物一般于术后 24 ～ 48 小时后取出。局部皮肤用 75% 乙醇消毒后，更换敷料。术后 3 ～ 4 天若病人自觉伤口疼痛或发热，应及时检查伤口评估是否发生感染。病人如出现缝线反应，即针眼周围皮肤发红，瘙痒，可用 75% 乙醇湿敷或红外线照射，使炎症吸收。**线孔处出现小脓疱时，即刻拆去此针的缝线并清除伤处脓液**，再涂以碘酊。伤口感染初期应用物理疗法，化脓时需进行引流。

（2）伤口拆线时间：一般头、面、颈部为术后 **4 ～ 5** 天拆线，四肢为术后 **10 ～ 12** 天拆线，其他部位手术 7 ～ 8 天拆线，减张缝线需 14 天拆除。拆线时间青少年患者可适当缩短，年老体弱或营养不良者，应适当推迟。

（3）肉芽创面的处理：①健康肉芽应先用生理盐水棉球蘸吸除去分泌物，然后外敷等渗盐水纱布或凡士林纱布；②如肉芽生长过度应将其剪平整后，用棉球压迫止血，或用**硝酸银**烧灼后用生理盐水湿敷，再将创缘拉拢或植皮；③肉芽水肿宜选用 **3% ～ 5% 高渗氯化钠溶液**湿敷，并注意病人全身营养状况；④创面脓液量多而稀薄时用**含有抗菌溶液的纱布**湿敷；⑤创面脓液稠厚，组织坏死多，且有臭味者，应用**含氯石灰硼酸溶液**（即氯亚明）湿敷。

（4）脓肿伤口的处理：脓液多而伤口深者，应保持引流通畅，必要时用过氧化氢溶液冲洗脓腔。浅部伤口常用凡士林或液状石蜡纱布覆盖。伤口较小而深者，应将凡士林纱布条送达创口基底部，但不可将外口堵塞，小引流口有时需再扩大切开。

三、烧伤

【临床表现与诊断】

1. 烧伤面积　①**手掌法**：病人自己五指并拢后的手掌面积约为体表总面积的 1%，五指自然分开的手掌面积约为 1.25%，此法适用于小面积烧伤的估计；②**中国新九分法**：将人体体表面积划分为 11 个 9% 的等份，另加 1%，构成 100%。可简记为**头、面、颈 3，3，3；双手、双前臂、双上臂 5，6，7；双臀、双足、双小腿、双大腿 5，7，13，21**；躯干前、

后13，13；会阴1。儿童头大，下肢相对较小，可计算为：头颈部面积＝［9＋（12－年龄）］%，双下肢面积＝［46－（12－年龄）］%。

2. 烧伤深度　目前普遍采用3度4分法，即**Ⅰ度、浅Ⅱ度、深Ⅱ度和Ⅲ度**（表2-3）。

表2-3　烧伤分度与临床特点

烧伤深度	组织损伤	局部表现	预　后
Ⅰ度（红斑性）	表皮浅层	表现为皮肤红斑，灼痛，干燥无水疱	3～7日脱屑愈合，脱屑后初期有色素加深，后逐渐消退，无瘢痕和色素沉着
Ⅱ度（水疱性）浅Ⅱ度	表皮全层、真皮浅层	红肿明显，有大小不一的水疱，疱壁薄、内含黄色澄清液体、基底创面潮红湿润，疼痛剧烈	1～2周愈合，多有色素沉着，**无瘢痕**
深Ⅱ度	真皮深层	水疱较小，疱壁较厚、基底发白或白红相间、痛觉迟钝，有拔毛痛	3～4周愈合，留有瘢痕和色素沉着
Ⅲ度（焦痂性）	皮肤全层、皮下、肌肉或骨骼	痛觉消失，创面无水疱，无弹性，干燥如皮革样坚硬或呈蜡白、焦黄，甚至炭化成焦痂，痂下可见树枝状栓塞的血管	3～4周焦痂脱落，愈合后有瘢痕或畸形

3. 烧伤严重程度

轻度烧伤：Ⅱ度烧伤总面积在10%以下。

中度烧伤：Ⅱ度烧伤面积为11%～30%或Ⅲ度面积在10%以下。

重度烧伤：烧伤总面积达31%～50%或Ⅲ度烧伤面积达11%～20%，或虽然Ⅱ度、Ⅲ度烧伤面积不足上述范围，但病人已合并休克、吸入性损伤或较重的复合伤。

特重烧伤：总烧伤面积在50%以上或Ⅲ度烧伤面积在20%以上或存在较重吸入性损伤、复合伤等。

4. 吸入性损伤　又称为呼吸道烧伤。致病原因不仅包括热力本身，还包括热力作用（燃烧）时产生的具有损害性化学物质的蒸汽、化学性烟尘、气体等有害物质吸入支气管和肺泡后，引起局部腐蚀和全身性中毒，病人出现呼吸道刺激症状，声嘶、呛咳、呼吸困难、咳炭末样痰，口鼻有黑色分泌物，肺部闻及哮鸣音等表现，多死于窒息。

【护理措施】

1. 吸入性损伤的护理

（1）**保持呼吸道通畅**：鼓励病人深呼吸，有效咳嗽及咳痰。定时翻身，及时清理口鼻腔分泌物。对于衰弱无力、咳痰困难、气道分泌物多、有坏死组织脱落的病人，应及时经口鼻或气管插管吸净；必要时气管切开行机械辅助通气。

（2）**吸氧**：氧浓度一般维持在40%，氧流量4～5L/min，鼻导管或面罩给氧。

（3）**严格掌握并观察记录液体入量及速度**，控制补液速度，防止急性肺水肿的发生。

（4）动态评估、监测生命体征，特别是呼吸功能。

2. 休克期护理　大面积烧伤病人 24 小时内主要护理措施是保证液体输入，以迅速恢复有效循环血量。常用的烧伤补液方法计算：第一个 24 小时补液量＝体重（kg）× 烧伤面积（%）×1.5ml，另加每日生理量 2000ml，即为补液总量。总量的一半，在伤后 8 小时内输完，另一半在其后 16 小时内输完。监测每小时尿量是评估休克是否纠正的重要指征，也是调整输液速度最有效的客观指标。尿量一般婴儿维持在 10ml/h，小儿 20ml/h，成人 30ml/h 以上；老年人或心血管疾病、吸入性损伤、合并颅脑损伤的病人，尿量应维持在 20ml/h 左右；有血红蛋白尿时尿量要维持在 50ml/h 以上。

3. 创面处理　①初期清创：清洗、消毒、清理创面，在休克控制后尽早进行；②包扎疗法：适用于四肢、面积小的浅Ⅱ度烧伤者；③暴露疗法：适用于头面部、会阴部、大面积烧伤或创面严重感染者；④手术疗法：深度烧伤创面，应及早手术治疗；⑤创面用药：磺胺嘧啶银可用于治疗烧烫伤创面感染，可控制感染，促使创面干燥、结痂和愈合。

试题精选

1. 大面积烧伤病人早期需大量输液，根据面积计算出的液量（不包括生理需要量）第 1 天第一个 8 小时输入该量的

A. 1/2　　B. 1/3　　C. 1/5
D. 2/5　　E. 3/5

答案：**A**。

2. 无菌手术缝合伤口，部分缝线针眼有小水疱，处理的方法是

A. 高渗溶液湿敷　　B. 注射器抽吸　　C. 提前拆去全部缝线
D. 提前拆去此部分缝线　　E. 外涂氧化锌软膏

答案：**D**。

（3—6 题共用备选答案）

A. 防腐除臭，溶解坏死组织　　B. 感染创面湿敷　　C. 肉芽水肿创面
D. 健康肉芽组织　　E. 炎症早期，消炎退肿

3. 10% 鱼石脂软膏适用于
4. 3% 氯化钠适用于
5. 攸锁溶液适用于
6. 0.02% 呋喃西林适用于

答案：**3. E**。**4. C**。**5. A**。**6. B**。

第 12 单元　器官移植病人的护理

一、器官移植的术前准备

1. 供者的选择　①供者免疫学方法：ABO 血型相容试验，预存抗体的检测，人类白细胞抗原配型。②供者的非免疫学要求：供者年龄应在 50 岁以下，无心血管、肾和肝等疾病，

无全身性感染及局部化脓性疾病。

2. 移植器官的保存　安全有效的器官保存是移植成功的先决条件，因此应遵循低温、预防细胞肿胀和避免生化损伤的原则，可将其置于软性容器中，冷保存液浸没，并以冰块维持**1～4℃**的保存温度。

3. 受者的准备　①心理准备：了解器官移植相关知识，解除思想顾虑，增强手术成功的信心；②完善术前检查：根据不同移植器官进行相关检查和免疫学检测；③免疫抑制剂的应用：根据移植器官种类和受者情况选用免疫抑制剂；④预防感染：遵医嘱预防性应用抗生素；⑤其他准备：保持皮肤清洁，预防呼吸道感染；做好饮食和肠道准备；保证充足的睡眠；加强营养，术前测量体重并记录。

4. 病室准备　①病室设施：光线及照明、通风良好，室内备空调、中心供氧及负压吸引、空气层流设备或其他空气消毒设施。②物品准备：灭菌仪器、物品等。③专用药柜：根据移植器官的种类配备相关药品，如止血药、抗生素等。④做好消毒与隔离措施。

5. 排斥反应　排斥反应是受体免疫系统对移植器官抗原的特异性免疫应答反应。根据其发生时间、组织形态、免疫机制的不同，分为以下4类。

（1）超急性排斥反应：一旦发生，只能切除移植物，进行再次移植。该反应常于移植术后**24小时**内或更短时间内发生，如误输异型血液，即可在数分钟内发生溶血反应。因体内早已具有对抗该种抗原的抗体，故一旦移植，反应很快发生。

（2）加速血管排斥反应：也称体液免疫反应。常发生在手术后的3～5天，病情进展快，移植物功能逐渐恶化并最终发生衰竭。

（3）急性排斥反应：**最常见**。多发生在术后5日至6个月内。表现为发热，寒战，局部出现炎性反应，如肿胀、疼痛、白细胞计数增多、移植的器官功能减弱或丧失等。

（4）慢性排斥反应：在移植后数月至数年内出现，移植器官的功能逐渐减退，最后功能完全丧失，唯一有效方法是再次移植。

二、皮肤移植病人的护理

【护理措施】

1. 术后护理　①植皮的肢体要**制动**并**抬高**；②保持敷料清洁和干燥；③告知病人不可随意抓挠创面，小儿为防止抓坏皮瓣，双手可适当约束；④密切观察创面，如皮下有积脓，应立即用尖头剪刀剪开小口引流脓液，但切勿挤压。如皮片坏死，应及时剪除坏死部分；⑤供皮区若未感染，可在术后2周更换敷料，创面一般愈合良好。

2. 术后并发症及护理　①感染：机体防御反应下降，长时间应用大量的抗生素后易发生真菌感染，多见于伤口、肺、尿路、皮肤、口腔等处。细菌在口腔内容易繁殖，溃疡面易引起严重感染，除定时口腔护理外，每周做1～2次咽拭子培养，真菌阳性时可用制霉菌素。②消化道出血：术后大量应用肾上腺皮质激素可诱发胃肠道黏膜发生应激性溃疡，严重者引起胃黏膜出血、穿孔。因此，移植术前应做钡剂检查排除胃溃疡；移植后用保护胃黏膜及抗酸药物。③精神症状：用大量抗排斥反应药物后可出现一系列精神症状，如兴奋、情绪波动、多疑、烦躁等。护士应做好心理护理，出现精神症状时需严密观察，防止意外发生。

试题精选

1. 器官移植后慢性排斥反应的特点是

A. 全身不适　　B. 持续高热　　C. 剧痛

D. 可发生在移植后数月至数年

E. 组织学表现为移植器官的间质弥漫性水肿

答案：D。

2. 王某，男性，30 岁。行肾移植手术，供者为孪生兄，术后 10 天情况良好，近 3 天尿量较少，每日约 800ml，病人可能是

A. 超急排斥反应　　B. 加速性排斥反应　　C. 急性排斥反应

D. 慢性排斥反应　　E. 液体入量不足

答案：E。

第 13 单元　肿瘤病人的护理

一、肿瘤概述

【临床表现】

1. 局部表现　①**肿块**：常是体表或浅在肿瘤的**首要症状**，是瘤细胞不断增殖所形成的，为诊断肿瘤的重要依据。②**疼痛**：为恶性肿瘤中晚期的常见症状之一，表现为局部刺痛、跳痛、烧灼痛、隐痛等，空腔脏器肿瘤可产生绞痛。③**溃疡**：发生于口、鼻、鼻咽腔、消化道、呼吸道及泌尿生殖器官的肿瘤，一旦肿瘤向腔内溃破或并发感染时，可有恶臭及血性分泌物。④出血：肿瘤破溃或侵蚀血管可有出血症状。⑤梗阻：肿瘤压迫邻近器官会导致梗阻。⑥转移与浸润症状。

2. 全身表现　早期无明显症状，非特异性表现可见消瘦、乏力、低热、体重下降、贫血等，癌症晚期常出现恶病质，全身衰竭。

【预防】国际抗癌联盟认为 1/3 的恶性肿瘤是可以预防的，1/3 的恶性肿瘤可以通过早期诊断来治愈，1/3 的恶性肿瘤可以减轻痛苦，延长生命，因此提出了三级预防的概念。

1. **一级预防**　病因预防，目的是消除或减少可能致癌的因素，降低癌症的发病率。

2. **二级预防**　指临床前预防，即“三早”预防，**早发现**、**早诊断**和**早治疗**。目标是提高生存率，降低死亡率。对高危人群进行选择性筛查属于二级预防。

3. **三级预防**　指治疗后的康复，包括提高生存质量、减轻痛苦和延长生命。其目标是防止病情恶化，降低残障率。三级预防的主要手段是对症治疗。

二、常见的体表肿瘤

1. 皮肤乳头状瘤　表皮乳头样结构的上皮增上形成许多手指样或乳头状的突起，外观呈菜花状或绒毛状，单发或多发，表面常角化，伴溃疡，好发于躯干、四肢、会阴等部位，易

恶变成为皮肤癌，手术切除是首选治疗方法。

2. 黑痣与黑色素瘤

（1）皮肤黑痣：来源于表基底层的黑色素细胞，是良性增生性病变，但有的也可恶变成为黑色素瘤。根据其在皮肤组织内发生部位不同，分为交界痣、皮内痣和混合痣3种，其中交界痣易恶变，皮内痣临床最常见。

（2）黑色素瘤：一种能产生黑色素的高度恶性肿瘤，以足底部和外阴及肛门周围皮肤处多见，部分初始即为恶性，但通常是由交界痣恶变而来。凡出现黑痣色素加深、体积增大、生长过快、瘙痒、疼痛、溃破、发炎及出血等，可能为恶变，应及时完整切除。

3. 脂肪瘤　脂肪样组织的瘤状物。女性常见，好发于躯干、四肢；边界清晰，质地柔软，可有假囊性感，无痛、生长缓慢。深部者可发生恶变，应手术彻底切除。

4. 纤维瘤　皮肤及皮下纤维结缔组织内发生的良性肿瘤。多呈圆形或卵圆形、质硬、易于推动、生长缓慢、无痛，极少恶变，可手术切除。

5. 血管瘤　由血管组织构成的一种良性肿瘤，多属于先天性。按血管瘤结构分为：

（1）毛细血管瘤：好发于颜面、肩、头皮和颈部，女性多见。

（2）海绵状血管瘤：由小静脉和脂肪组织构成，应及早手术切除。

（3）蔓状血管瘤：由较粗的迂曲血管构成，大多来自静脉，常发生在皮下和肌肉内，也能侵入骨组织，病变范围较大。

三、护理

1. 肿瘤病人的心理特点　因病情程度和对肿瘤的认知不同，病人会产生不同的心理反应。肿瘤病人常见的心理变化分为5期，包括**震惊否认期**、**愤怒期**、**磋商期**、**抑郁期**和**接受期**。病人积极乐观的态度能增强战胜疾病的信心。

2. 肿瘤手术治疗病人的护理

（1）手术前准备：①心理准备。医护人员向病人介绍疾病相关知识，增强其对手术的了解和治疗的信心。②术前纠正营养不良。术前给予病人高热量、高蛋白、高维生素的低脂饮食。③皮肤准备。术前1天洗澡、清洁皮肤，根据手术部位要求进行备皮。④胃肠道准备。对消化系统肿瘤一般在术前3天进食无渣饮食，术前1天进流食。术前8～12小时禁食，4小时禁饮。⑤呼吸道准备。术前2周戒烟，以减少呼吸道分泌物；术前深呼吸和有效咳嗽训练。

（2）手术后护理：①体位。全麻病人取平卧位，头偏一侧，避免吸入性肺炎的发生。②严密观察病情变化。监测生命体征、意识状态以及瞳孔变化。③加强营养支持、补液、抗感染。遵医嘱补充水、电解质，预防性使用抗生素。④做好尿管护理，防止泌尿系统感染。⑤腹胀及便秘的处理。术后48～72小时内，病人常发生腹胀，可行胃肠减压或肛管排气。⑥术后并发症预防。术后常见并发症有尿潴留、肺部感染、术后出血、切口感染、切口裂开、血栓性静脉炎等。⑦疼痛管理。应采取阶梯给药镇痛方法。疼痛较轻的肿瘤病人镇痛方法为口服阿司匹林等非阿片类镇痛药，中度持续性疼痛，可用可待因镇痛。⑧健康教育：肿瘤术后3年之内每3个月随访一次。

3. 肿瘤放疗病人的护理

（1）放疗前的准备：放疗前向病人解释说明放疗的目的及可能出现的不良反应。

（2）放疗期间的护理

①**防止皮肤、黏膜的损伤**：放疗引起的皮肤反应可分为 3 度。一度：红斑，有烧灼感；二度：高度充血、水肿，可有水疱形成；三度：溃疡形成，出现坏死。放疗期间做好皮肤护理：a. 照射部位皮肤忌摩擦、抓挠，保持皮肤清洁干燥；b. 穿着柔软舒适衣服，及时更换；c. 局部皮肤出现红斑时忌用乙醇与碘仿涂擦；d. 照射部位脱皮时忌撕脱，让其自然脱落；e. 减少阳光对照射部位的刺激。

②**感染的预防**：监测病人的感染症状和体征，监测血常规；所有操作严格执行无菌技术；指导并督促病人注意个人卫生；外出时注意保暖，避免肺部感染的发生；保证营养的摄入。

③**照射器官功能障碍的预防和护理**：照射野的器官受射线影响可发生一系列反应，如胃肠道受损后出血等，因此放疗期间应加强照射野器官的病情观察，对症护理，有严重病变要报告医生，暂停放疗。

（3）放疗中常见急症及护理

①**鼻咽部大出血**：病人立刻取平卧位，头偏一侧，遵医嘱给予镇静药物，迅速建立静脉通路补充血容量及给予止血药物，前、后鼻孔用 1% 麻黄碱或 1% 肾上腺素棉球填塞压迫止血，评估出血量，必要时输血。

②**大咯血**：保持呼吸道通畅，病人平卧，头偏一侧，避免翻动、搬运病人。给予镇静镇咳药和止血药，镇咳药首选可待因。床旁备气管切开包。密切监测病人生命体征的变化。

③**喉头水肿、窒息**：病人取半坐卧位，给予高浓度、高流量吸氧。严密监护下静脉滴注激素及抗生素。可给予呋塞米等脱水药。紧急情况下行气管切开。

④**颅内高压性昏迷**：严密观察生命体征及瞳孔变化。注意保持呼吸道通畅，及时吸痰。

⑤**放射性癫痫**：密切观察病情，注意病人安全，防止发生坠床。必要时给予抗癫痫治疗。

⑥**急性放射性肺炎**：一旦发生，立刻停止放疗。卧床休息，给予高热量、高蛋白、易消化的饮食。高热者给予物理或药物降温。

4. 肿瘤化疗病人的护理

（1）常见化疗药毒性作用和护理

①**静脉炎、静脉栓塞**：正确的给药途径，通常使用深静脉或中心静脉置管给药；适宜的稀释浓度，药物按比例稀释，以减轻对血管壁的刺激；长期治疗时需制定静脉使用计划，合理使用静脉，从远心端向近心端、同时两臂交替使用，如出现静脉炎应停止滴注，用硫酸镁湿敷；药液不慎溢出后，立即停止输液，保留针头接注射器回抽药液后，注入解毒剂后再拔针；局部涂氢化可的松，冷敷 24 小时。

②**骨髓抑制**：骨髓抑制，是最常见、最严重的不良反应，对肿瘤化疗病人进行护理时，要严格执行无菌操作，预防感染，同时密切观察病人有无皮肤瘀斑、齿龈出血、血尿和血便等全身出血倾向，每周查血常规 1～2 次，白细胞计数降至 $3.5\times10^9/L$ 时，需暂停药或减量，白细胞计数降至 $1\times10^9/L$，做好保护性隔离，预防交叉性感染；血小板低于 $50\times10^9/L$ 时，避免外出；低于 $20\times10^9/L$ 时，绝对卧床，限制活动。

③**胃肠道反应**：病人常有恶心、呕吐、食欲缺乏等胃肠道反应。鼓励其摄入少油腻、易

消化、无刺激性的食物，严重呕吐时应给予部分肠内营养支持，鼓励病人多饮水，化疗前1小时禁食并遵医嘱使用止吐药。

④**口腔黏膜反应**：注意保持口腔清洁，口腔溃疡合并真菌感染时，用3%碳酸氢钠溶液漱口。

⑤皮肤反应：指导病人保持皮肤清洁、干燥，不用刺激性肥皂及护肤品。

⑥脱发：采用头皮降温方法，注药前**5～10分钟**，头部放置冰帽，注药后维持**30～40分钟**，可减少药物对毛囊的刺激。

（2）化疗的禁忌证：老年人、体质虚弱、全身营养状况差、有出血倾向、贫血、血浆蛋白低下、心肺功能严重障碍等病人禁用化疗。

试题精选

1. 虽为肿物，并非肿瘤的是

A. 皮肤乳头状瘤　　B. 粉瘤　　C. 皮样囊肿
D. 纤维瘤　　E. 神经纤维瘤

答案：B。

2. 肿瘤病人的心理变化过程，第一期的表现一般是

A. 愤怒　　B. 否认　　C. 抑郁
D. 接受　　E. 磋商

答案：B。

第14单元　颅内压增高病人的护理

一、颅内压增高

【临床表现】

1. **头痛**　最常见的症状，以晨起和晚间较重，多位于**前额及颞部**，以胀痛和撕裂痛多见，为持续性头痛，伴阵发性加剧。程度可随颅内压增高而进行性加重，咳嗽、打喷嚏、用力、弯腰低头时头痛加重。

2. **呕吐**　多呈喷射状，常见于剧烈头痛时，因迷走神经受激惹病人可伴恶心，呕吐后头痛有所缓解，但呕吐与进食无关。

3. **视盘肿**　颅内压增高的客观体征之一。表现为视盘充血、隆起、边缘模糊、中央凹陷变浅或消失，视网膜静脉怒张、迂曲、搏动消失，严重时乳头周围可见火焰状出血。长期、慢性颅内压增高可引起视神经萎缩而致失明。

头痛、呕吐、视乳头水肿合称颅内压增高的“三主征”。

4. **意识障碍**　急性颅内压增高者有明显的进行性意识障碍甚至昏迷；慢性颅内压增高的病人常常出现意识淡漠，反应迟钝。

5. **其他症状和体征**　病人可出现**库欣综合征**；即血压升高，尤其是收缩压增高、脉压增

大；脉搏缓慢、洪大有力；呼吸深慢等（**即两慢一高**），严重者因呼吸循环衰竭而死亡。颅内压增高还可出现复视、头晕、猝倒等表现。婴幼儿颅内压增高时可见头皮静脉怒张、囟门隆起、张力增高和骨缝增宽或分离，脑疝是颅内压增高晚期并发症，也是造成病人死亡主要原因。

【护理措施】

1. 降低颅内压，维持脑脊液正常灌注

（1）一般护理：①体位：抬高床头 15°～30°，利于颅内静脉回流，减轻脑水肿，昏迷患者取侧卧位；②吸氧：持续或间断吸氧，改善脑组织缺氧，使脑血管收缩，减少血流量；③限制液体入量：不能进食者，成年人每日补液量控制在 **1500 ～ 2000ml**，其中等渗盐水不超过 500ml，保持尿量不少于 600ml/d，并且控制输液速度，防止大量快速输液加重水肿；④高热者采取降温措施，注意防治感染。

（2）防止颅内压骤然升高：①卧床休息、避免情绪激动，以免血压骤升促使颅内压升高；②保持呼吸道通畅；③避免剧烈咳嗽、打喷嚏和用力排便等引起腹压升高的因素；④及时控制癫痫发作；⑤躁动的病人，适当给予约束保护。

（3）用药护理：①脱水治疗：20% 甘露醇，成人每次 250ml，15 ～ 30 分钟内滴完，每日 2 ～ 4 次，可重复使用。**使用脱水药呋塞米时记录 24 小时出入液量**。注意观察脱水治疗效果。**停药前应逐渐减量或延长给药间隔时间，防止反跳现象**；②激素治疗护理：常用地塞米松 5 ～ 10mg 静脉或肌内注射。注意观察有无应激性溃疡、感染等不良反应。

（4）冬眠低温治疗的护理：①降温时室内光线宜暗，室温 **18 ～ 20℃**，先给予足量冬眠药物，如冬眠Ⅰ号或Ⅱ号合剂，待病人御寒反应消失后方可加用物理降温措施。降温速度以每**小时下降 1℃为宜**，**体温降至肛温 32 ～ 34℃**、腋温 31 ～ 33℃较为理想。体温过低易出现心律失常、凝血障碍、低血压等并发症。②严密观察病情：治疗期间若脉搏＞100 次 /min，收缩压＜100mmHg（13.3kPa），出现呼吸次数减少或不规则时，立刻通知医生，停止冬眠疗法或更换药物。③饮食：治疗期间机体代谢率低，每日液体入量不应超过 1500ml。鼻饲者，流食或肠内营养液温度应与当时体温一致，注意观察病人有无胃潴留、便秘、腹胀、消化道出血等症状，注意防止反流和误吸。④预防并发症：冬眠病人易出现舌后坠、吞咽及咳嗽反射减弱等并发症，应严密观察，加强护理。⑤缓慢复温：冬眠低温治疗一般为 2 ～ 3 天，停止治疗时应**先停物理降温，再逐渐停用冬眠药物**，注意保暖，自然复温。

（5）脑室引流的护理：引流管开口高于侧脑室平面 **10 ～ 15cm**，以维持正常颅内压。术后早期先适当减慢流速，待颅内压力平衡后再降低引流瓶高度。每日引流量不超过 **500ml**，颅内感染病人引流量可适当增加，但注意补液，以免水、电解质紊乱。观察并记录脑脊液的颜色、量及性状，脑室引流放置时间一般为 3 ～ 4 天，不宜超过 **5 ～ 7 天**，以免时间过长发生颅内感染。更换及拔除引流管时应严格执行无菌操作原则，拔管后应注意观察病人是否有**颅内压增高症状**，若出现及时报告医生。

2. 密切观察病情变化

（1）意识：格拉斯哥（Glasgow）昏迷评分法，评定睁眼、语言及运动反应，三者得分相加后可依据数值判断意识障碍程度，最高 15 分，表示意识清醒，8 分以下为昏迷，最低为 3 分，分数越低表示意识障碍越严重。

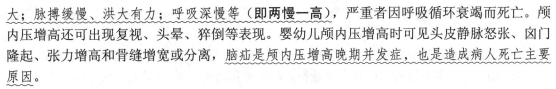

（2）瞳孔：正常瞳孔为等大等圆，自然光线下**直径3～4mm**，直接、间接对光反射灵敏。

（3）生命体征：注意呼吸深度、节律的变化，脉搏强弱、快慢，血压和脉压的波动。

（4）颅内压：监测过程应严格无菌操作，时间不宜超过1周，以防感染。

二、急性脑疝

【临床表现】

1. 小脑幕切迹疝　①**颅内压增高症状**：头痛剧烈，进行性加重，烦躁不安，呕吐频繁；②进行性意识障碍：依次出现嗜睡、浅昏迷、深昏迷；③瞳孔改变：脑疝初期因患侧动眼神经受刺激导致患侧瞳孔缩小，随后，动眼神经麻痹导致患侧瞳孔散大，直接、间接对光反射消失，上眼睑下垂及眼球外斜。晚期相继出现双侧瞳孔散大；④运动障碍：沟回压迫大脑脚，锥体束受累，病变对侧肢体肌力减退或麻痹，腱反射亢进，病理征阳性；⑤生命体征变化：先出现**库欣反应综合征**，随着病情进一步发展，病人出现血压忽高忽低，心律不齐，脉搏快弱，呼吸浅且不规则，终因呼吸循环衰竭而死亡。

2. 枕骨大孔疝　病情变化快，进行性颅内压增高，头痛剧烈、呕吐频繁，颈项强直或强迫头位，**生命体征紊乱出现早，意识障碍出现晚**。病人早期突发呼吸骤停导致死亡。

【急救护理】

1. 纠正脑组织灌注不足：①确诊脑疝后，立即脱水治疗，快速静脉滴注甘露醇、呋塞米等脱水药，并观察脱水效果；②维持呼吸功能：保持呼吸道通畅，吸氧；呼吸功能障碍者，行气管插管辅助呼吸。

2. 密切观察病情变化：观察体温、呼吸、脉搏、血压、瞳孔、意识及肢体活动变化。

3. 确诊后积极做好术前检查和术前准备。

试题精选

（1—3题共用题干）

王某，女性，25岁。交通事故头部外伤入院。到院后头痛、恶心、呕吐，CT检查示颅骨线形骨折，3天后病人头痛加重，喷射性呕吐2次后昏迷。查体：右侧瞳孔先缩小后散大，对光反射消失，左侧肢体肌张力增高。

1. 病人疑诊断为

A. 脑震荡　　B. 颅内动脉瘤　　C. 颅内出血

D. 颅骨骨折　　E. 小脑幕切迹疝

答案：E。

2. 病人的颅内压大致为

A. 60mmH$_2$O　　B. 90mmH$_2$O　　C. 120mmH$_2$O

D. 150mmH$_2$O　　E. 200mmH$_2$O

答案：E。

3. 针对病人的护理错误的是

A. 密切观察生命体征　　B. 静脉快速补液　　C. 应用利尿药

D. 静脉快速输入脱水药　　E 做好急症手术准备

答案：B。

第 15 单元　颅脑损伤病人的护理

一、颅骨骨折

【临床表现】

1. 颅盖骨折　①线性骨折发生率最高，局部压痛、肿胀，常伴有局部骨膜下血肿；②凹陷性骨折多发生于额、顶部，可扪及局部下陷区，也可出现偏瘫、失语等神经定位体征。

2. 颅底骨折（表 2–4）

表 2–4　颅底骨折临床表现

骨折部位	脑脊液漏	瘀斑部位	可能损伤的脑神经
颅前窝	鼻漏	眶周、球结膜下（**熊猫眼征**）	嗅神经、视神经
颅中窝	鼻漏和耳漏	乳突征（**Battle 征**）	面神经、听神经
颅后窝	无	乳突部、枕下部、咽后壁	第Ⅸ～Ⅻ对脑神经

诊断颅底骨折最可靠的临床表现是**脑脊液漏**。

【护理措施】

1. **预防颅内感染**，促进漏口闭合

（1）体位：颅前窝骨折病人意识清楚者，取半坐位；昏迷病人床头抬高 30°，头偏向患侧；颅中窝、颅后窝骨折病人，采取患侧卧位；维持上述体位至脑脊液漏停止后 3～5 天，目的是借重力作用使脑组织移向颅底，使脑膜逐渐粘连而封闭脑膜破口。

（2）保持局部清洁：每日 2 次清洁和消毒鼻前庭、外耳道或口腔，注意避免棉球过湿导致液体逆流颅内；劝告病人勿挖鼻、抠耳，不要堵塞鼻腔；**禁忌鼻腔、耳道的冲洗和滴药。**

（3）避免颅内压骤升：嘱病人勿用力屏气咳嗽、排便、擤鼻涕和打喷嚏等，以免颅内压骤然升高导致气颅。

（4）**脑脊液鼻漏者，严禁经鼻腔置胃管、吸痰以及鼻导管给氧，预防颅内感染，禁止腰穿。**

（5）注意有无颅内感染迹象。

（6）遵医嘱使用抗生素及 TAT。

2. 病情观察　①观察有无脑脊液外漏，如鼻腔、耳道流出淡红色液体，可用尿糖试纸区别血性脑脊液与鼻腔分泌物；②准确估计脑脊液外漏量；③评估有无颅内继发性损伤；④注意颅内低压综合征：表现为突然出现剧烈头痛、呕吐、眩晕、厌食、反应迟钝、脉搏细弱、血压下降等；头痛在立位时加重，卧位时缓解。

二、脑损伤

1. 脑震荡　脑震荡指头部受到撞击后，立即发生一过性脑功能障碍，无肉眼可见神经病理改变。

【临床表现】伤后出现短暂意识障碍，持续时间一般**不超过30分钟**，同时伴有皮肤苍白、出汗、血压下降、心动缓慢、呼吸微弱、肌张力下降、各生理反射迟钝或消失，出现**逆行性遗忘**。常有头痛、头晕、恶心、呕吐、记忆力减退等症状。

【诊断】神经系统检查无阳性体征，脑脊液中无红细胞，CT检查无异常，可根据临床表现结合病史诊断。

2. 脑挫裂伤

【临床表现】①**意识障碍**是脑挫伤最突出的症状之一。病人伤后立即出现昏迷，多数病人**超过半小时**，严重者长期持续昏迷；继发颅内血肿或脑水肿所致颅内压增高和脑疝，加重早期意识障碍或偏瘫程度，或意识障碍好转后又加重；**原发性脑干损伤**是脑挫裂伤中最严重的特殊类型，病人常出现持久性昏迷。②局灶症状和体征：根据损伤部位和程度不同临床表现也不同。③头痛、呕吐。

【诊断】CT是首选项目，可显示脑挫裂伤的部位、范围、周围脑水肿的程度、有无脑室受压及中线结构移位等。MRI有助于明确诊断。

3. 颅内血肿　颅内血肿是颅脑损伤中最多见、最严重、可逆的继发性病变。

【临床表现】①硬膜外血肿：**多发生于颞部**，表现为**进行性意识障碍，多出现中间清醒期**且作为颅内血肿的主要症状，还可伴有颅内压增高和脑疝的表现。②**硬脑膜下血肿：是颅内血肿最常见的类型**。脑实质损伤重，原发性昏迷时间长，少有中间清醒期；其颅内压增高与脑疝等征象多在发病后1～3天进行性加重。③脑内血肿：以进行性加重的意识障碍为主，若血肿累及重要脑功能区，可出现失语、偏瘫等症状。

【诊断】CT检查可有助诊断。**硬脑膜外血肿：CT示双凸镜形或弓形密度增高影**；硬脑膜下血肿：CT示新月形或半月形高密度、等密度、混合密度影；脑内血肿：CT示圆形或不规则形高密度血肿影，周围有低密度水肿区。

治疗要点：**确诊后立即采取手术，清除血肿**，彻底止血。

三、颅脑损伤的护理

（一）护理评估

1. 健康史　了解受伤史，急救处理以及重要疾病史。

2. 身体状况　评估意识障碍情况，有无中间清醒期、逆行性遗忘、脑脊液漏的发生，是否伴随头痛、恶心、呕吐等症状；全面检查判断病人脑损伤的严重程度及类型。

3. 心理－社会支持状况　脑损伤多有不同程度的意识、肢体运动功能等障碍，病人清醒后，会有一定心理负担，表现为焦虑、抑郁等；病人家属也会表现出类似的心理状态。

（二）护理措施

1. 现场急救　优先抢救心搏骤停，窒息，开放性气胸等危及生命的损伤；保持呼吸道通畅；处理伤口；密切观察病情变化，警惕脑疝发生。

2. 一般护理

（1）体位：意识清醒病人，取**斜坡卧位**，利于颅内静脉回流；深昏迷病人取**去枕侧卧位或侧俯卧位**；及时清除呼吸道分泌物，防止误吸。

（2）加强营养：昏迷病人须禁食，早期肠外营养，待胃肠功能恢复，过度为肠内营养。

（3）保持呼吸道通畅：及时清除咽部血凝块和分泌物，注意吸痰，并观察有无舌后坠现象。

（4）严密监测病情变化并准确记录：监测生命体征、瞳孔、意识和锥体束征等。判断意识变化时采用格拉斯哥昏迷评分表评估意识障碍程度，分别对**睁眼**（满分 4 分）、**言语**（满分 5 分）和**运动**（满分 6 分）3 个方面评分，再累计；最高为 15 分，低于 8 分表示昏迷状态，最低 3 分，分数越低意识障碍越严重（表 2–5）。

表 2–5　格拉斯哥昏迷评分量表

睁眼反应	语言反应	运动反应
自动睁眼 4	回答正确 5	按吩咐动作 6
呼唤睁眼 3	回答错误 4	* 刺痛能定位 5
痛时睁眼 2	吐词不清 3	* 刺痛时回缩 4
不能睁眼 1	有音无语 2	* 刺痛时屈曲 3
	不能发音 1	* 刺痛时过伸 2
		* 无动作 1

* 指刺激时的肢体运动反应

（5）**减轻脑水肿，预防和处理颅内压增高和脑疝**：遵医嘱应用脱水药、利尿药等，术中放置创腔引流管，保持引流通畅，术后护理操作严格遵守无菌原则，加强病情观察和记录。

（6）避免造成颅内压骤然升高的因素：如剧烈咳嗽和便秘，防治感染和营养支持；注意休息；保持呼吸道通畅；及时控制癫痫发作，合理处理病人躁动。

（7）并发症预防及护理　①**压疮**：每隔 2 小时翻身一次，按摩受压部位，促进血液循环；②**泌尿系统感染**：长期留置尿管是引起泌尿系统感染的主要原因，加强尿道口护理和导尿管护理，尿管留置时间不宜超过 3 ～ 5 天；③**肺部感染**；④**暴露性角膜炎**：眼睑不能闭合者涂抗生素眼膏或用生理盐水纱布覆盖眼睑上，预防角膜炎或角膜溃疡；⑤**失用综合征**：对已发生的关节挛缩和肌萎缩，每日做 2 ～ 3 次四肢关节被动运动和肌肉按摩。

试题精选

1. 有关颅底骨折的表现，不正确的是

A. 骨折畸形　　B. 脑脊液鼻漏　　C. 外耳道脑脊液漏

D. 颈部活动受限　　E. 呼吸困难

答案：A。

2. 颅底骨折并发脑脊液外漏病人的护理措施中，不正确的是

A. 记录外漏液量，观察有无颅内感染

B. 每日清洁消毒外耳道、鼻腔或口腔，棉球不可过湿

C. 可自鼻腔、耳道滴药　　D. 避免用力咳嗽打喷嚏　　E. 禁忌腰椎穿刺

答案：C。

第16单元　颈部疾病病人的护理

一、甲状腺功能亢进症

【临床表现】20～40岁女性最多见。

1. 甲状腺素分泌过多综合征　脾气急躁、易激惹、双手颤动、失眠、怕热多汗、疲乏无力、皮肤潮湿；食欲亢进而体重降低、肠蠕动亢进、腹泻、男性出现阳痿，女性月经失调；心悸、脉快有力（休息、睡眠时心率仍＞100次/分）、脉压增大；合并甲状腺功能亢进性心脏病时，出现心律失常、心脏增大，甚至心力衰竭。

2. 甲状腺肿大　弥漫性、对称性肿大，质地不等，触之无压痛，扪诊时可有震颤，听诊可闻血管杂音。

3. 眼征　分为单纯性和浸润性突眼两类。典型表现为双侧眼球突出、眼裂增宽，眼睑闭合不全，甚至不能盖住角膜、瞬目减少，眼球活动度差，上视无额纹，双眼内聚差；严重者出现眼睑肿胀、结膜充血水肿。

4. 基础代谢率异常　基础代谢率（%）＝（脉率＋脉压）－111。正常值为±10%；20%～30%为轻度甲状腺功能亢进；30%～60%为中度甲状腺功能亢进；＋60%以上为重度甲状腺功能亢进，须在清晨、空腹、静卧时测定。

【护理措施】

1. 术前护理　充分术前准备可保证手术顺利进行并可预防术后并发症发送。**甲状腺术后出现甲状腺危象的主要原因是术前准备不充分。**

（1）心理护理　讲解疾病相关知识，取得其配合；指导病人自我调节方法，鼓励其表达内心感受，消除焦虑和恐惧，增强战胜疾病信心。

（2）术前检查：除常规检查外，还包括基础代谢率测定、颈部X线摄片、心电图检查和喉镜检查等。

（3）**药物准备：是术前降低基础代谢率的重要环节，可提高病人手术耐受性，预防术后并发症发生，也是甲状腺功能亢进术前最重要的护理措施。**常用方法如下：①单用碘剂：口服碘剂2～3周，控制甲状腺功能亢进症状，当病人情绪稳定、睡眠好转、体重增加、脉率＜90次/分钟，脉压正常，基础代谢率在20%以下方可手术。碘剂能抑制甲状腺素释放，减少甲状腺血流，使其变小变硬。②应用硫脲类加用碘剂、普萘洛尔单用或合用碘剂。

（4）饮食护理：给予高热量、高蛋白、富含维生素的食物，禁饮造成中枢神经兴奋的浓茶、咖啡等，忌烟酒和富含粗纤维的食物。

（5）突眼护理：保护眼睛，常滴眼药水，外出戴墨镜，睡前抗生素滴眼，戴眼罩或油纱布遮盖。

（6）其他：术前体位训练、指导深呼吸、备麻醉床等。

2. 术后护理

（1）监测病情、保持引流通畅：监测生命体征并注意观察切口愈合情况，麻醉清醒后改**半坐卧位**，利于呼吸和引流，防止切口内积血；起身、咳嗽、床上变换体位要用手掌固定颈部来减少振动；引流管应保持通畅，术后 24 ～ 48 小时拔除。

（2）并发症观察与护理：①**出血**：术后 24 小时内发生，需立即压迫或拆除缝合线，清除积血；②**呼吸困难和窒息：最危急的并发症，多发生于术后 48 小时内，表现为进行性呼吸困难、烦躁、发绀，甚至窒息**。可因切口内出血压迫气管、双侧喉返神经损伤、喉头水肿、气管塌陷等引起。术后应注意观察呼吸是否通畅，轻度呼吸困难及时给氧，紧急情况下行气管切开；③**手足抽搐**：多于术后 1 ～ 2 日出现，为甲状旁腺损伤导致血钙降低引起，可用 10% 葡萄糖酸钙或氯化钙 10 ～ 20ml 静脉注射；④**甲状腺危象**：常在术后 12 ～ 36 小时发生，是甲状腺功能亢进术后严重的并发症之一。表现为高热（＞39℃）、大汗、脉快而弱（＞120 次 / 分），烦躁不安、谵妄，甚至昏迷，应立即镇静降温给氧，应用碘化钾及氢化可的松等；⑤**喉返神经损伤：一侧喉返神经损伤，多引起声音嘶哑**，可代偿恢复发音但不能恢复原音色；两侧喉返神经损伤可导致失声、呼吸困难、窒息，严重呼吸困难需立即气管切开；⑥**喉上神经损伤**：外支损伤，引起声带松弛、声调降低；内支损伤，进食特别是**饮水时，容易误咽或呛咳**，理疗后可恢复正常。

（3）饮食护理：术后清醒病人，给予少量温水或凉水，无呛咳后逐渐过渡到微温流质，半流质和软食，给予高热量、高蛋白和富含维生素的食物，少食多餐，保证足够液体入量。

二、单纯性甲状腺肿

【预防】日常饮食中食用加碘盐和含碘食物，如海带、紫菜等。

【护理措施】参见甲状腺功能亢进症病人的护理。

三、甲状腺癌

【护理措施】

1. 术前护理　手术体位训练：指导病人练习头颈过伸位。

2. 术后护理　①病情观察：监测病人的生命体征；注意引流液量和颜色；了解病人发音和吞咽情况，判断有无声音嘶哑或音调降低、呛咳、误咽等症状；②体位和引流：取半坐卧位；正确连接颈部引流装置，保持引流通畅；③保持呼吸道通畅：指导病人深呼吸、有效咳嗽，行超声雾化帮助病人及时排痰；④饮食：病情稳定或麻醉清醒后，可口服少量温或凉水，因过热使手术部位血管扩张，加重渗血；无不适和呛咳，可逐步过渡到半流食和软食；⑤功能锻炼：行颈淋巴结清扫术病人，斜方肌不同程度受损，行肩关节和颈部功能锻炼，以纠正肩下垂；⑥药物指导：遵医嘱坚持服用甲状腺素制剂。

四、常见颈部肿块

1. 甲状腺舌管囊肿　多见于 15 岁以下儿童，由未完全退化的甲状腺舌管或上皮引起。表现为颈前区中线、舌骨下方 1 ～ 2cm 肿块，呈圆形，表面光滑、边界清楚，无压痛。检查时囊肿固定，不能向周围推移，但随吞咽或伸、缩舌时肿块向上下移动为其特征。治疗方法是将囊肿或瘘管彻底切除。

2. 颈淋巴结结核　多见于儿童和青年。表现为一侧或双侧多个大小不等的肿大淋巴结，初发时，肿大的淋巴结较硬、无痛、可推动；随疾病发展可融合成团块、固定、不能推动；最后发生干酪样坏死，形成寒性脓肿，破溃后形成窦道或慢性溃疡。少数病人有低热、盗汗、食欲缺乏等表现。

3. 慢性淋巴结炎　多继发于头、面、颈部的炎症病灶。肿大的淋巴结散在分布于颈侧区、颌下区，多如绿豆至蚕豆般大小，略硬，表面光滑，能活动，有轻度压痛或无压痛。注意寻找原发病灶，控制炎症发展。

4. 恶性淋巴瘤　多见男性青壮年，淋巴组织恶性增生实体瘤，包括霍奇金病和非霍奇金淋巴瘤。肿大淋巴结首先出现于一侧或两侧的颈侧区，散在、稍硬、无压痛、尚可活动，后期肿大的淋巴粘连成团，生长迅速，伴腋窝、腹股沟淋巴结和肝、脾大，病情进展迅速。

5. 转移性肿瘤　约占颈部恶性肿瘤的3/4，最常见为鼻咽癌和甲状腺癌的转移，起初为单发、坚硬，无痛、可推动，后期肿块呈结节状，表面不平、固定，晚期可发生溃烂、坏死。

试题精选

1. 孔某，女性，40岁。甲状腺功能亢进病史6年，拟行外科手术治疗。术前护理不能使用的药物是

A. 阿托品　　B. 复方碘化钾　　C. 普萘洛尔

D. 抗生素眼膏　　E. 丙基硫氧嘧啶

答案：A。

2. 甲状腺大部切除术后，病人出现发音声调降低，是手术中损伤了

A. 单侧喉返神经　　B. 双侧喉返神经　　C. 甲状旁腺

D. 喉上神经内支　　E. 喉上神经外支

答案：E。

第17单元　乳房疾病病人的护理

一、急性乳腺炎

【临床表现和诊断】

1. 临床表现　多发于初产妇，产后**哺乳期**，患侧乳房胀痛，局部红肿、发热、有压痛性肿块，伴患侧腋窝淋巴结肿大和触痛，如脓肿形成时短期局部变软，需切开引流。

2. 诊断　①有乳头创伤或乳头发育不良史。②乳房肿胀，局部硬结，进而红、肿、热、压痛，形成脓肿则有**波动感**，患侧腋窝淋巴肿大、压痛；③全身反应，起初发冷，后高热、寒战、头痛、食欲减退，可并发脓毒血症。

【护理措施】①**早期按摩和吸吮是避免形成脓肿的关键**。定时哺乳，每次应尽可能将乳

汁排空，如乳汁过多，应借助吸乳器排空，或病人或家属可用手指沿乳头方向按摩，使乳汁流向开口，尽量排空乳汁；②**中药外敷**；③**哺乳期要保持乳头清洁**，常用温水清洗乳头，哺乳后用胸罩将乳房托起；④发热病人，体温达 39℃时不宜吸乳，应及时控制感染和降温处理；⑤**不宜让婴儿含乳头睡觉**；⑥饮食指导：高蛋白、高热量、高维生素、低脂肪食物，少吃荤食，忌辛辣；⑦加强心理护理：心理因素与本病有关，帮助病人消除不良情绪。

二、乳房良性肿块

【临床特点】

1. 乳房纤维腺瘤　多为单发乳房肿块，好发于外上象限，特征是肿块增长缓慢、表面光滑、易于推动，病人多无明显自觉症状。

2. 乳管内乳头状瘤　乳头溢液为主要表现，通常为血性，肿块小不易触及。

3. 乳腺囊性增生病　主要是**乳房胀痛**，部分病人**周期性疼痛，与月经周期有关**，多数为月经前疼痛加重，月经来潮后减轻或消失；患侧乳房有弥漫性增厚，与周围组织分界不明显，与皮肤无粘连；少数病人有乳头溢液。

三、乳腺癌

【临床表现】

1. 乳房肿块　45% ～ 50% 乳腺癌原发于**乳房外上象限**，其次是乳头、乳晕和内上象限。早期表现为无痛、单发肿块，表面粗糙、质硬，与周围组织分界不明显、不易推动。

2. 乳房外形改变　①**“酒窝征”：癌细胞累及乳房悬韧带（Cooper 韧带）所致**；②**“橘皮样”改变：癌细胞阻塞皮下淋巴管，可引起淋巴回流障碍，出现真皮水肿**；③乳头改变：**癌肿侵入乳管使之缩短**，把乳头牵向癌肿方向使**乳头内陷**；外上象限癌肿可使乳头抬高，导致两侧乳头不对称。④**卫星结节、铠甲胸**：晚期，乳房表面出现多个坚硬小结节或条索，呈卫星样围绕原发病灶，结节融合成片、延伸至背部和对侧胸壁，使胸壁紧缩成铠甲状，可限制呼吸；⑤皮肤破溃：形成溃疡，易出血。

3. 乳头溢液　少数病人出现乳头溢液，多为血性。

4. 淋巴结转移　**最常见为患侧腋窝淋巴结转移**。腋窝淋巴管被大量癌细胞堵塞可致上肢淋巴水肿。晚期可有锁骨上淋巴结肿大、变硬。偶有对侧腋窝淋巴结转移。

5. 血行转移　最常见的血行转移依次为肺、骨、肝。肺转移时出现胸痛、咳嗽；骨骼转移时出现腰背痛、病理性骨折；肝转移时出现肝大、黄疸。

【护理措施】

1. 术前护理　①心理护理：对女性乳腺极为重要，术后病人自我形象改变，应加强病人及家属的心理疏导；②饮食：进食高营养、易消化食物，满足机体营养需要，并储备能量，达到耐受手术并为术后创面愈合提供支持；③术前准备：完善相关检查；保护健侧静脉，因术后患侧肢体不宜行静脉穿刺；做好手术区备皮。

2. 术后护理　①病情监测：监测生命体征变化；②体位：血压平稳后取半卧位，抬高患侧上肢；③伤口护理：注意伤口有无渗血、渗液，保持敷料干燥、及时更换，注意患肢皮肤颜色；④引流护理：妥善固定，防止滑脱，观察引流液颜色、性状、量，术后 1 ～ 2 日引流血性液 50 ～ 200ml；⑥皮瓣护理：给半卧位、伤口加压包扎、局部用沙袋压迫、引流管持续负压吸引。

3. 乳腺癌术后常见并发症 **出血、气胸、皮下积血积液、皮瓣边缘坏死**。

4. 患侧上肢肿胀的预防与护理 术后病人患侧上肢肿胀是由于患肢淋巴回流障碍所致。术后应用软枕垫高患肢，并进行按摩，指导病人进行握拳、屈、伸肘运动，以促进淋巴回流；严重者，可戴弹力袖或使用弹力绷带以利于回流。禁忌患侧手臂测血压、注射或采血，以免加重循环障碍。

5. 皮瓣护理 术后切口覆盖多层敷料并用绷带包扎，使胸壁与皮瓣紧密贴合；松紧适宜，过紧会影响皮瓣血液循环，若患侧上肢脉搏摸不清、手指发麻、皮温降低，提示腋部血管受压，及时调整绷带。术后3日内患侧肩部制动，避免腋窝皮瓣移动影响愈合，指导病人平卧时用软枕抬高患侧上肢，下床活动时用吊带或健侧手托扶患肢，需他人扶持时选择健侧，以防皮瓣滑动影响创面愈合。

6. 气胸 乳腺癌扩大根治术有损伤胸膜可能，术后应加强观察，若病人出现胸闷、呼吸困难，应做肺部听诊及X线检查，早诊断、早治疗。

7. 功能锻炼 患侧肢体术后24小时内，活动手指和腕部，做伸直、握拳、屈腕等锻炼；术后1～3日，进行上肢肌肉等长收缩运动，上肢屈肘、伸臂，促进血液、淋巴回流，并逐渐过渡到肩关节小范围活动；术后4～7日，病人可坐起，尝试自行洗脸、刷牙、进食，锻炼以患侧手摸到对侧肩部或同侧耳；术后1～2周，待皮瓣基本愈合后可进行肩关节活动；10日左右，皮瓣较牢固时，可抬高患侧上肢，手掌触摸对侧肩部，手指爬墙运动（幅度逐渐递增，直至患侧手指能高举过头），自行梳理头发或摸到对侧耳等锻炼。患肢7日内不上举，10日内不外展肩关节，患肢负重不宜过大或过久。

术后5年内避免妊娠，防止乳腺癌复发。乳腺检查的最好时机是月经周期第7～10天或月经结束后2～3天，绝经妇女应选择每月固定日期检查。乳房自检的正确检查顺序是外上、外下、内下、内上、中央各区。钼靶X摄片用于乳腺癌的普查。

试题精选

1. 乳腺癌根治术后病人，患侧手部及腕部进行早期功能锻炼的时间是术后

A. 24小时　　B. 48小时　　C. 3天以后

D. 10天以后　　E. 5天以后

答案：A。

2. 徐某，女性，36岁。自诉乳房胀痛，月经来潮后减轻或消失。查体：右乳肿块，分界不明显，肿块呈颗粒状、大小不一，最可能的诊断是

A. 乳腺囊性增生病　　B. 慢性乳腺炎　　C. 急性乳腺炎

D. 经前期综合征　　E. 乳腺癌

答案：A。

第18单元　胸部损伤病人的护理

一、肋骨骨折

【临床表现与诊断】

1. 症状　局部疼痛，咳嗽、深呼吸时加剧，部分病人有咯血。多根多处肋骨骨折者可有气促、呼吸困难、发绀或休克等。

2. 体征　受伤的胸壁局部压痛明显、肿胀、畸形，甚至有骨擦音。多根多处肋骨骨折时，伤处可有反常呼吸，部分病人有皮下气肿。

3. 辅助检查　胸部X线、CT检查显示肋骨骨折断裂线或断端错位，还可显示出有无气胸、血胸。

二、损伤性气胸

【临床表现】

1. 闭合性气胸　①症状：肺萎陷30%以下的小量气胸，多无明显症状。肺萎陷大于50%的大量气胸者，可出现呼吸困难、胸闷、胸痛、气促和低氧血症；②体征：**气管向健侧移位**，患侧胸壁饱满，胸部叩诊呈鼓音，听诊呼吸音减弱或消失；③胸部X线检查：显示不同程度肺萎陷和胸膜腔积气，可伴有少量胸腔积液。

2. 开放性气胸　①症状：呼吸困难明显、鼻翼扇动、发绀，重者出现休克症状；②体征：**气管、心脏向健侧移位**，胸部可见患侧胸壁伤口，颈静脉怒张，呼吸时闻及空气进出胸腔伤口的吸吮样响声，称**胸部吸吮伤口**；胸部及颈部皮下可触及捻发音，患侧胸部叩诊呈鼓音，听诊呼吸音减弱或消失；③胸部X线检查：患侧肺明显萎陷、气胸，气管、心脏及纵隔移向健侧。

3. 张力性气胸　①症状：极度呼吸困难、发绀、烦躁、大汗淋漓、昏迷、休克，甚至窒息；②体征：气管向健侧移位，患侧胸部饱满，叩诊呈鼓音、听诊呼吸音消失，多有皮下气肿；③胸部X线检查：胸腔大量积气、肺完全萎缩，气管和心影移至健侧。胸膜腔穿刺有高压气体向外冲出。

三、损伤性血胸

【临床表现】血胸症状与出血量相关：①**小量血胸（成年人0.5L以下）无明显症状**。②**中量（0.5～1L）和大量（1L以上）血胸**，尤其急性失血时可出现脉搏细速、面色苍白、四肢湿冷、血压下降等低血容量性休克症状，同时伴有呼吸急促等胸膜腔积液征象，查体：气管向健侧移位，患侧胸部肋间隙饱满，叩诊浊音，呼吸音减弱或消失，心界移向健侧。③并发感染时有高热、寒战等症状。④辅助检查　血细胞和血细胞比容下降，感染者白细胞计数升高；胸部X线检查：小量血胸，仅有肋膈角消失；大量血胸时，胸膜腔有大片阴影，纵隔向健侧移位，合并气胸者则显示液平面。胸膜腔穿刺抽得血性液体可确诊。

四、护理

1. 胸部损伤病人的护理

（1）维持呼吸功能：①及时清理口腔、呼吸道分泌物，保持呼吸道通畅；②吸氧；③病情稳定者取半坐卧位；④必要时行气管插管或切开，应用呼吸机辅助呼吸。

（2）病情观察：①密切观察病人生命体征，有无气促、发绀、呼吸困难等症状；②有无气管移位、皮下气肿等体征；③监测尿量，必要时测中心静脉压。

（3）补充血容量：①维持水、电解质及酸碱平衡；②剖胸止血术：补充血容量或抗休克治疗后，病情无明显好转且出现胸膜腔内活动性出血者，需做好术前准备进行剖胸止血。

（4）缓解疼痛：①指导病人咳嗽时双手掌按压患侧胸壁，以减轻疼痛；②遵医嘱应用镇痛药。

（5）预防感染：①监测体温；②协助并指导病人有效咳嗽、排痰、深呼吸，促进肺膨胀，减少肺不张或呼吸道感染的发生；③严格执行无菌操作；④遵医嘱合理使用抗生素。

2. 胸腔闭式引流病人的护理

（1）胸腔闭式引流目的：①引流胸膜腔内渗液、血液及积气；②重建胸膜腔内负压，维持纵隔的正常位置；③促进肺复张；④防止感染。

（2）引流管安置部位：由于积气多向上聚集，气胸一般在锁骨中线**第2肋间插管**；积液一般在腋中线和腋后线之间的**第6或第7肋间**插管；脓胸常选在**脓液积聚的最低位**置插管。

封闭式引流护理：确保引流装置密闭及引流管无脱落；水封瓶长玻璃管没入水中**3～4cm**并保持直立；引流管周围用油纱布严密包盖；搬动病人或更换引流瓶时，先双向夹闭引流管，以防空气进入；放松止血钳时，先将引流瓶位置低于胸壁引流口平面的位置；引流管连接处脱落或引流瓶损坏，应立即双钳夹闭引流管，更换引流装置；若引流管从胸腔内滑脱，立即用手捏闭伤口处皮肤，消毒处理后，用凡士林纱布封闭伤口，并协助医师进一步处理。

严格无菌操作，防止逆行感染：保持引流装置无菌；保持胸壁引流口处敷料清洁、干燥，一旦渗湿，立即更换；引流瓶应低于胸壁引流口平面**60～100cm**；定时更换引流瓶。

保持引流通畅：观察并记录引流液颜色、性质和量。引流管通畅时有气体或液体排出，或引流瓶长管中水柱随呼吸上下波动；病人可取半坐卧位，鼓励其深呼吸和咳嗽，有助于气体排出和引流，促进肺扩张；定时挤压引流管，防止引流管阻塞、扭曲、受压；观察玻璃管中水柱随呼吸上下波动的情况，其波动为4～6cm；若波动幅度过大，提示肺不张；若无波动，提示引流管不通畅或肺已完全扩张；若病人表现为气促、胸闷、气管向健侧偏移等肺受压症状时，提示血块阻塞引流管，通过捏挤或负压间断抽吸引流瓶的短玻璃管促进其通畅，并通知医生处理。

拔管：①拔管指征：置管**48～72**小时后，引流管内无气体溢出且引流颜色变浅，24小时**引流液量少于50ml，脓液少于10ml，X线片显示肺复张良好**，无漏气、**无呼吸困难或气促**时可考虑拔管；②拔管时嘱病人先深吸一口气，在吸气末迅速拔管，并立即用凡士林纱布和厚敷料封闭伤口，包扎固定；③观察：拔管后24小时内病人如出现胸闷、呼吸困难、发绀、切口漏气、渗液、出血和皮下气肿等症状时，及时通知医师协助处理。

试题精选

1. 张力性气胸病人，急救时首先要采取的措施是

A. 胸腔闭式引流　　B. 胸腔穿刺排气　　C. 补充血容量

D. 应用抗生素预防感染　　E. 开胸探查

答案：B。

2. 护理胸腔闭式引流病人，错误的是
A. 水柱上下波动 4 ～ 6cm　　B. 严格无菌操作
C. 引流瓶低于胸部引流口平面 60 ～ 100cm
D. 水封瓶长玻璃管没入水中 3 ～ 4cm
E. 拔管时令病人深呼气后屏气，拔管，缝合引流口
答案：E。

（3—4 题共用备选答案）
A. 气管向患侧移位　　B. 吮吸样声音　　C. 纵隔摆动
D. 皮下气肿　　E. 反常呼吸运动

3. 张力性气胸胸膜压力高于大气压，因此多有
4. 多根多处肋骨骨折易产生
答案：3. D。4. E。

第 19 单元　脓胸病人的护理

一、急性脓胸

【临床表现和诊断】

1. 临床表现　常有高热、脉速、胸痛、呼吸急促、食欲减退、全身乏力等，重者有胸闷、咳嗽、咳痰，甚至发绀、休克。患侧呼吸运动减弱，肋间隙饱满，叩诊浊音，脓气胸者上胸部呈鼓音，下胸部呈浊音。听诊呼吸音减弱甚至消失。血白细胞和中性粒细胞计数升高。

2. 诊断　X 线片可显示胸腔积液，少量胸腔积液显示肋膈角变钝，中等量显示内高外低弧形致密影，典型的 S 形（Ellis 线）；胸膜腔穿刺抽出脓液即可确诊。

二、慢性脓胸

【临床表现和诊断】

1. 临床表现　慢性脓胸常有长期低热，食欲减退、消瘦、贫血、低蛋白血症等慢性全身中毒症状，伴有气促、咳嗽、咳脓痰等症状。体征可见胸廓内陷，呼吸运动减弱，肋间隙变窄，支气管及纵隔偏向患侧；听诊呼吸音减弱或消失；**杵状指（趾）**；严重者有脊椎侧凸。

2. 诊断　胸部 X 线显示胸壁及肺表面均有增厚阴影或钙化，纵隔移向患侧。脓腔造影或瘘管造影可明确脓腔范围和部位，支气管胸膜瘘病人禁用。

三、护理措施

1. 改善呼吸功能　①协助病人取半坐卧位，以利呼吸和引流，**有支气管胸膜瘘者取患侧卧位**。以免脓液流向健侧或发生窒息；②保持呼吸道通畅，酌情给氧 2 ～ 4L/min；③呼吸功能训练，有效咳嗽、排痰、深呼吸等；④保证持续引流，引流管不能过细，引流位置适当，勿插入太深，以免影响脓液排出。

2. 缓解疼痛　指导病人腹式呼吸，减少胸廓运动，必要时可遵医嘱使用镇痛药。

3. 降温　高热者给予冰敷、乙醇拭浴等物理降温方法，鼓励病人多饮水。

4. 加强营养　进食高蛋白、高热量和富含维生素的易消化饮食。

5. 保持皮肤清洁　①定时翻身、活动肢体、按摩背部和骶尾部皮肤，促进血液循环，增加机体抵抗力；②保持床单位清洁、平整，减少摩擦及不良刺激；③引流口周围皮肤涂氧化锌软膏，防止皮炎发生。

6. 病情观察　①急性脓胸每日或隔日1次行胸腔穿刺抽脓，每次抽脓量不超过**1000ml**，穿刺过程中及穿刺后应注意观察病人有无不良反应；②慢性脓胸：严密观察生命体征及引流液性状、量和颜色。若血压下降、脉搏增快、尿量减少、烦躁不安，出现贫血貌，或术后2～3小时内，每小时引流液量＞100～200ml且呈鲜红色时，提示活动性出血，应立即报告医生协助处理。

试题精选

1. 脓胸病人并发支气管胸膜炎时应采取的卧位是

A. 健侧卧位　　B. 患侧卧位　　C. 头低足高位

D. 端坐位　　E. 半坐卧位

答案：B。

（2—3题共用题干）

李某，男，3岁。诊断脓胸入院2天后发生呼吸困难，喘憋，烦躁，心率快，右下肺叩诊浊音，右上肺叩诊鼓音。

2. 最可能发生的是

A. COPD　　B. 脓气胸　　C. 胸膜炎

D. 心力衰竭　　E. 支气管哮喘

答案：B。

3. 首选治疗是

A. 吸氧　　B. 腹腔穿刺排气　　C. 患侧胸腔闭式引流

D. 静脉注射肾上腺素　　E. 更换抗生素

答案：C。

第20单元　肺癌病人外科治疗的护理

一、概述

肺癌多数起源于**支气管黏膜**上皮，因此也称支气管肺癌。

【临床表现】**早期多无症状**。癌肿增大后出现**刺激性咳嗽**（最常见），**血痰**（中心型多见），少数病人出现支气管阻塞症状如胸闷、胸痛、气促、发热等；晚期除全身症状，如发热、食欲减退、体重减轻、乏力等，还可出现癌肿压迫、侵犯邻近器官、组织或发生远处转移征象，表现如下：①压迫或侵犯膈神经：引起同侧膈肌麻痹；②压迫或侵犯喉返神经：引起声带麻痹、声音嘶哑；③压迫上腔静脉：出现上腔静脉压迫综合征，表现为面部、颈部、上肢和上胸部静脉怒张，皮下组织水肿；④侵犯胸膜及胸壁：可引起持续性剧烈胸痛和胸腔积液；⑤侵入纵隔、压迫食管：可引起吞咽困难，支气管－食管瘘；⑥远处转移：脑转移时，头痛最常见，还会出现呕吐、眩晕等；骨转移时，局部压痛较明显；肝转移，肝区痛最明显；淋巴转移时则淋巴结肿大。

二、护理措施

1. 术前护理

（1）改善呼吸功能：术前戒烟**2 周以上**；指导病人有效咳嗽、深呼吸；促进排痰，若分泌物较多，体位引流，痰液黏稠不易咳出，行雾化吸入；注意口腔卫生。

（2）纠正营养和水分的不足：加强营养支持，提供色、香、味齐全的均衡饮食，营养不良者，经肠内或肠外途径补充营养。

（3）心理护理：向病人及家属解释说明各种治疗护理的意义、方法、过程及注意事项，改善病人心理状态，避免病人情绪影响呼吸、循环功能。

2. 术后护理

（1）观察病情变化：监测生命体征，注意血压波动及有无呼吸窘迫表现。

（2）予以合适体位：麻醉未清醒前取平卧位，头偏一侧，以防呕吐物误吸；清醒且血压稳定后，采用半坐卧位，以利于呼吸和引流；避免采用头低足高仰卧位，以防横膈上升，妨碍通气。一侧肺叶切除者，呼吸功能尚可，取健侧卧位，以利于术侧残余肺组织的复张，若呼吸功能较差，取平卧位，避免健侧肺受压影响肺的通气功能；肺段切除者或楔形切除术者，应避免术侧卧位，**选择健侧卧位**，以促进患侧肺组织扩张；全肺切除者，可取**1/4 患侧卧位**，以防纵隔移位压迫健侧肺。

（3）呼吸道护理：常规鼻导管吸氧 2 ～ 4L/min；观察呼吸频率、幅度及节律，及时清除呼吸道分泌物；每 1 ～ 2 小时给病人叩背，进行深呼吸、有效咳嗽训练。

（4）维持体液平衡和补充营养：全肺切除后应控制钠盐摄入量，24 小时补液量应控制在 2000ml 内，速度宜慢，以 20 ～ 30 滴 / 分为宜。术后禁食 1 ～ 2 日，待肠蠕动恢复后进清淡流质、半流质饮食。

（5）活动与功能锻炼：鼓励病人早期下床活动，逐渐增加活动量，预防肺不张。术后 3 日内（年老体弱，有心脑血管疾病者术后 7 日内）蹲便易引起直立性低血压，应协助病人床上排便。病人清醒后，可协助进行臂部，躯干和四肢的轻度活动，每 4 小时一次。

（6）维持胸腔引流通畅：观察引流液量、色和性状。一侧全肺切除术后的病人，术后胸腔引流管一般**呈钳闭状态**，因手术切除使两侧胸膜腔内压力不平衡易导致纵隔移位，为减轻和纠正纵隔移位，保证患侧胸膜腔内有一定的渗液。

（7）出院后，如出现伤口疼痛、剧烈咳嗽及咯血等症状，应尽快返院治疗。

试题精选

1. 肺癌最早出现的症状是

A. 低热　　B. 呼吸困难　　C. 嗜睡

D. 咳嗽　　　　　　　　　　　E. 咯血

答案：D。

2. 张某，女性，55岁。肺癌术后化疗，化疗期间，白细胞计数降至3×10^9/L时。首要的护理措施是

A. 加强心理护理　　　　　　B. 更换化疗药种类　　　　　　C. 少量输血

D. 继续正常化疗　　　　　　E. 暂停化疗

答案：E。

第21单元　食管癌病人的护理

食管癌

【临床表现】

1. 早期　无明显症状，在吞咽粗硬食物时出现**哽噎感、停滞感或异物感**，胸骨后烧灼样、针刺样或牵拉摩擦样**疼痛**。（三感一痛）

2. 中晚期　典型症状是**进行性吞咽困难**，先是难咽干硬食物，继而只能进半流质、流质，最后滴水难进。随着癌肿发展，侵犯喉返神经者，出现声音嘶哑；侵入主动脉可发生大呕血；侵入气管，可形成食管支气管瘘；食管梗阻致使食物反流入呼吸道，引起进食呛咳及肺部感染。晚期出现持续胸痛或背痛，可见锁骨上淋巴结肿大。病人逐渐消瘦、贫血、无力及营养不良，甚至恶病质。

【护理措施】

1. 术前护理措施

（1）营养支持：能进食者，给予高热量、高蛋白、高维生素的流质或半流质饮食；若病人仅能进流食而营养状况较差，可补充液体、电解质或提供肠内、外营养。

（2）胃肠道准备：**术前3日进流质饮食，术前1日晚禁食水**；术前1周遵医嘱分次口服抗生素溶液，起到局部抗感染作用；对进食后有滞留或反流者，术前1日晚遵医嘱给予生理盐水100ml加抗生素冲洗食管，减轻局部充血水肿；术前2日进食无渣流质，术前晚行清洁灌肠后禁食禁饮；术前置胃管通过梗阻部位时不可强行插入，以免穿破食管，可置于梗阻部位之上，待手术中直视下再置于胃中。

（3）呼吸系统准备：术前**2周**戒烟；指导并训练病人**有效咳嗽**和**腹式深呼吸**，以预防术后肺炎和肺不张。

2. 术后护理措施

（1）饮食护理　**术后早期3～4天禁食禁饮**，禁食期间持续胃肠减压，静脉补充营养。停止胃肠减压24小时后，若无吻合口瘘症状可进食。先试饮少量水，术后**5～6天**给予**全清流质**，**术后3周**病人无特殊不适可进普食，应少量多餐，不宜过快，避免进食生、硬、冷食物。食管癌、贲门癌切除术后，可因胃液返流引起呕吐，嘱病人饭后2小时内勿平卧，睡眠时将床头抬高。

（2）呼吸道护理　观察呼吸形态、频率和节律；术后第 1 日开始每 1 ～ 2 小时鼓励病人深呼吸、吹气球，促进肺部膨胀。

（3）胸腔闭式引流护理　保持引流管通畅，观察引流液颜色、性质、量并记录。

（4）胃肠减压护理　术后持续胃肠减压 3 ～ 4 天，妥善固定，防止脱出；观察引流液的量、性状、颜色并准确记录。术后 6 ～ 12 小时可从胃管内抽吸出少量暗红色或咖啡色液体，颜色逐渐变浅，若引流出大量鲜红色血性液，病人出现烦躁、血压下降、脉搏增快，考虑活动性出血，立即通知医生；引流不畅时，可用少量生理盐水冲洗并及时回抽；胃管脱出后不应盲目再插入，以免造成吻合口瘘；待肛门排气，胃肠减压量减少可拔胃管。

（5）胃肠造口术后的护理　妥善固定暂时性或永久性造瘘管，防止阻塞或脱出；密切观察造口周围有无渗液，及时更换敷料，保护局部皮肤，必要时涂擦氧化锌软膏，防止发生皮炎。

（6）术后反流症状严重者可采用半卧位，并服用抑制胃酸分泌的药物。

3. 并发症预防及护理

（1）吻合口瘘：是食管癌术后最严重并发症，多发生在术后 **5 ～ 10 天**，由于食管解剖学特点、血液供应节段性、吻合口张力大以及感染等原因造成。表现为呼吸困难、胸腔积液和全身中毒症状；一旦出现，立即通知医生并配合处理。护理措施包括：①立即禁食；②行胸腔闭式引流并常规护理；③抗感染治疗及肠外营养支持；④观察生命体征，若出现休克症状，应积极抗休克治疗；⑤需再次手术者，积极配合医生完善术前准备。

（2）乳糜胸：胸导管损伤所致，多发生在术后 **2 ～ 10 天**，少数病人可在 2 ～ 3 周后出现。由于乳糜液中 95% 以上是水，且含有大量脂肪、蛋白质等，如不及时治疗，可在短时间内造成全身消耗、衰竭死亡。治疗主要行胸腔闭式引流及时引流胸腔内乳糜液，促使肺复张；加强营养支持，必要时行胸导管结扎术。

试题精选

食管癌的典型症状是

A. 上消化道出血　　B. 进行性吞咽困难　　C. 音调降低

D. 刺激性干咳　　E. 痉挛

答案：**B**。

第 22 单元　心脏疾病病人的护理

一、冠状动脉粥样硬化性心脏病

【临床表现】

1. 心绞痛　常在体力劳动、情绪激动、饱餐时突感心前区疼痛，为胸骨后**压榨样**疼痛，向左**放射至左肩、左臂甚至小指和环指**；休息或口服硝酸甘油，疼痛可数分钟后缓解。

2. 心肌梗死　突发**剧烈、长时间持续**心绞痛，个别病人也可表现为不典型或无痛型心肌梗死，伴恶心、呕吐、大汗、血压下降、休克、心力衰竭等，甚至猝死。

【护理措施】

1. 讲解疾病相关知识　进行冠心病围术期的知识宣教，消除紧张情绪。告知合理搭配饮食，给予清淡、低脂、低胆固醇饮食，心功能不良者限制水钠摄入。

2. 疼痛护理　密切观察胸痛症状、性质、持续时间、心电图变化；嘱病人卧床休息；应用扩张冠状动脉药物。

3. 戒烟　术前**2周**戒烟，练习深呼吸及有效咳嗽，预防术后肺部并发症。

4. 加强病情监测　术后易出现血压波动，警惕心律失常和心肌梗死的发生，应加强病情监测。

5. 预防出血和血栓形成　术前3天停用抗凝药，防止术中出血不止；术后应用阿司匹林等进行抗凝血治疗，以防旁路移植的血管发生**梗死**，同时观察凝血酶原时间；**抬高**取大隐静脉的肢体，局部加压包扎。

6. 功能锻炼　术后2小时手术肢体即可开始被动活动，行患侧下肢、足掌和足趾功能锻炼；坐位时，抬高患肢，避免足下垂。根据病情，鼓励病人适当活动，勿长时间站立。

7. 加强肾功能监护　限制水、钠及高钾食物的摄入，密切观察尿量、尿比重、尿素氮和血清肌酐等指标变化。

二、体外循环

【护理措施】

1. 心理护理　针对病人情况，给予心理疏导。

2. 呼吸系统护理　①密切观察有无发绀、鼻翼扇动；注意病人呼吸频率、节律；②保持呼吸道通畅，及时清理呼吸道分泌物和呕吐物；吸痰前后充分给氧，每次吸痰时间不超过15秒，以免机体缺氧；③妥善固定气管插管；④给予雾化吸入减轻喉头水肿、稀释痰液，促进排痰，以扩张肺。

3. 维持有效循环　①持续心电监护：监测心率、血压、中心静脉压等；②观察皮肤色泽、温度等；③应用血管活性药物时，应使用输液泵控制输液速度和用量；④监测和记录24小时液体出入量；⑤体外循环结束时可选用鱼精蛋白中和肝素。

4. 并发症的预防和护理　①**急性心脏压塞**：表现为静脉压升高、心搏微弱、心音遥远，脉压小、动脉压降低的**Beck三联症**。严密监测病情变化，监测中心静脉压，做好引流管的护理，一旦出现上述症状，立即通知医生协助处理。②肾功能不全：主要表现为少尿、无尿、高血钾、尿素氮和血清肌酐升高等，及时停用肾毒性药物，严重时透析治疗。③感染：术前指导病人戒烟，注意保暖，合理应用抗生素，加强营养支持。④脑功能障碍：术后密切观察病人意识、瞳孔及肢体活动情况，出现神经系统阳性体征时，通知医生协助处理。

第23单元　腹外疝病人的护理

一、腹股沟疝

【临床特点】

1. 腹股沟斜疝

（1）易复性斜疝：腹股沟区有肿块和偶有胀痛，常在站立、行走、咳嗽或用力时出现肿块，多呈带蒂柄的梨形，可降至阴囊或大阴唇。

（2）难复性斜疝：除胀痛外，特点是疝块不能完全回纳，还可伴有消化不良和便秘等症状。

（3）嵌顿性疝：多发生在腹内压骤增时，表现为疝块突然增大，**伴有明显疼痛**，平卧或用手推送不能使之回纳；**肿块紧张发硬，有明显触痛**。

（4）绞窄性疝：症状较严重，肠襻坏死穿孔时，疼痛暂时缓解，但不能认为病情好转。绞窄时间较长时，疝内容物感染，侵及周围组织，引起疝块局部软组织的急性炎症和**腹膜炎**，严重者可发生脓毒症。

2. 腹股沟直疝

常见于年老体弱者。病人站立时，在腹股沟内侧、耻骨结节外上方出现一**半球形**肿块，不伴有疼痛，平卧后肿块自行回纳。直疝不进入阴囊，极少发生嵌顿。

腹股沟斜疝与直疝的鉴别见表2–6。

表2–6　斜疝与直疝的鉴别

要　点	斜　疝	直　疝
发病年龄	多见于儿童、青壮年	多见于老年
突出途径	经腹股沟管，可进阴囊	经直疝三角，不进阴囊
疝块外形	椭圆或梨形、上部呈蒂柄状	半球形，基底较宽
回纳疝块后压住深环	疝块不再突出	疝块仍突出
精索与疝囊关系	精索在疝囊后方	精索在疝囊前外方
疝囊颈与腹壁下动脉关系	疝囊颈在腹壁下动脉外侧	疝囊颈在腹壁下动脉内侧
嵌顿机会	较　多	极　少

二、股疝

【临床特点】疝块不大、多在腹股沟韧带下方卵圆窝处有一**半球形**突起，因疝囊外常有脂肪堆积，故平卧回纳内容物后，疝块可消失或不完全消失。股疝嵌顿后，除引起局部明显疼痛外，常伴有较明显的急性机械性肠梗阻表现。

三、其他腹外疝

【临床表现】

1. 脐疝　小儿脐疝为先天性，多属易复性疝。表现为啼哭时疝块脱出，安静时消失。疝囊颈一般不大，但极少发生嵌顿和绞窄。成人脐疝为后天性，多见于中年经产妇。由于疝环狭小，成人脐疝发生嵌顿或绞窄较多。

2. 切口疝　病人多无不适，可见腹壁切口瘢痕处逐渐膨隆、出现大小不一肿块，站立和用力时明显，平卧时缩小或消失。较大的切口疝有腹部**牵拉感**，伴有食欲减退、恶心、便秘等表现，切口疝内容物易与腹壁组织粘连而成为难复性疝。

四、护理

1. 术前护理　①疝块较大者减少活动，多卧床休息，防止造成嵌顿；②消除导致腹内压升高的因素，如慢性咳嗽、便秘、排尿困难等，给予对症处理；多饮水、多吃蔬菜，保持排便通畅；③观察腹部症状，如发现异常，进行紧急处理；④便秘者术前一日晚灌肠，清洁肠道；⑤嵌顿性和绞窄性疝，引起肠梗阻，应禁食、胃肠减压；⑥术前2周戒烟，术前7日停用阿司匹林等抗凝血药。

2. 术后护理　①体位：术后24小时取平卧位，膝下垫软枕，髋关节微屈，减轻腹股沟切口的张力，利于切口愈合和减轻伤口疼痛；24小时后可改为半卧位。②饮食：术后6～12小时，无恶心、呕吐可进流食，次日可进软食或普食。③活动：传统疝修补术后**3～5天**病人开始离床活动；无张力疝修补术病人一般术后次日即可下床活动；年老体弱、复发性疝、绞窄性疝、巨大性疝的病人可适当延长下床活动时间。④防止腹内压升高：注意保暖，防止受凉引起咳嗽，咳嗽时指导病人用手掌按压、保护切口；保持排便通畅，防止用力排便，必要时使用通便药物。⑤预防阴囊水肿和切开感染：因阴囊比较松弛、位置低，渗血、渗液易集聚于此，术后用丁字带将阴囊托起；切口感染是疝复发的主要原因之一，术后合理应用抗生素预防感染；密切观察切口情况，保持切口敷料清洁干燥，敷料污染或脱落，及时更换。⑥尿潴留的护理：针灸或药物治疗促进排尿，必要时进行导尿。

3. 健康教育

（1）活动：**出院后应逐渐增加活动量，3个月内避免重体力劳动或提举重物**。

（2）避免腹内压升高因素：注意保暖，防止受凉而引起咳嗽；调整饮食习惯，多饮水，多吃绿色蔬菜，保持排便通畅，必要时给予通便药物，嘱病人勿用力排便。

（3）复诊和随诊：定期门诊复查。若疝复发，及早就诊。

试题精选

1. 孙某，男性，45岁。腹股沟斜疝手术后，为防止切口出血，沙袋压迫的时间是

A. 2～4小时　B. 6～8小时　C. 10～12小时
D. 12～24小时　E. 24～36小时

答案：D。

2. 孙某，男性，56岁。腹股沟斜疝，手术后7天准备出院，护士为其进行出院指导，最重要的是

A. 适当休息，逐渐增加活动量　B. 3个月内不参加重体力劳动　C. 多饮水
D. 调整饮食习惯，保持排便通畅　E. 定期随访

答案：B。

第24单元　急性腹膜炎病人的护理

一、急性腹膜炎

【临床表现】

1. 症状　根据病因不同，腹膜炎可以是突发的，也可能是先有原发病，之后逐渐出现腹膜

炎表现。①**腹痛，最主要的症状**，一般呈持续性剧烈腹痛，难以忍受；②恶心、呕吐；③体温逐渐升高，速脉；④感染、中毒症状：寒战、高热、呼吸浅快等，病情进一步发展，可出现感染性休克。

2. 体征　急性病容，喜仰卧位，双下肢屈曲，不愿意改变体位，腹部拒按。腹胀明显，腹式呼吸运动减弱或消失，肠鸣音减弱。**腹部压痛**、**反跳痛**、**腹肌紧张**是腹膜炎的标志性体征，称为**腹膜刺激征**。

二、腹腔脓肿

【临床表现】

1. 膈下脓肿　①全身症状：发热，起初为弛张热，脓肿形成后，持续高热，逐渐出现乏力、盗汗、厌食、消瘦等表现。②局部症状：脓肿部位可有持续性钝痛，深呼吸时加重，常位于近锁骨中线的肋缘下或剑突下。脓肿刺激膈肌可引起呃逆。③白细胞计数及中性粒细胞比例升高；胸部X线检查可见患侧膈肌升高，肋膈角模糊、积液，膈下可见占位阴影。B超和CT检查对膈下脓肿的诊断帮助较大。

2. 盆腔脓肿　有典型的直肠或膀胱刺激征，如里急后重、排便频而量少、尿频、排尿困难等，**体温改变，下降后又升高**。直肠指检可有触痛或波动感。下腹部B超检查可明确脓肿大小及位置。

3. 肠间脓肿　若脓肿周围有广泛粘连，表现为轻重不一的粘连性肠梗阻。病人可出现化脓感染症状，并伴有腹胀、腹痛，腹部可触及包块。立位腹部X线平片可示肠壁间距增宽及局部肠管积气，也可见小肠气－液平面。

三、护理措施

1. 术前护理

（1）心理支持：讲解疾病相关知识，稳定病人情绪；提高其对疾病的认知并配合医护人员治疗和护理。

（2）体位：取**半卧位**，促使腹腔内渗出液流向盆腔，有利于炎症局限，减少吸收，减轻中毒症状并利于引流，同时膈肌下移，腹肌松弛，减轻腹胀对呼吸和循环的影响。鼓励病人适当运动，防止下肢深静脉血栓形成。

（3）**禁食、胃肠减压**：胃肠道穿孔病人须禁食、持续胃肠减压。目的是可抽出胃肠道内容物和气体；减少消化道内容物继续流入腹腔；减少胃肠内积气、积液；改善胃肠壁的血液循环；有利于炎症局限吸收；促进胃肠功能恢复。

（4）纠正水、电解质紊乱：建立静脉通路，根据病人丢失液体量和生理需要量计算需补充液体总量，遵医嘱补充液体和电解质等。

（5）合理应用抗生素：继发性腹膜炎多为混合性感染，抗感染治疗时需根据细菌培养及药敏结果选用抗生素。

（6）加强营养支持：长期禁食时，可考虑肠外营养，提高机体抵抗力、修复力。

（7）镇静镇痛：病人确诊后可用镇痛药，以缓解疼痛。诊断不明或病情观察期间，暂不用镇痛药物，以免掩盖病情。

2. 术后护理

（1）病情观察：密切监测生命体征、液体出入量和尿量；注意腹部体征变化，观察有无膈下或盆腔脓肿的表现等，及时发现异常予以处理；观察引流及伤口愈合情况。

（2）体位：全麻未清醒者给予平卧位，头偏一侧，保持呼吸道通畅；麻醉清醒、生命体征平稳后改半卧位，并鼓励病人早期下床活动。

（3）饮食：术后继续**禁食、胃肠减压**，待肛管排气、肠蠕动恢复后，拔除胃管，逐步恢复正常饮食。

（4）补液和营养支持：遵医嘱合理补充水、电解质，必要时输全血、血浆并给予肠内、外营养支持。

（5）保证有效引流：正确连接各引流装置；有多根引流管时，贴上标签标明名称、引流部位等，以免混淆；妥善固定，防止脱出、打折或受压；经常挤捏引流管以防血块或脓痂堵塞，保持引流通畅；对负压引流者，根据情况及时调整负压，维持有效引流；观察并准确记录引流液颜色、性质和量；一般引流量小于10ml/d且无发热、腹胀、白细胞计数恢复正常时，可考虑拔出腹腔引流管。

（6）加强并发症的观察和护理：加强病情观察，防止腹腔脓肿和切口感染等并发症的发生。

四、健康教育

1. 疾病相关知识指导。

2. 饮食指导：指导病人术后饮食的内容，包括流质饮食 – 半流质饮食 – 软食 – 普食的内容，时间，少量多餐，进食蛋白质饮食，促进切口愈合。

3. 术后运动指导：循序渐进，促进肠功能恢复和全身血液循环，防止肠粘连等并发症。

4. 定期复诊。

试题精选

1. 腹膜炎病因尚未明确之前，以下护理措施不正确的是

A. 禁食禁饮　　B. 持续胃肠减压　　C. 应用抗生素

D. 提供营养支持　　E. 应用吗啡、哌替啶镇痛

答案：E。

2. 贾某，女性，44岁。阑尾炎穿孔手术后第5天，体温39.5℃，手术切口无红肿，尿频，排便次数增加而排便量减少，且混有黏液，考虑可能并发

A. 膈下脓肿　　B. 盆腔脓肿　　C. 肠间脓肿

D. 肠结核　　E. 伤口感染

答案：B。

第 25 单元　腹部损伤病人的护理

一、概述

【临床表现】肝、脾、肾等实质性脏器损伤时主要以腹腔**内出血**为主要临床表现。病人面色苍白、脉搏加快，血压不稳，尿量减少甚至出现**失血性休克**，持续性轻度腹痛，腹膜刺激征不严重，晚期可出现移动性浊音。胆汁和胰液溢入腹腔可出现剧烈腹痛和腹膜刺激征。胃肠、胆道、膀胱等空腔脏器损伤时，主要表现**弥漫性腹膜炎**。病人出现持续性剧烈腹痛，伴恶心呕吐，逐渐体温升高，脉快，呼吸急促，严重者发生**感染性休克**。有典型腹膜刺激征、可有气腹征。

二、常见实质性脏器损伤

【临床表现】

1. 脾破裂　主要表现为**腹腔内出血**和**失血性休克**。脾是腹部内脏中最容易受损伤的器官，发生率占腹部闭合性损伤的 20% ～ 40%。一旦破裂，出血量较大，病人可迅速发展为失血性休克，甚至未及抢救而死亡。

2. 肝破裂　肝破裂在各种腹部损伤中占 15% ～ 20%。主要表现为**腹腔内出血**症状和体征，出血量较大可出现**失血性休克**。肝破裂可能有胆汁进入腹腔，故**腹痛**和**腹膜刺激征**较脾破裂更为明显，血液若通过胆管进入十二指肠，可出现呕血或黑粪。B 超检查为首选方法，腹腔穿刺可抽得不凝血。

三、常见空腔脏器损伤

【临床表现】

1. 小肠破裂　小肠破裂后，肠液流入腹腔，早期即产生明显的腹膜炎。部分小肠裂口不大或穿破后被食物残渣、纤维蛋白等堵塞，可能无弥漫性腹膜炎的表现。

2. 结肠破裂　结肠损伤的发生率较小肠低，但因结肠内容物液体成分少而细菌含量多，所以**腹膜炎虽出现较晚，却较严重**。部分结肠位于腹膜后，若漏诊将导致严重的腹膜后感染。

四、护理

①病情观察：密切监测生命体征；注意腹膜刺激征的程度和范围及有无移动性浊音；疑有腹腔内出血者，每 30 ～ 60 分钟检查一次血常规，动态了解红细胞变化；必要时重复诊断性腹腔穿刺术、B 超等检查。②绝对卧床休息，床上排便，病情稳定者，可取半卧位。③禁食、胃肠减压：禁食期间补充足量的液体及充足的营养；应用广谱抗生素防治腹腔感染；胃肠功能恢复后进流质饮食。④心理护理：增进沟通，讲解疾病相关的知识，解除病人顾虑情绪。⑤术前常规护理：备皮、交叉配血、留置胃管、导尿管、补充血容量等。⑥术后护理：按急性腹膜炎术后护理原则实施术后护理。

试题精选

1. 腹部损伤的急救措施中，错误的是

A. 在病室内回纳脱出的肠管　　B. 首先处理威胁生命的多发性损伤

C. 伤口包扎后迅速转运　　D. 休克者，迅速输液输血

E. 疑有内脏损伤者，密切观察

答案：A。

2. 王某，女性，45岁。被汽车撞后2小时，自感腹痛、胸闷。查体：BP70/50mmHg，脉搏120次/min，面色苍白，四肢湿冷，全腹压痛、反跳痛及肌紧张，左上腹显著；移动性浊音（+），肠鸣音减弱。下列措施不妥的是

A. 病人取平卧位

B. 立即建立静脉通路，做好急诊手术前的准备

C. 密切观察生命体征，必要时输血

D. 未确诊前禁用镇痛药

E. 运送病人去放射科检查，进一步明确诊断

答案：E。

第26单元　胃、十二指肠疾病病人的护理

一、胃、十二指肠溃疡的外科治疗

【临床表现】胃、十二指肠溃疡典型临床表现是周期性、节律性上腹部疼痛。①十二指肠溃疡主要表现为**餐后延迟痛（餐后3～4小时）**，饥饿痛或夜间痛。进食后或服用抗酸药可使疼痛缓解。疼痛多为上腹部或剑突下烧灼痛或钝痛，疼痛发作具有周期性，秋冬季或冬春季多发。②胃溃疡的疼痛与进食关系密切，**多于餐后0.5～1小时开始疼痛，持续1～2小时后消失，进餐后不能缓解**，有时反而加重，服用抗酸药疗效不明显。压痛点位于剑突与脐正中连线或偏左。疼痛的节律性也不如十二指肠溃疡明显。

【常见并发症】

1. 胃、十二指肠溃疡急性穿孔

（1）临床表现和诊断：**表现为突发持续性上腹部刀割样剧痛**，迅速扩散至全腹，常伴恶心、呕吐，面色苍白，出冷汗、脉搏细速、血压下降等。病人表情痛苦、蜷曲位、不愿移动，舟状腹，腹式呼吸减弱或消失，全腹有明显腹膜刺激征，腹肌紧张呈“木板样”强直，可有移动性浊音；肠鸣音减弱或消失。腹部立位**X线检查可见膈下新月状游离气体影**。

（2）治疗原则：空腹时溃疡穿孔临床表现轻，腹膜炎较局限，一般情况良好的病人，可采用非手术治疗，包括**禁食、禁饮**、持续胃肠减压，输液和营养支持，全身应用抗生素控制感染，应用抑酸药物等。若经非手术治疗6～8小时后病情不见好转甚至加重者，应立即采取手术治疗。包括单纯穿孔缝合术和彻底性溃疡切除手术。

2. 胃、十二指肠溃疡大出血

（1）临床表现和诊断：大量**呕血、柏油样便是**主要症状。呕血前常有恶心，便血前多突然有便意。当失血量超过 20%（成年人 800 ～ 1000ml）时，病人可出现出冷汗、脉搏细速、呼吸浅快、血压降低等休克现象。

纤维胃镜检查可明确出血原因和部位。短期内反复测定血常规可见红细胞、血红蛋白、血细胞比容呈进行性下降。

（2）治疗原则：非手术治疗包括快速输液、输血补充血容量，禁食、留置胃管、经胃管注入 200ml 含 8mg 去甲肾上腺素的冰生理盐水，应用止血药物，还可行胃镜下止血。

手术治疗指征：严重大出血，短期内出现休克；经非手术治疗出血不止或暂时止血又复发；年龄在 60 岁以上病人，伴血管硬化，出血难以自止；近期出现过类似的大出血或同时合并溃疡穿孔或幽门梗阻者。

3. 胃、十二指肠溃疡瘢痕性幽门梗阻

（1）临床表现和诊断：进食后上腹饱胀不适及阵发性胃痉挛性疼痛，伴恶心、呕吐，嗳气，嗳气带有酸臭味。**反复呕吐**是胃、十二指肠溃疡瘢痕性幽门梗阻最为突出的症状，**呕吐物为大量宿食，不含胆汁**，有腐败酸臭味；呕吐后病人自觉胃部舒适。长期呕吐导致营养不良，水电解质丢失，引起脱水、**低氯低钾性碱中毒**。腹部检查上腹部可见胃型和蠕动波，可闻及振水声。X 线钡剂检查可见胃扩张，张力减低，排空延迟。胃镜检查可见胃内大量潴留的胃液和食物残渣。

（2）治疗原则：以手术治疗为主，常用**胃大部切除术**。目的是解除梗阻，使食物和胃液进入小肠。

【护理措施】

1. 术前护理

（1）心理护理：关心病人，讲解疾病相关知识，解答病人疑惑，增强其战胜疾病的信心。

（2）给予高蛋白、高热量、丰富维生素、易消化、无刺激的饮食。术前 1 日进流质饮食，术前 12 小时禁食、禁饮。

（3）应用抗酸、解痉、减少胃酸分泌的药物。

（4）合并急性穿孔的病人：重要的护理措施是**禁食、胃肠减压**。胃肠减压减轻胃肠积气积液，减少胃肠内容物继续流入腹腔；缓解呕吐和腹胀；改善胃肠壁的血液循环，利于炎症局限，促进胃肠功能恢复。生命体征平稳后取半卧位，补液，监测生命体征，应用抗生素，积极抗休克，做好手术准备。**严格执行外科急腹症的“四禁”，即禁食禁饮、禁灌肠、禁用泻药、禁用吗啡等镇痛药物**。

（5）合并出血的病人：密切监测生命体征，注意血压；观察并记录呕血和便血频次及量，判断活动性出血情况；平卧位；禁食，输血补液，抗休克；继续出血者，做好手术准备。

（6）合并幽门梗阻者：禁食，胃肠减压；不完全梗阻者进无渣半流质饮食；输血、补液，营养支持，纠正脱水和低氯、低钾性碱中毒。**术前 3 日，每晚用 300 ～ 500ml 温生理盐水洗胃，以减轻胃壁水肿和炎症，利于术后吻合口愈合**。

（7）术前留置胃管。

2. 术后护理

（1）密切观察病人病情变化：术后每30分钟测量一次生命体征，直至血压平稳；同时观察胃管引流情况、神志、尿量等病情变化。

（2）体位护理：术后取平卧位，麻醉清醒、血压稳定后改为半卧位。

（3）禁食、胃肠减压：妥善固定胃管，防止脱出，一旦脱出不可自行插回，保持胃管通畅，避免弯曲、受压或阻塞；观察胃液的颜色、性质和量；胃肠减压期间应每日进行口腔护理和雾化吸入。**术后3～4天，胃液量减少，可拔胃管**。

（4）禁食期间须静脉补充液体和营养支持，应用抗生素预防感染。

（5）鼓励病人早期离床活动，预防术后肠粘连和下肢深静脉血栓等并发症。

（6）饮食护理：**拔出胃管后，当日可进少量水或米汤，如无不适，第2日改为半量流食，第3日进全量流食，进食后如无不适，第4日可进半流食，逐步恢复正常饮食；食品宜软、易消化**，少食多餐，避免进食牛奶、豆类等产气食物，忌生、冷、硬和刺激性食物。

（7）术后并发症观察和处理

①术后胃出血：胃大部分切除术后，可有少量暗红色或咖啡色胃液自胃管抽出，一般**24小时内不超过300ml**，且逐渐减少，变淡。如果术后短时间内从胃管引流出大量新鲜血液，24小时后仍未停止，甚至出现呕血和黑粪，则是术后出血，应通知医生立即处理。

②十二指肠残端破裂：是**毕Ⅱ式胃大部分切除术后近期严重并发症**，多发生在术后24～48小时。表现为突发右上腹剧痛，发热和**腹膜刺激征**。腹腔穿刺可抽出胆汁样液体。应立即手术治疗。

③胃肠吻合口破裂或瘘。

④胃排空障碍：常发生在术后4～10日。表现为上腹饱胀、钝痛和呕吐，呕吐含胆汁的胃内容物。

⑤术后梗阻　多发生于毕Ⅱ式术后，按梗阻部位分为吻合口梗阻、输入段梗阻及输出段梗阻（表2-7）。

表2-7　术后梗阻的分类及特点

输入段梗阻		输出段梗阻	吻合口梗阻
急性完全性梗阻	慢性不完全性梗阻		
突发上腹剧烈疼痛，频繁呕吐，量少不含胆汁，呕吐后症状不缓解	进食后上腹胀痛，随即突然出现喷射性呕吐不含食物的胆汁，呕吐后症状消失	上腹饱胀，呕吐物含食物和胆汁	进食后出现上腹饱胀感和溢出性呕吐，呕吐物含或不含胆汁
应及早进行手术治疗，解除梗阻	禁食、胃肠减压，营养支持等，若数周或数月内不缓解，须手术治疗	先行非手术治疗，若不缓解，应手术解除梗阻	经禁食、胃肠减压、输液后可缓解，若3～4周后仍不缓解则须再次手术解除梗阻

⑥**倾倒综合征**：由于胃大部切除术后丧失了幽门括约肌的控制，导致胃排空食物过快所产生的一系列综合征，包括早期倾倒综合征和晚期倾倒综合征（表2-8）。

表 2-8　早期倾倒综合征和晚期倾倒综合征的比较

分　类	原　因	时　间	表　现	处理方法
早期倾倒综合征	进食后，大量高渗食物快速进入空肠，将大量细胞外液吸入肠腔，使循环血量骤然减少，同时肠管膨胀、肠蠕动亢进、排空加速引起	多发生在进食 10 ～ 20 分钟后	出现循环系统症状，包括心悸、大汗、头晕、乏力、面色苍白和胃肠道症状，如腹部饱胀不适、恶心呕吐和腹泻。 平卧数分钟后可缓解	①少食多餐，避免过甜、过咸、过浓、过热流食。②宜进低糖类、高蛋白饮食。③用餐时限制饮水、喝汤。④进餐后平卧 10 ～ 20 分钟 多数病人 6 ～ 12 个月能逐渐自愈
晚期倾倒综合征（低血糖综合征）	进食后，胃排空过快，含糖食物迅速进入空肠后被快速吸收，使血糖急速升高，刺激胰岛素大量释放，继而发生反应性低血糖	餐后 2 ～ 4 小时	病人出现心慌、无力、眩晕、出汗、手颤、嗜睡，甚至虚脱	出现症状时稍进饮食，尤其是糖类即可缓解。②饮食中减少碳水化合物含量，增加蛋白质比例，少量多餐

二、胃癌

【临床表现】

1. 症状　早期无明显症状，常见的初发症状是上腹部隐痛、嗳气、反酸、食欲减退等消化道症状。病情日益进展可造成贫血、消瘦、乏力，晚期出现恶病质表现。此外，幽门附近胃癌可呕吐宿食；贲门部胃癌和高位小弯癌可有胸骨后疼痛和进食梗阻感；癌肿破溃或侵犯血管时，可有**呕血**和**黑粪**。

2. 体征　早期无明显体征，仅有上腹部深压痛。晚期可扪及上腹部肿块。

【护理措施】

1. 术前护理　①营养支持：给予高蛋白、高热量、高维生素、低脂肪、易消化和少渣饮食，不能进食者给予静脉补充营养。贫血病人给予输血，纠正营养失调，提高手术的耐受性。②胃肠道准备：术前 3 日起，每晚用温生理盐水洗胃，减轻水肿，给病人口服肠道不吸收的抗生素，必要时清洁肠道。③心理护理：告知疾病相关知识，缓解病人焦虑和恐惧，增强其战胜疾病信心。

2. 术后护理　①观察病情：密切观察生命体征、神志、尿量、切口渗血等病情变化。②体位：未清醒前取去枕平卧，头偏一侧；麻醉清醒、血压稳定者改为半卧位。③禁食、胃肠减压：减少胃内积气、积液，利于吻合口愈合。④营养支持：禁食期间静脉补充液体和肠外营养，肠蠕动恢复后拔胃管，逐渐恢复饮食，避免进食牛奶、豆类等产气食物，忌生、冷、硬和刺激性食物，少食多餐。④应用抗生素预防感染。⑤减轻疼痛，术后遵医嘱给予镇痛药。⑥鼓励病人早期离床活动。⑦术后并发症的观察与护理（可参见胃十二指肠溃疡病人的护理）。

试题精选

1. 胃肠减压护理不正确的是

A. 病人应禁食

B. 胃内注药后应夹管并暂停减压 0.5～1 小时

C. 胃管堵塞禁止冲洗

D. 保持胃管通畅，每隔 2～4 小时生理盐水冲洗一次

E. 观察胃肠减压后肠功能恢复情况

答案：C。

2. 拔除胃肠减压管的指征为

A. 置管 3 天后　　B. 肠鸣音增强　　C. 抽出液减少

D. 肠蠕动恢复，肛门排气　　E. 病人提出拔管

答案：D。

第 27 单元　肠疾病病人的护理

一、阑尾炎病人的护理

【急性阑尾炎临床表现】

1. 症状

（1）腹痛：阑尾炎典型症状是**转移性右下腹痛**，腹痛多始于上腹部，逐渐转向脐周，数小时后疼痛转移并固定于右下腹，呈持续性（急性阑尾炎腹痛起始于脐周或上腹的机制是阑尾的神经属于内脏神经支配，对于疼痛的刺激不敏感，故定位不准确；当炎症波及阑尾的浆膜及其系膜时，受体神经支配的右下腹壁层腹膜受到刺激，出现躯体性疼痛，定位比较准确。**急性阑尾炎时右下腹痛产生的机制是炎症刺激壁腹膜**）。腹痛程度与炎症的严重程度不完全一致，有时阑尾穿孔后，腹痛症状反而减轻。不同类型阑尾炎腹痛特点不同（表 2–9）。

表 2–9　不同类型的阑尾炎疼痛特点

分　型	疼痛特点
单纯性阑尾炎	轻度隐痛
化脓性阑尾炎	阵发性胀痛和剧痛
坏疽性阑尾炎	持续性剧烈腹痛
穿孔性阑尾炎	阑尾腔压力骤减，腹痛可暂减轻，出现腹膜炎后腹痛又持续加剧

（2）胃肠道反应：厌食、恶心、呕吐等，有些病人可有腹泻或便秘。

（3）全身表现：乏力，炎症发展可有高热、脉速等表现，严重者发生感染性休克。如发

生门静脉炎则可出现寒战、高热和轻度黄疸。

2. 体征　右下腹**麦克伯尼点**固定压痛，是急性阑尾炎重要体征；另外一重要体征是**腹膜刺激征**，为壁腹膜受到炎症刺激的一种防御性反应，常表示阑尾炎症加重；阑尾周围脓肿形成时右下腹可触及包块。

3. 其他特殊体征

（1）结肠充气试验：病人仰卧位，检查者先用右手压迫左下腹部，再用左手反复挤压近侧结肠，结肠积气可传至盲肠和阑尾，引起右下腹疼痛者为阳性。

（2）腰大肌试验：病人左侧卧位，将右大腿向后过伸，腰大肌紧张，引起右下腹疼痛者为阳性。常提示阑尾位置较深，炎症波及腰大肌。

（3）闭孔内肌试验：病人仰卧位，使右髋及右膝均屈曲 90°，然后被动向内旋转，引起右下腹疼痛者为阳性。

（4）直肠指检：盆腔阑尾炎常在直肠右前壁有压痛。若形成盆腔脓肿，压痛更明显，有波动感。

【护理措施】

1. 术前护理 / 非手术治疗的护理　①心理护理：介绍疾病相关知识，减轻病人焦虑紧张情绪；②病情观察：观察生命体征、腹部症状和体征；③避免肠内压力增加：非手术治疗期间应禁食、胃肠减压，禁服泻药及灌肠，以免导致阑尾穿孔或炎症扩散；未确诊前禁用镇痛药，以免掩盖病情；④合理应用抗生素控制感染。

2. 术后护理　①病情观察：密切观察生命体征和病情变化。②体位：麻醉未清醒者平卧位、头偏一侧；麻醉清醒、血压平稳改为半卧位，减少切口疼痛，利于呼吸和引流。③切口和引流管护理：观察切口愈合情况，切口敷料有渗血渗液及时更换；引流管保持通畅，避免受压、打折和阻塞。准确记录引流液颜色、性质和量。④饮食：禁食，待肠蠕动恢复后逐渐恢复进食。⑤抗生素应用：预防并控制感染，防治并发症。⑥活动：鼓励病人早期活动，以促进肠蠕动恢复，防止肠粘连发生。⑦并发症观察与护理：出血，多由结扎线松脱引起系膜出血，表现为腹痛、腹胀和失血性休克，一旦发生，需紧急手术止血。切口感染，是**术后最常见的并发症**，表现为术后 3 日左右体温升高，切口红、肿、热、痛，甚至出现波动感，遵医嘱给予抗生素、理疗等。粘连性肠梗阻，多为不完全性肠梗阻，以非手术治疗为主，完全性肠梗阻应手术治疗；阑尾残株炎，阑尾切除后若残端保留＞1cm，易复发炎症，症状较重者需手术切除。

【特殊类型急性阑尾炎的特点】

1. 新生儿急性阑尾炎　很少见。早期仅有厌食、恶心呕吐、腹泻和脱水等症状，易被忽视。穿孔率和病死率较高，应早期手术治疗。

2. 小儿急性阑尾炎　因小儿大网膜发育不全，难以起到保护作用，因为病情发展快且重，早期即出现高热、呕吐等症状；右下腹体征不明显；穿孔率较高，应早期手术治疗。

3. 妊娠期急性阑尾炎　较常见。多在妊娠前 6 个月发生。腹膜刺激征不明显；压痛点随着增大的子宫上移；炎症易扩散，容易导致流产或早产。

4. 老年人急性阑尾炎　因老年人对痛觉迟钝，腹肌薄弱，防御功能减退，故主诉不强烈，体征不典型，体温和白细胞计数升高不明显；临床表现轻，但病理改变较重；老年人常有其他慢性疾病，使病情更复杂。

【慢性阑尾炎临床表现】有急性阑尾炎发作病史。经常有右下腹隐痛或不适感，剧烈活动或饮食不当可诱发急性发作。阑尾部位局限，压痛位置固定。左侧卧位在右下腹可扪及阑尾条索。

二、肠梗阻

【临床表现】

1. 症状　肠梗阻典型症状为腹痛、腹胀、呕吐及停止肛门排便排气。

（1）腹痛（表2–10）：

表2–10　不同类型肠梗阻的腹痛特点及体征

	机械性肠梗阻	绞窄性肠梗阻	麻痹性肠梗阻
腹痛特点	阵发性剧烈腹部绞痛	持续性剧烈腹痛伴阵发性加重，腹痛间歇期缩短	全腹持续性胀痛
体征	可见肠形和肠蠕动波，肠鸣音亢进，有气过水声	有固定压痛点和腹膜刺激征，移动性浊音可呈阳性	肠鸣音减弱或消失

（2）呕吐：与肠梗阻发生的部位和类型有关。**高位肠梗阻时呕吐出现早且频繁**；低位肠梗阻呕吐迟而少，呕吐物呈粪样；麻痹性肠梗阻呕吐呈溢出性；**若呕吐物呈血性或棕褐色，表明肠管有血供障碍**。

（3）腹胀：高位肠梗阻呕吐频繁，腹胀轻；低位肠梗阻腹胀明显；麻痹性肠梗阻为均匀性全腹胀；**腹胀不对称则为绞窄性肠梗阻的特征**。

（4）停止肛门排便排气：发病早期，尤其是高位肠梗阻，其梗阻以下的肠腔内尚残留的气体或粪便，可自行或灌肠后排出，故不应因此排除肠梗阻；不完全性肠梗阻可有多次少量排便排气；**绞窄性肠梗阻，可排出血性黏液样便**。

2. 体征　局部可见肠形和蠕动波。单纯性肠梗阻可有轻度压痛；蛔虫性肠梗阻可触及腹部条索状团块；肠套叠时可扪及腊肠样肿块。听诊可有肠鸣音亢进，气过水声；麻痹性肠梗阻，则肠鸣音减弱或消失。全身体征：梗阻早期，无明显变化；梗阻晚期或绞窄性肠梗阻时，可出现口唇干燥，眼窝凹陷等脱水体征，还可出现脉搏细速、血压下降、面色苍白、四肢发凉等中毒和休克征象。

【护理措施】

1. 非手术治疗及术前护理

（1）禁食、胃肠减压：**胃肠减压**是治疗肠梗阻重要方法之一，可减少胃肠道内积气积液，减轻肠腔膨胀，有利于肠壁血供恢复；还可降低腹压，改善呼吸。如发现有血性液体，提示可能有绞窄性肠梗阻。

（2）维持体液与营养平衡：根据病情及呕吐情况，适当补充液体和电解质，禁食期间，给予胃肠外营养。若病人开始排便排气，腹痛腹胀消失12小时后，说明梗阻解除，可进流食，忌食产气甜食和牛奶；如无不适，24小时后进半流质；3日后进软食。

（3）病情观察：生命体征；腹痛性质；腹胀是否加重；有无腹膜刺激征；有无休克；有无血性引流液；如出现以下情况警惕绞窄性肠梗阻的发生：腹痛发作急骤、呕吐出现早且频繁剧烈、腹胀不对称、呕吐和排泄物为血性、腹膜刺激征、体温升高和脉率加快、病情进展快，出现休克、非手术治疗不见好转、X 线可见突出胀大的肠襻。

（4）用药护理：遵医嘱使用抗生素控制感染。未确诊前禁用吗啡、哌替啶等镇痛药，以免掩盖病情延误治疗；可应用阿托品，解除胃肠道平滑肌痉挛，缓解病人腹痛。

（5）呕吐护理：呕吐时坐起或头偏向一侧，及时清除口腔呕吐物，防止发生窒息或吸入性肺炎。

（6）做好术前常规准备。

2. 手术后护理

（1）体位与活动：麻醉清醒、血压平稳后取半卧位；术后早期下床活动，防止发生肠粘连。

（2）饮食：禁食、胃肠减压期间静脉补充营养，维持体液平衡；保持胃肠减压通畅，观察引流的性质和量；肠蠕动恢复后，进少量流质饮食，无不适逐渐过渡到半流质饮食。

（3）并发症观察及护理：严密观察生命体征、腹部体征、伤口敷料及引流液情况。及时发现术后粘连性肠梗阻、腹腔内感染、肠瘘等并发症征象。

（4）健康指导：多吃富含营养、易消化食物，忌暴饮暴食及刺激生冷食物，避免腹部受凉和餐后剧烈活动；出院后如有腹痛、腹胀、呕吐等不适时应及时就诊。

【常见的机械性肠梗阻】

1. 粘连性肠梗阻　常在腹腔内手术、炎症、创伤、出血、异物等引起肠粘连的基础上，由于肠功能紊乱等因素而诱发，有典型的机械性肠梗阻表现。一般采用非手术治疗，若症状加重或出现肠绞窄，应及时手术治疗。

2. 蛔虫性肠梗阻　多见于 2 ～ 10 岁儿童，因蛔虫聚集成团堵塞肠腔而引起，多为不完全性梗阻。表现为脐周阵发性疼痛和呕吐，可有吐蛔虫或便蛔虫的病史，肠鸣音亢进，腹部 X 线可见成团的虫体阴影。主要采用非手术治疗，如非手术治疗无效或发生腹膜炎者，应手术治疗。

3. 肠扭转　一段肠襻沿其系膜长轴旋转而导致的闭襻性肠梗阻。腹部 X 线检查符合绞窄性肠梗阻的影像特点。因肠扭转极易发生绞窄，故应及时手术治疗。小肠扭转和乙状结肠扭转的区别（表 2–11）。

表 2–11　小肠扭转和乙状结肠扭转的区别

	小肠扭转	乙状结肠扭转
好发人群	青壮年	老年人
发病原因	饱食后剧烈运动	有长期便秘习惯
临床表现	突发脐周剧烈绞痛，频繁呕吐，腹胀不明显，病人早期即可发生休克	中下腹阵发性绞痛，呕吐不明显，腹胀明显且不对称。X 线钡灌肠可呈典型的“鸟嘴”征

4. 肠套叠　急性肠套叠多见于**2岁以内儿童**，常为突发剧烈的阵发性腹痛，伴有呕吐和果酱样血便，腹部可扪及腊肠形肿块。X线空气或钡剂灌肠检查，可见到空气或钡剂在套叠远端受阻呈**“杯口状”**阴影。早期可用空气或钡剂灌肠复位（**首选空气灌肠复位**）。如复位不成功，或病期已超过48小时，出现肠坏死、穿孔，应及时手术治疗。

三、肠瘘

【临床表现】局部主要是腹膜炎症状和体征；有腹痛、腹胀、恶心、呕吐等表现，有腹壁瘘口存在者，瘘口周围皮肤潮红、糜烂、剧痛，继发感染可破溃出血。全身营养不良、水、电解质、酸碱平衡失调，并发严重感染时可有寒战、高热、脉快等脓毒症表现。

【护理措施】

1. 非手术治疗护理　①取低半卧位，使炎症局限化，有利于呼吸和引流。②双套管行腹腔持续冲洗加负压吸引护理：负压压力以75～150mmHg（10～20kPa）为宜，每日冲洗量约为2000～4000ml，速度为40～60滴/min，灌洗液温度在30°～40°。保持冲洗管通畅，记录冲洗量及肠液量。③堵瘘的护理：观察封堵物有无移位和松脱；瘘口周围皮肤涂氧化锌软膏保护。④营养支持护理：选用肠内营养或肠外营养治疗。

2. 手术治疗的护理

（1）术前护理：肠道准备：术前3天，进少渣半流质饮食，口服肠道不吸收抗生素；术前2日进无渣流质；术前1日禁食。术前3天每日以生理盐水灌洗瘘口1次，术日晨清洁灌肠。进行皮肤准备，应用抗生素预防性治疗。

（2）术后护理：①观察病情变化和腹部情况，切口有无感染。避免再次发生肠瘘，可适当延长禁食时间至4～6日。②妥善固定各种引流管，观察引流液量及性质。③观察和预防术后并发症发生。

（3）健康教育：指导病人以低脂、适量蛋白质、高糖、低渣饮食为主，随肠功能恢复，逐步增加蛋白质和脂肪量；在瘘口封闭后进行早期活动。

四、大肠癌

【临床表现】

1. 结肠癌　早期无症状，进展后首先出现的症状是：**排便习惯和粪便性状改变**，表现为排便次数增多、腹泻、便秘、排血性、脓性及黏液便；腹痛为持续性隐痛；晚期有**肠梗阻症状**及贫血、消瘦、乏力、低热等**全身表现**。左半结肠癌与右半结肠癌临床表现的区别如下：①**左半结肠癌**：左半结肠肠腔较小，癌肿多浸润性生长引起肠腔缩窄，故临床以肠梗阻症状为主；②**右半结肠癌**：癌半结肠肠腔宽大，癌肿多呈肿块型，病人往往腹泻、便秘交替出现，发病特点为贫血、腹部包块和消瘦乏力。

2. 直肠癌　**黏液血便**是直肠癌病人最常见的症状，其次为直肠刺激症状；之后肠腔因癌肿增大出现大便变形、变细，甚至出现肠梗阻表现；晚期出现各种转移症状。

【护理措施】

1. 术前护理

（1）心理护理：针对病人存在的心理问题，应给予个性化心理疏导和术前宣教。

（2）营养支持：给予高蛋白、高热量、维生素丰富、易消化的少渣饮食；纠正水、电解质紊乱。

（3）肠道准备：①传统肠道准备法：术前 3 天进少渣半流质饮食；术前 1 ～ 2 天起无渣流质饮食，以减少粪便产生，利于清洁肠道；②肠内营养：术前 3 天口服全营养素，满足营养需求，同时减少粪渣形成；②**使用药物**：术前 3 天口服肠道不吸收抗生素；由于肠道菌群被抑制，影响了维生素 K 的合成与吸收，故应适当补充；③**清洁肠道**：术前 1 日晚行全肠道灌洗法（包括导泻法和灌肠法）清洁肠道，年老体弱，心、肾功能不全病人慎用。

（4）阴道冲洗：女性病人为减少术后感染，术前 3 天每晚行阴道冲洗。

（5）术日晨留置胃管和尿管。

2. 术后护理

（1）病情观察：密切观察生命体征，记录 24 小时出入液量。

（2）体位：术后病情平稳者，给予半卧位，以利腹腔引流。

（3）禁食、胃肠减压：期间给予静脉营养，48 ～ 72 小时肛门排气或结肠造口开放后，若无不良反应，拔除胃管，经口进流食（忌产气食物），术后 1 周进少渣半流质饮食，2 周左右可进普食。

（4）活动：术后早期鼓励病人床上运动，活动四肢。

（5）保持引流通畅：留置尿管期间保持尿管通畅，定时夹闭尿管，训练膀胱排尿功能；保持腹腔引流管通畅，观察引流液的性质、量及颜色并准确记录。

（6）结肠造口护理：①观察造口活力、高度、形状与大小。②保护腹部切口：人工肛门于术后 2 ～ 3 天肠蠕动恢复后开放，为防止流出稀薄的粪便污染腹部切口，应取左侧卧位，并用塑料薄膜将腹部切口与造瘘口隔开。③保护造口周围皮肤：经常清洗消毒造口周围皮肤，并涂复方氧化锌软膏进行保护。造口每次排便后，以凡士林纱布覆盖外翻的肠黏膜，外盖厚敷料保护。④正确使用人工肛门袋：根据造口大小选择合适造口袋，造口袋内充满 1/3 排泄物时，应及时更换。**人工肛门袋不宜长期持续使用**，以防造瘘口黏膜及周围皮肤糜烂。⑤食用高热量、高蛋白、丰富维生素的少渣食物，避免食用产气、不洁及辛辣刺激性食物。

（7）预防术后并发症：①造口狭窄：造口处拆线后，每日扩张造口一次；②切口感染：保持造口周围清洁干燥，及时使用抗生素；③吻合口瘘：注意观察有无吻合口瘘表现，术后 7 ～ 10 日不可灌肠。

试题精选

1. 呕吐出现早且严重，腹胀轻见于

A. 高位性肠梗阻　　B. 低位性肠梗阻　　C. 机械性肠梗阻

D. 绞窄性肠梗阻　　E. 肠套叠

答案：A。

2. 对急性肠梗阻病情观察时，在没有绞窄时表现为

A. 体温升高、脉率加快　　B. 有明显腹膜刺激征　　C. 腹痛发作急骤

D. 腹部 X 线检查可见孤立、突出胀大的肠襻

E. 没有明显休克

答案：E。

第28单元　直肠肛管疾病病人的护理

一、常见直肠肛管良性疾病

【临床表现】

1. 肛裂　典型症状是**疼痛、便秘、出血**。**疼痛是**最主要的症状，特点是在**排便时及排便后肛门部出现2次疼痛**。（排便时由于干硬粪便刺激裂口内神经，肛门出现烧灼样疼痛；排便后是由于肛门括约肌反射性痉挛再次出现疼痛）；排便时在粪便表面或手纸上可见少量鲜血；病人因惧怕疼痛不愿排便，再次加重便秘，形成恶性循环。**已确诊肛裂病人不宜行直肠指检或直肠镜检查**。避免增加病人痛苦。

2. 直肠肛管周围脓肿　脓肿形成部位不同表现各异。①肛门周围脓肿：最常见，位置表浅，以局部症状为主，疼痛、肛周局部红肿和局部压痛为主要症状，**持续性跳痛**，脓肿形成后可有**波动感**。全身症状不明显。②坐骨肛管间隙脓肿：较常见，脓肿较大且深，全身症状明显，发病初期可有寒战、高热、乏力等，早期局部症状不明显，之后出现持续性胀痛，逐渐发展为持续性跳痛，排便时疼痛加剧，部分病人可有里急后重或排尿困难；③骨盆直肠间隙脓肿：少见，位置最深，全身症状严重可有持续性高热、寒战、头痛，而局部表现不明显，有直肠坠胀感，穿刺可见脓液。

3. 肛瘘　有肛周脓肿的病史，肛门周围有一个或数个外口，排除少量脓性分泌物，可引起皮肤潮湿、瘙痒，湿疹。若脓液不能排出，局部形成脓肿，**反复形成脓肿**是肛瘘的特点。检查肛周皮肤有单个或多个红色**乳头状突起的外口**，挤压时外口可有脓液流出。直肠指检在内口处有轻度压痛，瘘管位置表浅可触及硬结样内口和条索样瘘管。

4. 痔

（1）内痔：**主要表现为无痛性间歇性便后出血和痔块脱出**。内痔分四度（表2–12）。

表2–12　内痔的临床表现对比

痔疮分期	临床表现
Ⅰ度	便时无痛性出血，便后出血可自行停止，痔块不脱出肛门外
Ⅱ度	便血加重，呈喷射状，排便时痔块脱出，便后可自行回纳
Ⅲ度	偶有便血，排便或久站、咳嗽时痔块脱出，不能自行回纳，需用手托回
Ⅳ度	偶有便血，痔块长期脱出肛门外，无法回纳或回纳后又立即脱出

（2）外痔：表现为肛门不适感，常有黏液分泌物流出，潮湿伴局部瘙痒。如发生血栓性外痔则**疼痛剧烈，排便、咳嗽时加重**，肛周可见**暗紫色**椭圆形肿物，触痛明显。

（3）混合痔：兼有内外痔的表现。

二、护理

1. 护理评估

（1）术前评估：评估饮食习惯、有无腹压增高的因素、治疗史，排便情况，并进行肛门直肠检查。

肛门直肠检查常用体位：①左侧卧位：适用于年老体弱病人；②膝胸卧位：临床应用较广。适用于乙状结肠镜检查，但这种体位易劳累，所以只适用于短时间检查，不适用于病情严重和年老体弱者；③截石位：常用于肛门手术；④蹲位：适用于内痔和直肠脱垂的检查。

直肠指检时检查者戴指套或手套，示指涂润滑剂置入肛门内进行检查，肛裂病人禁用。直肠（肛门）镜检查将直肠镜涂上润滑剂插入肛门，查看肛门内情况，肛门狭窄、肛裂病人禁行内镜检查，肛周急性炎症、女性月经期也暂不做内镜检查。

（2）术后评估：生命体征、出血情况、有无切口感染、尿潴留及肛门失禁等并发症。

2. 护理措施

（1）术前护理：①进食新鲜蔬菜和水果，多饮水，少吃辛辣食物，避免饮酒。②养成定时排便的习惯，保持排便通畅，便后及时清洗。③热水坐浴：坐浴是清洁肛门、改善局部血液循环、促进炎症吸收的有效方法，并可缓解肌痉挛、减轻疼痛。坐浴盆具应足够大，事先消毒，将沸水降温至 **43 ～ 46℃**时置于盆内，坐浴 **20 ～ 30 分钟**，2 ～ 3 次 /d，也可用 1∶5000 高锰酸钾 3000ml 溶液坐浴，如果感觉头晕不适应立即停止坐浴。④术前 3 日肠道准备。⑤术前备皮，贫血病人给予输血。

（2）术后护理：①密切观察病情变化，监测生命体征。②疼痛护理：术后由于括约肌痉挛、排便时粪便对创面刺激等原因导致创面疼痛剧烈。局部热敷或温水坐浴可缓解疼痛，必要时适当给予镇痛药。③饮食护理：术后 1 ～ 2 天给予无渣或少渣流食、半流食为主，如藕粉、稀饭等，以减少肠蠕动、粪便形成和排便，促进切口愈合。④术后 3 日尽量避免排便，可口服阿片酊减少肠蠕动，控制排便，之后保持排便通畅，便秘时禁止灌肠。⑤术后每日温水坐浴，**温度为 43 ～ 46℃，时间为 20 ～ 30 分钟**，常用药物为 1∶5000 高锰酸钾溶液。正确安排排便、坐浴、换药的关系：**病人先排便，排便后坐浴，清洁会阴部，最后换药**，以促进伤口愈合。⑥预防并发症：注意病人有无排便困难、大便变细或肛门失禁现象。切口定时换药，预防感染；防止肛门狭窄，术后 5 ～ 10 日可用示指扩肛，每日 1 次；肛门括约肌松弛者，术后 3 日开始进行提肛运动。

试题精选

1. 肛裂的疼痛特点是

A. 疼痛呈马鞍形　　B. 肛周持续疼痛　　C. 排便前疼痛

D. 排便时疼痛　　E. 便秘后疼痛

答案：A。

2. 刘某，女性，52 岁。混合痔环切术后，为防止出血，禁止灌肠的时间是术后

A. 1 ～ 3 天内　　B. 3 ～ 5 天内　　C. 5 ～ 7 天内

D. 7 ～ 10 天内　　E. 10 ～ 14 天内

答案：D。

第29单元 门静脉高压症病人的护理

【门静脉高压症临床表现】 典型表现是**脾大和脾功能亢进、呕血、黑粪、腹水**和非特异性全身症状，如消瘦、疲乏、无力。脾功能亢进引起外周血细胞减少，表现为黏膜及皮下出血。**食管胃底静脉曲张破裂出血表现为呕鲜红色血液，排柏油样黑粪。**吞咽生硬粗糙食物很容易破裂而引起急性大出血，多为喷射式出血，量多，1次可达1000～2000ml，是门脉高压危急的并发症。

【护理措施】

1. 门脉高压引起急性上消化道大出血 立刻配血；插三腔二囊管；拔管后24小时内密切观察病情；快速输液输血；及时应用止血药，注意配伍禁忌；使用轻泻剂及灌肠，以免胃肠道血液分解产生氨，引起肝性脑病；注意观察有无意识障碍、黄疸出现或加重、呼吸深大或呼气带异味（肝臭）、皮肤出现斑点等；预防再出血。

2. 术前保肝治疗期护理 ①卧床休息，减少活动；②改善病人营养状况，低蛋白血症者补充白蛋白，贫血者输新鲜血液；凝血障碍者给予补充维生素K；无渣半流质为主；③**术前不放置胃管**，避免干硬、粗糙食物引起胃底－食管下端静脉破裂出血；④尽量避免引起腹腔内压力增高的活动，如剧烈咳嗽、用力排便等；⑥消化道准备：灌肠用酸性液，禁用肥皂水。

3. 分流手术前准备 除以上护理措施外，术前2～3天口服肠道不吸收抗生素，减少氨的产生，防止术后发生肝性脑病；手术前1天晚清洁灌肠，避免手术后肠胀气压迫血管吻合口。

4. 术后护理 ①严密观察生命体征，注意有无内出血；②分流术后需制动平卧48小时，翻身动作轻柔，可逐渐下床活动；定期监测肝功能、血氨等；③脾切除术后，术后2周内每天查血小板计数，防止形成血栓，若血小板超过600×10^9/L时，考虑肝素抗凝血治疗；④饮食细软，不要过烫，限制蛋白质摄入；⑤禁用吗啡、哌替啶及一切对肝有损害的药物；⑥合理应用抗生素，预防术后感染。

试题精选

1. 门静脉高压症病人，一般不放置胃管的理由是

A. 应给与肠外营养支持　B. 避免呕吐　C. 防止出血

D. 避免胃肠功能紊乱　E. 病人可经口进食

答案：C。

2. 门静脉高压症病人行分流手术后应

A. 早期离床活动　B. 卧床2周

C. 平卧1周后可下床活动　D. 平卧1周，不宜早期离床活动

E. 头高足低位卧床1周，不宜早期离床活动

答案：D。

第 30 单元　肝疾病病人的护理

一、原发性肝癌

【临床表现】

1. 症状　肝区疼痛是最常见和最主要症状，间歇性或持续性钝痛、胀痛，夜间或劳累后加重，由于癌细胞迅速生长使肝包膜绷紧所致。消化道出现食欲减退、消化不良、恶心、呕吐和腹泻等非特异性表现，易被忽视。全身出现发热、持续性低热或不规则发热，偶达 39℃以上，乏力、消瘦、全身衰弱，体重进行性下降，晚期少数病人可呈恶病质。此外，病人可有低血糖、红细胞增多症、高胆固醇血症及高钙血症等伴癌综合征和并发肝性脑病、上消化道出血、癌肿破裂出血及继发性感染等。

2. 体征　①肝大与肿块：肝呈进行性增大，多见于中、晚期；②黄疸和腹水：见于晚期病人。

【护理措施】

1. 手术前护理　①严密观察病情变化，特别是腹部体征。**若突发腹痛，伴腹膜刺激征，应高度怀疑癌肿破裂出血**，及时通知医生，做好急症手术准备；②心理护理；③改善肝功能及全身营养状况，采取护肝治疗；④防止感染，肝手术前 **2 天**使用抗生素；⑤肠道准备，防止术后出血、肝性脑病等并发症，术前 **3 天**肠道准备，禁用肥皂水灌肠；⑥术前 3 天给予维生素 K_1 肌内注射，改善凝血功能，预防术中、术后出血；⑦告知病人尽量避免导致癌肿破裂出血和食管下段胃底静脉曲张破裂出血的诱因，如剧烈咳嗽、用力排便等；⑧饮食护理：肝硬化伴食管 - 胃底静脉曲张者忌饮浓茶、酒、咖啡，忌食辛辣刺激性食物。

2. 手术后护理　①加强并发症观察：如腹腔内出血、肝衰竭或肝性脑病、腹水等；②术后病情平稳者取半卧位，**不宜过早起床活动，防止肝脏断面出血**；③继续采取保肝措施。肝血管血流阻断术后应间歇性吸氧 2 ～ 4 天；④应用抗生素，防治肝创面、腹腔及胸部术后感染；⑤引流管护理：保持各种引流管通畅，妥善固定，详细观察并记录引流液颜色、性质及量。肝叶切除术后肝周引流管一般放置 3 ～ 5 天，渗液明显减少时应及时拔除引流管。

3. 肝动脉栓塞化疗的护理　术前应做好解释，注意各种检查结果、判断有无禁忌证，穿刺处皮肤准备，**禁食 4 小时**。术后病人取平卧位，**24 ～ 48 小时**卧床休息；穿刺处沙袋**压迫 1 小时**，穿刺肢体**制动 6 小时**，严密观察穿刺侧肢体末端皮肤颜色、温度和足背动脉搏动情况；做好化疗导管护理，妥善固定，防止逆行感染。嘱病人多饮水。

二、肝脓肿

（一）细菌性肝脓肿

【临床表现】

1. **寒战、高热　是最常见的早期症状**，体温可高达 39 ～ 40℃。多为张弛热。

2. 肝区疼痛　持续性胀痛或钝痛，肝大、肝包膜急性膨胀和炎性渗出物局部刺激引起。

3. 全身症状　肝血供丰富，一旦脓肿形成，毒素吸收入血，就会出现脓毒症表现。因全身消耗，病人可有厌食、乏力、恶心呕吐和体重减轻等症状。

4. 最常见体征为肝区疼痛，肝大、有明显触痛，右下胸及肝区叩击痛。右季肋区呈饱满状态，有时甚至可见局限性隆起，严重时，由于肝的广泛性损害可出现黄疸和腹水。多发性肝脓肿症状最重，单发性者症状较为隐匿。

【护理措施】

1. 病情观察　生命体征，腹部及胸部体征。

2. 营养支持　进食高蛋白、高热量、富含维生素和膳食纤维的食物。

3. 高热护理　多采用物理降温。肝脓肿高热患者，每天至少摄入2000ml液体。灌肠降温时，应用4℃生理盐水灌肠。

4. 引流管护理　半卧位；保持引流通畅；每日用生理盐水或甲硝唑盐水冲洗脓腔；当脓腔**引流量少于10ml/d**，可拔除引流管，适时换药，直至脓腔愈合。

（二）阿米巴性肝脓肿

【临床表现】起病可较急也可较缓慢，病情较长，可有高热或不规则发热，以间歇型或弛张型居多。常伴食欲缺乏、腹胀、恶心、呕吐、腹泻、痢疾等症状。细菌性肝脓肿与阿米巴性肝脓肿的鉴别（表2-13）。

表2-13　细菌性肝脓肿与阿米巴性肝脓肿的鉴别

	细菌性肝脓肿	阿米巴性肝脓肿
病史	继发于胆道感染和其他化脓性疾病	继发于阿米巴痢疾后
症状	病情急骤严重，全身脓毒血症症状明显，有寒战、高热	起病较缓慢，病程较长，可有高热或不规则发热、盗汗
体征	肝大常不显著，多无局限性隆起	肝大显著，可有局限性隆起
血液检查	白细胞计数及中性粒细胞可明显增加，血液细菌培养可阳性	白细胞计数可增加，血清学阿米巴抗体检测阳性。如无继发细菌感染，血液细菌培养阴性
粪便检查	无特殊发现	部分病人可找到阿米巴滋养体
脓液	多为黄白色脓液、恶臭，涂片和培养可发现细菌	大多为棕褐色脓液、无臭味；镜检有时可找到阿米巴滋养体；若无混合感染，涂片和培养无细菌
诊断性治疗	抗阿米巴药物治疗无效	抗阿米巴药物治疗有效
脓肿	较小，常为多发性	较大，多为单发，多见于肝右叶

试题精选

1. 原发性肝癌晚期常见的并发症不包括

A. 肝癌结节破裂出血　　B. 肝性脑病　　C. 上消化道出血

D. 肠穿孔　　E. 继发感染

答案：D。

2. 肝癌病人术前护理措施中，不正确的是

A. 注意观察病情变化　　B. 积极改善营养不良和贫血

C. 术前晚用肥皂水灌肠　　　　D. 心理护理

E. 术前 3 天口服肠道不吸收抗生素

答案：C。

第 31 单元　胆道疾病病人的护理

一、胆石症和胆道感染

（一）胆囊结石及急性胆囊炎

【临床表现】

1. 症状　①**胆绞痛**：表现为右上腹部剧烈绞痛，疼痛常放射至右肩或右背部，常在饱餐和进油腻食物后出现，可伴恶心、呕吐；②发热：病情加重的还会有畏寒和发热；③黄疸：20% 的病人可有轻度黄疸。

2. 体征　右上腹有时可触及到肿大的胆囊；若合并感染，右上腹部有压痛、反跳痛和肌紧张；**墨菲斯征阳性**。

【护理措施】

1. 术前或非手术治疗的护理

（1）密切观察病情变化：注意观察生命体征及腹部体征变化。评估疼痛，必要时遵医嘱给予消炎利胆、解痉镇痛药物，缓解疼痛。

（2）病人准备：纠正水、电解质失调；肝功能受损者，肌内注射补充维生素 K_1；对于已经明确诊断的剧烈疼痛，可给予消炎利胆、解痉镇痛药物，**如山莨菪碱（654-2）或阿托品**，但**不可使用吗啡镇痛，以免引起 Oddi 括约肌痉挛**；黄疸病人做好皮肤护理，保持皮肤清洁，避免皮肤损伤。

（3）营养支持：饮食忌油腻，**给予低脂肪、高蛋白、高热量、高维生素饮食**。

（4）腹腔镜胆囊切除术（LC）术前特殊准备：LC 手术需要将 CO_2 注入腹腔形成气腹，CO_2。弥散入血可导致高碳酸血症及呼吸抑制。术前肥皂水清洗脐部；进行呼吸功能锻炼；避免感冒，戒烟，以减少呼吸道分泌物。

2. 术后护理

（1）病情观察：生命体征、腹部体征、引流情况、黄疸有无加重等。若病人出现发热、腹胀和腹痛等腹膜炎表现，或腹腔引流液呈黄绿色胆汁样，提示发生胆瘘，立即通知医生处理。

（2）饮食：术后禁食，肠蠕动恢复后，根据情况，由无脂流质逐渐过渡到低脂饮食。

（3）LC 术后护理：术后禁食 6 小时；24 小时内以无脂流质和半流质饮食为主，逐渐过渡到低脂饮食。给予低流量吸氧，鼓励病人深呼吸，有效咳嗽，促进体内 CO_2 排出；术后可出现不同程度腰背部和肩部疼痛不适，无须处理，可自行缓解。

（二）胆管结石及胆管炎

【临床表现】

1. 肝外胆管结石　典型临床表现为**腹痛、发热寒战和黄疸**，即 Charot 三联征。腹痛：在剑突下或右上腹，疼痛可向右肩背部放射。**系结石嵌顿与胆总管下段刺激Oddi括约肌痉挛所致**。寒战、高热，因**胆管梗阻并继发感染引起**。多发生于腹痛后，呈弛张热。黄疸：**胆道梗阻后胆红素逆流入血所致**。根据梗阻程度不同，黄疸呈现间歇性和波动性。黄疸病人还有尿液变黄（浓茶色），大便颜色变浅（白陶土色），皮肤瘙痒。

2. *肝内胆管结石* 可无症状或仅有上腹部和胸背部胀痛不适，伴发急性胆管炎时有寒战、高热和腹痛。梗阻和感染仅发生在肝内，可无黄疸；若合并肝外胆管结石时可出现黄疸。

【护理措施】

术前护理：与急性胆囊炎术前护理相同。

术后护理：除一般护理外，应重点注意观察以下并发症：①术后出血：表现为T形管内引出鲜血，病人出现呕血或黑粪，可伴有心率增快，血压下降等休克表现；②胆瘘：病人出现发热、腹胀和腹痛等腹膜炎表现，或腹腔引流液呈黄绿色胆汁样，提示发生胆瘘。

T形管引流的护理：是胆道手术后护理重点。T形管引流目的：①引流胆汁和减压；②引流残余结石；③支撑胆道。

护理要点如下。①妥善固定：将T形管固定于腹壁，防止翻身活动时牵拉脱出。②保持引流通畅：防止引流管扭曲、打折、受压，如有阻塞，可用手由近向远挤压引流管或用少量无菌盐水缓慢冲洗，切勿用力推注。操作时要动作轻柔。③加强观察：记录引流液颜色、性状及引流量。正常成人每天分泌胆汁800～1200ml，呈黄绿色，无沉渣。术后24小时引流量300～500ml，逐渐减少。量过少可能因T形管阻塞或肝衰竭所致；量多可能是胆总管下端不通畅；如胆汁浑浊，可能是结石残留。④预防感染：定期更换外接的引流管、引流瓶袋；平卧时引流管远端不要高于腋中线；坐位、站立、行走时不可高于腹部切口，防止胆汁逆流引起感染。⑤拔管护理：一般手术后10～14天拔出。拔管前试夹闭1～2天，夹闭期间观察病人，如无发热、腹痛和黄疸，说明胆道通畅，可经T形管做胆道造影，造影后持续引流24小时，再夹闭24～48小时，无不适可拔管。拔管后局部伤口以凡士林纱布堵塞，1～2天会自行封闭。

（三）急性梗阻性化脓性胆管炎

【临床表现】在**Charcot三联征基础上，出现休克和意识障碍，称为Reynolds五联征**。

1. *腹痛* 突发剑突下或右上腹持续性疼痛、阵发性加重，可向右后背部放射。

2. *寒战、高热* 体温持续升高达39～40℃，呈弛张热。

3. *黄疸* 多数病人可有不同程度的黄疸，肝外梗阻黄疸较肝内梗阻者明显。

4. *神经系统症状* 神志淡漠、嗜睡、意识不清甚至昏迷。

5. *休克* 口唇发绀、呼吸浅快、脉搏细速达120～140次/分，血压迅速下降，全身出现瘀斑。

【护理措施】

1. *术前护理* 非休克病人半卧位，休克病人取仰卧中凹位；观察生命体征、神志、腹部体征和皮肤黏膜；维持体液平衡；合理降温；营养支持并及时完成各项术前准备工作。

2. *术后护理* 做好伤口、T形管引流的护理。

二、胆道蛔虫病

【临床表现】典型表现是**腹痛**，突发**剑突下钻顶样绞痛**，伴右肩或左肩部放射痛。呈阵发性反复发作，常伴恶心、呕吐，甚至呕吐蛔虫。少数病人可因继发感染出现寒战、高热。症状重而体征轻微是胆道蛔虫病的特征。实验室检查可见**嗜酸性粒细胞比例增高**。影像学检查**首选 B 超**。

【护理措施】①密切观察病情变化；②疼痛时给解痉镇痛药，如阿托品；③心理护理，消除病人紧张焦虑情绪；④指导病人养成良好卫生习惯。

试题精选

1. T 形管拔管前试行夹管期间应特别注意观察的内容是

A. 意识状态　B. 生命体征　C. 睡眠及二便

D. 腹痛、发热、黄疸　E. 引流口有无渗液

答案：D。

2. 急性重症胆管炎的治疗原则是

A. 禁食、胃肠减压　B. 抗休克好转后手术　C. 紧急抗休克同时手术

D. 消炎利胆药物治疗　E. 大量补液，纠正水、电解质紊乱

答案：C。

第 32 单元　胰腺疾病病人的护理

一、急性胰腺炎

【临床表现】

1. 症状　①腹痛：是急性胰腺炎主要症状。突发持续性刀割样剧烈腹痛，位于左上腹，放射至左肩部、左腰背部，常发生于暴饮暴食和进食油腻之后。**饮酒诱发急性胰腺炎**，常见饮酒后 **12 ～ 48 小时**发病。②腹胀：与腹痛同时存在，一般较严重。③恶心呕吐：发作早且频繁。④发热：急性胰腺炎病人的体温常超过 39℃。⑤重症胰腺炎可引起高血糖和低血钙伴发抽搐。⑥并发症：急性胰腺炎常见并发症为出血、胆瘘、肠瘘、胰瘘。

2. 体征　①腹膜刺激征；②皮下出血：少数重症病人起病后数天内在腰部、季肋部和下腹部皮肤出现大片青紫色瘀斑，称 Grey-Turner 征；脐周皮肤出现蓝色改变，称 Cullen 征。

【护理措施】

1. 疼痛护理　禁食、胃肠减压减少胰液对周围组织的刺激；疼痛剧烈给予解痉镇痛药。

2. 防治休克　休克是急性出血性坏死性胰腺炎最常见的并发症。应迅速补液扩容，维持水、电解质平衡。

3. 营养支持　禁食期间采取肠外营养支持。

4. 引流管护理　持续腹腔灌洗引流，以 20 ～ 30 滴 / 分为宜，维持液体出入量平衡，同时吸出渗液和坏死组织；术后拔管的条件为体温正常并稳定 10 天，血白细胞计数正常、腹

腔引流液＜5ml/d，引流液淀粉酶值正常。

5. 控制感染、降低体温

6. 并发症的观察　警惕术后出血、胰瘘等并发症的发生。

7. 健康指导　积极治疗胆道疾病；避免暴饮暴食及酗酒；出院后4～6周避免过度劳累；合理饮食；控制血糖和血脂；定期复查。

二、胰腺癌和壶腹部癌

【临床表现】

1. **上腹痛**　胰腺癌最常见的**首发**症状，早期出现上腹不适，或隐痛、钝痛，中晚期出现持续性剧烈疼痛，向腰背部放射，屈膝卧位可稍有缓解。

2. **黄疸　是胰头癌最主要症状，因胰头癌压迫或浸润胆总管引起。80%胰头癌病人表现黄疸进行性加重**，可伴皮肤瘙痒、茶色尿和白陶土色大便；**壶腹部癌**黄疸特点是随着癌肿的脱落与增长，**黄疸呈现波浪式变化**。

3. 发热　合并胆道感染可有寒战、高热，甚至中毒性休克。

4. 消化道症状　早期食欲减退、饱胀、消化不良、腹泻，随着病情进展，病人出现消瘦、乏力及体重下降。

5. 肝、胆囊增大，因胆管梗阻、胆汁淤滞所致。

【护理措施】

1. 术前护理　①心理护理；②加强营养支持：给予高蛋白、高热量、高维生素、低脂饮食；③保肝治疗：予以保肝药，有黄疸者，应静脉补充维生素K；④肠道准备：术前3天开始口服庆大霉素，术前2日流质饮食；术前晚灌肠；⑤控制血糖。

2. 术后护理　①一般护理。术后平卧6小时，严密观察生命体征；加强术后营养支持，维持水、电解质平衡；继续给予抗生素和甲硝唑预防感染；化疗期间，注意化疗不良反应，做好护理。②引流管护理：妥善固定，保持通畅，观察和记录引流液颜色、性状和量，2～3天后如无引流液排出，可拔除引流管。③并发症的护理：胰腺癌术后并发症主要包括出血、感染、胰瘘、胆瘘血糖异常。

试题精选

1. 胰头癌的典型表现，最主要的是

A. 恶心呕吐　　B. 进行性黄疸　　C. 消化道梗阻、出血
D. 乏力消瘦　　E. 体重下降

答案：B。

2. 刘某，男性，30岁。剧烈饮酒后突发重症急性胰腺炎入院，病人可能发生的最严重并发症是

A. 休克　　B. 菌血症　　C. 脓毒血症
D. 破裂出血　　E. 急性腹膜炎

答案：A。

3. 吕某，男性，32岁。饱餐后病人自觉上腹疼痛，阵发性加剧，向腰背部放射，伴恶

心、呕吐，诊断为急性胰腺炎，对病人的疼痛护理错误的是

A. 心理护理　　B. 胃肠减压　　C. 应用解痉药

D. 应用吗啡等强效镇痛药物　　E. 屈膝靠近胸部，缓解疼痛

答案：D。

第 33 单元　外科急腹症病人的护理

【急腹症临床表现】

1. 腹痛　为主要表现。外科急腹症腹痛的特点是常伴有**腹膜刺激征**。

2. 消化道症状　食欲减退、恶心呕吐、排气排便改变。

3. 发热　多为继发性感染所致。

4. 其他症状　有实质脏器损伤可有贫血或休克；有空腔脏器损伤可有化脓性腹膜炎表现；有泌尿系损伤可伴有血尿。

【诊断与鉴别诊断要点】

1. 外科急腹症　①特点是**先有腹痛，后出现发热**等伴随症状；②腹痛或压痛部位较固定，程度重；③常有腹膜刺激征，甚至休克；④可伴有腹部肿块或其他外科特征性体征及辅助检查表现。

常见外科急腹症的临床特点：①炎症性病变：一般起病缓慢，腹痛呈持续性，由轻至重；有固定的压痛点，可伴有反跳痛和肌紧张；体温升高；血白细胞及中性粒细胞计数增高。②穿孔性病变：腹痛呈刀割样持续性剧痛；典型的腹膜刺激征，迅速波及全腹，病变处最为显著；有气腹表现，肝浊音界缩小或消失；X 线可见膈下游离气体。移动性浊音阳性；肠鸣音消失；腹腔穿刺有助于诊断。③出血性病变：多在外伤后迅速出现，也可见于癌肿破裂出血；主要表现为失血，常引起失血性休克；伴有不同程度的腹膜刺激征；腹腔积血在 500ml 以上时，出现移动性浊音。④梗阻性病变：起病较急，以阵发性绞痛为主；发病初期多无腹膜刺激征；结合其他伴随症状和体征及相关辅助检查判断。⑤绞窄性病变：病情发展迅速，呈持续性腹痛、阵发性加重或持续性剧痛；易出现腹膜刺激征；可呕血性液体、排黏液血便等特征。

2. 内科急腹症　急性胃肠炎、大叶性肺炎、肋间神经痛等，特点是一般先发热或先呕吐，后才有腹痛；伴有咳嗽、呕吐、腹泻、胸闷、气促、心悸、心律失常等症状；腹痛或压痛部位不固定，程度较轻，无明显腹肌紧张。

3. 妇产科急腹症　异位妊娠、急性盆腔炎、卵巢肿瘤扭转，特点是以下腹部或盆腔内痛为主，伴有白带增多、阴道出血；或有停经史、月经不规则，或与月经周期有关。

【护理措施】

1. 观察　严密观察生命体征和腹部体征。

2. 体位　一般情况取半卧位，利于呼吸和减轻疼痛；休克者给予平卧位或中凹卧位，头胸抬高 20°～30°下肢抬高 15°～20°。

3. 禁食、胃肠减压　可缓解疼痛，待胃肠道功能恢复，肛管排气即可拔除胃肠减压管。

4. 输液或输血　建立通畅的静脉通道，遵医嘱给予抗生素防治感染。

5. 疼痛　对诊断明确、需手术的病人，可以适当使用镇痛药，以减轻疼痛。对诊断不明或治疗方案未确定者禁用吗啡类镇痛药，以免掩盖病情。外科急腹症病人在没有明确诊断前，应严格执行四禁，即**禁食禁饮、禁用镇痛药、禁服泻药、禁止灌肠**。

6. 心理护理　安慰、关怀病人。

7. 术前准备　常规做好术前准备，术后做好应流管和伤口护理，预防并发症。

试题精选

（1—2 题共用备选答案）

A. 腹痛缓慢，由轻至重，呈持续性

B. 突发刀割样剧痛，呈持续性　C. 突发绞痛，呈阵发性

D. 间歇性腹痛，逐渐加重　E. 腹部胀痛，呈持续性

1. 由于穿孔引发的急腹症病人腹痛特征为

2. 由于炎症引发的急腹症病人腹痛特征为

答案：1. B。2. A。

第34单元　周围血管疾病病人的护理

一、下肢静脉曲张

【临床表现】原发性下肢静脉曲张以大隐静脉曲张多见。主要表现为在久站或行走后患肢沉重、酸胀、乏力、易疲劳，之后患肢出现隆起、迂曲、扩张的静脉；重者静脉呈团块状，下肢沉重；后期在足靴区出现皮肤营养不良、色素沉着、湿疹及慢性溃疡等，也可继发曲张静脉的血栓性静脉炎。

【并发症及处理】

1. 小腿慢性溃疡　抬高患肢，勤换药，避免久站。

2. 血栓性浅静脉炎　可局部热敷、理疗等治疗。

3. 曲张静脉破裂出血　多发生于足靴区及踝部。抬高患肢和局部加压包扎，一般均能止血，必要时缝扎止血。

【护理措施】

1. 术前护理

（1）减少静脉血液淤积：良好坐姿，坐时双膝不要交叉；休息卧床时抬高患肢 30°～40°；避免长时间站立等。

（2）穿弹力袜和弹力绷带：穿弹力袜时应抬高患肢；选择合适的弹力袜和弹力绷带；弹力绷带应从下而上包扎；注意松紧度合适，可容纳一指为宜，并观察足背动脉搏动和皮温皮色。

（3）避免腹内压升高的因素：保持排便通畅；肥胖者减重。

（4）并发小腿慢性溃疡者，应加强换药，局部包扎，避免渗液污染周围皮肤。术前

2～3天用70%乙醇擦拭周围皮肤，每日1～2次。

2. 术后护理

（1）一般护理：卧床期间抬高患肢30°～40°，**同时做足背伸屈运动，以促进静脉血回流。术后24～48小时，即可鼓励病人下床行走，防止血栓形成**。保持弹力绷带松紧合适，一般维持2周后才可拆除。

（2）预防和处理并发症：若出现下肢深静脉血栓，应注意从发病之日起应严格卧床2周；严禁按摩患肢；禁止对患肢进行有压迫的检查以预防肺栓塞。若出现肺栓塞，应严格限制病人活动，保持呼吸节律正常，等待医生诊治。

（3）健康教育：正确使用弹力绷带及弹力袜；指导病人进行适当的体育锻炼，增强血管壁弹性；不要穿过紧的衣物；避免久站，休息时抬高患肢，促进静脉回流；保持排便通畅，避免肥胖。

二、血栓闭塞性脉管炎

【临床表现】起病隐匿，进展缓慢，逐渐加重。病程中按肢体缺血程度和表现分为3期：

1. **局部缺血期**　以**血管痉挛**为主，表现为患肢小动脉供血不足，出现肢端苍白发凉、怕冷，随后出现**间歇性跛行**，等等。少数病人可伴有游走性血栓性浅静脉炎。患肢**动脉搏动消失；皮温低于正常**；足背静脉充盈时间延长。

2. **营养障碍期**：患肢出现**静息痛，皮温明显下降，肢端苍白、潮红或发绀**，伴有趾甲生长缓慢、皮肤干燥变薄、汗毛脱落和肌肉萎缩等；常有肌肉抽搐，尤以夜间明显，患肢动脉搏动消失。

3. **组织坏死期**　患肢远端发生干性坏疽，表现为皮肤暗红或黑褐色，形成经久不愈的溃疡。病变继续发展，出现一个或多个足趾坏疽，继发感染后转为湿性坏疽，出现发热、烦躁等全身中毒症状。此期病人常疼痛剧烈，彻夜难眠，**屈膝抱足**是血栓闭塞性脉管炎坏疽期的典型体位。

【护理措施】

1. 心理护理　由于长期剧烈疼痛的折磨，病人对治疗失去信心，护士应关心病人，帮助其树立战胜疾病的信心。

2. 缓解疼痛　轻者应用血管扩张药和中药治疗，重者应用麻醉性镇痛药或神经阻滞方法镇痛。

3. 患肢护理　绝对禁烟，改善下肢血液循环，肢体保暖，由于末梢神经对热的敏感性下降，因此不可使用热水袋、热水泡足，以免烫伤。抬高下肢，保持皮肤清洁干燥、防止受损。皮肤瘙痒时可涂止痒药膏，避免用手抓挠。有皮肤溃疡或组织坏死时应卧床休息，保持患肢清洁，避免受压及刺激，加强换药，遵医嘱使用抗生素。

4. 功能锻炼　促进侧支循环建立，提高活动耐力。鼓励病人多活动，坚持每天多走路，以不出现疼痛为度。可进行Buerger运动，利用改变姿势，被动增加末梢血液循环，促进侧支循环建立。

5. 非手术治疗的护理　①急性期卧床休息**10～14天**，禁止患肢按摩，防止血栓脱落；②抬高患肢高于心脏水平20～30cm；③观察对比患肢和健侧肢体不同平面的周径和温度；④观察有无出血、肺栓塞征象；⑤禁烟，进食低脂、富含维生素的食物，保持排便通畅；

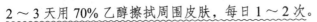

⑥积极做好术前准备。

6. 术后护理　①体位护理：血管造影术后应平卧，穿刺点加压包扎24小时，患肢制动6～8小时。静脉手术后抬高患肢30°，制动1周；动脉手术后患肢平放，制动2周；卧床期间适当做足背屈伸运动。②术后观察：观察生命体征，切口、穿刺点渗血情况。观察肢体远端血运情况，检查双侧足背动脉搏动、皮温、皮色及皮肤感觉；预防感染、出血、动脉栓塞等并发症的发生。③抗凝血治疗的护理：注意剂量、给药途径和出血观察。

7. 健康教育　绝对忌烟，以消除烟碱对血管的收缩作用。规律饮食，保持排便通畅。增加肢体活动，促进静脉回流。避免长时间维持同一姿势，坐时避免“二郎腿”。鼓励病人每日适当步行，指导病人进行肢体运动（Buerger运动），利用改变姿势来被动地改善末梢血液循环，促进侧支循环的建立。Buerger运动：平卧，抬高患肢45°，坚持2～3分钟，然后坐起来，双足下垂床边2～3分钟，并做足背的伸屈及旋转运动，再将患肢平放5分钟，如此反复锻炼5次为一组，每日3～4次。但腿部发生溃疡或坏死时，运动可增加组织耗氧；动脉或静脉血栓形成时，运动可致血栓脱落后栓塞，故不宜做此运动。保护患肢：切勿赤足行走，避免外伤，注意保暖，穿合脚的鞋子，不穿高跟鞋，穿棉质宽松的袜子并勤换，预防足部真菌感染。

试题精选

血栓闭塞性脉管炎晚期特点是

A. 趾端坏死　　B. 间歇性跛行　　C. 浅表静脉发红

D. 趾甲增厚，变脆　　E. 肌肉萎缩

答案：A。

第35单元　泌尿、男性生殖系统疾病的主要症状和检查

常见症状

（一）排尿异常及护理

1. 尿频　排尿次数增多但每次尿量减少。正常成人日间排尿4～6次，夜间0～1次，每次尿量200～300ml。尿频者24小时排尿>8次，夜尿>2次，每次尿量<200ml，伴有排尿不尽感。尿频可为生理性，如饮水过多，排尿次数增加而每次尿量不减少；也可能为病理性如糖尿病、尿崩症等。

2. 尿急　有尿意就迫不及待地要排尿，无法自控，每次尿量少，常与尿频同时存在。多见于膀胱炎症或膀胱容量显著缩小者。

3. 尿痛　排尿时尿道有疼痛，是尿路感染的特征性症状，可出现在排尿初、排尿中、排尿末或排尿后。尿频、尿急、尿痛常同时存在，合称**膀胱刺激征**。

4. 排尿困难　尿液不能通畅地排出，可出现排尿踌躇、费力、尿线无力、分叉、变细、不尽感、滴沥等，见于膀胱以下尿路梗阻。

5. 尿流中断　排尿过程突然中断并伴有疼痛，多见于膀胱结石。

6. 尿潴留　膀胱内充满尿液却不能排出。分为急性尿潴留和慢性尿潴留两类。

7. 遗尿　睡眠中无意识的排尿，3 岁前为生理性，3 岁后除功能性外，可因神经源性膀胱、感染等病理性因素引起。

8. 漏尿　尿液不经尿道排出，而从其他通道流出，如输尿管阴道瘘等。

9. 尿失禁　尿不能控制而自行排出，分 4 类：真性尿失禁、压力性尿失禁、急迫性尿失禁、充盈性尿失禁（假性尿失禁）。

（二）尿液异常及护理

1. 少尿或无尿　正常人 24 小时尿量 1000～2000ml，每日尿量＜**400ml** 为少尿，＜**100ml** 为无尿。

2. 血尿　是泌尿系统疾病重要症状之一，根据血液含量的多少，分为镜下血尿和肉眼血尿。正常人尿液高倍镜视野可见 0～2 个红细胞，若离心尿每高倍视野超过 **3 个红细胞**即为镜下血尿；肉眼血尿指肉眼能见到尿中有血色或血块，**1000ml 尿中含 1ml** 血液即为肉眼血尿。根据排尿过程中血尿出现的时间分：①初始血尿：血尿见于排尿初期，提示出血部位在膀胱颈部或尿道；②终末血尿：血尿见于排尿终末阶段，提示出血在后尿道、膀胱颈部或膀胱三角区；③全程血尿：血尿见于排尿全程，提示病变部位在膀胱及以上。尿液呈红色并不都是血尿，有些药物可使尿液呈红色、橙色或褐色，如环磷酰胺、肝素、利福平等。

3. 脓尿、乳糜尿、晶体尿　离心尿每高倍视野**白细胞超过 5 个**称为脓尿，见于泌尿系感染。乳糜尿指尿中含有乳糜或淋巴液，呈乳白色，同时含有血液时尿液呈红褐色，为乳糜血尿。晶体尿提示尿液中盐类呈过饱和状态。

试题精选

（1—2 题共用备选答案）

A. 排尿次数增多，单次尿量减少
B. 除正常自主排尿外，睡眠中无意识地排尿
C. 膀胱内充满尿液而不能排出
D. 膀胱内尿液不能控制而自行流出
E. 尿液经不正常通道从膀胱自行流出

1. 尿瘘的临床表现
2. 尿失禁的临床表现

答案：1. E。2. D。

第 36 单元　泌尿系统损伤病人的护理

一、肾损伤

【临床表现】

1. 血尿　肾损伤病人大多有血尿，但血尿与损伤程度不一致，如肾挫伤或肾部分裂伤有明

显肉眼血尿；而肾蒂血管断裂、肾动脉血栓形成、血凝块堵塞等仅表现为镜下血尿或无血尿。

2. 疼痛　患侧腰腹部疼痛、腹膜刺激征，血块通过输尿管时可引起肾绞痛。

3. 发热　继发感染时导致低热，伴有全身中毒症状。

4. 休克　严重肾裂伤、肾蒂裂伤或合并其他脏器损伤时易引起休克而危及生命。

5. 腰腹部包块　血液、尿液外渗导致肾周围组织形成肿块。

【护理措施】

1. 心理支持　稳定病人情绪，减轻病人恐惧与焦虑。

2. 维持体液平衡，保证组织有效灌注量，给予止血、补液、输血，给予营养支持。

3. 密切观察生命体征、尿色、尿量、肿块大小、出血情况及疼痛部位、程度的变化。

4. 术后绝对卧床1～2周，防止继发出血，绝对卧床休息期间注意防止压疮的发生。

5. 损伤肾切除者，应注意保护健侧肾，禁止使用肾毒性药物。

二、膀胱损伤

【临床表现】

1. 腹痛、腹膜刺激征　腹膜外型病人常表现下腹部疼痛、压痛、肌紧张；腹膜内型尿液流入腹腔引起急性腹膜炎症状，叩诊有移动性浊音。

2. 血尿和排尿困难　病人有尿意，但不能排出或仅排出少许尿液。

3. 休克　多见于骨盆骨折所致剧痛大出血、尿外渗、腹膜炎等。

4. 尿瘘

【护理措施】

1. 心理护理：与病人及家属建立信任关系，解释疾病治疗及预后。

2. 严密观察生命体征，准确记录尿量。

3. 维持体液、电解质平衡。

4. 加强导尿管、膀胱造口管的护理，按留置导尿常规护理，鼓励病人多饮水，对有膀胱造口管或留置导尿的病人，在拔管前要指导病人定期夹闭导管，训练膀胱功能。

三、尿道损伤

【临床表现】

1. 疼痛　球部损伤时会阴部肿胀，疼痛，可放射到尿道口，后尿道损伤时时表现为下腹部疼痛、局部肌紧张。

2. 尿道出血　前尿道损伤可见尿道外口滴血，尿液为血尿；后尿道损伤可无或仅少量尿道出血。

3. 排尿困难　尿道断裂时，可发生尿潴留。

4. 休克　骨盆骨折致后尿道损伤，常因合并大出血引起休克。

5. 尿外渗及血肿

【护理措施】

1. 心理支持，帮助病人和家属缓解缓解心理压力。

2. 严密观察生命体征、维持体液平衡。

3. 加强排尿异常的护理。

4. 并发症预防及护理。
5. 留置导尿管的护理。
6. 保护手术切口清洁、干燥，观察引流液色、量、性状及味的变化。
7. 骨盆骨折病人应卧硬板床，避免随意搬动，并注意预防压疮。

试题精选

1. 肾损伤非手术治疗时的护理措施，以下错误的是

A. 定时观察生命体征　　B. 注意观察血尿情况　　C. 监测体温变化
D. 注意腹痛的变化　　E. 鼓励病人早期下床活动

答案：E。

2. 孙某，男性，35 岁。因交通事故受伤 10 小时入院。入院后予留置尿管，引流出暗红色尿液 20ml，经导尿管注入生理盐水 200ml，5 分钟后用力抽出，仅能抽出 100ml。此现象提示该病人

A. 骨盆骨折　　B. 失血性休克　　C. 前尿道损伤
D. 后尿道损伤　　E. 膀胱破裂

答案：E。

第 37 单元　泌尿系统结石病人的护理

一、上尿路结石

【临床表现】主要表现为与活动有关的肾区疼痛和血尿，**输尿管结石的典型表现为肾绞痛和镜下血尿**；肾盂内的大结石及肾盏结石可无明显临床症状，仅表现为活动后镜下血尿。当结石移动和刺激引起输尿管平滑肌痉挛或输尿管完全性梗阻时，出现**肾绞痛**，病人表现疼痛剧烈难忍，辗转不安，大汗，恶心呕吐。**肾区疼痛伴叩击痛**，疼痛部位及放射范围根据结石梗阻部位而异，一般向下腹部和会阴部放射。双侧上尿路结石引起双侧输尿管完全性梗阻或单侧肾上尿路结石完全性梗阻时，可导致无尿。结石伴感染时可有膀胱刺激症状及全身感染症状。

二、膀胱结石

【临床表现】原发性膀胱结石多见于营养不良或低蛋白饮食的男童，继发性膀胱结石常见于良性前列腺增生、膀胱憩室、神经源性膀胱、异物及长期留置导尿管者。典型表现为：①**排尿突然中断，伴疼痛，放射至阴茎头部和远端尿道**；②排尿困难，改变体位时，有缓解。

三、尿道结石

【临床表现】多见于男性前尿道，**典型症状有尿痛、点滴状排尿、排尿困难**，甚至造成急性尿潴留。前尿道结石可沿尿道仔细扪诊发现，直肠指检可触及后尿道结石。

四、护理措施

1. 非手术治疗护理

（1）心理护理：疼痛引起病人紧张、恐惧和焦虑，给予病人心理支持缓解情绪，让病人了解疾病相关知识，积极配合治疗和护理。

（2）鼓励病人多饮水：每日饮水量**2500～4000ml**。

（3）观察病情：观察尿液和排石效果以及可能出现的血尿、梗阻、肾绞痛、感染等并发症。

（4）缓解疼痛：观察评估病人疼痛情况；肾绞痛发作时，应卧床休息，立即肌内注射解痉、镇痛，如阿托品、哌替啶；局部应用利多卡因封闭治疗。

2. 体外冲击波碎石护理

（1）手术前护理：术前做好胃肠道准备，练习手术配合体位，术前1小时摄腹部X线（KUB）平片，进行结石定位，拍摄后应保持体位不变。

（2）手术后护理：术后卧床休息6小时，鼓励病人多饮水。采取有效运动和体位：①结石位于肾下盏者取头低位；②结石位于中肾盏、输尿管上端者碎石后取头高足低位；③肾结石碎石后一般取健侧卧位；④巨大肾结石碎石后可因大量碎石突然聚集输尿管发生堵塞引起**“石街”**，碎石后应采取**患侧卧位48～72小时**，以后逐渐间断起立，利于结石随尿液缓慢排除。术后做好并发症的观察和护理。

3. 内镜碎石护理

（1）手术前护理：心理护理；协助做好术前检查，除常规检查外还应注意病人的凝血功能是否正常；术中病人取截石位或俯卧位，术前体位训练，提高手术耐受性；术前1日备皮、配血，术前晚肠道清洁。

（2）手术后护理：①病情观察：生命体征、尿液颜色和性状。②引流管护理：肾造瘘管和双“J”管：妥善固定，引流管位置适当，保持引流管通畅，做好引流液的观察，术后3～5天，肾造瘘管引流尿液转清、体温正常，考虑拔管；拔管前试行夹闭24～48小时，无不良反应后拔管。双“J”管，一般留置4～6周，可起到内引流、内支架、扩张输尿管的作用，有助于小碎石的排出。术后加强出血、感染等并发症的观察和处理。

4. 健康教育

（1）保持尿路通畅：告知病人多饮水、多活动，促进排石，保证每日饮水量在2500～4000ml，保持每日尿量在2000ml以上。

（2）饮食调节：根据结石成分，调节饮食。含钙结石应限制含钙、草酸多的食物如浓茶、菠菜、番茄、土豆等含草酸量高和牛奶、奶制品、豆制品、坚果等含钙量高食物。尿酸结石应限制高嘌呤食物如动物内脏、豆制品、啤酒，避免大量动物蛋白、脂肪及精制糖等。

（3）药物预防：应用药物碱化或酸化尿液，预防结石复发，定期复查及预防骨质疏松。

（4）复查：定期X线或B超检查，观察有无复发。

试题精选

以下关于肾结石的护理，错误的是

A. 术后卧床休息6小时

B. 巨大肾结石体外冲击波碎石治疗后取健侧卧位
C. 嘱病人选择跳跃性运动
D. 碎石术后暂时性肉眼血尿无须处理
E. 定期摄腹部平片观察结石情况
答案：B。

第 38 单元　肾结核病人的护理

一、概述

【临床表现】

1. 膀胱刺激症状　肾结核源于肾，症状在膀胱，**尿频**是最突出、出现最早、持续时间最长的症状，同时伴有尿急、尿痛。**膀胱刺激症状**是肾结核的典型症状。

2. 终末血尿、脓尿　常在膀胱刺激症状后出现，也有以血尿为起始症状者；脓尿是肾结核常见的症状，多为镜下脓细胞、米汤样尿、脓血尿。

3. 腰痛、梗阻后肿块形成

4. 全身症状　有发热、盗汗、消瘦、乏力、恶心、呕吐、贫血、少尿等。

二、护理措施

1. 术前护理

（1）心理护理：减轻病人焦虑和恐惧，保持愉快心情。

（2）生活护理：注意休息、加强营养、避免劳累、增强机体抵抗力。

（3）用药护理：术前术后充分抗结核治疗，勿用、慎用肾毒性药物，用药期间注意药物不良反应，抗结核药要坚持长期、足量、规律、联合、全程。

2. 术后护理

（1）术后保持各引流管通畅。

（2）体位：肾切除病人血压平稳后可取健侧卧位。**保留肾组织的手术病人，应卧床 1 ～ 2 周**，减少活动，避免继发性出血或肾下垂。

（3）病情观察：严密观察术后出血情况；监测尿量；肾功能：观察健侧肾功能是肾术后护理观察最重要的一点；准确记录 24 小时尿量，且观察第 1 次排尿的时间、颜色和尿量。若术后 **6 小时仍无排尿或 24 小时尿量较少，可能发生肾衰竭**，及时通知医师并协助处理。**膀胱挛缩和对侧肾积水**是肾结核最严重的并发症，加强观察和护理。

3. 健康教育

（1）康复指导：加强营养，注意休息，避免劳累。

（2）术后抗结核化疗应持续 **6 个月**以上。

（3）定期复查，**5 年内不复发可认为治愈**。

试题精选

肾结核晚期的主要症状为

A. 终末血尿　　B. 慢性进行性膀胱刺激症状

C. 进行性排尿困难　　D. 全身结核中毒症状　　E. 腰痛

答案：D。

第39单元　泌尿系统梗阻病人的护理

一、良性前列腺增生

【临床表现】

1. 尿频　**尿频是最常见的早期症状夜尿明显**。早期前列腺充血刺激引起，夜间加重；晚期由于膀胱有效容量缩小所导致。

2. 排尿困难　进行性排尿困难是前列腺增生最主要的症状，排尿困难的程度与增生的部位和程度有关，表现为排尿迟缓、断续、排尿费力、尿线细而无力、射程短、尿滴沥状等。

3. 尿潴留、尿失禁　**前列腺增生是发生尿潴留的主要原因**，常在饮酒后、劳累、气候变化、便秘、受凉及精神紧张等情况引起前列腺突然充血、水肿所致。

4. 血尿、尿路刺激症状　常在合并感染后发生。

5. 并发症　脱肛、痔疮，晚期出现肾积水、肾功能不全等。

【护理措施】

1. 心理护理　给予病人心理疏导，缓解病人焦虑情绪。

2. 一般护理　加强营养，指导病人多饮水，进食高蛋白、高维生素、易消化饮食，忌饮酒和辛辣刺激食物。注意气候变化，勿受凉，提高机体免疫力。发生尿潴留时，立即给予留置导尿，插管困难时行膀胱造口。指导病人术后1周后逐渐离床活动。保持排便通畅，禁止灌肠或肛管排气，以免刺激前列腺窝引发迟发性出血。

3. 术后严密观察病情，防治并发症　①术后**观察和防治出血**，**放置三腔气囊导尿管压迫止血**，保持膀胱冲洗及尿管的通畅，严密观察尿色、量和性质的变化，膀胱冲洗液为生理盐水，根据尿色决定膀胱冲洗的速度，尿色深速度则快，尿色浅速度则慢。②观察有无TUR综合征的发生。因术中大量的冲洗液被吸收使血容量急剧增加，出现稀释性低钠血症，病人在术后几小时内出现烦躁、恶心、呕吐、抽搐、昏迷，严重者出现肺水肿、脑水肿、心力衰竭等。一旦出现，立即给氧、遵医嘱应用利尿药、脱水药、减慢输液速度、静脉滴注3%氯化钠。

4. 康复指导　出院饮食忌辛辣刺激性食物，避免受凉、过度饮酒、劳累、精神刺激等。术后病人1～2个月避免久坐、提重物、剧烈活动，如骑自行车、跑步、性生活等，防止继发出血。指导病人做提肛训练，锻炼肛提肌，预防和治疗尿失禁。多饮水以预防泌尿系感染，如有尿道狭窄者应定期行尿道扩张，定期复查。

二、急性尿潴留

【临床表现】突然发病，病人膀胱区胀满，不能排尿，胀痛难忍，有时可从尿道溢出部分尿液，但疼痛无缓解；下腹部叩诊呈浊音，用手按压有尿意。

【护理措施】

1. 及时解除梗阻　①去除病因；②促进排尿、防止膀胱内出血。协助医生采取有效措施促进病人排尿。引流尿液时避免放尿过快造成膀胱内压骤然下降引起膀胱内出血。

2. 预防尿路感染　严格无菌操作下导尿，做好尿管和尿道口护理。膀胱穿刺或造瘘术者，做好造瘘管和造瘘口护理。

试题精选

韩某，男性，60 岁。前列腺增生切除术后，短期内禁止肛管排气和灌肠，是为防止

A. 电解质紊乱　　B. 出血　　C. 尿失禁

D. 感染　　E. 膀胱痉挛

答案：B。

第 40 单元　泌尿系统肿瘤病人的护理

一、肾癌

【临床表现】

1. 肾癌三主症：**包括血尿、肿块和腰痛。间歇无痛肉眼血尿为常见的症状**，表明肿瘤已侵入肾盏、肾盂；腰部常为钝痛或隐痛，血块通过输尿管时可引起绞痛。

2. 全身症状：发热、红细胞沉降率加快、红细胞增多症、高血糖等，肾癌具有内分泌功能，肾癌时肾素升高，可引起部分病人伴发高血压。

3. 同侧阴囊内可发现精索静脉曲张。

【护理措施】

1. 给予心理护理。解释病情，关心病人、稳定情绪。

2. 卧床与休息。根治性肾切除术病人术后麻醉期已过、血压平稳，可取半卧位；肾部分切除的病人应卧床 **1 ～ 2 周**，以防出血。

3. 营养支持。选择营养丰富的食物，改善就餐环境，适当锻炼身体，增强抵抗力。

4. 严密观察病情。定时监测生命体征，防止并发症的发生。

5. 保持引流管通畅，防止打折、扭曲、受压，更换引流袋，准确记录尿量。

二、膀胱癌

【临床表现】

1. **血尿**　是最常见、最早出现的症状。**血尿多为间歇、无痛性肉眼血尿终末加重，可自行停止或减轻，给病人好转或治愈的错觉。**

2. **膀胱刺激征**　多在肿瘤坏死、脱落，并发感染时发生，是膀胱肿瘤晚期的征象。

3. **排尿困难**　当肿瘤长在膀胱颈部或血块堵塞膀胱出口时出现，引起尿潴留。

4. 全身症状　低热、下腹肿块、消瘦和贫血等。

【护理措施】

1. 指导疾病相关知识，减轻焦虑和恐惧。

2. 给予高热量、高蛋白、高维生素及易消化饮食。

3. 完善术前准备。禁烟、酒。

4. 术后严密病情观察，防止并发症的发生；保持各引流管的通畅，严密观察引流量、色、性质。

5. 指导定期复查。向病人解释膀胱癌治疗后易复发的特点，说明综合治疗和复查的重要性。定期复查膀胱镜，术后第1年每3个月做膀胱镜1次，2年无复发者改为半年复查一次。发现异常处理。

三、前列腺癌

【临床表现】**早期常无明显症状**，多在直肠指检、超声检查和前列腺手术标本中发现。肿瘤较大时常出现下尿路梗阻症状，如排尿不尽、尿潴留、血尿等。骨转移时可出现骨痛、脊髓压迫症状、病理性骨折等，淋巴转移时可出现下肢水肿。

【护理措施】

1. 术前　①心理护理；②营养支持；③肠道准备。

2. 术后　①休息与饮食护理；②并发症的观察与护理，预防感染和尿失禁的发生。

试题精选

张某，男性，46岁。经膀胱镜检查确诊为膀胱内的乳头状瘤，处理原则是尽早手术，因为易发生

A. 膀胱破裂　　B. 结石　　C. 感染

D. 膀胱刺激征　　E. 恶变

答案：E。

第41单元　骨科病人的一般护理

一、石膏绷带术与护理

【护理措施】

1. 石膏干固前，抬高患肢，适当支托，防止肢体肿胀及出血；搬运病人用手掌平托石膏固定的肢体，禁用手指托扶和压迫。

2. 保持石膏清洁干燥。

3. 观察血液循环情况：如有肢端疼痛、苍白、冰冷、发绀、麻木时，应及时通知医师，防止发生骨筋膜室综合征。

4. 保持有效固定。

5. 并发症的预防：①**压疮**：包扎石膏前，关节部位加好衬垫，尤其骨突起处加较厚棉垫；包扎石膏时严禁指尖按压，不可向石膏内塞垫；保持床单位清洁干燥，定时翻身，避免

皮肤损伤。②**失用综合征**：长期卧床、石膏制动，易发生关节僵硬，导致肌萎缩，应加强功能锻炼，做肌肉的等长收缩锻炼。③**骨筋膜室综合征**：骨筋膜内肿胀、出血，压力增高引起，常见于前臂掌侧或小腿；也可能是肢体包扎过紧，尤其是石膏包扎过紧引起。注意 **"5P 征"**（疼痛、苍白、感觉异常、麻痹及脉搏消失）评估。预防：石膏包扎不要过紧。如病人出现肢体血液循环受阻或神经受压征象，及时发现并将患肢平放、脱水治疗、做好切开减压准备。④**石膏综合征**：躯干石膏固定的病人可能出现反复呕吐、腹痛甚至呼吸窘迫、面色苍白、血压下降等表现，成为石膏综合征。包扎石膏时留有余地，嘱病人少量多餐，避免过饱；若出现以上表现，上腹充分开窗；腹痛、呕吐严重者立即拆除石膏，予禁食、胃肠减压、静脉补液等处理。

二、功能锻炼

【护理措施】

1. 分阶段锻炼　①早期（伤后 1～2 周）运动重点是患肢肌肉等长舒缩锻炼，固定范围以外的部位在不影响患肢固定情况下进行锻炼；②中期（伤后 2 周后）运动重点是患肢骨折的远近关节运动为主；③晚期（伤后 6～8 周后）运动重点是关节活动范围和肌力的锻炼。

2. 功能锻炼方法　①被动运动，如按摩、理疗、被动活动、被动功能锻炼器械协助锻炼；适用于瘫痪的病人。②主动运动，依靠病人自身力量进行锻炼，是功能锻炼的主要方法，适用于有活动能力的病人。③助力运动，自身力量不足，需要外力协助，特别是在起动时需要帮助。

3. 原则　**遵循循序渐进、动静结合、主动与被动运动结合的原则**。

试题精选

石膏固定病人的护理不正确的是

A. 抬高患肢，高于心脏水平 20cm

B. 观察肢体远端血行及神经表现

C. 防止压疮

D. 定时测量肢体长度

E. 保持石膏清洁

答案：D。

第 42 单元　骨与关节损伤病人的护理

一、骨折概述

【临床表现】

1. 全身表现　出血所致休克；发热。

2. 局部表现　①骨折一般表现：疼痛和压痛；肿胀和瘀斑；功能障碍。②**骨折特有体征：畸形、反常活动、骨擦音或骨擦感**。具有以上三者之一即可诊断为骨折。

【骨折并发症】

1. 早期并发症 ①休克：严重损伤时，骨折引起大量出血或重要脏器损伤引起休克。②血管神经损伤：骨折断端损伤血管、周围神经，如脊柱骨折和脱位伴发脊髓损伤。③重要内脏器官损伤。④**骨筋膜室综合征**：血肿、组织水肿或包扎过紧等导致骨筋膜室内压力增高，引起软组织血液循环障碍，肌肉、神经缺血，形成缺血－水肿－缺血的恶性循环，长时间缺血，引起肌肉坏疽，需要截肢。好发前臂和小腿，表现为肢体剧痛、肿胀、指（趾）呈屈曲状、活动受限、局部皮肤苍白或发绀。⑤**脂肪栓塞**：成人多见，如股骨干骨折，发生在骨折后48小时内，因骨折端血肿张力大，使骨髓腔内脂肪微粒进入破裂的静脉内，引起肺、脑、肾血管栓塞。表现为进行性呼吸困难、发绀，烦躁不安、嗜睡，甚至昏迷和死亡。

2. 晚期并发症 ①关节僵硬：最常见的并发症；②压疮：骨突局部受压，血液循环障碍引起；③下肢深静脉血栓：下肢或骨盆骨折时，长时间制动导致；④感染：多见于开放性骨折；⑤坠积性肺炎：多见于因骨折长期卧床病人；⑥缺血性骨坏死：骨折处血液供应被破坏所致；⑦缺血性肌挛缩：骨折最严重的并发症之一，是骨筋膜室综合征的严重后果，可造成爪形手或爪形足；⑧损伤性骨化：多见于肘关节周围损伤，一旦发生，严重影响关节活动功能；⑨创伤性关节炎：骨折后未能准确复位，愈合不良所致。

【急救】①抢救生命；②防止进一步损伤或污染，外露骨端一般不进行现场复位；③保护患肢并快速转运；④开放性骨折：尽早清创并使用抗生素和TAT，预防感染。

二、常见的四肢骨折

（一）锁骨骨折

【临床表现】局部疼痛，肿胀，瘀斑，患侧肩下垂，活动时疼痛加剧。

（二）肱骨髁上骨折

【临床表现】局部肿胀、压痛、皮下瘀斑、功能障碍，**肘后三角关系正常**。如合并血管、神经损伤出现相应临床表现。注意观察前臂肿胀程度，桡动脉搏动情况，以及手臂感觉和运动功能。

【护理重点】注意患肢桡动脉搏动及末梢血液循环、感觉、活动情况，晚期注意有无骨化性肌炎、肘内翻畸形、缺血性肌挛缩等并发症发生。

（三）桡骨远端骨折

【临床表现】伸直型骨折表现为腕关节**侧面观“银叉样”畸形，正面观“枪刺样”畸形**；屈曲型骨折出现腕部下垂畸形。

【护理重点】注意患侧指端血运、感觉、活动有无异常。固定期间做手指、肘、肩伸屈活动，4～6周后去除外固定，逐渐开始腕关节活动。

（四）股骨颈骨折

【临床表现】髋部疼痛，下肢活动受限，患肢呈**缩短**、**外旋畸形**。

（五）股骨干骨折

【临床表现】受伤后患肢疼痛、肿胀，活动受限，远端肢体异常扭曲，不能站立和行走。**患肢明显畸形，出现反常活动、骨擦音**。股骨干血供丰富，骨折后常大量失血导致休克。

【护理重点】观察病人有无休克表现，应注意患肢远端动脉搏动及血液供应、有无感觉和活动异常，牵引期间注意早期进行股四头肌等长舒缩锻炼，活动足部、踝关节和小腿。

（六）胫腓骨干骨折

【临床表现】患肢局部压痛、肿胀、异常活动，不敢站立和行走。胫骨上 1/3 骨折可损伤胫后动脉，导致下肢缺血；胫骨中 1/3 骨折可使骨筋膜室压力增高，下 1/3 骨折由于血供差，可引起延迟愈合。

（七）四肢骨折病人的护理

1. 护理评估　①术前评估：评估健康史，受伤情况，既往史；身体状况，骨折类型，患肢活动受限情况，局部血供状况，心理－社会状况。②术后评估：固定状况，并发症发生情况，康复程度。

2. 护理措施

（1）开放性骨折急救护理：应积极止血，观察呼吸、血压和脉搏，监测有无休克征象，迅速建立静脉通道，补充血容量。开放性骨折处理不当易致感染，应早期清创，用抗生素，加强营养。

（2）一般护理：加强基础护理；指导病人进食营养丰富、易消化、适量粗纤维的饮食；多饮水，防止便秘及泌尿系感染和结石。尽量避免搬动病人；局部制动，保持功能位；加强功能锻炼，在病情允许情况下，进行主动被动运动。

（3）疼痛护理：对症护理。骨折本身引起的疼痛，应妥善固定、减少搬动；肿胀压迫引起的疼痛，可抬高患肢，早期冷敷减轻水肿，晚期热敷促进炎症消退；前臂和小腿骨折要警惕骨筋膜室综合征，病情严重者，立即切开减压。石膏固定病人，石膏型内疼痛，要分析原因，严禁向石膏内塞纱布、棉花，如石膏压迫严重，需要拆除石膏，避免形成压疮。

（4）病情观察：观察患肢变化，注意肿胀、疼痛，抬高患肢或功能位。病情严重者应观察全身变化，有无出血、休克等，如有异常，及时处理。

（5）牵引病人的护理。①保证有效牵引：每日检查病人体位，根据情况及时调整，保持对抗牵引；经常检查牵引装置是否保持完好，嘱病人及家属不要自行调整和改变；每日测量肢体长度，防止牵引不利或过度牵引。②皮肤护理：皮牵引注意观察皮肤情况，长期卧床病人，防治压疮发生。③防止感染：骨牵引每日在针孔处用 75% 乙醇消毒 2 次，针孔处血痂勿清除，防止感染。④功能锻炼：牵引过程中要适当进行功能锻炼，防止肌肉萎缩、关节僵硬等并发症。

（6）小夹板固定护理：适用于四肢长骨稳定性骨折。①准备合适的夹板、衬垫；③夹板固定应松紧合适，以上下能移动 1cm 为宜，注意适时调整绑带松紧度；③抬高患肢，利于静脉回流，减轻局部水肿；④观察末梢循环，注意温度、颜色、感觉和运动功能；⑤在医生指导下进行功能锻炼。

（7）石膏固定病人护理。①准备工作：病人皮肤清洁、擦干、加衬，伤口处先行更换敷料。依据肢体情况准备适当宽度石膏绷带卷、35 ～ 40℃热水、卷尺、有色铅笔、木板等。②配合包扎：协助医生石膏绷带缠绕时，由近端向远端环形包扎，每层压住上一层的 1/3，用手掌抚平，过程中禁用指尖按压。石膏固定应露出指或趾，以观察肢端皮温、皮色、感觉及运动情况。结束后，修整边缘，标记日期，需要开窗者应在石膏干固前开窗。软枕垫好，保持肢体 20 分钟内不动，以免石膏折断。③包扎后护理：保持清洁干燥，有效固定，防止并发症发生。

（8）常见并发症观察与护理。①休克，多见于股骨骨折、骨盆骨折或多发合并骨折；

②血管神经损伤，多见于颅骨骨折、脊柱骨折、肱骨髁上骨折等；③脂肪栓塞，骨折的早期严重并发症，常见肺、脑栓塞；④骨筋膜室综合征，多见于前臂骨折和小腿骨折，应立即去除外固定，切开减压，禁止抬高患肢；⑤内脏重要脏器损伤，一旦发现积极处理。

三、脊椎骨折及脊髓损伤病人的护理

（一）脊椎骨折

【临床表现】局部疼痛、肿胀、活动受限，骨折处棘突有明显压痛和叩击痛；合并脊髓损伤时，有四肢或双下肢感觉和运动障碍，高位截瘫可出现呼吸困难，甚至呼吸停止。

【急救搬运】应尽量避免移动，搬运不当易引起脊髓损伤；可采用平托法搬运：3人平托病人，同步行动，保持脊柱中立位，放在木板上。严禁弯腰、扭腰。如有颈椎损伤者，需有专人牵引固定头部，并与身体保持一致，搬运后用沙袋或衣服放在颈部两侧固定头部。

（二）脊髓损伤

【临床表现】

1. 脊髓损伤　休克期间表现为受伤平面以下弛缓性瘫痪，运动、反射及括约肌功能丧失，有感觉丧失及大小便不能控制。胸腰段脊髓损伤使下肢感觉、运动障碍称为**截瘫**；颈段脊髓损伤，双上肢也出现瘫痪，称为**四肢瘫痪**。脊髓半横切损伤时，损伤平面以下同侧肢体运动及深感觉消失，对侧肢体痛、温觉消失，称脊髓半切征（Brown-Sequard 征）。

2. 脊髓圆锥损伤　会阴部皮肤感觉消失，大小便不受控制和性功能障碍。

3. 马尾神经损伤　损伤平面以下弛缓性瘫痪，有感觉和运动功能障碍及括约肌丧失。

【并发症】

1. 呼吸道并发症：长期卧床者易发生坠积性肺炎，此外，呼吸道**感染**和呼吸**衰竭**也是脊髓损伤的严重并发症。

2. 泌尿系感染和结石。

3. 压疮。

4. 其他，如体温异常、腹胀、便秘等。

【护理】

1. 护理评估　①术前评估：评估健康史，受伤情况，既往史；身体状况，脊髓功能丧失程度，肢体感觉运动情况，心理－社会状况。②术后评估：躯体运动感觉功能恢复情况，并发症发生情况，康复程度。

2. 护理措施

（1）心理护理：解释疾病相关知识，增强治疗信心。

（2）基础生活护理：满足病人生活需要。做好皮肤和口腔护理，加强排泄护理。外伤性截瘫病人3个月后，指导病人练习坐起，使用拐杖或轮椅协助离床活动。

（3）饮食护理：提供高营养易消化饮食，多吃水果、蔬菜，多饮水。

（4）体温异常的护理。①高热：物理降温，嘱病人多饮水。②低温护理：注意保暖，提高室温。

（5）截瘫并发症护理。①呼吸道护理：观察呼吸功能，氧气吸入，保持呼吸道通畅，每2小时协助病人翻身叩背1次，遵医嘱雾化吸入，定期排痰，指导病人深呼吸和有效咳嗽。②泌尿系统护理：早期留置导尿管持续引流，以防膀胱过度膨胀。2～3周后改为每4～6

小时开放 1 次，平时夹闭，使膀胱充盈，防止膀胱萎缩及感染，并训练膀胱自主排尿。鼓励病人多饮水，预防泌尿系感染和结石。③皮肤护理：保持床单位平整、干净，保持皮肤清洁，应用气垫或分区充气床垫，定时翻身，每 2 小时 1 次，24 小时不间断。

四、骨盆骨折

【临床表现】疼痛、肿胀、不敢坐起或站立，严重者面色苍白、血压下降等休克表现，耻骨联合、腹股沟及会阴部有压痛和瘀斑。骨盆分离试验和挤压试验阳性，双下肢不等长。

【常见并发症】出血性休克、腹膜后血肿、膀胱和后尿道损伤、直肠损伤、神经损伤、脏器损伤等。

【护理措施】

1. 密切观察病人生命体征变化，及时补充血容量。
2. 尽早进行 X 线和 CT 检查，以明确骨折及类型。
3. 导尿，观察有无膀胱及尿道损伤。
4. 观察腹部，明确有无腹内脏器损伤。
5. 加强基础生活护理。
6. 做好牵引及固定病人的护理。

五、关节脱位

概述

【临床表现】关节疼痛、肿胀、局部压痛，关节功能障碍。特有体征为**畸形**、**弹性固定**、**关节盂空虚**。

【并发症】休克、血管损伤、神经损伤，晚期可发生骨化性肌炎或创伤性关节炎。

【常见关节脱位临床表现】

1. 肩关节脱位　肩关节疼痛、肿胀、活动受限，呈“方肩”畸形，关节盂处空虚，杜加（Dugas 征）试验阳性。

2. 肘关节脱位　肘关节剧烈疼痛、肿胀、功能障碍，明显畸形，肘部弹性固定在半屈位，肘后空虚，前臂短缩，可摸到凹陷，**肘后三角关系失常**。

3. 髋关节脱位　患侧髋关节疼痛、主动活动功能丧失，被动活动引起剧烈疼痛。后脱位时患肢出现典型的屈曲、内收、内旋、短缩畸形，臀部可触及后上突出移位的股骨头；前脱位时髋关节呈明显的外旋、轻度屈曲和外展畸形。

【护理】

1. 护理评估　①术前评估：评估健康史，受伤情况，既往史；身体状况，关节脱位类型，患肢活动受限情况，局部血运状况，心理－社会状况。②术后评估：固定状况，并发症发生情况，康复程度。

2. 护理措施　伤后 **24 小时**之内冷敷，减轻肿胀疼痛，之后**热敷**促进炎症局限、减少肌肉痉挛疼痛。患肢抬高，促进静脉回流，减轻肿胀并保持功能位和功能锻炼。

六、断指再植

【临床表现】

1. 完全离断　肢体远端与近端没有任何组织相连，或只有少量严重损伤的组织连接。

2. 不完全离断　伤肢软组织大部分离断，断面有骨折或脱位，离断肢体远端已无血液循环。

【护理措施】

1. 病情观察　注意生命体征变化及尿量，并准确记录24小时液体出入量。

2. 再植肢体观察　①制动、抬高患肢到心脏水平。②局部皮温测量：手术后10天内，每1～2小时测量1次，并记录，如皮温突然下降**3℃**以上，提示静脉栓塞，测量时注意在同一部位。③血管危象观察与处理：血管危象术后**48小时**内易发生，因血管痉挛和栓塞所致。观察再植肢体温度、颜色、肿胀程度、血供情况。皮肤由红润变苍白、皮温降低、指腹塌陷、毛细血管充盈时间延长超过2秒、动脉搏动减弱或消失，提示动脉痉挛或栓塞，即**动脉危象**。如皮色暗紫、皮温下降、指腹肿胀及毛细血管充盈时间缩短<1秒，动脉搏动存在提示静脉回流受阻，即**静脉危象**。一旦发生立即通知医生及时协助处理。

3. 预防感染　术后病房定期消毒，术后**1～2周**要求室温在**20～25℃**，湿度**50%～60%**，专人护理，限制探视。肌内注射抗生素预防感染，减少静脉给药，防止静脉炎、静脉血栓。

4. 用药护理　及时应用抗凝药及血管扩张药，镇静、镇痛药。

5. 功能锻炼　功能锻炼是术后康复重要环节，应遵循循序渐进和主动锻炼的原则。术后3周内为软组织愈合期，护理重点是**预防感染**，可行理疗、按摩，以改善血液循环，消除肿胀。术后4～6周开始为无负荷功能锻炼期，此期骨折愈合不牢，只做患肢屈伸，握拳活动，以防止关节僵直、肌肉萎缩和粘连。术后6～8周，骨折已愈合，护理重点是促进神经功能恢复和瘢痕软化，加强患肢活动和感觉训练。

试题精选

骨折和关节脱位共有的特殊体征是

A. 弹性固定

B. 患肢缩短

C. 骨擦感

D. 畸形

E. 关节部位空虚

答案：**D**。

第43单元　常见骨关节感染病人的护理

一、化脓性骨髓炎

【临床表现】

1. 急性血源性化脓性骨髓炎　起病急，出现寒战、高热达39℃，全身中毒症状，患儿可表现为烦躁、惊厥，严重时发生休克或昏迷。形成骨膜下脓肿时，疼痛剧烈；破入软组织时，疼痛减轻，**患肢局部红、肿、热更明显**。

2. 慢性血源性化脓性骨髓炎　在静止期多无明显症状，可见患肢增粗、畸形；急性发作期，患肢红肿疼痛、压痛明显，已经暂时闭合的窦道破溃，流出臭味脓液、内有死骨，同时伴有全身感染中毒表现。

【护理措施】术后切口观察及引流护理：保持引流通畅，防止堵塞、反折和扭曲。冲洗管的输液瓶**高于床面 60 ～ 70cm，引流袋低于床面 50cm**，引流速度术后第 1 天快速滴入，以后维持 20 ～ 60 滴 /min，并详细记录引流液性质及量。

二、化脓性关节炎

【临床表现】起病急，寒战高热，体温可达 39℃以上，全身中毒症状明显，严重感染可有惊厥、昏迷等神经精神症状。局部表现为关节红、肿、热、痛及关节积液。关节呈半屈位，可缓解疼痛。膝关节化脓性炎症检查可出现**浮髌试验阳性**。

【护理措施】

1. 休息与营养　急性期疼痛者，严格卧床休息，给予营养丰富、易消化饮食。

2. 体温高时给物理降温或药物降温。

3. 控制感染　遵医嘱合理应用抗生素。

4. 患肢制动　以减轻疼痛；保持功能位，牵引固定。

5. 关节腔穿刺或灌洗的护理　关节腔穿刺每日 1 次，抽出积液后，注入抗生素。关节腔灌洗每日经灌注管滴入含抗生素的溶液 2000 ～ 3000ml，直至引流液清澈，细菌培养结果为阴性后停止灌流。

6. 术后患肢制动，观察伤口情况，保持引流管通畅，观察并记录引流液的量和性状。

三、骨与关节结核

（一）概述

【临床表现】多起病缓慢，轻重不一，可有低热、盗汗、乏力、食欲减退、消瘦、贫血等全身结核病中毒表现。局部表现疼痛、关节肿胀、畸形、功能障碍、寒性脓肿及窦道。

（二）常见骨关节结核

【临床表现】

1. 脊柱结核　①疼痛：局部疼痛。②姿势异常：如腰椎结核腰部僵硬，双手扶腰，头和躯体后倾，拾物时挺腰姿势下蹲，称为**拾物试验阳性**。③畸形：椎体病变塌陷后，导致畸形。④寒性脓肿和窦道：颈椎结核可见咽后壁脓肿和食管后脓肿，表现为呼吸、吞咽困难。脓肿破溃后出现窦道，可有分泌物流出。⑤瘫痪：脊髓受到压迫，造成部分或完全截瘫，是脊椎结核的严重并发症。

2. 髋关节结核　早期患侧髋部压痛，活动加重，疼痛向膝部放射，患儿常有夜啼，并诉膝痛，容易误诊；后期有窦道形成和关节畸形，重者跛行。“4”字试验及托马斯征试验阳性。

3. 膝关节结核　膝部剧烈疼痛、肿胀，活动时加重，由于消瘦和肌肉萎缩，下肢变细，膝关节肿胀粗大，故有**“鹤膝”之称**。膝部压痛，关节内积液，浮髌试验阳性。全身症状较轻。

【护理措施】

1. 非手术治疗和术前护理　加强心理护理。缓解疼痛，卧床休息，必要时局部制动。加强营养支持，给予高热量、高蛋白、高维生素、易消化饮食，每日热量达到 2000～3000kcal。应用抗结核药物，术前用药至少 2 周。合并化脓感染时合理选用抗生素。皮肤护理：避免压疮。窦道及时引流、换药，遵守无菌操作原则。

2. 术后护理　密切观察病情变化，监测生命体征，观察有无呼吸困难、缺氧。注意肢端颜色、皮肤温度、感觉、运动和毛细血管充盈时间。**术后继续应用**抗结核药物治疗**至少 3～6 个月**。加强功能锻炼，视病情和体力而定，循序渐进。

3. 并发症的预防及护理　①截瘫：脊柱结核术后最重要的是预防截瘫。对已截瘫的病人按截瘫常规护理，预防截瘫并发症。②肺部感染：术前戒烟，治疗呼吸道感染，术后鼓励病人深呼吸，有效咳嗽，排痰，必要时给予雾化吸入，无禁忌者可翻身拍背。合理应用抗生素。③压疮：保持床面清洁、平整、舒适，在骨突起部位加软垫。应用石膏床者防止压伤枕部和耳部。④关节僵硬：指导局部制动的病人做等长收缩锻炼，非固定部位加强功能锻炼。瘫痪病人予以协助，按摩肌肉、关节，适量被动活动。

试题精选

髋关节结核临床表现不正确的是

A. 髋部疼痛　　B. 小儿夜啼　　C. 髋关节过伸试验阳性

D. 杜加斯（Dugas）征阳性　　E. 关节活动受限，跛行

答案：D。

第 44 单元　骨肿瘤病人的护理

一、概述

【临床表现】

1. 疼痛和压痛　疼痛是生长迅速的骨肿瘤最显著症状。良性肿瘤生长缓慢，疼痛及压痛不明显；恶性肿瘤疼痛开始为轻度、间歇性，后期进展为持续性剧烈疼痛伴压痛，夜间明显。

2. 肿块和肿胀　良性骨肿瘤局部肿块生长缓慢，恶性骨肿瘤局部肿胀、肿块，进展迅速，可伴有表面皮肤发热、浅静脉怒张。

3. 功能障碍和压迫症状　局部疼痛、肿胀可使关节活动受限；脊柱肿瘤压迫脊髓，出现截瘫。

4. 病理性骨折和脱位。

5. 转移表现　通过淋巴或血行转移至淋巴结、肺、脑和肝等。

【护理措施】

1. 心理护理　减轻焦虑与恐惧。

2. 加强营养　鼓励病人食用高蛋白、高热量、高维生素易消化饮食。

3. 疼痛管理　较重的疼痛按“三级镇痛”方案镇痛，一级镇痛应用非阿片类镇痛物，用于一般疼痛；二级镇痛应用弱阿片类镇痛物，如可卡因，用于中度疼痛；三级镇痛应用强阿片类镇痛药，如吗啡，用于持续性剧痛。

4. 术前护理　术前常规护理，根据手术部位进行必要的准备，下肢手术术前2周开始股四头肌收缩练习；术前3日开始备皮；骶尾部手术术前3天开始服肠道消炎药，术前晚和术日晨行清洁灌肠。

5. 术后护理　①病情观察：观察生命体征变化，手术部位出血和感染征象；石膏固定病人加强石膏护理。②体位：术后平卧位，麻醉清醒后，一般患肢抬高，膝部术后膝关节屈曲15°，踝关节屈90°，髋关节外展中立或内旋位。③有效应用抗生素预防感染。④指导病人功能锻炼。⑤疼痛护理：术后伤口疼痛，适当镇痛。如术后3天疼痛不减，反而加重，体温增高，血中性粒细胞增多，疑为发生感染。⑥预防病理性骨折。⑦截肢术后护理：术后24小时抬高患肢，预防肿胀；出现幻肢痛时，给予心理辅导，指导病人注视残肢，轻叩残端，利用理疗、封闭、神经阻断的方法消除幻肢痛；加强残肢功能锻炼，术后2周开始，鼓励病人拆线后尽早使用义肢。

二、常见骨肿瘤

【临床表现】

1. 骨软骨瘤　**无自觉症状，多数是无意中发现骨性肿块**。当肿瘤长大对周围组织产生压迫时，可出现疼痛，若疼痛加重，肿块突然增大，应考虑恶变。

2. 骨巨细胞瘤　局部疼痛、肿胀，瘤内出血或病理性骨折时疼痛加重。如肿瘤累积关节可影响关节功能。

3. 骨肉瘤　**局部疼痛，逐渐加重，夜间尤甚，直至难以忍受**。病变部位肿胀，肿瘤血管丰富，局部皮温高、静脉怒张。肿块增大累及关节时，关节功能受限，可伴病理性骨折，晚期恶病质。

试题精选

骨软骨瘤的临床特点是

A. 剧痛　　B. 局部红肿

C. 多数无症状，无意中发现骨性肿块

D. 高热不退　　E. 多见于短骨

答案：C。

第45单元　腰腿痛及颈肩痛病人的护理

一、腰椎间盘突出症

【临床表现】

1. 症状　①**腰痛：最多见**，也是最早出现的症状。②**坐骨神经痛**：多表现为一侧，疼痛从下腰部向臀、下肢、足背或足外侧放射，多为刺痛，可伴有麻木感。③间歇性跛行。④**马尾神经受压表现**：双侧大腿、小腿、足跟后侧及会阴区麻木，大、小便功能障碍。

2. 体征　①腰椎侧凸：姿势性代偿畸形。②腰部活动受限：腰部各方向活动均不同程度受限，以前屈受限最明显。③**压痛、叩击痛**。在病变椎间隙的棘突间，棘突旁1cm处有深压痛和叩击痛，并向下肢放射。④**直腿抬高试验和加强试验阳性**。⑤神经根受累部位感觉及运动功能减退、肌力下降和腱反射减弱或消失。

【护理措施】

1. 非手术治疗及术前护理　①绝对卧硬板床休息。卧位时抬高床头20°，膝关节屈曲，放松背部肌肉。②佩戴腰围。③保持有效牵引。④缓解疼痛：用糖皮质激素加利多卡因行硬脊膜外隙封闭，作用有减轻疼痛、消肿、缓解肌痉挛、减轻神经根周围炎症和粘连。封闭后按硬脊膜外麻醉常规进行护理。

2. 术后护理　①术后平卧24小时，禁翻身。术后24小时后可**轴线翻身**。②观察引流液颜色、性质和量，注意有无脑脊液漏出及活动性出血。引流管一般24～48小时后拔出。③术后并发症主要有脑脊液漏和神经根粘连，预防方法是加强引流液的观察，术后1周开始腰肌和臀肌等长收缩锻炼及协助病人做直腿抬高活动。

二、颈椎病

【临床表现】分为以下4型。

1. **神经根型颈椎病　最常见**，其症状为颈肩疼痛及僵硬，用力咳嗽、颈部活动时加重。皮肤麻木、感觉过敏、上肢肌力减退，肌萎缩。主要体征为颈肩关节活动受限，上肢腱反射减弱或消失。上肢牵拉试验阳性，压头试验阳性。

2. 脊髓型颈椎病　发病率为颈椎病的第2位，表现为精细活动失调，握力弱，下肢无力，步态不稳，有踩棉花样感觉，严重者躯体有感觉障碍平面，并可有括约肌功能障碍，体征表现为四肢反射亢进，肌张力增强，霍夫曼征、髌阵挛、巴宾斯基征阳性。

3. 椎动脉型颈椎病　是由椎动脉供血不足所致。表现为颈性眩晕，头痛，甚至猝倒。体征为颈部压痛、活动受限。

4. 交感神经型颈椎病　是由颈椎不稳定、刺激颈交感神经所致，表现头痛、耳鸣、听力下降、视物模糊、心律失常等；交感神经抑制症状：畏光、流泪、头晕、血压下降等。

【辅助检查】X线检查可见颈椎生理前凸消失、椎间隙狭窄、椎体前后缘骨赘形成、椎间孔变窄及后纵韧带骨化等；CT或MRI可见椎间盘突出、椎管矢状径缩小，脊髓受压表现。

【护理措施】

1. 术前护理　加强术前训练。颈前路手术的病人，术前要进行气管、食管推移训练，以适应术中牵拉气管和食管；后路手术的病人，术前进行俯卧训练，以适应术中长时间俯卧。指导病人进行颈部前屈、后伸、侧屈及侧转等运动。

2. 术后护理　①密切监测病情：生命体征观察，监测呼吸变化，及早发现呼吸困难，床旁备气管切开包。观察伤口出血。②保持颈部制动。③并发症护理：呼吸困难，是前路手术最严重的并发症。密切观察，正确处理颈深部血肿。如发现植骨滑脱，立即通知医生，行气管切开及再次手术的准备。④健康教育：纠正不良姿势，加强颈部保护，保持良好睡眠体位，选择合适枕头，避免外伤。功能锻炼要循序渐进，避免颈部过度活动。

试题精选

脊髓型颈椎病临床表现是

A. 无明显感觉异常

B. 头痛可不明显、四肢麻木无力、双手持物困难、走路如踩棉花

C. 压头试验阳性　　D. 眩晕、视物障碍　　E. 猝倒

答案：B。

附录 2-A　常见缩写的含义

1. TNA	全营养混合液
2. DIC	弥散性血管内凝血
3. ARDS	急性呼吸窘迫综合征
4. SIRS	全身炎症反应综合征
5. MODS	多器官功能障碍综合征
6. PEEP	呼气终末正压通气
7. MODF	多脏器功能不全综合征
8. MAP	平衡动脉压
9. CVP	中心静脉压
10. PAWP	肺动脉楔压
11. SB	标准碳酸氢盐
12. AB	实际碳酸氢盐
13. BB	缓冲碱
14. BE	剩余碱
15. AG	阴离子间隙
16. Ccr	内生肌酐清除率
17. TAT	破伤风抗毒素
18. TIG	破伤风人体免疫球蛋白
19. Dixon 手术	经腹直肠癌切除术
20. Miles 手术	经腹会阴联合直肠癌根治术
21. AFP	甲胎蛋白
22. ALP	碱性磷酸酶
23. PTC	经皮肝穿刺胆道造影
24. ERCP	经内镜逆行胰胆管造影
25. PTCD	经皮肝穿刺置管引流
26. SCA	选择性腹腔动脉造影
27. Perthes 试验	深静脉回流试验
28. CA19–9	糖链抗原
29. Trendelenburg 试验	浅静脉及交通支瓣膜功能试验

30. PSA	前列腺特异性抗原
31. KUB	尿路平片
32. IVP	排泄性尿路造影
33. ESWL	体外冲击波碎石术
34. TURP	经尿道前列腺切除术
35. TUVP	经尿道前列腺汽化切除术
36. BTA	膀胱肿瘤抗原
37. Colles	桡骨远端伸直型骨折
38. Smith	桡骨远端屈曲型骨折

附录 2-B 实验室检查正常值

1. 血清钾	3.5 ～ 5.5mmol/L
2. 血清钠	135 ～ 145mmol/L
3. 血浆渗透压	280 ～ 310mmol/L
4. 血浆 pH 值	7.35 ～ 7.45
5. 血清钙	2.25 ～ 2.75mmol/L
6. 血清镁	0.7 ～ 1.1mmol/L
7. 血清磷	0.96 ～ 1.62mmol/L
8. 中心静脉压	5 ～ 12cmH_2O（0.49 ～ 1.18kPa）
9. 体质指数	18.5 ～ 24
10. 平衡动脉压	10.9 ～ 13.6kPa
11. 肺动脉楔压	0.8 ～ 1.6kPa
12. 潮气量	400 ～ 500ml
13. 肺活量	65 ～ 75ml/kg
14. 无效腔气量 / 潮气量	0.25 ～ 0.4
15. 肺内分流量	3% ～ 5%
16. 动脉血氧分压	12.7 ～ 13.3kPa（80 ～ 100mmHg）
17. 动脉二氧化碳分压	4.5 ～ 6kPa（34 ～ 45mmHg）
18. 血氧饱和度	0.96 ～ 1
19.M 缓冲碱	6 ～ 7.3kPa（45 ～ 55mmHg）
20. 尿量	1000 ～ 2000ml/24h
21. 内生肌酐清除率	80 ～ 120ml/min
22. 成年人颅内压	0.7 ～ 2.0kPa（70 ～ 200mmH_2O）
23. 儿童颅内压	0.5 ～ 1.0kPa（50 ～ 100mmH_2O）
24. 胸膜腔内压	－0.98 ～－0.78kPa（－10 ～－8 cmH_2O）
25. 肝门静脉压力	1.27 ～ 2.35kPa（13 ～ 24cmH_2O）
26. 血清 PSA	＜4ng/L
27. 血清 AFP	＜20μg/L

第3部分

妇产科护理学

第1单元　妊娠期妇女的护理

一、产前检查

【身体评估】

1. 全身检查

（1）观察发育、营养和精神状态。

（2）测量体重。

（3）测量血压。

（4）相关化验检查。

2. 产科检查

（1）腹部检查

视诊：应重点评估腹部外形及大小，腹部皮肤状况。

触诊：在保暖和保护孕妇隐私的基础上，嘱孕妇排空膀胱后平卧于检查床上，充分暴露腹部，双腿略屈曲分开，检查者站立于孕妇右侧。宫底高度是指从耻骨联合上缘中点到子宫底的弧形长度，其厘米数约等于胎儿的妊娠周数。用软尺经脐绕腹一周或取下腹部最膨隆处进行腹围的测量。临床上通过四步触诊法检查子宫大小、胎方位、胎产式、胎先露及胎先露是否衔接等情况。

第一步：检查者将双手置于子宫底部并以双手指腹轻推，综合判断子宫底高度（估计胎儿大小与妊娠周数是否相符），并通过两指腹的触诊判断宫底部的胎儿部位，如为胎儿头部则硬而圆且有浮球感，如为胎臀则软而宽形状不规则。

第二步：检查者将双手置于腹部两侧，两手交替触诊，一只手在一侧固定，另一只手在另一侧轻深按检查。如为胎背则表现为平坦饱满，如为胎儿肢体则表现为可活动和高低不平。

第三步：检查者将右手放于耻骨联合上方，拇指与其余4指分开，握住先露部，可以进一步查清先露部是胎头或胎臀，再握住胎先露部并左右推动，以确定胎先露是否衔接。

第四步：检查者将双手分别置于胎先露部两侧，轻轻向骨盆入口方向深压，再次判断胎先露的具体部位及其是否入盆和入盆程度。

听诊：将听诊器置于胎儿胎背侧上方的腹壁上，能听到最清楚的胎心音。

（2）骨盆外测量：了解骨产道情况，判断能否经阴道分娩。髂棘间径（23～26cm）、髂嵴间径（25～28cm）、骶耻外径（18～20cm）、坐骨结节间径（出口横径8.5～9.5cm）、耻骨弓角度（正常为90°，<80°为异常）。

（3）骨盆内测量：骶耻内径（12.5～13cm）、坐骨棘间径（中骨盆横径，10cm）。

3. 辅助检查

（1）常规检查：血型、血尿常规、肝肾功能等。

（2）妊娠18～24周进行胎儿系统的超声检查。

（3）妊娠期糖尿病筛查：包括空腹血糖、50g葡萄糖筛查（GCT）、75g口服葡萄糖耐量试验（OGTT）。

二、妊娠期常见症状及其护理

【临床表现】

1. 恶心、呕吐等早孕反应。

2. 常在妊娠最初和最后3个月出现尿频、尿急。

3. 在妊娠最初和最后3个月会有白带明显增多。

4. 妊娠后期易发生水肿，休息后可消退。

5. 下肢、外阴静脉曲张：可出现明显凹陷性水肿，休息后不消退，应警惕**妊娠期高血压疾病**。

6. 下肢痉挛。

7. 便秘。

8. 仰卧位低血压综合征。

9. 腰背痛、失眠。

10. 贫血等。

【护理措施】

1. 一般护理　应向孕妇说明产前检查的重要性及其意义。

2. 心理护理　评估孕妇的心理适应程度，鼓励孕妇适当发泄情绪。

3. 症状护理　根据不同的症状给予相应的护理措施。如孕妇恶心、呕吐，告知其在此期间避免空腹、少食多餐、饮食清淡等；尿频、尿急无任何感染征象，则不必处理；白带增多嘱孕妇每日清洗外阴或经常洗澡，以避免分泌物刺激外阴部，但严禁阴道冲洗；便秘时，养成每日定时排便的良好习惯，不可随便使用大便软化剂或缓泻药；水肿可左侧卧位，抬高下肢，避免长时间站立，适当限制盐的摄入。

试题精选

1. 郝某，女性，30岁。孕34周，触诊胎头在腹部右侧，胎臀在腹部左侧，胎心在脐周听到，胎先露为

A. 枕先露　　B. 肩先露　　C. 前囟先露

D. 足先露　　E. 额先露

答案：B。

2. 关于妊娠期妇女的健康指导，正确的是

A. 妊娠初3个月及末3个月尿频不需处理　　B. 水肿的孕妇不应喝水

C. 需要补充铁剂的孕妇，应在餐前半小时服用　　D. 嘱孕妇右侧卧位休息

E. 下肢痉挛的孕妇应绝对卧床

答案：A。

第2单元　分娩期妇女的护理

一、第一产程妇女的护理

【临床表现】

1. 规律宫缩　宫缩持续时间逐渐延长至50～60秒，且宫缩强度不断增加，间歇期逐渐缩短至2～3分钟。

2. 宫口扩张　潜伏期（是从临产开始至宫口扩张3cm，此期平均每2～3小时扩张1cm，共约需8小时，超过16小时称为潜伏期延长）、活跃期（是宫口从3cm扩张至10cm，这阶段宫口扩张速度明显加快，约需4小时，超过8小时称为活跃期延长）。

3. 胎先露下降　是决定能否经阴道分娩的重要观察项目。

4. 胎膜破裂（破膜）　多发生在宫口近开全时。

【护理措施】

1. 一般护理措施　生命体征监测、适当补充能量，进行正常孕妇及有妊娠并发症或合并症孕妇的饮食指导；临产后，应鼓励产妇每2～4小时排尿1次，并鼓励其多活动，视具体情况进行休息指导，进行必要的人文关怀。

2. 专科护理　观察宫缩（潜伏期每2～4小时观察1次，活跃期每1～2小时观察1次，连续观察3次宫缩）→监测胎心（临产后在宫缩间歇期，潜伏期每1～2小时听胎心1次；活跃期应每15～30分钟听1次，每次听诊1分钟）→观察宫口扩张和胎头下降程度（阴道检查并绘制产程图）→胎膜破裂处理（破膜后立即听胎心，观察羊水性状、颜色及流出量，并记录破膜时间，未破膜者在宫口近开全时进行人工破膜）→准备协助接生（初产妇宫口开全、经产妇宫口开大4cm，应护送产妇上产床准备接生）。

二、第二产程妇女的护理

【临床表现】

1. 子宫收缩增强　宫缩的频率和强度达到高峰，间歇时间短，产力最强。正常分娩胎膜破裂的时间一般是在第一产程的临产期。宫口开全后，若仍未破膜，常影响胎头下降，应行人工破膜。

2. 胎儿下降及娩出　当胎头压迫骨盆底组织时，产妇有排便感；随着产程进展出现胎头拨露（宫缩时胎头露出阴道口，露出部分不断增大，宫缩间歇时胎头又缩回阴道内）和胎头着冠（胎头双顶径越过骨盆出口，宫缩间歇期不再回缩）。

【护理措施】

1. 一般护理　助产士陪伴在旁及时给予安慰鼓励和各种产程进展的信息支持，协助饮水、擦汗等生活护理。

2. 专科护理　第二产程指导产妇正确使用腹压，宫缩时向下屏气用力，增加腹压→观察产程进展（每5～10分钟听胎心1次）→接产准备（进行会阴消毒）→接产（评估会阴情况，视具体情况做好会阴切开准备，胎头拨露后注意保护会阴，协助胎头娩出）→脐带绕颈处理（顺势从胎头或胎肩滑下或绕两圈者从中间剪断脐带）→协助娩出胎体（胎头娩出后不急于娩胎肩，先挤出口鼻内的黏液和羊水，协助胎头复位和外旋转，使前肩和后肩依次娩出）。

三、第三产程妇女的护理

【临床表现】

1. 子宫收缩　胎儿娩出后，子宫底降至平脐。

2. 胎盘剥离征象　胎盘剥离的临床征象即宫体变硬呈球形，子宫底上升；阴道口外露的脐带自行延长；阴道少量流血；在耻骨联合上方按压子宫下段时，子宫体上升而外露的脐带不回缩。

3. 阴道流血　正常分娩的出血量一般不超过300ml。

【护理措施】

1. 协助胎盘娩出　胎盘未完全剥离之前，勿用力牵拉脐带，以免引起胎盘部分剥离或脐带断裂。

2. 检查胎盘胎膜、软产道　若有胎膜残留，应在无菌操作下实施人工胎盘剥离术。

3. 产后2小时的护理　分娩后在产房内观察2小时，重点监测血压、脉搏、子宫收缩和膀胱充盈情况，宫底高度，阴道流血的量和颜色，会阴、阴道有无血肿，发现异常及时处理；提供舒适环境，提供清淡饮食，更换床单和会阴垫；给予情感支持，协助产妇和新生儿进行皮肤接触和早吸吮。

【新生儿护理】

1. 清理呼吸道　用新生儿吸痰管吸出新生儿口、鼻腔黏液和羊水。

2. 处理脐带　多采用气门芯结扎法结扎脐带。

3. 一般护理　将足印和拇指印于新生儿病历上，仔细标明新生儿和母亲信息，将新生儿抱给母亲进行母婴皮肤接触及母乳喂养。

试题精选

1. 初产妇枕先露分娩时，开始保护会阴的时间是

A. 胎头俯屈时

B. 胎头从阴道口可见到时

C. 胎头拔露使后联合紧张时

D. 胎膜破裂时

E. 胎先露下降时

答案：C。

2. 井某，女性，27岁。初孕妇，规律宫缩12小时，宫口开大9cm，胎心142次/min，胎膜未破。首选的护理措施是

A. 肥皂水灌肠

B. 人工破膜

C. 立即内诊检查

D. 继续观察生命体征

E. 立即剖宫产

答案：B。

第 3 单元　产褥期妇女的护理

一、产褥期妇女的护理

【临床表现】

1. 发热　产后 24 小时内体温稍高，不超过 38℃。产后 3 ～ 4 天可出现泌乳热，一般持续 4 ～ 16 小时。

2. 恶露　产后子宫内膜脱落，血液及坏死的蜕膜等组织经阴道排出。可分为 3 种：血性恶露（红色恶露），色鲜红，量多，含大量血液、少量胎膜及坏死蜕膜组织，持续 3 天；浆液性恶露，似浆液，色淡红，含少量血液、坏死蜕膜组织、宫颈黏液及细菌，持续 10 天左右；白色恶露，色较白，含大量白细胞、坏死蜕膜组织、表皮细胞及细菌等，持续约 3 周干净；正常恶露，有血腥味，无臭味，持续 4 ～ 6 周，总量 250 ～ 500ml。

3. 产后宫缩痛　产褥早期因宫缩导致的下腹部神经发生剧烈疼痛。于产后 1 ～ 2 天出现，持续 2 ～ 3 日自然消失。

4. 乳房胀痛或皲裂　产后 1 ～ 3 日没有及时哺乳或排空乳房，引起胀痛；初产妇在最初几日哺乳后易形成乳头皲裂等。

【护理措施】

1. 一般护理　每日测量生命体征；产后 1 小时进流食、半流食，以后可进普食；保持二便通畅；正常产产后 6 ～ 12 小时内可起床轻微活动，第 2 天可在室内活动；给予产妇必要的知识和健康教育，避免重体力劳动或蹲位活动，以防子宫脱垂。

2. 子宫复旧护理　产后在产室即刻、30 分钟、1 小时、2 小时各观察 1 次宫缩、宫底高度，每次均应按压宫底。

3. 会阴及会阴伤口护理　每日用 0.05% 聚维酮碘液擦洗（由上到下，从内到外）会阴 2 ～ 3 次，垫消毒会阴垫，保持会阴清洁干燥。如有侧切伤口应健侧卧位；会阴水肿者可局部用 50% 硫酸镁湿热敷，会阴部小血肿产后 24 小时可湿热敷或用红外线照射，大血肿配合医师切开引流。

4. 乳房护理　保持清洁、干燥，平时佩戴乳罩，纠正平坦和凹陷乳头，乳房胀痛时，尽早哺乳，可以配合按摩和外敷等；乳头皲裂主要原因是婴儿含乳姿势不良或使用乙醇、肥皂进行过度清洁，若症状较轻，可先喂健侧乳房再喂患侧，哺乳后应挤出少许乳汁涂在乳头和乳晕上。疼痛严重者，可用吸乳器吸出喂养婴儿，直至好转。

5. 健康教育　一般指导，合理饮食休息，保持心情愉悦，注意个人卫生和会阴部清洁。产后适当活动，出院后坚持母乳喂养，根据身体恢复情况做产后保健操。产后 42 天内禁止性交，根据产后检查情况采取恰当避孕措施。产后 42 天内进行 3 次产后访视，并在产褥期结束后母婴一起进行全面健康检查。

二、母乳喂养

【母乳喂养指导】

1. 一般护理指导　创造良好的休养环境，注意休息和营养指导。

2. 喂养方法指导　每次哺乳前应洗净双手，温水擦洗乳房和乳头；母亲保持心情舒畅，给予充足的营养，采取舒适体位；母婴同室，按需哺乳，早吸吮，一般产后30分钟内开始；将乳头及大部分乳晕放入婴儿口中，吸空一侧后，再吸吮另一侧；哺乳结束后将新生儿竖起轻拍背部1～2分钟，防止溢乳；哺乳期以10个月至1年为宜。

试题精选

1. 谢某，女性，26岁。初产妇，12小时前行会阴侧切术分娩一女婴，会阴水肿明显。护理措施错误的是

A. 会阴擦洗　　B. 擦洗原则由上到下，从内到外

C. 可用红外线照射外阴　　D. 50%硫酸镁湿热敷　　E. 会阴切口患侧卧位

答案：E。

2. 文某，女性，32岁。经阴道分娩一女婴，产后2日，护士查房发现会阴侧切伤口红肿，局部湿热敷宜选择的溶液是

A. 1%苯扎溴铵　　B. 生理盐水　　C. 2%～4%碳酸氢钠

D. 50%硫酸镁　　E. 1∶5000高锰酸钾

答案：D。

第4单元　新生儿保健

一、正常新生儿的生理解剖特点与护理

【护理措施】

1. 保持室内温度在**24～26℃**，相对湿度50%～60%。

2. 维持正常体温，取侧卧体位，保持呼吸道通畅。

3. 注意眼、耳、口鼻及臀部护理，预防感染。

4. 尽可能母乳喂养，母婴同室。

5. 保持脐部清洁干燥，沐浴后用75%乙醇擦脐带残端及脐轮处，必要时给予抗生素。新生儿脐带脱落的时间，发生于**出生后3～7天**。

6. 按时接种疫苗：卡介苗（出生后12～24小时）、乙肝疫苗（出生后1日、1个月、6个月），并注意接种疫苗的禁忌证。

二、婴儿抚触

【婴儿抚触的手法】一般在出生后24小时开始，在沐浴后及两次哺乳间进行。每次抚触10～15分钟，每天2～3次。室内温度应28℃以上，全裸时可使用调温的操作台，温度为36℃左右。抚触时可播放柔和的音乐，抚触前洗净双手，倒一些婴儿油于掌心，揉搓双手至温暖后，进行抚触，抚触过程中注意观察婴儿反应。抚触同时要与宝宝有语言交流。抚触的顺序是：头面部－胸部－腹部－上肢－下肢－手足－背部。

试题精选

某产妇夏季自然分娩一足月新生儿。产后 2 天，用厚包被包裹婴儿，母乳头凹陷，未进行人工喂养。现该新生儿出现多汗，体温 39℃。首先考虑的是

A. 新生儿肺炎　　B. 新生儿脐炎　　C. 新生儿败血症

D. 新生儿免疫功能不全　　E. 新生儿脱水热

答案：E。

第 5 单元　胎儿宫内窘迫及新生儿窒息的护理

一、胎儿宫内窘迫的护理

【临床表现】

1. 急性胎儿窘迫表现为产时胎心率异常（加快或减慢）、羊水胎粪污染（可分为 3 度：Ⅰ度为浅绿色，Ⅱ度为黄绿色并混浊，Ⅲ度为棕黄色，稠厚）、胎动异常、酸中毒。

2. 慢性胎儿窘迫表现为胎动减少或消失，电子胎儿监护异常、胎儿生物物理评分低、脐动脉多普勒超声血流异常。胎动消失后，胎心在 24 小时内会消失。胎动过频是胎动消失的前驱症状。

【护理措施】

1. 改变体位，取左侧卧位。

2. 吸氧。产妇面罩或鼻导管吸氧。

3. 密切观察胎心、胎动、产程进展。

4. 遵医嘱静脉补液，纠正脱水、酸中毒、低血压和电解质紊乱。

5. 分娩期护理　宫口开全且胎先露已达坐骨棘以下 3cm 者应尽快阴道助产协助娩出胎儿。宫口尚未开全且胎儿窘迫不严重者可给予吸氧，左侧卧位，观察 10 分钟。上述处理无效应立即行剖宫产。

二、新生儿窒息的护理

【临床表现】可分为轻度窒息和重度窒息两种情况。

1. 轻度（青紫）窒息　1 分钟 Apgar 评分 4 ～ 7 分。新生儿面部与全身皮肤呈青紫色；呼吸表浅或不规律；心搏规则且有力，心率规则且有力，心率 80 ～ 120 次 /min；对外界刺激有反应；喉反射存在；肌张力好；四肢稍屈；伴脐动脉血 pH＜7.2。

2. 重度（苍白）窒息　1 分钟 Apgar 评分 0 ～ 3 分。新生儿皮肤苍白；口唇暗紫；无呼吸或仅有喘息样微弱呼吸；心搏不规则；心率＜80 次 /min 且弱；对外界刺激无反应；喉反射消失；肌张力松弛，伴脐动脉血 pH＜7.0。

【护理措施】复苏前准备→快速评估（足月？羊水清？有哭声或呼吸？肌张力好？）→初步复苏（保暖、摆正体位、清理呼吸道、擦干全身，撤掉湿巾，重摆体位、触觉刺激诱发呼吸）→评估新生儿呼吸、心率和皮肤颜色→心率＜100 次 /min，呼吸暂停或喘息样呼吸，进行正压通气（40 ～ 60 次 /min，持续 30 秒）→评估新生儿心率→心率＜60 次 /min，正压

通气同时实施胸外按压（拇指法、双指法，按压和通气比为3∶1）→45～60秒的正压通气和胸外按压后重新评估心率→心率持续<60次/min，脐静脉给药肾上腺素，给药后继续按压和通气→心率在60～100次/min，停按压，仍通气；心率100次/min，停止按压和通气，给予新生儿常压吸氧。

复苏后护理（保持呼吸道畅通，密切监测生命体征、血氧饱和度、肌张力、面色、尿量等；注意喂养和重症监护记录）。

试题精选

1. 连续胎动计数1小时，提示胎儿缺氧的是胎动小于

A. 1次　B. 3次　C. 7次
D. 9次　E. 12次

答案：B。

2. 新生儿窒息紧急处理首先应

A. 建立静脉通道　B. 胸外心脏按压　C. 注意保暖
D. 氧气吸入　E. 清理呼吸道

答案：E。

3. 孙某，女性，24岁。初产妇，孕39周，宫口开全，胎先露达坐骨棘平面以下4cm，胎心突然降至70次/min，正确的做法是

A. 给予吸氧　B. 心理支持　C. 立即剖宫产
D. 尽快经阴道助产　E. 严密监测胎心变化

答案：D。

第6单元　妊娠期并发症妇女的护理

一、流产

【临床表现】

1. 先兆流产　停经后出现少量阴道流血伴下腹痛，子宫大小与停经周数相符，宫颈口未开，胎膜未破，妊娠产物尚未排出，有希望继续妊娠。

2. 难免流产　流产已不可避免，表现为阴道流血量增多，腹痛加剧，子宫大小与孕周相符或略小，宫颈口已扩张。

3. 不全流产　部分妊娠产物已排出体外，尚有部分残留于宫内，影响宫缩以致流血不止，子宫小于停经周数，宫颈口已扩张。

4. 完全流产　子宫大小接近正常，宫颈口已关闭，妊娠产物已完全排出，阴道出血逐渐停止，腹痛随之消失。

5. 稽留流产（过期流产）胚胎或胎儿在子宫内已死亡，早孕反应消失，子宫小于孕周，宫颈口未开，听诊没有胎心。

6. 复发性流产　指同一性伴侣连续发生 3 次及以上的自然流产。

7. 流产合并感染　流产过程中若阴道流血时间长，有组织残留在宫腔内或进行非法堕胎等，可引起宫腔内感染，可扩展到盆腔、腹腔乃至全身，并发盆腔炎、腹膜炎、败血症及感染性休克。

【护理措施】

1. 先兆流产的护理　①卧床休息，禁忌灌肠，减少刺激，按医嘱给予对胎儿无害的药物如镇静药、孕激素等。②观察孕妇的情绪反应，加强心理护理。

2. 妊娠不能继续者的护理　积极配合医生，及时做好终止妊娠准备。开放静脉，准备好输血、输液用物。严密观察孕妇的生命体征、面色、腹痛和阴道流血及休克有关征象。有凝血功能障碍者先纠正再实施引产或手术。

3. 预防感染　监测体温、血象，严格无菌操作，观察阴道分泌物的色、质、量，指导病人保持会阴部清洁。发现有感染征象及时报告，按医嘱给予抗感染治疗。

4. 健康指导　协助病人安稳度过悲伤期、加强健康宣教、避免再次流产。对复发性流产者进行指导（下次妊娠后注意休息、营养、禁性生活，病因明确者在下次妊娠前进行对因治疗）。

二、异位妊娠

【临床表现】

1. 停经　多数有 6 ～ 8 周的停经史。

2. 腹痛　病人就诊的主要症状。输卵管妊娠未破裂前表现为一侧下腹隐痛或酸胀感；若输卵管妊娠破裂或流产，表现为一侧下腹撕裂样疼痛，随后疼痛可遍及全身，放射至肩部，可有肛门坠胀感。

3. 阴道流血　停经 6 ～ 8 周后**不规则**阴道流血。

4. 晕厥及休克　阴道流血量与腹腔内出血量不成正比，腹腔内急性出血，导致血容量减少和剧烈腹痛，可出现晕厥甚至休克。

5. 腹部包块　当输卵管妊娠流产或破裂后所形成的血肿时间过久，血液凝固，逐渐机化变硬并与周围器官（子宫、输卵管、卵巢、肠管等）发生粘连而形成包块。

【护理措施】

1. 接受手术治疗病人的护理　①腹腔镜是治疗异位妊娠的主要方法，积极做好术前准备；严密观察生命体征、出入量、出血量；对于休克的病人，应吸氧、开放静脉、配血、输血、输液、止血，维持血容量。②做好心理护理，提供心理支持。

2. 接受非手术治疗病人的护理　①严密观察病情：监测一般状况和生命体征，尤其应注意阴道出血量与腹腔内出血量不成比例。②加强化学药物治疗的护理。③指导病人休息和饮食：应卧床休息，避免腹部压力增大；保证充足的营养，多食用含铁及蛋白质丰富的食物。④监测治疗效果。

3. 健康教育　防止发生盆腔感染，发生盆腔炎应立即彻底治疗，以免延误病情。应告诉病人输卵管妊娠有一定（10%）的再发率及不孕率（50% ～ 60%），因此再次妊娠应及时就医。

三、妊娠期高血压疾病

【临床表现及分类】

1. 妊娠期高血压：妊娠期首次出现血压≥140/90mmHg，于产后12周内恢复正常。

2. 子痫前期　①轻度：妊娠20周后出现**血压≥140/90mmHg**；尿蛋白≥0.3g/24h或随机蛋白（＋）。②重度：**血压≥160/110mmHg**；尿蛋白≥2.0g/24h或随机蛋白≥（＋＋）；血清肌酐＞106μmol/L，血小板＜100×10^9/L；血清ALT或AST升高。

3. 子痫　在子痫前期的基础上进而出现抽搐发作或伴昏迷。分为产前子痫（发生于妊娠晚期或临产前）、产时子痫（发生于分娩过程中）、产后子痫（发生于产后24小时内）。典型发作过程：眼球固定，瞳孔放大，头歪向一侧，牙关紧闭，继而口角及面部肌肉颤动，数秒钟后全身及四肢肌肉强直，双手紧握，双臂伸直。抽搐时呼吸暂停，面色青紫。持续1分钟左右，抽搐强度减弱，全身肌肉松弛，随即深长吸气而恢复呼吸。抽搐期间病人神志丧失。病情转轻时抽搐次数减少，抽搐后很快苏醒但有时抽搐频繁且持续时间较长，病人可陷入深昏迷状态。在抽搐过程中易发生唇舌咬伤、跌伤甚至骨折等多种创伤，昏迷时呕吐可造成窒息或吸入性肺炎。

4. 慢性高血压并发子痫前期　高血压孕妇妊娠20周前无蛋白尿，20周后尿蛋白≥0.3g/24h；妊娠20周后突然出现尿蛋白增加、血压升高或血小板减少。

5. 妊娠合并慢性高血压　妊娠前或妊娠20周前血压≥140/90mmHg，妊娠期无明显加重；妊娠20周后首次诊断高血压并持续到产后12周以后。

【护理措施】

1. 妊娠期高血压疾病的预防指导　加强孕期教育，重视规范产前检查，进行休息和饮食指导。

2. 一般护理　①卧床休息。保证充足睡眠（每日不少于10小时），以**左侧**卧位为宜，可以增加子宫胎盘的血液循环，降低血压、促进排尿。②调整饮食：指导病人每天摄入足够的蛋白质（100g/d以上）、水和蔬菜、钙和铁剂等。③密切监护母儿状态：每天监测血压、尿蛋白、水肿情况，异常时与医生联系，注意病人的主诉，如出现头晕、头痛等症状，应提高警惕，以防子痫的发生。④间断吸氧：增加血氧含量。

3. 用药护理　硫酸镁可采用肌内注射或静脉给药。肌内注射时应选用长针头行深部肌内注射，缓解疼痛的刺激。硫酸镁的毒性反应为**膝反射减弱或消失**。随着血镁浓度的增加可出现全身肌张力减退及呼吸抑制，严重者心搏可突然停止。因此用药前要观察膝腱反射是否存在，呼吸不少于16次/分，尿量每24小时不少于600ml，或每小时不少于25ml。如出现异常用10%葡萄糖酸钙10ml静脉推注（3分钟以上推完）。

4. 子痫病人的护理　①控制抽搐，首选硫酸镁。②专人护理，防止受伤。子痫发生后，首先要保持病人呼吸道通畅，立即吸氧，用开口器或于上、下磨牙间放置一缠好纱布的压舌板，用舌钳固定防止舌后坠或咬伤唇舌情况的发生，使病人取头低侧卧位以防黏液吸入呼吸道内或舌阻塞呼吸道，也可避免发生低血压综合征；病人昏迷或未清醒时，禁止给予任何饮食和口服药物，防止误吸而致吸入性肺炎。③减少刺激，以免诱发抽搐。将病人安排于单人暗室，医护活动尽量轻柔且相对集中，避免声、光刺激。④严密监护生命体征和液体出入量。⑤为终止妊娠做准备：经治疗病情得以控制仍未临产者，应在清醒后24～48小时引产；

子痫病人药物控制后 6～12 小时应考虑终止妊娠。

5. 产时和产后护理

（1）加强各产程护理：若经阴道分娩，第一产程应监测病人有无自觉症状、血压、脉搏、尿量、胎心及子宫收缩情况，血压升高时与医生联系。第二产程中，尽量缩短产程，避免产妇用力，初产妇可行会阴侧切并用产钳助产。第三产程需预防产后出血，在胎儿前肩娩出后立即静脉推注缩宫素（禁用麦角新碱），及时娩出胎盘并按摩宫底，观察血压变化，重视病人的主诉。

（2）开放静脉，测量血压：病情较重者分娩开始时应开放静脉通路，产后 48 小时内应每 4 小时观察 1 次血压。

（3）继续硫酸镁治疗，加强用药护理：产后 48 小时内应继续应用硫酸镁治疗、护理，因为产后 24 小时到 5 天内仍有发生子痫的可能，不可放松治疗与护理。严密观察子宫复旧情况，防止因大量使用硫酸镁产生的宫缩乏力致产后出血。

6. 健康教育　轻度者应注意饮食、休息、营养和胎儿监护指导，定期接受产前检查，重度者应会识别不适症状及用药后不良反应，掌握产后自我护理方法。

四、前置胎盘

【临床表现及分类】

1. 分类　按胎盘边缘与子宫颈内口的关系分为 3 类：①完全性前置胎盘，胎盘组织完全覆盖宫颈内口；②部分性前置胎盘，胎盘组织覆盖部分宫颈内口；③边缘性前置胎盘，胎盘附着于子宫下段，边缘到达宫颈内口。

2. 临床表现　①妊娠晚期或临产时，突然发生**无痛性反复阴道流血**，常无任何诱因。完全性前置胎盘约在 28 周出血，次数频繁且量多，有时一次阴道大量出血，可使病人陷入休克状态。边缘性前置胎盘出血多发生在妊娠晚期或临产后；部分性前置胎盘的初次出血时间、出血量及反复出血次数介于两者之间。②贫血、休克。贫血程度与阴道流血量及流血持续时间成正比。③胎位异常，胎先露高浮。

【护理措施】

1. 饮食指导　建议孕妇多食高蛋白、高热量和高维生素以及富含**铁**的食物，纠正贫血。

2. 病情观察　严格监测并记录孕妇生命体征变化，阴道出血的量及胎心胎动情况。发现异常及时报告医生并配合及时处理。

3. 协助治疗　开放静脉通路，采取止血、输血、扩容等措施。

4. 预防感染　保持室内空气流通，指导产妇注意个人卫生，注意会阴部清洁。

5. 协助自理　协助病人坚持自我照顾的行为。

五、胎盘早剥

【临床表现】根据病情程度分为 3 度。胎盘剥离面小于 1/3，以**外出血**为主者属于轻型；胎盘剥离面**超过 1/3**，常为内出血或混合性出血者属于重型。

1. Ⅰ度　多见于分娩期，胎盘剥离面小，以外出血为主。

2. Ⅱ度　胎盘剥离面占胎盘面积 1/3，以隐性出血为主。常突然发生持续性腹痛、腰酸或腰背痛，疼痛程度与胎盘后积血呈正比。

3. Ⅲ度　胎盘剥离面超过胎盘面积1/2，出现休克症状，子宫硬如板状，宫缩间歇时不能松弛，胎位触诊不清，胎心异常或消失。

【护理措施】

1. 纠正休克　改善病人血液循环，抢救中给予吸氧和保暖。

2. 心理护理　提供相关信息，适当解释。

3. 病情观察　密切监测孕妇生命体征、阴道流血、腹痛、贫血程度等。

4. 分娩期护理　密切观察产妇心率、血压、宫缩、阴道流血、胎心等。做好抢救新生儿和剖宫产准备。

5. 产褥期护理　密切观察生命体征、宫缩和恶露及伤口愈合情况，预防产褥感染。

六、早产

【临床表现】子宫收缩是早产的主要临床表现，早期表现为不规则宫缩，常伴有少量阴道出血或血性分泌物，后期可进展为规律有效的宫缩，与足月临产的表现相似，伴有宫颈管消失和宫颈口扩张。

【护理措施】

1. 预防早产　做好孕期保健，加强营养，保持心情平静，避免诱发宫缩活动如抬重物、性生活；应多采取左侧卧位休息，慎肛查及阴道检查，积极治疗并发症。

2. 药物治疗的护理　明确药物作用和方法，识别药物不良反应以避免毒性作用的发生，为病人做健康教育。常用的抑制宫缩的药物有：β肾上腺素能受体激动药、硫酸镁、钙通道阻滞药、前列腺素抑制剂。

3. 预防新生儿合并症的发生　每日进行胎心监护，教会病人自数胎动，如有异常及时采取相应措施。

4. 分娩准备　选择合理的分娩方式，做好早产儿保暖和复苏准备。

5. 提供心理支持和护理。

七、过期妊娠

【护理措施】

1. 做好健康宣教和心理指导。

2. 预防并发症的发生：①指导孕妇采取左侧卧位，以增加子宫胎盘血流量。②监测胎心变化，如有异常及时报告。③遵医嘱进行相关辅助检查。④协助医生做好终止妊娠的准备和护理。

八、羊水量过多

【临床表现】

1. 急性羊水过多　多发生在妊娠**20～24周**，子宫快速增大，横膈上抬，不能平卧，呼吸困难，便秘，下肢及外阴部水肿及静脉曲张行走不便。子宫明显大于妊娠周数，胎位不清，胎心音遥远。

2. 慢性羊水过多　较多见，多发生在妊娠晚期，多数孕妇能适应，腹壁皮肤发亮、变薄，皮肤张力大。胎位不清，胎心音遥远。

【护理措施】

1. 一般护理　饮食指导，低钠饮食，每次吸氧2次，每次30分钟。

2. 病情观察　动态监测孕妇的宫高、腹围、体重，及时发现胎膜早破和胎盘早剥征象。

3. 增加舒适度　左侧卧位、半卧位，抬高下肢。

4. 配合治疗　超声引导下放腹水，500ml/h，一次不超过 1500ml，严格消毒预防感染。密切观察孕妇血压、心率和呼吸变化。

九、羊水量过少

【临床表现】

1. 孕妇宫高、腹围均小于同期妊娠孕妇，子宫敏感性增高，临产后阵痛剧烈，宫缩不协调，宫口扩张缓慢，产程延长。

2. 妊娠早期易造成胎膜与肢体粘连，妊娠中晚期易引起胎儿斜颈、屈背和手足畸形。

【护理措施】

1. 一般护理　指导孕妇左侧卧位休息，改善胎盘血液供应。教会孕妇自我监测宫内胎儿情况的方法和技巧。

2. 病情观察　监测生命体征、宫高、腹围和体重，评估胎动、胎心、宫缩和胎盘功能的变化。

3. 配合治疗　协助进行羊膜腔灌注治疗，严格无菌操作原则。

4. 心理护理　增加孕妇信心，减轻孕妇焦虑。

试题精选

1. 有关前置胎盘期待疗法护理措施的描述不正确的是

A. 严密观察阴道流血情况，预防产后出血

B. 监测病情变化

C. 加强宣教，预防感染

D. 绝对卧床，以左侧卧位为佳

E. 为进一步明确类型行肛查

答案：E。

2. 硫酸镁治疗妊娠高血压综合征剂量过大时，最先出现的毒性反应是

A. 头晕、血压过低　　B. 呼吸抑制　　C. 心搏停止

D. 膝反射减弱或消失　　E. 全身肌张力减退

答案：D。

3. 李某，女性，37 岁。G1P0，孕 36 周，入院主诉头痛、眩晕、恶心、呕吐。查体：血压 160/110mmHg，尿蛋白（＋＋＋），踝部及小腿水肿。可能的临床诊断为

A. 妊娠期高血压　　B. 中度妊娠期高血压疾病　　C. 重度子痫前期

D. 轻度子痫前期　　E. 子痫

答案：C。

4. 李某，女性，30 岁。孕 32 周，阴道少量出血 6 小时，伴有持续性剧烈腹痛。查体：子宫硬如板状，压痛明显，胎心 116 次 / 分，胎位不清楚。诊断可能性最大是

A. 前置胎盘　　B. 难免流产　　C. 急产

D. 输卵管妊娠破裂　　E. 胎盘早剥

答案：E。

5. 何某，女性，32岁。已婚，宫内节育器避孕3年，现停经40天，尿妊娠试验（＋），少量阴道出血2天，突然右下腹剧烈撕裂样疼痛。检查：血压70/50mmHg，右下腹压痛，反跳痛明显。妇科检查：后穹隆饱满，宫颈摇摆痛（＋），双附件触诊不正常。最可能的诊断是

A. 急性胰腺炎　　B. 子宫破裂　　C. 羊水栓塞

D. 输卵管妊娠破裂　　E. 卵巢囊肿蒂扭转

答案：D。

第7单元　妊娠期合并症妇女的护理

一、心脏病

【临床表现】临床主要症状包括累后心悸、呼吸困难、易乏力、头晕、眼花。根据病人所能耐受的日常体力活动将心功能分为4级。

Ⅰ级：一般体力活动不受限制。

Ⅱ级：一般体力活动稍受限制，活动后有心悸、轻度气短，休息时无自觉症状。

Ⅲ级；心脏病病人体力活动明显受限，休息时无不适，轻微日常活动即感不适、心悸、呼吸困难或既往有心力衰竭病史。

Ⅳ级：不能从事任何体力活动，休息时仍出现心悸、呼吸困难等心力衰竭的表现。

【护理措施】

1. 妊娠期　①加强孕期保健：定期产检，妊娠＜20周每2周1次；妊娠＞20周后每周1次，与心内科共同监护，评估心功能和胎儿情况。如心功能≥Ⅲ级，有心力衰竭表现应及时入院，一般告知产妇在预产期前2周需入院待产。②识别早期心衰的征象：休息时心率＞110次/min，呼吸＞20次/min；夜间常因胸闷而需坐起呼吸；轻微活动后即有心悸、气短、胸闷；肺底部有湿啰音，咳嗽后不消失，应及时就诊。③充分休息：每日10小时以上睡眠，宜取左侧卧位或半卧位，避免劳累和精神刺激。④科学合理饮食：摄取高蛋白质、高维生素、含矿物质食物，少食多餐，多食水果、蔬菜，防止便秘，限制食盐＜4～5g/天，整个孕期体重增加＜12kg。⑤积极防止诱发因素：预防感染，协助排痰，注意外阴清洁，预防感冒，纠正贫血，预防妊娠期高血压疾病和心律失常。

2. 分娩期　①指导产妇左侧半卧位休息，避免仰卧，分娩时采取半卧位，抬高臀部，下肢放低。②观察生命体征，第一产程每15分钟测1次，每30分钟测胎心1次，第二产程每10分钟测1次上述指标，评估心功能状态。③缩短第二产程，减少产妇体力消耗。运用呼吸及放松技巧，缓解子宫收缩时的不适，必要时按医嘱给予镇静药，避免情绪紧张。④胎儿娩出后立即放置沙袋加压腹部24小时，以防腹压骤减而发生心力衰竭，为防止产后出血过多，可静脉或肌内注射缩宫素，**禁用麦角新碱**。⑤给予生理及情感支持，降低产妇及家属焦虑。

3. 产褥期　①产后72小时严密监测生命体征。尤其产后24小时绝对卧床休息，**半卧位**

或左侧卧位，根据心功能情况，制订休息和活动计划，避免血栓形成。②心功能Ⅰ～Ⅱ级者可以母乳喂养，但应避免过度劳累。③心功能≥Ⅲ级者，应及时回乳，指导人工喂养。④清淡饮食，预防便秘。⑤促进亲子关系建立，避免产后抑郁。⑥按医嘱应用抗生素至产后1周。不再妊娠者于产后1周做绝育术。⑦出院指导，需与产妇及其家属共同讨论，制订与疾病相关的产褥期保健计划，以便随时就诊。

二、病毒性肝炎

【护理措施】

1. 妊娠期　①开展卫生宣教，普及相关的卫生知识，切断传播途径，采用避孕套避孕，预防肝炎的发生。②妊娠合并轻型肝炎者，应保证休息，避免体力劳动，加强营养，保持排便通畅，定期产前检查，防止交叉感染，严格执行隔离消毒措施。③妊娠合并重型肝炎者，应注意保护肝脏，积极防治肝性脑病，严密监测生命体征，产前4小时及产后12小时内不宜使用肝素治疗以防产后出血的发生，预防DIC及肝肾综合征。

2. 分娩期　①密切观察产程进展，促进产妇身心舒适。②为预防DIC，分娩前1周按医嘱肌注**维生素K_1**，配新鲜血备用及监测凝血功能。③正确处理产程，防止发生母婴传播及产后出血：第二产程予以阴道助产，避免软产道及新生儿产伤等引起的母婴传播。抽脐血查新生儿病原学和肝功能检查。④严格消毒隔离和预防感染。

3. 产褥期　①预防产后出血的发生，观察子宫收缩及阴道出血情况。②健康教育：继续保肝治疗，保证休息和营养，指导避孕措施，促进产后恢复。③指导母乳喂养，在出生后12小时内注射乙肝免疫球蛋白和乙肝疫苗的HBsAg阳性母亲可以进行母乳喂养，向不宜哺乳母亲讲解人工喂养知识。④新生儿免疫：新生儿出生后24小时内、1个月及6个月各接种乙肝疫苗1次。

三、糖尿病

【护理措施】

1. 妊娠期　①健康教育：正确控制血糖，提高自我监护能力。②营养治疗：根据孕前体重指数决定妊娠期能量摄入，进行饮食指导和体重管理。③运动干预：以有氧运动为宜，饭后30分钟运动，每次30～40分钟，休息30分钟。④合理用药：GDM孕妇通过饮食、运动干预不能控制血糖在正常范围者，应首选胰岛素进行治疗。⑤加强孕妇及胎儿监护：孕妇监护措施包括血糖监测（自我血糖监测、连续动态血糖监测、糖化血红蛋白监测）、肾功能监测和眼底检查；胎儿监测包括B超和血清学筛查畸形、胎动计数、无应激试验、胎盘功能测定。⑥提供心理支持。

2. 分娩期　①终止妊娠的时间：血糖控制达标且无母儿并发症，在严密监测下可待预产期终止妊娠；血糖控制不满意伴有母儿并发症者，根据病情决定终止妊娠时机。②妊娠合并糖尿病本身不是剖宫产指征，如有胎位异常、巨大儿、病情严重需终止妊娠时，常选择剖宫产；若决定阴道分娩，应制订产程中分娩计划，密切监测产程中的血糖、宫缩和胎心变化，避免产程过长。③分娩时严密监测血糖、尿糖和尿酮体，产程不宜过长，密切监测胎儿状况，分娩过程中提供必要的心理支持。④新生儿护理：按高危儿处理，出生后定时滴服葡萄糖液防止低血糖，注意预防低血钙、高胆红素血症和新生儿呼吸窘迫综合征。

3. 产褥期　①根据产妇血糖情况调整胰岛素用量。②预防产褥感染，鼓励母乳喂养。③建立亲子关系，提供避孕指导。④随访指导：定期接受产科和内科复查，产后6～12周进行随访，随访建议检测身高、腹围、臀围、体重指数，了解产后血糖的恢复情况，建议GDM产妇每3年复查一次OGTT。

四、贫血

【护理措施】

1. 妊娠期　建议孕期多食含铁质丰富的食物如瘦肉、动物肝、蛋类及绿叶蔬菜，纠正偏食习惯；口服铁剂选择饭后或餐中服用，服药同时禁饮浓茶、咖啡、牛奶；用药期间，注意口腔及胃肠道反应和疗效。服用铁剂同时服用维生素C；加强母儿监护，注意口腔及个人卫生，预防各种感染。

2. 分娩期　重度贫血临产后配血备用，控制输血量和速度，应少量多次输血；严密观察产程，鼓励进食；加强胎心监护；阴道助产缩短产程；积极预防产后出血；产程中严格无菌操作，预防产后感染。

3. 产褥期　密切观察子宫收缩和阴道流血情况，补充铁剂，预防感染；指导母乳喂养，重度贫血不宜哺乳，指导家属和产妇人工喂养和回奶方法；提供家庭支持，增加休息和营养；加强亲子互动，避免产后抑郁。

试题精选

1. 有关妊娠合并心脏病产妇在产褥期的健康指导正确的是

A. 产后24小时内应绝对卧床休息

B. 产后36小时可恢复日常活动量

C. 心功能Ⅱ级不可以母乳喂养

D. 需绝育者，一般在产后42天左右施行输卵管结扎术

E. 产妇可采取右侧卧位卧床休息

答案：A。

2. 妊娠合并心脏病产妇，胎儿娩出后，腹部需立即放置沙袋，持续的时间是

A. 24小时　　B. 10小时　　C. 72小时

D. 15小时　　E. 36小时

答案：A。

3. 妊娠合并糖尿病产妇所生的新生儿应

A. 按早产儿护理　　B. 尽早口服生理盐水　　C. 预防高血钙

D. 人工喂养　　E. 常规加压吸氧

答案：A。

第 8 单元　异常分娩的护理

一、产力异常

【临床表现】

1. 宫缩乏力　①协调性宫缩乏力：子宫收缩力弱，子宫收缩有正常的节律性、对称性及极性，持续时间短，间歇期长且不规律，宫缩小于 2 次 /10min。此种宫缩乏力多属继发性宫缩乏力，于第一产程活跃期或第二产程时宫缩减弱。②不协调性宫缩乏力：子宫收缩的极性倒置，属**无效宫缩**，频率高，节律不协调。③子宫收缩乏力均可导致产程曲线异常：潜伏期延长（从临产规律宫缩开始至宫口开大 3cm 为潜伏期，超过 16 小时为潜伏期延长）；活跃期延长（从宫口开大 3cm 开始至宫口开全为活跃期，超过 8 小时为活跃期延长）；活跃期停滞（进入活跃期后，宫口不再扩张达 4 小时以上）；第二产程延长（第二产程初产妇超过 2 小时，经产妇超过 1 小时尚未分娩）；胎头下降延缓（活跃期晚期及第二产程，胎头下降速度初产妇每小时＜1cm，经产妇每小时＜2cm）；胎头下降停滞（活跃期晚期胎头停留在原处不下降达 1 小时以上）；滞产（总产程超过 24 小时）。

2. 宫缩过强　①协调性子宫收缩过强：子宫收缩力过强、过频，总产程＜**3 小时**称为急产，经产妇多见。子宫收缩的节律性、对称性和极性正常。②不协调性子宫收缩过强：强直性子宫收缩过强：子宫强烈收缩，失去节律性，无宫缩间歇期，产妇感到持续腹痛、拒按腹部，胎位触不清，胎心听不清，出现病理性缩复环；子宫痉挛性狭窄环（子宫壁某部肌肉在外因下呈痉挛性不协调性子宫收缩所形成的环状狭窄，持续不放松）：可发生在宫颈、宫体的任何部分，多在子宫上下段交界处，产妇持续性腹痛、烦躁、宫颈扩张缓慢、胎先露下降停滞、胎心律不规则，查体可触及不随宫缩上升的狭窄环。

【护理措施】

1. 协调性宫缩乏力　①第一产程的护理，改善全身情况；保证休息；按医嘱给予镇静药（地西泮或哌替啶）；补充营养、水分、电解质；保持膀胱和直肠的空虚状态；开展陪伴分娩，给予精神鼓励，减少因精神紧张所致宫缩乏力。加强子宫收缩：人工破膜（宫颈扩张≥3cm）；缩宫素静脉滴注，以最小浓度获得最佳宫缩为原则，一般将 2.5U 缩宫素加入 500ml 生理盐水中从 4 ～ 5 滴开始滴，最大不可超过 60 滴 /min，实现有效宫缩，即持续 40 ～ 60 秒，间歇 2 ～ 3 分钟，出现宫缩过频须立刻停用，专人守护进行监测，每 15 分钟监测宫缩、胎心、血压及产程进展；针刺足三里、三阴交；刺激乳头加强宫缩；地西泮静脉推注软化宫颈促进宫口扩张；上述处理无效，试产 2 ～ 4 小时无进展，应行剖宫产结束分娩。②第二产程的护理，做好阴道助产和抢救新生儿的准备。③第三产程的护理以预防产后出血及感染为主。

2. 不协调性宫缩乏力　深呼吸，腹部按摩及放松，稳定情绪，提供心理支持防止精神紧张，恢复子宫收缩的正常节律性和极性。未恢复协调性之前禁用缩宫素。提供心理支持，减少焦虑和恐惧。

3. 宫缩过强的产妇应提前住院待产　临产后提供缓解疼痛和减轻焦虑的支持性措施，嘱产妇不要用力，应用宫缩抑制剂硫酸镁抑制宫缩，有梗阻者应停止一切刺激，发生软产道损伤应及时缝合。新生儿出生后给予维生素 K_1 预防颅内出血。产后处理：观察宫体复旧、会阴伤口、阴道流血情况及生命体征；产后进行心理指导及健康教育，并做好出院后的避孕指导。

二、产道异常

【骨产道异常的临床表现】

1. **骨盆入口平面狭窄** 扁平骨盆最常见，分为三级。临界性狭窄（Ⅰ级），对角径11.5cm，入口前后径10cm；相对性狭窄（Ⅱ级），对角径10.0～11.0cm，入口前后径8.5～9.5cm；绝对性狭窄（Ⅲ级），对角径≤9.5cm，入口前后径≤8.0cm。常有单纯性扁平骨盆和佝偻病性扁平骨盆两种。表现为胎头衔接受阻，潜伏期及活跃期早期延长，活跃期后期产程进展顺利。骨盆绝对性狭窄常发生梗阻性难产，这种情况可出现病理性缩复环，甚至子宫破裂。

2. **中骨盆平面狭窄** 多见于男型和类人猿骨盆；临界性狭窄（Ⅰ级）：坐骨棘间径10cm，坐骨棘间径加中骨盆后矢状径13.5cm；相对性狭窄（Ⅱ级）：坐骨棘间径8.5～9.5cm，坐骨棘间径加中骨盆后矢状径12～13cm；绝对性狭窄（Ⅲ）：坐骨棘间径≤8cm，坐骨棘间径加中骨盆后矢状径≤11.5cm。表现为胎头能正常衔接，但胎头受阻于中骨盆，发生持续性枕横/后位（继发性宫缩乏力）；产程早期正常，后期延长（活跃晚期或第二产程停滞）；产妇出现先兆子宫破裂或子宫破裂；可发生胎儿脑组织损伤、颅内出血及胎儿宫内窘迫，若狭窄程度严重、宫缩又较强，可发生先兆子宫破裂及子宫破裂。

3. **骨盆出口平面狭窄** 多见于男型骨盆。临床上分为：临界性狭窄（Ⅰ级）：坐骨结节间径7.5cm，坐骨结节间径加出口后矢状径15cm；相对性狭窄（Ⅱ级）：坐骨结节间径6.0～7.0cm，坐骨结节间径加出口后矢状径12～14cm；绝对性狭窄（Ⅲ级）：坐骨结节间径≤5.5cm，坐骨结节间径加出口后矢状径≤11.0cm。骨盆出口平面狭窄与中骨盆平面狭窄常同时存在。中骨盆及骨盆出口平面狭窄常见于漏斗型骨盆（男型骨盆）：两侧骨盆壁向内倾斜，状似漏斗，坐骨棘间径和坐骨结节间径缩短，坐骨切迹宽度＜2横指，耻骨弓角度＜90°，坐骨结节间径加出口后矢状径＜15cm，中骨盆及出口平面狭窄；横径狭窄骨盆（类人猿型骨盆）骨盆各平面横径均缩短，入口平面呈纵椭圆形，常因中骨盆及骨盆出口平面横径狭窄导致难产。

4. **均小骨盆** 即骨盆三个平面狭窄，骨盆各平面径线均小于平均值2cm或以上。

5. **畸形骨盆** 骨软化症骨盆，偏斜骨盆。

【软产道异常的临床表现】软产道包括子宫下段、宫颈、阴道及骨盆底软组织构成的弯曲管道。主要临床表现为阴道异常（阴道横隔、纵隔，阴道肿瘤、尖锐湿疣阻碍胎先露下降，须经剖宫产结束分娩）、宫颈异常（粘连、瘢痕或缺乏弹性使宫颈不易扩张）、子宫异常（子宫畸形使胎位和胎盘位置异常，瘢痕子宫分娩时可有子宫破裂的风险，应适当放宽剖宫产指征）及盆腔肿瘤（子宫肌瘤或卵巢肿瘤）。

【护理措施】

1. 有明显头盆不称、剖宫产指征者应遵医嘱做好剖宫产术的术前准备与护理。

2. 轻度头盆不称者在严密监护下可以试产，试产中的护理措施：①试产过程中应有专人守护，保证产妇有良好的产力；试产过程中应少肛查、禁灌肠，一般不用**镇静**、**镇痛**药。②密切观察胎心情况及子宫收缩和宫口扩张、胎先露下降情况；注意子宫破裂的先兆，如发现异常，立即停止试产。③对于中骨盆和出口平面狭窄的产妇，应遵医嘱做好阴道助产及剖宫产的术前准备。④提供必要的心理支持和护理。⑤注意预防产后出血和感染，遵医嘱使用宫缩素和抗生素；胎先露长时间压迫阴道或出现血尿时，应留置导尿管 8 ～ 12 天，防止生殖道瘘的发生。⑥新生儿护理：对于胎头在产道内长时间压迫或经手术助产分娩的新生儿应按产伤处理，严密观察颅内出血或其他损伤的症状。

三、胎位、胎儿发育异常

【持续性枕后位、枕横位临床表现】 分娩过程中，胎头枕部持续位于母体骨盆后方，于分娩后期仍不能向前旋转，致使分娩发生困难者称为持续性枕后位或持续性枕横位。多因骨盆异常、胎头俯屈不良、子宫收缩乏力及头盆不称、前置胎盘等引起。表现为产程延长，产妇自觉肛门坠胀及排便感（胎头压迫直肠），产妇疲劳，宫颈前唇水肿，胎头水肿，影响产程进展。常致第二产程延长。

试题精选

1. 关于催产素静脉滴注，下列正确的是

A. 用于协调性子宫收缩乏力，以加强宫缩

B. 用于胎儿窘迫，需尽快结束分娩的产妇

C. 滴注的速度及剂量始终保持一致

D. 教会孕妇自己调节滴速

E. 用于经产妇引产更敏感

答案：A。

2. 明显头盆不称的处理措施为

A. 给予镇静药　　B. 行剖宫产术　　C. 立即产钳助产

D. 静脉滴注缩宫素　　E. 胎头吸引术

答案：B。

3. 关于协调性子宫收缩乏力，正确的描述是

A. 子宫收缩有正常节律性、极性及对称性，仅收缩力弱

B. 产妇自觉持续性腹痛，无间歇

C. 子宫收缩极性倒置

D. 不宜静脉滴注催产素

E. 属无效宫缩

答案：A。

4. 妊娠期咯血禁用的止血药是

A. 肾上腺素　　B. 止血敏　　C. 维生素 K

D. 垂体后叶素　　E. 氨基己酸

答案：D。

第9单元　分娩期并发症妇女的护理

一、胎膜早破（PROM）

【临床表现与并发症】孕妇突感有较多液体自阴道流出，不伴有腹痛。当咳嗽、打喷嚏、负重等腹压增加时，羊水即流出。并发症：早产、脐带脱垂及感染。

【预防】加强围生期宣教与指导，积极治疗与预防下生殖道感染，避免突然腹压增加，补充足量的营养素。宫颈内口松弛者，于妊娠14～16周行宫颈环扎术并卧床休息。

【护理措施】

1. 注意休息：胎膜早破的待产妇应绝对卧床休息，抬高臀部，防止脐带脱垂造成胎儿缺氧或宫内窘迫。

2. 减少刺激，避免增加腹压，护理时应动作轻柔。

3. 观察病情：评估胎心、胎动、羊水性质和量、无应激试验和胎儿生物物理评分。

4. 积极预防感染：严密观察产妇的生命体征，破膜**12小时**，可考虑预防性应用**抗生素**。如出现感染征象，应立即引产或行剖宫产术。

5. 协助治疗，根据不同孕周和孕妇的宫颈成熟情况、有无并发症等实际情况综合判断，在充分知情同意和了解保胎风险的基础上根据产妇意愿进行保胎和终止妊娠。

二、产后出血

【临床表现】

1. 主要临床表现为胎儿娩出后**阴道出血量过多和（或）伴有因失血而引起的相应症状**。子宫收缩乏力及胎盘因素所导致的阴道出血多发生在胎盘娩出后，阴道阵发暗红色血液流出，或有血块，腹部检查子宫收缩不良，子宫轮廓不清、质地软；胎盘因素所致出血多在胎儿娩出数分钟后有大量阴道出血，颜色暗红；软产道损伤所致出血多在胎儿娩出后立即有鲜红色血液自阴道流出，隐匿性软产道损伤常伴有阴道疼痛或肛门坠胀感；凝血功能障碍引起的产后出血是不凝固的血液，为持续不断的阴道出血。

2. 产妇出现低血压症状，面色苍白、出冷汗，主诉口渴、头晕、心慌、寒战、表情淡漠、呼吸急促甚至烦躁不安，很快转入昏迷状态。

【预防】

1. 妊娠期　加强孕期保健，定期产前检查，具有产后出血高危因素的孕妇应加强产前检查，提前入院。提供积极心理支持，让产妇了解分娩相关知识，增加孕妇的舒适度和分娩信心。

2. 分娩期　①第一产程：密切观察产程进展，防止产程延长和产妇疲劳，消除紧张情绪；②第二产程：有高危因素的产妇应建立静脉通路；正确评估会阴切开指征并熟练助产，指导产妇正确使用腹压；严格执行无菌技术；③第三产程：胎肩娩出后立即给予**缩宫素**，加强宫缩，正确处理胎盘娩出和测量出血量，仔细检查胎盘胎膜是否完整，软产道有无损伤和血肿。

3. 产褥期　产后2小时内定时测量产妇的生命体征，并密切观察宫缩情况、阴道出血及会阴伤口情况；嘱产妇及时排空膀胱，以免影响子宫收缩导致产后出血；尽早协助并指导产妇实施母乳喂养，以刺激**子宫收缩**，减少阴道出血量；对易发生阴道大出血的高危产妇，注意保持静脉通畅，做好保暖。

【护理措施】

1. 产后子宫收缩乏力所致的大出血，可以通过使用宫缩剂、按摩子宫、宫腔内填塞纱布条或结扎血管等方法达到止血目的。

2. 胎盘因素导致的大出血，要及时将胎盘取出，并做好必要的刮宫准备。

3. 软产道撕裂伤造成的大出血，应按解剖层次逐层**缝合裂伤**口直至彻底止血。

4. 凝血功能障碍者所致大出血，应尽快输新鲜全血，补充血小板、凝血因子等，如并发DIC应配合医师抢救。

5. 失血性休克的护理。发现早期休克表现，严密观察产妇的意识状态、生命体征、尿量及皮肤情况；迅速建立静脉通路；失血多但无休克征象者应尽早补充血容量，输血以补充同等血量为原则；注意保暖、去枕平卧、吸氧；观察子宫收缩情况、恶露量、色、气味，观察会阴伤口情况及严格会阴护理；按医嘱给予抗生素防止感染；为产妇提供安静的休养环境。

三、羊水栓塞

【临床表现与并发症】

1. 临床表现　典型表现为血压骤然下降、组织缺氧和消耗性凝血病。①休克期：主要为心肺衰竭和休克。发病突然，出现烦躁不安、呛咳、寒战、恶心、呕吐、气急，继而出现呼吸困难、发绀、昏迷、脉搏细数、血压迅速下降，短时间内进入休克状态，严重者可在数分钟内死亡。②出血期：经历休克期后进入凝血功能障碍阶段，表现为难以控制的大量阴道流血、切口渗血、全身皮肤黏膜出血、血尿及消化道大出血。③肾功能衰竭期：继出现少尿或无尿、尿毒症表现，可因肾衰竭死亡。

2. 并发症　肺动脉高压、弥散性血管内凝血、过敏性休克、急性肾衰竭。

【护理措施】

1. 羊水栓塞后的紧急处理　改善低氧血症：出现呼吸困难、发绀等**缺氧表现**，给予面罩吸氧，必要时行**气管插管**或**气管切开**；解痉：按医嘱用药，缓解肺动脉高压，防止呼吸循环衰竭；抗过敏，抗休克；防治DIC：DIC阶段应**早期抗凝血**，补充凝血因子，晚期抗纤溶，同时也补充凝血因子；预防肾功能衰竭：少尿或无尿阶段要及时应用利尿药，预防和治疗**肾衰竭**；预防感染：遵循无菌操作。

2. 产科处理　临产者密切观察产程进展、宫缩强度和胎儿情况；中期妊娠钳刮术中或羊膜腔穿刺时发病者，应立即终止手术积极施救；发生栓塞时如滴注缩宫素应立即停止，严密监测生命体征变化，记录出入液体量。

3. 提供心理支持　安慰鼓励病人使其增强信心，以取得配合，待病人病情稳定后共同制订康复计划，针对其具体情况给予出院指导。

试题精选

1. 何某，女性，28岁。妊娠35周，突感有较多液体自阴道流出，胎心60～80次/分，阴道检查有索条状物脱出宫颈2cm。其胎心异常的可能原因是

A. 胎头受压　　B. 胎盘脱垂　　C. 脐带脱垂
D. 子宫脱垂　　E. 足先露

答案：C。

2. 刘某，女性，36岁。经产妇，足月自然分娩，第三产程结束后，出现间歇性阴道流血，量较多，血液凝固，检查子宫宫体柔软，按摩后子宫收缩变硬，停止按摩子宫又变软，进一步的处理原则是

A. 加强宫缩　　B. 结扎盆腔血管
C. 鼓励产妇进食，加强营养　　D. 清除残留胎盘
E. 嘱产妇排空膀胱

答案：A。

3. 李某，女性，32岁。孕37周胎膜早破，2天前自然分娩，晨起发热、腹痛、恶露增多。查体：体温38.7℃，脉搏90次/分，呼吸20次/分，宫底平脐，下腹压痛，恶露量多，鲜红色。急查白细胞计数升高，中性粒细胞 0.9×10^9/L。该产妇应取的最佳体位是

A. 中凹卧位　　B. 半坐卧位　　C. 左侧卧位
D. 右侧卧位　　E. 截石位

答案：B。

4. 刘某，女性，27岁。初产妇，第二产程延长，行胎头吸引，胎儿体重4100g，胎盘娩出后半小时阴道出血，宫底达脐上两横指，质软，测量血压为70/40mmHg，脉细，出冷汗。其最可能的出血原因是

A. 子宫肌壁受损　　B. 宫缩乏力　　C. 会阴裂伤
D. 产程延长　　E. 前置胎盘

答案：B。

第10单元　产后并发症妇女的护理

一、产褥感染

【临床表现】

1. 急性外阴、阴道、宫颈炎　以葡萄球菌和大肠埃希菌感染为主，表现为会阴部疼痛、坐立困难。局部伤口压痛明显、阴道黏膜充血水肿，脓性分泌物增多。

2. 子宫感染　包括急性子宫内膜炎、子宫肌炎。子宫内膜炎表现为子宫内膜充血、坏死，恶露量多且有臭味；子宫肌炎表现为腹痛、恶露量多，呈脓性，子宫压痛明显，复旧不良，可伴有高热、寒战、头痛、心率增快、白细胞增多。

3. 急性盆腔结缔组织炎、急性输卵管炎　局部感染可经淋巴或血液循环扩散累及子宫周围组织而引起盆腔结缔组织炎症，累及输卵管时可引起输卵管炎症。病人表现为持续高热，伴寒战、头痛等全身症状，下腹痛伴有肛门坠胀感，腹部触诊可有明显压痛、反跳痛和肌紧

张。严重者形成“冰冻骨盆”。

4. *急性盆腔腹膜炎及弥漫性腹膜炎*　盆腔炎症可进一步扩散至腹膜，引起盆腔腹膜炎甚至弥漫性腹膜炎，表现为全身中毒症状明显。

5. *血栓性静脉炎*　来自胎盘剥离处的感染性栓子经血行播散可导致盆腔血栓性静脉炎，常发生于产后 1 ～ 2 周，病人出现寒战、高热，症状往往反复发作或持续数周。

6. *脓毒血症及败血症*　感染血栓脱落后可进入血液循环可引起脓毒血症，出现肺栓塞、肺脓肿或脑脓肿和肾脓肿。当血循环的细菌大量繁殖引发败血症时，表现为严重全身症状及感染性休克症状，如血压下降、寒战高热、脉细数、呼吸急促、尿量减少等，重者可危及生命。

【护理措施】一般护理：保暖、清洁、加强营养、鼓励多饮水，做好症状护理，取半卧位，促进恶露引流、炎症局限，防止感染扩散；保证产妇充足休息，加强营养，给予高蛋白、高热量、高维生素饮食；出现高热、疼痛、呕吐时按症状进行护理，解除或减轻病人的不适；做好心理护理；做好病情观察与记录，每 4 小时测 1 次体温；配合脓肿引流术、清宫术、后穹隆穿刺术、子宫切除术的术前准备及护理，正确执行医嘱，注意抗生素的使用间隔时间；做好会阴护理，及时更换会阴垫，保持外阴清洁；做好健康教育与出院指导。

二、晚期产后出血

【临床表现】

1. *胎盘、胎膜残留*　产褥早期血性恶露持续时间延长，以后反复出血或突然大量流血。妇科检查可发现子宫复旧不全，宫口松弛，部分病人可触及残留组织。

2. *蜕膜残留*　不易与胎盘残留相鉴别，宫腔刮出物病理检查可见蜕膜细胞和红细胞，无绒毛。

3. *子宫胎盘附着面复旧不全或感染*　常见于产后 **2 周**左右，表现为突然阴道大量出血，妇科检查可见阴道及宫口有血块堵塞，宫口松弛，子宫增大、质软。

4. *剖宫产术后子宫伤口裂开*　多见于子宫下段剖宫产横切口两侧。

【护理措施】

1. 备好急救物品和药品，协助医生止血；仔细评估出血量及失血性休克表现，让产妇平卧、保暖、给氧，给予补液、补血治疗。

2. 保持病室清洁，预防感染；严格无菌操作，给予抗生素预防感染；保持会阴清洁，密切监测恶露情况。

3. 指导产妇卧床休息并加强营养，增强活动耐力。

三、产后心理障碍

【临床表现】

1. *产后沮丧*　表现为易哭、情绪不稳定、焦虑、感觉孤独、疲劳、健忘、失眠等，此症状可持续数小时、数天至 2 ～ 3 周，可发生在产后任何时间，通常于 **3 ～ 4 天**出现，**5 ～ 14** 天为高峰。

2. *产后抑郁*　可持续数周，是一组非精神病性精神综合征。一般在分娩后的 **2 周内发病**。

产妇表现为乏力、失眠、思维迟缓、注意力不集中、对事物无兴趣、自责、有社会退缩行为、担心自己或婴儿受伤害，重者可有伤害婴儿或自伤行为。

3. *产后精神病* 起病急骤，表现多种多样且不典型者居多。以行为紊乱发生率最高，其他依次可出现乱语、幻觉、思维散漫、兴奋躁动、情绪高涨、关系妄想、情绪低落、缄默少言、意识不清、自杀倾向、自罪自责等。

4. *产后抑郁症* 多于产后2周内发病，产后4～6周症状明显，病程可持续3～6个月，主要表现为情绪改变、创新性思维受损、自我评价降低，缺乏生活信心、主动性低等。

【护理措施】

1. 提供温暖、舒适的环境，合理安排饮食，保证充足的睡眠。
2. 解除产妇不良的社会、心理因素，减轻心理负担，倾听产妇诉说心理问题，为产妇提供心理咨询。
3. 促进和帮助产妇适应母亲角色，培养产妇的自信心。
4. 防止暴力行为发生，避免危险因素，重症病人需要请心理医师给予治疗。
5. 发挥社会支持系统的作用，改善家庭生活环境。
6. 做好出院指导和家庭随访工作。
7. 产后抑郁症护理措施：①一般护理：提供舒适环境、注意休息、保证合理营养摄入，鼓励多活动；②提供心理护理，加强产妇自我控制，鼓励多沟通、宣泄抒发情感；③协助并促进产妇适应母亲角色；④防止暴力行为发生；⑤遵医嘱指导产妇进行药物治疗；⑥出院指导，为产妇提供心理咨询机会；⑦预防产后抑郁的发生，进行早期筛查和诊断。

试题精选

1. 产后抑郁一般发生在

A. 产后2～3天内　B. 产后1周内　C. 产后2周内
D. 产后1个月内　E. 产后3个月内

答案：C。

2. 产褥感染中最常见的是

A. 外阴伤口感染　B. 急性宫颈炎　C. 急性子宫内膜炎
D. 急性阴道炎　E. 急性盆腔结缔组织炎

答案：C。

3. 刘某，女性，30岁。初产妇，自然分娩后4天，体温38.6℃，子宫体轻压痛，恶露血性且有臭味，病人休息时应采取的最佳体位为

A. 半卧位　B. 俯卧位　C. 左侧卧位
D. 头高足低位　E. 膝胸卧位

答案：A。

第11单元　妇科护理病历

【身体评估】

1. 盆腔检查基本要求　①检查时应动作轻柔，认真细致。男性医务人员实施检查时应有女性医务人员在场。②检查前嘱护理对象排空膀胱，必要时进行导尿，有便意者应排便或灌肠再进行。③检查过程中注意避免交叉感染或感染，臀垫、手套及检查器械应一人一换。④月经期避免行阴道检查，异常阴道出血时必须检查，但应先消毒外阴以防感染。⑤妇科检查一般均取截石位（尿瘘病人根据检查需要有时需取胸膝位）。⑥无性生活史病人仅行直肠－腹部诊，禁行双合诊、三合诊检查和阴道窥器检查。必要时应在征得家属及本人同意后，用示指做阴道扪诊。

2. 检查方法　①外阴部检查：视诊观察外阴发育、阴毛、有无畸形、水肿、溃疡、炎症和赘生物，注意皮肤和黏膜色泽或色素减退及质地变化。②阴道窥器检查：观察宫颈情况，有无撕裂、外翻、赘生物、肿块、损伤及接触性出血；观察阴道情况，并注意分泌物的颜色、性状、量、气味，白带异常应做涂片检查。做宫颈刮片或阴道涂片细胞学检查，不能用润滑剂，可改用生理盐水润滑以免影响结果。③双合诊及三合诊：双合诊是阴道和腹部的联合检查，可以检查有无接触性出血和宫颈举痛。扪诊宫体及附件肿块的大小、位置、形状、活动度、有无触压痛，以及附件肿块与子宫的关系。三合诊指的是阴道、直肠与腹部的联合检查。检查阴道、直肠有无病变。④直肠－腹部诊：指的是直肠和腹部的联合检查，适用于无性生活史、阴道闭锁或经期不适合行阴道检查者。

【心理社会评估】

1. 病人对健康问题及医院环境的感知。

2. 病人对疾病的反应。

3. 病人的精神心理状态。

【护理计划】

1. 护理诊断　应包括护理对象潜在性与现存性问题、自我护理能力及妇女群体健康改变的趋势。在全面收集有关病人的资料后，加以综合、分析、整理，做出护理诊断。护理诊断可以按照马斯洛的基本需要层次分类，也可按戈登的11个功能性健康型态分类，确认护理诊断后，护士根据病情轻重缓急采取行动。

2. 护理目标　①长期目标：即远期目标，有利于妇科护士针对病人长期存在的问题采取连续的护理行动，常用于妇科出院病人、慢性炎症病人及手术后康复病人；②短期目标：即近期目标，常用于病情变化较快或短期住院的病人的护理计划。

3. 护理措施　①依赖性护理措施：护士执行医师、营养师或药剂师等人的医嘱。②协作性护理措施：与医务人员协作完成。③独立性护理措施：护理人员独立进行护理活动。

试题精选

李某，女性，22岁。未婚，跑步时突发下腹痛，可触及腹部包块，就诊后正确的妇科检查方法是

A. 直肠－腹部诊　　B. 阴道窥器检查　　C. 三合诊
D. 双合诊　　E. 骨盆测量

答案：A。

第12单元　女性生殖系统炎症病人的护理

一、外阴部炎症

1. 外阴炎

【临床表现】外阴皮肤瘙痒、疼痛、红肿、烧灼感，检查见局部充血、肿胀、糜烂。慢性炎症时局部皮肤或黏膜增厚、粗糙等，甚至苔藓样变。

【护理措施】①教会病人坐浴的方法，1∶5000 高锰酸钾溶液坐浴，坐浴时溶液肉眼为**淡玫瑰红色**，浸没会阴部，月经期停止坐浴。②急性期也可用微波或红外线局部物理治疗。③保持外阴的清洁干燥，注意卫生，少食辛辣食物，勿饮酒。④不能用刺激性药物或肥皂擦洗。⑤对外阴炎病人，护士进行诱因评估，应重点了解其卫生习惯。

2. 前庭大腺炎

【临床表现】多发生于一侧。初起时局部肿胀、疼痛、烧灼感，有明显压痛，部分病人出现发热等全身症状。脓肿形成时，疼痛加剧，可触及波动感，表面皮肤发红、变薄。脓肿破溃引流物流出炎症较快消退而痊愈，如脓肿引流不畅可反复急性发作，发热病人可有腹股沟淋巴结不同程度的增大。

【护理措施】①急性期卧床休息，可坐浴或局部热敷。②按医嘱给予镇痛药或抗生素。③造口术后应每天更换引流条，愈合后进行坐浴。

二、阴道炎症

1. 滴虫性阴道炎

【临床表现】潜伏期4～28天，典型症状为稀薄的**泡沫状**白带增多及外阴瘙痒。合并其他感染时会有脓性分泌物伴臭味，阴道口及外阴瘙痒或有疼痛、灼热、性交痛。也可有尿频，尿痛偶见血尿。检查见阴道黏膜充血，甚至宫颈也会出现散在的出血点，称为**草莓样宫颈**。有少数病人无炎症反应，但阴道内有滴虫存在，成为带虫者。阴道毛滴虫可吞噬精子，致不孕。

【护理要点】①注意个人卫生，治疗期间禁性生活、勤换内裤。用物煮沸消毒5～10分钟。②取送检分泌物前24～48小时避免性交、阴道灌洗或局部用药。③指导正确用药，**妊娠期、哺乳期**妇女慎用，甲硝唑服药期间及服药后12～24小时内不宜哺乳，服药期间及停药24小时内禁止饮酒，替硝唑服药期间及停药72小时内禁止饮酒。月经期间暂停坐浴、阴道冲洗及阴道用药。④用甲硝唑后可见胃肠道反应，偶见头痛、皮疹、白细胞减少。⑤坚持正规按照医嘱治疗。⑥常于月经后复发，应在每次月经干净后复查1次，连续3个月经周期均是阴性为治愈。应对症状持续存在或症状复发的病人进行随访，性活跃的感染者应在最初感染3个月后重新进行筛查。

2. 外阴阴道假丝酵母菌病（VVC）

【临床表现】外阴瘙痒、灼痛、尿痛及性交痛。特征性阴道分泌物为白色稠厚呈**凝乳或豆腐渣样**，检查见外阴红斑、水肿，伴有皮肤抓痕，小阴唇内侧及阴道黏膜有白色膜状物。

【护理措施】①积极配合治疗方案，内裤应煮沸消毒，培养健康的卫生习惯。②为提高用药效果，可用2%～4%碳酸氢钠液冲洗阴道或坐浴，告知病人不可随意中断疗程。③指导正确用药。单纯性VVC主要局部短疗程应用抗真菌药物；复发性VVC（RVVC）抗真菌治疗分为强化治疗及巩固治疗。④妊娠合并感染者以局部用药为主，7日疗法效果最佳。⑤性伴侣同时治疗，预防女性反复感染。⑥随访：诊断后2个月内出现复发或症状持续存在者需再次复诊；对RVVC病人应在治疗结束后7～14日、1个月、3个月和6个月各随访1次，并建议在后两次随访时进行真菌培养。

3. 萎缩性阴道炎

【临床表现】外阴瘙痒、灼热感、阴道分泌物增多。分泌物稀薄、淡黄色，严重时呈血样脓性白带。检查见阴道黏膜充血伴小出血点，重者浅表可见小溃疡。溃疡面与阴道黏膜可以粘连造成阴道狭窄或闭锁，形成阴道积脓或宫腔积脓。

【护理措施】加强健康教育。保持外阴清洁，勤换内裤，减少刺激。指导阴道灌洗、上药方法，注意操作时的卫生。对雌激素替代治疗者，严格遵医嘱用药并给予用药指导。

三、子宫颈炎症

【临床表现】阴道分泌物增多，多呈黏液脓性。也可有经期间出血或性交后出血。外阴瘙痒及灼热感，检查可见宫颈充血、水肿、黏膜外翻，黏液脓性分泌物附着宫颈管。**宫颈糜烂样改变**是一种临床征象，包括子宫颈的生理性柱状上皮异位（青春期、妊娠期、生育期雌激素分泌旺盛时会出现宫颈柱状上皮异位）和病理改变（在慢性宫颈炎、宫颈上皮内瘤变和早期宫颈癌时也可以发生宫颈糜烂样改变）。

【护理措施】

1. 一般护理：加强会阴护理，保持外阴干燥清洁，减少摩擦；针对病原体选择有效的抗生素，按医嘱及时、足量、规范用药。

2. 物理治疗的注意事项：①治疗前常规做**宫颈刮片细胞学检查**以排除宫颈癌；②急性生殖器炎症者禁做（易引起炎症扩散）；③月经干净后3～7天治疗；④外阴清洗2次/天，禁性交、盆浴、外阴冲洗4～8周；⑤术后阴道分泌物增多，有大量黄水流出。术后10天左右为局部脱痂期，应避免剧烈活动及搬运重物以免引起出血量过多；⑥月经干净后3～7天复查。

3. 积极治疗急性宫颈炎，性伴侣同时检查并治疗。

4. 指导妇女定期复检，及时治疗：避免分娩及器械的损伤，如有裂伤及时缝合。

四、盆腔炎症

1. 急性盆腔炎

【临床表现】持续性下腹痛，活动或性交后加重，阴道分泌物增多，重者可有寒战、高热、头痛、食欲缺乏。身体检查呈急性病容，有腹胀及腹膜刺激症状。盆腔检查有阴道充血，大量脓性臭味分泌物，穹隆触痛明显，宫颈充血、水肿、举痛明显，宫体活动受限，增大有压痛。

【护理措施】①经期、孕期、产褥期注意卫生，经期禁性交。②积极治疗高热、腹胀等并发症，减少不必要的盆腔检查，防止炎症扩散。③注意营养饮食，遵医嘱给予抗生素。④注意病情观察，心理护理。⑤抗生素治疗的病人，指导72小时内随诊。⑥沙眼衣原体和淋病奈瑟菌感染可在治疗后4～6周查病原体。

2. 盆腔炎性疾病后遗症

【临床表现】①症状：全身症状不明显，偶有发热、乏力及神经衰弱症状；下腹部坠胀、隐痛、腰骶部酸痛等盆腔炎性症状反复发作，临床多表现为不孕、异位妊娠、慢性盆腔痛或盆腔炎性疾病反复发作等症状。②体征：子宫后倾、后屈，附件区可触及索条状物、囊性或质韧包块，活动受限或粘连固定，有触痛，可呈"冰冻骨盆"状态。

【护理措施】①心理护理，增强治愈信心；②指导病人注意个人卫生，积极锻炼身体，注意性生活卫生，减少性传播疾病；③及时诊断并积极治疗盆腔炎性疾病；④遵医嘱执行治疗方案，采取物理治疗、中西医药物等综合治疗方法，需要手术者为手术病人提供术前术后护理。

五、尖锐湿疣

【临床表现】潜伏期为3周至8个月。病变部位为外阴、阴唇后联合、小阴唇内侧、阴道前庭、尿道口等，多无明显症状，部分有外阴瘙痒、烧灼痛、性交后疼痛。可见微小散在呈簇状增生的白色乳头状疣，质软，病灶逐渐融合成鸡冠状、菜花状或桑葚状，并出现角化或感染溃烂。

【护理措施】

1. 尊重病人，使病人患病后及早到医院接受正规的治疗。

2. 保持外阴清洁，以预防为主，被污染的衣物及生活用品及时消毒。性伴侣同时治疗。

3. 孕期做切除手术者要密切观察胎心和宫缩情况，做好外阴的护理，为剖宫产病人做好手术的相应准备。

4. 鼓励病人遵循医嘱坚持治疗，治愈标准为疣体消失。易复发，不要半途而废。

六、淋病

【临床表现】潜伏期1～10天。由下生殖道、泌尿道经黏膜上行逐渐累及上生殖道。

1. 急性淋病　感染后1～14天可见**尿路刺激**症状，白带增多呈黄色、脓性，外阴部红肿且有烧灼痛。如病程发展可累及上生殖道，形成盆腔炎性疾病，引起弥漫性腹膜炎甚至中毒性休克，病人表现为寒战、高热、恶心、呕吐、下腹两侧痛等。

2. 慢性淋病　表现为慢性尿道炎、尿道旁腺炎、前庭大腺炎、慢性宫颈炎等。淋菌可长期潜伏于尿道旁腺、前庭大腺或宫颈黏膜腺体深处，可引起反复急性发作。

妊娠合并淋病对孕妇、新生儿均有危害。在播散性淋菌感染的病例中，孕妇易发生产褥感染甚至淋菌性盆腔炎。妊娠合并淋病易发生早产、胎儿窘迫、胎儿宫内发育迟缓、新生儿淋菌结膜炎、肺炎、淋菌败血症等。

【护理措施】

1. 尊重病人，给予适当的心理护理，解释头孢曲松钠治疗的作用及效果。

2. 治疗期间禁性交。内裤、浴盆、毛巾等应煮沸消毒，在治疗后的2周内，在无性接触史情况下，临床症状和体征全部消失且治疗后 4 ～ 7 天复查分泌物，连续 3 次阴性方可确定为治愈。

3. 指导正确用药，头孢菌素不能耐受者可用阿奇霉素。

4. 急性淋病病人卧床休息，做好消毒及床边隔离。

5. 孕妇护理：产前常规筛查淋菌，通过核酸检测或淋菌培养尽早确诊并彻底治疗。

6. 淋病孕妇娩出的新生儿，尽快使用 0.5% 红霉素眼膏，预防性使用头孢曲松钠单次肌内注射或静脉注射。

七、梅毒

【临床表现】潜伏期为 2 ～ 4 周。一期梅毒主要表现为硬下疳；二期梅毒表现为梅毒疹；三期梅毒主要表现为永久性皮肤黏膜损害，愈合后有瘢痕。因此梅毒早期为皮肤黏膜损害，晚期可侵犯心血管及神经系统。对胎儿及婴幼儿的影响：梅毒经胎盘传给胎儿引起妊娠晚期的流产、早产、死产或分娩先天梅毒儿（病情较重）。早期表现有皮肤大疱、皮疹、鼻炎及鼻塞、肝脾大、淋巴结肿大等；晚期先天梅毒多出现在 2 岁以后，表现为楔状齿、鞍鼻、间质性角膜炎、骨膜炎、神经性耳聋等，病死率及致残率均明显增高。

【护理措施】

1. 尊重病人，给予心理护理。

2. 治疗期间禁性生活，性伴侣同时接受检查和治疗。

3. 治疗后随访。第 1 年，3 个月复查 1 次，以后半年复查 1 次，连续 2 ～ 3 年。

4. 治疗 2 年内，梅毒血清学试验由阳性转为阴性，脑脊液检查阴性，即为血清学治愈；各种损害消退，症状消失为临床治愈。

5. 孕妇护理：早期首选青霉素，过敏者可进行脱敏及脱敏后青霉素治疗。遵医嘱及时、足量、规范完成治疗方案。

八、获得性免疫缺陷综合征

【临床表现】潜伏期较长，为 **6 个月至 5 年**或更长。感染早期常无明显症状，部分病人有不明原因的淋巴结肿大，以颈部、腋窝多见。

【护理措施】最有效的防治方法是**健康性行为的宣传教育**。在护理过程中应该正确对待病人，并采取必要的自我保护措施。谨慎使用血液及其制品。积极治疗已经感染的孕产妇，产后禁止母乳喂养。

试题精选

1. 稀薄泡沫状阴道分泌物见于

A. 滴虫阴道炎　　B. 外阴阴道假丝酵母菌病　　C. 非特异外阴炎

D. 萎缩性阴道炎　　E. 子宫颈炎

答案：A。

2. 杨某，女性，28 岁。感外阴痒，阴道分泌物增多就诊。妇科检查：白带呈豆腐渣样，阴道黏膜红肿并附有白膜。考虑感染的病原体是

A. 支原体　　B. 苍白螺旋体　　C. 假丝酵母菌

D. 阴道毛滴虫　　　　　　　　E. 淋病奈瑟菌

答案：C。

3. 外阴瘙痒，淡黄色稀薄分泌物增多见于

A. 子宫颈炎　　　　　　　　B. 外阴阴道假丝酵母菌病　　C. 滴虫阴道炎
D. 前庭大腺炎　　　　　　　E. 萎缩性阴道炎

答案：E。

第13单元　女性生殖内分泌疾病病人的护理

一、排卵障碍性异常子宫出血

【临床表现】

1. 无排卵性异常子宫出血　子宫内膜受雌激素的持续作用而无孕激素抵抗，最常见症状为子宫不规则出血，特点是月经周期紊乱，经期长短不一，出血量时多时少，出血多常伴贫血甚至休克，一般无下腹疼痛。

2. 黄体功能异常　①黄体功能不足时可表现为月经周期缩短，月经频发；有时可出现周期正常，但卵泡期延长，黄体期缩短，易合并不孕或妊娠早期流产。②子宫内膜不规则脱落可表现为月经周期正常，但经期延长且量多。

【护理措施】

1. 补充营养　宜食含铁较多的食物，加强营养，改善全身情况。

2. 加强心理护理　①鼓励病人表达内心感受，了解病人疑虑；②向病人解释病情及注意事项。

3. 维持正常血容量　①观察并记录生命体征及出血量。②出血多者卧床休息，减少出血。③维持病人正常血容量，配合医生做好配血、输血、止血等护理措施。

4. 预防感染　①观察与感染有关的征象，如发热、子宫体有压痛等。②做好会阴部护理，保持外阴清洁。

5. 使用性激素　①严格遵医嘱按时按量服用，不得随意漏服、停服；②药物减量应遵医嘱在止血后开始，每3天减量1次，每次不应超过原剂量的1/3，直至维持量；③根据服药后发生撤退性出血时间及上一次行经时间，确定维持量服用时间；④如出现不规则阴道流血及时就诊。

6. 手术　需要接受手术治疗者，做好术前及术后护理。

二、闭经

【护理措施】减轻或消除诱发闭经的原因，提供营养，保持标准体重；诊疗配合，进行激素治疗和其他辅助治疗；指导合理用药；加强心理护理，促进病人与社会的交往。

三、痛经

【临床表现】主要症状是月经期下腹部痉挛痛，疼痛多数位于下腹部耻骨上或放射至腰

骶部和大腿内侧，伴有恶心、呕吐、乏力、面色苍白、出冷汗等症状。最早出现于行经**第 1 天**且最剧烈，2 ～ 3 天后可缓解。

【护理措施】

1. 加强保健　做好经期卫生保健的教育工作，讲述经期生理卫生知识；指导合理休息与睡眠，加强营养。

2. 重视心理护理　给予心理支持，减轻经期恐惧。

3. 缓解症状　疼痛时可热敷或进热的饮料，必要时服用镇痛、镇静、解痉药。

4. 诊疗配合　遵医嘱给予口服避孕药或前列腺素合成酶抑制药，避孕药物治疗适用于要求避孕的痛经妇女。

四、绝经综合征

【临床表现】

1. 近期症状　①绝经前多出现月经紊乱，有 3 种表现，包括月经周期缩短，经量减少，直至绝经；子宫不规则出血，周期延长，经量先增多后逐渐减少而停止；月经骤停，较少见。②血管舒缩症状：阵发性潮热、潮红（围绝经期特征性症状），持续 1 ～ 3 分钟，发作次数每日数次至十几次不等。③自主神经失调症状：心悸、眩晕、头疼、耳鸣失眠等。④精神神经症状：注意力不集中，情绪波动大，如抑郁、焦虑、多疑、性格及情绪改变等。

2. 远期症状　①泌尿、生殖道症状，可出现阴道干燥、性交困难及阴道反复感染、压力性尿失禁及反复发生尿路感染；②骨质疏松；③阿尔茨海默病；④心血管病变：绝经后糖、脂代谢异常增加，增加动脉硬化和冠心病的发病风险。

【护理措施】

1. 调整生活状态　加强营养，鼓励多摄取维生素 D、钙及豆制品，加强体育运动，增强体质，鼓励增加社交和脑力活动。

2. 诊疗配合　在 HRT 的窗口期（绝经 10 年内）进行激素补充治疗，对骨骼、心血管和神经系统产生长期保护作用。帮助其了解用药的剂量、适应证、禁忌证和不良反应。用药过程中出现异常子宫出血，应高度重视，必要时进行诊断性刮宫。

3. 心理护理　向病人讲解绝经过渡期的生理和心理变化，给予安慰、同情，减轻恐惧。

4. 健康指导　建立“妇女围绝经期门诊”，提供咨询、指导和知识教育。

试题精选

1. 无排卵型功能失调性子宫出血的临床表现是

A. 经期短，出血量多　　B. 月经周期紊乱，月经量多

C. 月经周期正常，但经期延长　　D. 月经周期缩短，月经频发

E. 经期长短不一，出血量时多时少

答案：E。

2. 尚某，女性，18 岁。青春期功能失调性子宫出血，医生给予性激素调整月经周期。护士进行健康指导正确的是

A. 按时按量服用性激素　　B. 漏服之后不必补服

C. 血止后每 4 天减量一次　　D. 调整月经 2 个周期

E. 每次减量不超过原剂量1/2

答案：A。

3. 左某，女性，21岁。未婚，主诉经期腹痛剧烈，月经来潮时需服镇痛药并卧床休息。既往月经周期规律，基础体温测定呈双相型。肛门检查：子宫前倾前屈、稍小、硬度正常，无压痛，两侧附件正常，分泌物白色透明。本病例最可能的诊断是

A. 卵巢囊肿　　B. 子宫颈炎　　C. 子宫内膜异位症

D. 子宫肌瘤　　E. 痛经

答案：E。

第14单元　妊娠滋养细胞疾病病人的护理

一、葡萄胎

【临床表现】

1. 完全性葡萄胎　①停经后8～12周阴道不规则流血是最常见的症状；②子宫异常增大，变软，伴血清hCG水平异常升高；③妊娠呕吐及子痫前期征象出现早，症状重且持续时间长；④大量绒毛膜促性腺激素（hCG）刺激卵巢卵泡内膜细胞发生黄素化而形成囊肿。一般不产生症状，偶尔因急性扭转而致急腹症。黄素化囊肿在葡萄胎清除后，于2～4个月自然消失；⑤腹痛：可有阵发性下腹隐痛；⑥可出现心动过速、皮肤潮湿等甲状腺功能亢进征象。

2. 部分性葡萄胎　除阴道流血外，病人常没有完全性葡萄胎的典型症状。子宫大小与停经月份相符或小于停经月份，妊娠呕吐少见，多无子痫前期症状。

【护理措施】

1. 向病人及家属讲解有关葡萄胎疾病知识，说明尽快刮宫的必要性，提供心理支持。

2. 严密观察病情。评估腹痛及阴道流血情况。

3. 刮宫前配血备用，建立静脉通路，并准备好缩宫素及抢救药品和物品。注意观察有无羊水栓塞的表现，应在充分扩张宫口、开始吸宫后使用缩宫素。应用大号吸管，1次未刮净时可于1周后行再次刮宫。

4. 健康教育：①适当活动，保证睡眠时间和质量，改善机体免疫功能；②摄取高蛋白、富含维生素A、易消化饮食；③保持外阴清洁，每次刮宫手术后禁止性生活及盆浴1个月以防感染；④年龄＞40岁；葡萄胎排出前hCG值异常升高；葡萄胎清除后hCG不呈进行性下降；子宫明显大于停经月份或在短期内迅速增大，黄素化囊肿直径＞6cm；滋养细胞高度增生或有不典型增生；出现可疑病灶或无条件随访者，选用预防性化疗。

5. 随访指导：①葡萄胎清宫术后必须每周查血清hCG1次，直到连续3次阴性，以后每个月1次持续半年，之后每2个月1次再持续半年，自第1次阴性后共计随访1年。②注意有无异常阴道出血、咳嗽、咯血及转移灶症状，做好妇科检查，必要时做盆腔B型超声、X线胸片或CT检查。

6. 避孕指导。随访期间严格避孕 1 年，首选**避孕套**避孕。hCG 呈对数下降者至阴性后 6 个月可以妊娠，但对 hCG 下降缓慢者应延长避孕时间。

二、妊娠滋养细胞肿瘤

【临床表现】

1. *无转移滋养细胞肿瘤*　阴道不规则流血、子宫复旧不全、卵巢黄素化囊肿持续存在、肿瘤组织穿破子宫可引起急性腹痛和腹腔内出血症状、假孕症状。

2. *转移性妊娠滋养细胞肿瘤*　多见于经组织学证实的绒毛膜癌或非葡萄胎妊娠后，最常见的转移部位是**肺**，其次是阴道、盆腔，脑、肝。脑转移为主要死亡原因。转移灶症状因转移部位不同可发生不同症状，如肺转移病人可有咯血、胸痛及呼吸困难等；阴道转移破溃出血后可发生阴道大出血；脑转移病人可表现为头痛、喷射性呕吐、抽搐、偏瘫以及昏迷等；肝转移病人可出现上腹部或肝区疼痛等。

【护理措施】

1. 向病人提供有关化学药物及护理信息，减少病人的恐惧感。

2. 密切观察病人的血压、脉搏、呼吸和腹痛及阴道流血情况，记录出血量，随时做好手术准备，动态观察并记录血 β–hCG 的变化情况。

3. 阴道转移病人的护理。发生转移病人应尽量**卧床休息，严禁阴道冲洗**，保持外阴清洁。配血备用，准备好各种抢救物品及药品。阴道转移者发生破溃大出血，立即通知医生配合抢救，用长纱布填塞阴道压迫止血，必须于 24 ～ 48 小时取出，并做好输血、输液和抢救的准备。按医嘱用抗生素预防感染。

4. 肺转移病人的护理。呼吸困难者半坐卧位并吸氧；发生肺转移病人大量咯血时有窒息、休克、死亡的危险，如发生立即使病人取头低患侧卧位，保持呼吸道通畅，轻击背部排出积血，同时通知医生并配合进行止血抗休克治疗。

5. 脑转移病人的护理。让病人尽量卧床休息，观察有无颅内压增高症状，采取必要措施防止跌倒、咬伤、吸入性肺炎、角膜炎和压疮的发生。

6. 做好治疗配合，按手术或化疗常规进行护理。

7. 健康教育。鼓励病人进高蛋白、高维生素、易消化饮食，增强机体抵抗力。注意外阴清洁，防止感染。随访 5 年：第 1 次在出院后 3 个月，然后每 6 个月 1 次至 3 年，以后每年 1 次至 5 年，随访内容同葡萄胎，随访期间应严格避孕，应于化疗停止 1 年或超过 1 年方可妊娠。

三、化疗病人的护理

【常见的化疗不良反应】

1. **骨髓抑制**，主要表现为外周血液中的白细胞及血小板计数减少，且有一定规律，停药后能自然恢复。

2. 消化道损坏，最常表现为恶心、呕吐，有些病人会出现消化道溃疡、腹痛、腹泻。

3. 皮疹严重者会出现剥脱性皮炎，脱发常见于使用放线菌素者，停药后可生长。

4. 神经系统损害可表现为指趾端麻木、复视等。

5. 药物中毒性肝炎，表现为血转氨酶升高。

6. 泌尿系统损伤：环磷酰胺对膀胱有损害。

【护理措施】

1. 心理护理　多交流沟通，鼓励病人克服化疗不良反应。

2. 健康教育　讲解化疗护理常识，教会病人化疗时的自我护理。①进食前后用生理盐水漱口，用软毛牙刷刷牙；②化疗时及化疗后2周内是化疗反应较重的阶段，不宜吃坚果类及油炸食品；③少食多餐，以防止呕吐，摄取高蛋白、高维生素、易消化饮食；④保持皮肤清洁干燥，尽量避免去公共场所，加强保暖；⑤白细胞计数低于 1.0×10^9/L 时应实行保护性隔离。

3. 用药护理

（1）准确测量并记录体重。化疗时需根据体重调节药物剂量，故应准确测量体重，以使用最佳的药量。测量体重的方法：首先核准磅秤，宜在清晨、空腹、排空大小便后测量，只穿贴身衣裤、不穿鞋，由护士测量，必要时需2人核对。

（2）正确使用药物。根据医嘱三查七对，正确溶解和稀释药物，现用现配，常温下不超过1小时。联合用药时根据药物性质排出先后顺序。需要避光的药物用避光罩或黑布包好。

（3）合理使用静脉血管并注意保护。遵循长期补液保护血管的原则，从远端开始有计划地穿刺，穿刺后先注入少量生理盐水确认针头在血管中后再注入化疗药物。一旦怀疑或发生药物外渗应立即停止药物输入，重新穿刺。给予冰块局部冷敷（防冻伤），用生理盐水或普鲁卡因局部皮下封闭，防止局部组织坏死，减轻肿胀和疼痛。化疗结束前用生理盐水充分冲管以减少对局部血管的刺激。用药过程中要遵医嘱调节输液速度。

（4）病情观察。随时观察病人的体温，有无牙龈出血、鼻出血、腹泻、尿频、血尿、皮疹等症状。如有异常应立即报告医生给予相应处理。

4. 化疗不良反应的护理

（1）口腔护理：保持口腔清洁，预防口腔炎症；进食前后用消毒溶液漱口；给予温凉的流食或软食，避免刺激性食物；如口腔疼痛难以进食，可在进食前15分钟给予丁卡因溶液涂敷溃疡面。

（2）骨髓抑制的护理：①白细胞减少的护理：定期测定白细胞计数，减少探视，保持环境的清洁、病情的观察、营养支持、卫生指导、避免医源性感染的发生，必要时遵医嘱给予抗生素、升白细胞药物。②血小板降低的护理：卧床休息、适当限制病人的活动，血小板减少达自发出血倾向者应该绝对卧床休息，遵医嘱输入血小板浓缩液。

（3）止吐的护理：①化疗前后给予镇吐药，食欲缺乏、恶心、呕吐时，应进行必要的心理疏导、饮食指导、及时清理呕吐物、详细记录病人的呕吐量、呕吐严重时补充液体、镇静。提供病人喜欢的可口的清淡饮食，少量多餐，创造良好的就餐环境。②腹痛、腹泻的护理，低纤维素、高蛋白饮食，记录病人每天的排便次数，出现腹泻立即停止化疗药的使用，疑似抗生素相关性肠炎的病人，床边隔离。

（4）动脉化疗并发症的护理：术后密切观察出血点有无渗血及皮下淤血或大出血。用沙袋压迫穿刺部位6小时，穿刺肢体制动8小时，卧床休息24小时。

5. 病情观察　测量病人的生命体征、体重、做血常规、尿常规、肝肾功能等检查，以了解病人的骨髓功能及肝肾功能。

试题精选

1. 葡萄胎病人最重要的出院指导是按时复查

A. 盆腔 B 超　　B. X 线胸片　　C. 尿常规

D. 子宫内膜病理检查　　E. 绒毛膜促性腺激素

答案：E。

2. 葡萄胎的随访时间是

A. 2 年　　B. 1 年　　C. 半年

D. 5 年　　E. 5 年以上

答案：A。

第 15 单元　妇科腹部手术病人的护理

一、妇科手术病人的一般护理

【手术前准备】

1. 心理护理　提供疾病和手术信息，帮助病人树立信心，解释手术过程及术前准备的必要性。

2. 术前指导　包括介绍手术大致过程、术前营养和膳食指导及如何预防术后并发症。

3. 皮肤准备　术前 1 天完成沐浴等个人卫生后进行备皮，以顺毛短刮的方式进行手术区备皮。备皮范围上起自剑突下，下至两大腿上 1/3 处及外阴部，两侧至腋中线。

4. 肠道准备　包括饮食管理和机械性肠道准备。饮食管理包括无渣饮食、流质饮食及术前禁食禁饮。术前最短禁食时间为术前 8 小时开始禁食高脂饮食，6 小时开始禁食清淡饮食，2 小时开始禁食清淡流质。预计可能涉及肠道的手术应从术前 1 ～ 3 日开始，并遵医嘱给予肠道抑菌药物。术前一日口服导泻药。

5. 睡眠充足　为减轻病人焦虑程度，保证充足睡眠，完成手术前准备后按医嘱给予病人适量镇静药。

6. 阴道准备　术前 3 天行阴道冲洗或坐浴，2 次 / 天，常用 1∶1000 苯扎溴铵溶液或 1∶5000 高锰酸钾溶液，阴道出血及未婚者禁做阴道冲洗。

7. 其他　术前根据医嘱做好药物试敏，配血备用。手术前保证病人得到充分休息，必要时应用镇静药。指导病人练习床上使用便器、翻身、有效咳嗽等。

【手术日护理】测量生命体征，取下活动性义齿、发夹、首饰及贵重物品交家属保管。常规留置尿管。拟行全子宫切除者手术日晨先阴道冲洗，再消毒宫颈、阴道（注意宫颈穹隆部），消毒擦干后涂 1% 甲紫于宫颈及阴道穹隆部（作为手术者切除子宫标记），并用大棉签拭干。术前 30 分钟按医嘱给基础麻醉药物，备好麻醉床。

【手术后护理】

1. 体位　全身麻醉病人未清醒时应有专人护理，去枕平卧，头颈部垫枕并抬高 15° ～ 30°，头偏一侧；蛛网膜下腔麻醉者，应去枕平卧 4 ～ 6 小时；硬脑膜外麻醉者，去枕平卧 4 ～ 6 小时。病情稳定者术后次日晨取半坐卧位，半卧位时腹肌松弛，减轻伤口疼痛；有利于引流，防止感染；由于膈肌下降，有利于呼吸及排痰，减少肺部并发症的发生。术后每15分钟行一次腿部运动，每2小时翻身、咳嗽、做深呼吸一次。

2. 密切观察生命体征　术后每15～30分钟观察血压、脉搏、呼吸并记录直至平稳。后改为4小时1次，持续24小时稳定后改为每日测4次直至正常后3天。

3. 尿量的观察　病人一般均保留尿管24～48小时，术后要保持通畅。认真观察尿量及性质，如发现尿液为鲜红色则考虑有可能损伤输尿管或膀胱；术后尿量至少每小时在50ml以上。如尿量每小时少于30ml，伴有休克表现应考虑病人是否有腹腔内出血的可能，需及时通知医师尽早处理。在拔除尿管的前3天，将尿管夹闭定时开放，一般3～4小时开放1次，以训练和恢复膀胱功能，必要时拔除尿管后测残余尿。

4. 引流管的观察和护理　术后多置盆腔引流或腹腔引流，应保持引流管的通畅，观察引流液的性质及量。一般情况下引流液小于200ml，性状为淡血性或浆液性，引流量术后逐渐减少，颜色逐渐变淡。

5. 切口观察和疼痛的护理　观察切口有无渗血、渗液。通常术后24小时内疼痛最明显。可遵医嘱在术后24小时内给予镇痛药物，但在术后48小时后应逐渐减少镇痛药的使用。采用腹带加压包扎腹部伤口6～8小时，可减轻切口疼痛。

6. 会阴护理　应注意观察阴道分泌物的性质、颜色和量，每日清洁会阴2次，预防感染。

7. 术后常见并发症的护理

（1）腹胀的护理：多因术中肠管受激惹使肠蠕动减弱所致。术后早期下床活动、热敷下腹部可改善胃肠功能。一经排气，腹胀即可缓解。根据腹胀原因对症治疗护理。术后48小时仍未排气者可采取生理盐水低位灌肠。

（2）泌尿系统问题：尿潴留是盆腔内和经阴道手术后的常见并发症之一，术后通过增加液体入量、听流水声、训练膀胱恢复收缩力等方法进行预防，无效时应留置导尿管。为预防尿路感染应多饮水，保持会阴部清洁。

（3）切口血肿、感染、裂开：注意术后观察，切口血肿或裂开应及时报告医师并协助处理。

（4）下肢深静脉血栓：通过评估筛出高危病人并做好术前宣教，防止液体流失过多引起的血液浓缩；术后注意保暖并尽早活动；腹带使用松紧适宜；高危者应预防性穿着压力梯度弹力袜，并遵医嘱使用抗凝血药物。

二、子宫颈癌

【临床表现】宫颈癌早期无症状或仅有接触性出血，年轻人表现为经期延长、周期缩短、经量增多，老年病人常主诉绝经后阴道不规则出血，晚期可出现疼痛、大量脓性恶臭米汤样白带及恶病质等。

【护理措施】

1. 普及防癌知识，积极防治宫颈慢性病变，减少或消除致癌因素，做到早发现早治疗。

2. 提倡晚婚、少育，定期开展防癌普查工作，每1～2年普查1次。30岁以上的妇女到门诊就医应做常规宫颈刮片检查，有接触性出血和绝经后出血应及时就医。

3. 协助病人接受各种诊治方案，向病人介绍各种治疗的过程及可能出现的不适和有效的应对措施。

4. 鼓励病人摄入足够的营养，纠正不良的饮食习惯。

5. 指导病人注意个人卫生，保持病室清洁，床单位平整，每日冲洗会阴 2 次。

6. 以最佳的身心状态接受手术治疗，对手术病人按腹部手术病人护理，化疗者按化疗病人护理。

7. 协助术后康复，术后 2 ～ 3 天拔引流管，术后 7 ～ 14 天拔尿管，并在拔尿管前进行膀胱功能训练。

8. 出院后定期随访，首次随访为出院后 1 个月，治疗后 2 年内每 3 个月复查 1 次，3 ～ 5 年内每半年复查 1 次，第 6 年开始每年复查 1 次，随访内容包括盆腔检查、阴道涂片细胞学检查和高危型 HPV 检测、X 线胸片、子宫颈鳞状细胞癌抗原和血常规。

三、子宫肌瘤

【临床表现】

1. 月经改变为最常见症状，尤其以黏膜下肌瘤及稍大的肌壁间肌瘤明显，表现为经量增多、经期延长、不规则阴道流血。

2. **下腹部包块**是浆膜下肌瘤最常见的症状。

3. 白带增多。

4. 压迫症状：可出现尿频，排便困难等。

5. 其他可出现腰酸、背痛及下腹坠胀、急性腹痛，黏膜下肌瘤和引起宫腔变形的肌壁间肌瘤可引起不孕或流产的发生。

【护理措施】

1. 提供与疾病有关的信息，增强康复信心。

2. 积极配合治疗，缓解不适。阴道出血较多继发贫血的病人，应严密观察生命体征，协助医生完善各项检查，配血备用，评估出血量，按医嘱给予止血药和子宫收缩药，纠正贫血状态。对肌瘤压迫出现排尿不畅时，可遵医嘱给予导尿。排便不畅时，给予缓泻药。需手术治疗者按腹部及阴道手术护理。肌瘤脱出阴道内者保持局部清洁，防止感染。

3. 保守治疗者应明确随访时间、目的和联系方式，主动配合，按时接受随访指导。

4. 子宫肌瘤合并妊娠者，应及时就诊，主动接受并配合医疗指导，如分娩时胎先露下降受阻，可做剖宫产术。

四、子宫内膜癌

【临床表现】

1. 异常子宫出血　90% 的病人表现为绝经后阴**道流血**，未绝经者表现为经量增多、经期延长或月经紊乱。

2. 阴道异常排液　多为血性或浆液性分泌物，合并感染时，可见脓性或脓血性排液并有恶臭。

3. 下腹疼痛及其他症状　下腹疼痛可由宫腔积脓或积液引起，随病情逐渐发展，当癌肿浸润周围组织或压迫神经可引起腰骶部疼痛。还常伴贫血、消瘦、恶病质等。

【护理措施】

1. 普及防癌知识，重视高危人群，中年妇女每年接受妇科检查 1 次，绝经后妇女出现阴道出血应警惕子宫内膜癌。

2. 提供疾病知识，缓解其紧张心理。

3. 协助病人配合治疗。腔内置入放射源期间，保证病人绝对卧床，但应进行床上肢体活动；取出放射源后，鼓励病人渐进性下床活动并进行生活自理项目。手术治疗病人按腹部及阴道手术病人护理。

4. 完成治疗后定期随访，随访内容包括详细病史、盆腔检查、阴道细胞学涂片和胸片检查、血清 CA125。随访时间：一般在术后 2 ～ 3 年内，每 3 个月 1 次；术后 3 年，每 6 个月 1 次；5 年后每年 1 次。病人有不适感觉，应及时就诊检查。

五、卵巢肿瘤

【临床表现】

1. 卵巢良性肿瘤早期常无症状，肿瘤长至中等大小时常感腹胀或扪及肿块。

2. 恶性肿瘤生长迅速，短期内可有腹胀、腹部包块及腹水。

【并发症】

1. 蒂扭转为妇科常见急腹症，典型症状为突发一侧下腹剧痛，伴恶心、呕吐甚至休克。

2. 破裂：外伤性和自发性。

3. 感染。

4. 恶变。

【护理措施】

1. 为病人提供支持，协助病人应对压力。

2. 协助病人接受检查和治疗。需放腹水者 1 次放腹水不宜超过 3000ml，以免腹压骤降，发生虚脱。放腹水过程中应密切观察、记录病人的生命体征、腹水性质及不良反应。放腹水速度宜慢，后用腹带包扎腹部。需手术、化疗和放疗的病人为其提供相应护理措施。

3. 术后随访时应定期接受妇科检查。随访时间为：手术后 1 年内，每个月 1 次；术后第 2 年，每 3 个月 1 次；术后 3 ～ 5 年，每 4 ～ 6 个月 1 次；术后 5 年以上，每年 1 次。卵巢非赘生性肿瘤直径＜5cm 时每 3 ～ 6 个月复查 1 次。

4. 预防：大力宣传高危因素，积极开展普查，做到早发现、早治疗。

5. 对于妊娠合并卵巢肿瘤的病人，合并良性肿瘤者在孕 12 周后手术，恶性者应尽早终止妊娠。

六、子宫内膜异位症

【临床表现】子宫内膜异位症常见于育龄期的妇女，以 25 ～ 45 岁多见。常见症状主要有：

1. 不孕率高达 40%。

2. 可有下腹痛及继发性痛经等典型症状。

3. 15% ～ 30% 病人出现经量增多、经期延长等月经失调表现。

4. 其他特殊症状：异位内膜侵犯不同部位时可出现相应症状。

【护理措施】

1. 预防。及时治疗易引起经血逆流的疾病，短期内重复妊娠或使用药物避孕有预防复发作用，防止医源性异位内膜种植。

2. 药物治疗主要为缓解症状和延缓复发，注意增加依从性和坚持治疗。

3. 全面评估，提供心理支持，并为手术病人提供相应护理措施。

试题精选

1. 子宫颈癌术后随访时间是

A. 2 年　　B. 1 年　　C. 半年

D. 5 年　　E. 5 年以上

答案：E。

2. 付某，女性，43 岁。因月经量增多，月经周期缩短 3 年就诊。妇科检查：子宫超过妊娠 3 个月大小，呈结节状，质硬，双附件未见异常。最可能的诊断是

A. 功能失调性子宫出血　　B. 妊娠　　C. 子宫颈癌

D. 子宫肌瘤　　E. 子宫内膜异位症

答案：D。

3. 早期宫颈癌病人进行妇科检查时最有可能出现

A. 宫颈肥大、质硬　　B. 腹部包块　　C. 阴道排液

D. 宫颈举痛　　E. 接触性出血

答案：E。

第 16 单元　外阴、阴道手术病人的护理

一、外阴、阴道手术病人的一般护理

【手术前准备】

1. 心理支持。

2. 全身情况准备。

3. 健康教育应包括介绍手术名称及过程、讲解会阴部手术术后保持相应体位的重要性、预防术后并发症的指导及训练。

4. 会阴部手术应特别注意外阴部清洁，最好以剪毛方式代替剃毛，毛发稀少无须常规剃毛，皮肤准备重点在皮肤清洁，备皮时间距手术时间越近越好。

5. 肠道准备从术前 3 天进食少渣饮食，按医嘱服用肠道抗生素（减少术后排便）；每日肥皂水灌肠 1 次或 20% 甘露醇 250ml 加等量水口服；术前 1 日禁食；术前日晚及术晨行清洁灌肠。

6. 术前 3 天开始阴道准备，一般用 2% 的碘仿液阴道冲洗，每日 2 次，必要时宫颈涂甲紫。

7. 术前排空膀胱。

8. 准备丁字带、阴道模型等特殊用物。

【手术后护理】术后护理措施与腹部手术病人类似，以下几点需特别注意。

1. 根据不同手术采取相应体位，行外阴根治术的病人应取平卧位（双腿外展屈膝位，膝下垫软枕，减少腹股沟及外阴部张力，有利于伤口的愈合）；处女膜闭锁及有子宫的先天无阴道病人，术后应取半卧位，有利于经血流出；盆底修补术后或行阴道前后壁修补术的病人以平卧位为宜，禁止半卧位，以降低外阴、阴道张力，促进伤口的愈合。

2. 随时观察切口局部皮肤情况，注意保持外阴清洁干燥。

3. 保持大小便通畅，术后5日排便。

4. 保持尿管通畅，保留尿管2～10日，观察尿量、尿色。

5. 避免增加腹压影响伤口愈合的动作。

6. 减轻疼痛，积极镇痛。

7. 出院后1个月和3个月到门诊进行复诊，经医师确定伤口愈合后方可恢复性生活。

二、外阴癌

【临床表现】主要为不易治愈的外阴皮肤瘙痒（最常见），合并感染或较晚期可有疼痛、渗液和出血。当肿瘤浸润尿道和直肠，可出现尿频、尿急、尿痛、血尿、便血、便秘等。

【护理措施】

1. 心理护理。

2. 按一般会阴部手术病人进行术前准备，需植皮者应对植皮部位进行备皮，消毒后用无菌治疗巾包裹。

3. 术后取平卧、外展、屈膝体位，腘窝垫软枕；严密观察切口有无渗血，引流物的量、色、性状等；伤口加压包扎，排便后擦洗，并遵医嘱给予抗生素和红外线照射治疗；预防压疮，术后第5日给予缓泻药口服，软化粪便。

4. 对放疗病人进行皮肤护理，轻度损伤在保护皮肤的基础上继续照射；中度和重度应停止照射，保护局部清洁干燥，皮肤可涂1%甲紫溶液或抗生素软膏。

5. 出院指导：术后3个月复诊随访，全面评估术后恢复情况。第1年每1～2个月随访一次，第2年每3个月随访1次，第3～4年每半年随访1次，第5年及以后每年1次。随访内容包括放疗的效果、副反应及有无复发征象等。

三、外阴、阴道创伤

【临床表现】

1. 疼痛，为主要症状。

2. 局部肿胀：水肿或血肿为最常见表现。

3. 外出血。

4. 其他：头晕、乏力、心慌、行走困难、红肿热痛等。

【护理措施】

1. 鼓励、安慰病人，做好病人和家属的心理护理。

2. 密切观察生命体征，预防和纠正休克。

3. 非手术治疗病人的护理：血肿小的非手术治疗患者，取正确的体位（防止血肿受压），遵医嘱止血、镇痛；保持外阴清洁干燥，每天冲洗外阴3次，便后及时擦洗外阴；24小时内冷敷，24小时后热敷或用烤灯照射。

4. 创伤较重需做急诊手者做好配血、皮肤准备等术前准备。

5. 术后护理：手术后阴道常填塞纱条、外阴加压包扎，病人疼痛明显时应积极镇痛；将阴道纱条取出或外阴包扎松解后，应密切观察阴道及外阴伤口有无出血，病人有无疼痛进行性加重等再次血肿的表现；注意保持外阴部清洁、干燥；遵医嘱给予抗生素。

四、子宫脱垂

【临床表现】Ⅰ度病人无自觉症状，Ⅱ、Ⅲ度病人表现为腰骶部下坠感和酸痛、肿物自阴道脱出，排便异常。以病人平卧向下用力屏气时子宫下降的程度分为3度：

Ⅰ度：轻型为宫颈外口距处女膜缘＜4cm，未达处女膜缘；重型为宫颈外口已达处女膜缘，阴道口可见子宫颈。

Ⅱ度：轻型为宫颈脱出阴道口外，宫体仍在阴道内；重型为宫颈及部分宫体脱出阴道口外。

Ⅲ度：子宫颈及子宫体全部脱出阴道口外。

【护理措施】

1. 心理护理　讲解有关子宫脱垂的知识，并协助病人取得家属的理解。

2. 改善病人一般状况　加强营养、卧床休息，教会病人做盆底肌肉、肛门肌肉的运动锻炼。

3. 教会病人子宫托的放取方法。

4. 做好术前准备　术前5天开始进行阴道准备。

5. 术后护理　应卧床7～10天，尿管留置10～14天，避免增加腹压的动作。

6. 出院指导　术后休息3个月，半年内避免重体力劳动，禁止盆浴及性生活。

五、尿瘘

【临床表现】

1. 漏尿为主要的临床表现。

2. 外阴瘙痒和疼痛。

3. 尿路感染。

【护理措施】

1. 做好病人及家属的心理护理，使其对治疗充满信心。

2. 指导病人适当体位，一般采取使漏孔高于尿液面的卧位。

3. 强调饮水的重要性。鼓励多饮水，一般每天饮水不少于3000ml，必要时遵医嘱静脉输液。

4. 做好术前准备。术前3～5天用1∶5000高锰酸钾或2%碘仿液坐浴以控制感染；控制和治疗外阴湿疹；老年或闭经女性局部使用雌激素软膏；尿路感染者感染控制后再行手术。

5. 术后护理。保持外阴清洁；保留尿管7～14天后拔除；膀胱阴道瘘应取俯卧位，漏孔在侧面应健侧卧位；避免增加腹压的动作。

6. 出院后遵医嘱继续服用抗生素或雌激素，3个月内禁止性生活及重体力劳动。

试题精选

1. 当病人平卧用力屏气时，子宫颈已脱出阴道口外，宫体尚在阴道内，临床诊断为

A. 子宫脱垂Ⅰ度轻型　B. 子宫脱垂Ⅱ度轻型　C. 子宫脱垂Ⅰ度重型

D. 子宫脱垂Ⅱ度重型　E. 子宫脱垂Ⅲ度

答案：B。

2. 孙某，女性，33岁。因不慎跌倒，导致外阴裂伤，右侧大阴唇裂口约4cm，活动性出血，下列处理不必要的是

A. 平卧位，给予吸氧　B. 做好配血输血准备　C. 给予抗感染药物

D. 保持外阴清洁干燥　E. 阴道塞纱布止血

答案：E。

第17单元　不孕症妇女护理

一、不孕症

【护理措施】

1. 向病人解释诊断性检查可能引起的不适。

2. 给予必要的心理支持，鼓励夫妻进行交流和沟通，提高妇女的自我控制感，协助选择人工辅助生殖技术。

3. 指导服药。月经周期应正确按时服药；妊娠应后立即停药；告知药物的作用及不良反应；发生药物的不良反应及时报告。

4. 教会病人提高妊娠的技巧，注意营养，增强体质，保持健康状态；与伴侣进行沟通；性交前、中、后不用阴道润滑剂或阴道灌洗；性交后保持臀部抬高20～30分钟；选择排卵期性交，增加性交的次数。

5. 提高妇女的自我控制及自我形象，降低妇女的孤独感。

6. 正视治疗的结局：治疗失败，妊娠丧失；治疗成功，发生妊娠。

二、辅助生殖技术及护理

【并发症】

1. **卵巢过度刺激综合征（OHSS）** 是一种由于诱导排卵所引起的医源性并发症。症状发生于注射hCG后7～10天。轻度：下腹不适、腹胀或轻微腹痛，卵巢直径稍增大可达5cm；中度：明显下腹胀痛、恶心、呕吐或腹泻、腹水，双侧卵巢明显增大；重度：腹胀痛加剧，明显腹水增多，因腹水而使膈肌上升或胸腔积液致呼吸困难，卵巢直径≥12cm。

2. **卵巢反应不足** 卵泡发育不良。

3. **多胎妊娠** 是诱发超排卵常见的并发症。多胎妊娠增加母体孕产期并发症，增加围生儿的病死率。

4. **其他并发症** 出血、感染、流产率、早产率、异位妊娠率、宫内外同时妊娠率较高。

【护理措施】

1. 详细询问健康史。配合做好辅助检查。

2. 严密观察，中重度OHSS住院病人每4小时测量1次生命体征，记录出入量，每天测体重和腹围。识别继发于OHSS的卵巢破裂或蒂扭转、肝损害、肾损害甚至衰竭、血栓形成、成人呼吸窘迫综合征等严重并发症。加强多胎妊娠产前检查的监护，提前住院观察，足月后尽早终止妊娠。

3. 遵医嘱采取治疗措施，多胎妊娠者早期进行选择性胚胎减灭术。对卵巢反应不足的病人可以遵医嘱使用hCG，合用生长激素。

4. 积极采取各项预防措施，预防OHSS、卵巢反应不足，预防自然流产，合理用药；避免多胎妊娠；充分补充黄体功能；移植前进行胚胎染色体分析。

试题精选

1. 不孕症病人检测卵巢是否有排卵，取子宫内膜最好是在月经来潮

A. 12小时内　　B. 48小时内　　C. 24小时内

D. 18小时内　　E. 36小时内

答案：A。

2. 患者，女性，30岁。已婚，性生活正常，婚后2年未孕。护士在指导其提高妊娠率技巧时不正确的是

A. 性交后不要立即如厕

B. 注重营养，增强体质

C. 性交前、中、后使用阴道润滑剂

D. 性交后卧床抬高臀部

E. 选择适当日期性交

答案：C。

第18单元　计划生育妇女的护理

一、终止妊娠方法及护理

避孕失败且不愿生育者、患有遗传性疾病或其他严重疾病不宜继续妊娠者或检查发现胚胎异常者，需要终止妊娠。包括人工流产术（适用于早期妊娠）和引产术（适用于中期妊娠）。凡在妊娠早期采用人工方法终止妊娠称为早期妊娠终止，亦称为人工流产，是避孕失败的补救措施。人工流产可分为手术流产和药物流产两种方式。

【早期妊娠终止方法及护理】

1. 手术流产　妊娠**10周**内可行负压吸引术，妊娠10～14周可行钳刮术。①负压吸引术：利用负压吸管（负压一般控制在400～500mmHg）将妊娠组织吸出而终止妊娠的手术。②钳刮术：子宫颈充分扩张后，用卵圆钳夹取妊娠组织，终止妊娠。

2. 药物流产　适用于妊娠49天以内者。常用药物为米非司酮和米索前列醇配伍。方法：①顿服法：用药第1日顿服米非司酮200mg，第3日早上口服米索前列醇0.6mg；②分服法：米非司酮150mg分次口服，第1日晨服50mg，8～12小时后再服25mg，第2日早晚各服25mg，第3日上午晨7时再服25mg。于第3日服用米非司酮1小时后，口服米索前列醇0.6mg。每次服药前后至少空腹1小时。

3. 护理措施　手术流产术后在观察室休息1小时，注意观察腹痛及阴道出血情况；保持外阴清洁，1个月内禁止盆浴、性生活；吸宫术后休息3周，为避免感染，钳刮术后休息4周，有腹痛或出血多者随时就诊。

【中期妊娠终止方法及护理】

1. 依沙吖啶引产　常用于13～28周妊娠者，是目前常用的引产方法。依沙吖啶具有较强的杀菌作用，又能刺激子宫平滑肌收缩。包括羊膜腔内注入法及宫腔内羊膜腔外注入法。

2. 水囊引产　常用于13～28周妊娠者。将注有一定量0.9%氯化钠溶液的消毒水囊放置在子宫壁和胎膜之间，通过增加宫腔压力和机械性刺激宫颈管，诱发宫缩，促使胎儿和胎盘娩出。

3. 护理措施　术前认真评估孕妇身心状况，严格掌握禁忌证和适应证；术前3天禁止性生活；术前每天冲洗阴道1次；术中、术后注意观察孕妇的生命体征；产后康复期注意休息，加强营养；引产术后6周内禁止性生活和盆浴。

二、女性绝育方法与护理

绝育是指通过手术或药物，达到永久不生育的目的。

【经腹输卵管结扎术】通过手术将输卵管结扎或用药物使输卵管腔粘连堵塞，阻止精子与卵子相遇受精，而实现绝育目的。输卵管绝育术是最常用的绝育术式。

1. 适应证　自愿接受绝育术且无禁忌证；患有严重的全身性疾病或遗传性疾病不宜生育者。

2. 禁忌证　各种疾病的急性期；全身健康状况不良，不能胜任手术者；腹部皮肤感染或急、慢性生殖道和盆腔感染者；患严重的神经症者；24小时内2次间隔4小时测得体温达37.5℃或以上者。

3. 护理　非孕妇女手术时间以月经干净后3～7天为宜；做好术前及术时护理；术后观察体温、脉搏及有无腹痛等；保持切口敷料清洁干燥，以免感染；鼓励受术者及早排尿；术后休息3～4周，禁止性生活1个月。

4. 术后并发症　出血、血肿、感染、脏器损伤、绝育失败。

【经腹腔镜输卵管绝育手术】禁忌证主要为腹腔粘连、心肺功能不全、膈疝等，其余同经腹输卵管绝育术。

试题精选

1. 人工流产术中，受术者感到下腹部撕裂般疼痛，术者探测宫腔有“无底”感觉，应考虑为

A. 吸宫不全　　B. 漏吸　　C. 子宫穿孔
D. 术中出血　　E. 人工流产综合征

答案：C。

2. 李某，女性，32 岁。G2P1，妊娠 2 个月需终止妊娠，最常用的方法是

A. 钳刮术　B. 吸宫术　C. 剖宫产术

D. 水囊引产　E. 药物流产

答案：B。

第 19 单元　妇产科常用护理技术

一、会阴擦洗 / 冲洗

【目的】保持会阴及肛门部清洁，促进舒适和会阴伤口愈合，防止生殖系统、泌尿系统逆行感染。

【适应证】妇科或产科手术后留置导尿管的病人；会阴部手术后；长期卧床者；产后会阴有伤口者；急性外阴炎者。

【擦洗顺序】第 1 遍是自上而下、自外向内、先对侧后近侧，按照阴阜→大腿内上 1/3 →大阴唇→小阴唇→会阴及肛门的顺序擦洗，初步擦洗会阴部的污垢、分泌物、血迹等。第 2 遍是自内向外，自上而下，先对侧后近侧擦洗，每擦洗一个部位换一个棉球，其目的是防止伤口、尿道口、阴道口被污染，擦洗时应注意最后擦洗肛门。第 3 遍顺序同第 2 遍。

【护理要点】

1. 在擦洗时应注意观察会阴情况，有异常及时向医师汇报，配合处理。

2. 对留置导尿管的病人应注意保持尿管通畅，避免脱落、打结。

3. 每擦洗一个病人后，护理人员应清洁双手，并注意将伤口感染者安排在最后擦洗，防止交叉感染。

4. 产后及会阴部手术者排便后应及时擦洗。

二、阴道灌洗

【目的】可促进阴道血液循环，减少阴道分泌物，缓解局部充血，达到控制和治疗炎症（阴道炎、宫颈炎）的目的；使宫颈和阴道保持清洁。

【常用的阴道灌洗液】1∶5000 高锰酸钾溶液、0.02% 聚维酮碘溶液、0.1% 苯扎溴铵溶液、生理盐水、4% 硼酸溶液、0.5% 醋酸溶液、1% 乳酸溶液、2% ～ 4% 碳酸氢钠溶液。

【操作方法】

1. 核对床号和姓名，会阴冲洗时嘱病人排空膀胱后取膀胱截石位。

2. 灌洗筒距床沿 60 ～ 70cm，排去管内气体，试水温（41 ～ 43℃）适当备用。

3. 按需配制灌洗液 500 ～ 1000ml，先冲洗外阴部，然后分开小阴唇，将灌洗头沿阴道纵侧壁方向插入至阴道后穹隆部，边冲洗边围绕子宫颈左右上下移动。

4. 灌洗液约剩 100ml 时关上开关，拔出灌洗头和阴道窥器，再冲洗一下外阴部，然后扶病人坐于便器上，使阴道内残留的液体流出。

5. 撤便器、擦干外阴，整理衣裤。

【护理要点】

1. 灌洗液温度以41～43℃为宜。

2. 灌洗筒距离床沿不超过70cm。

3. 灌洗头插入不可过深并使其弯头向上，且动作要轻柔。必要时可用窥阴器张开阴道，并轻轻旋转。

4. 有活动性出血的宫颈癌病人禁止灌洗，月经期、产后或人工流产术后宫口未闭且有阴道出血者，亦不宜进行阴道灌洗。

5. 灌洗溶液应根据不同的灌洗目的选择。

6. 产后10天或妇产科手术2周后的病人，若合并阴道感染可进行低位阴道灌洗。

7. 未婚者可用导尿管进行阴道灌洗。

三、会阴热敷

【目的】热敷可促进血液循环，改善组织营养，增强局部白细胞的吞噬作用，加速组织再生和消炎、镇痛。有助于水肿吸收、局限肿胀，有利于外阴伤口的愈合。

【适应证】会阴部水肿、会阴血肿的吸收期、会阴伤口硬结及早期感染。

【操作方法】

1. 核对床号和姓名后，嘱病人排空膀胱，暴露热敷部位。

2. 热敷部位涂薄层凡士林，盖上纱布再敷上热敷溶液的温纱布，外面盖上棉垫。

3. 3～5分钟更换热敷1次，热敷时间为15～30分钟。

4. 完毕后更换会阴垫，整理衣裤。

【护理要点】

1. 会阴湿热敷一般在会阴擦洗或外阴局部伤口进行污垢清洁后进行，温度一般为41～46℃，对休克、虚脱、昏迷及术后感觉不灵敏者尤应警惕。

2. 热敷面积是病损面积的2倍。

3. 在热敷过程中，随时评价效果，为病人提供生活护理。

四、阴道、宫颈上药

【目的】用于阴道炎、子宫颈炎及术后阴道残端炎的治疗。

【操作方法】先阴道擦洗或灌洗再上药。上药的方法有以下几种。

1. 阴道后穹隆塞药。

2. 局部用药。

3. 喷雾器上药。

4. 宫颈棉球上药。

【护理要点】

1. 应用腐蚀性药物时，要注意保护正常的宫颈组织及阴道壁。

2. 使用非腐蚀性药物时应转动窥阴器，以便阴道四壁的炎性组织均能涂上药物。

3. 不宜在经期或有子宫异常出血时经阴道给药。

4. 用药期间禁止性生活。

5. 给未婚女性上药时不用窥阴器，可用手指将药片推入阴道或用长棉棍涂抹。

6. 上药时棉棍上的棉花需捻紧并向同一方向转动。
7. 阴道栓剂最好在休息时或晚间上药。

试题精选

1. 阴道灌洗溶液的温度一般为
A. 47℃　　B. 45℃　　C. 37℃
D. 35℃　　E. 41℃
答案：E。

2. 一般情况下可做阴道灌洗的时期是
A. 月经期　　B. 宫颈癌有活动性出血　　C. 产褥期
D. 排卵期　　E. 阴道流血期
答案：D。

3. 属于阴道灌洗适应证的是
A. 产后　　B. 宫颈癌有活动性出血者　　C. 全子宫切除术前
D. 会阴有伤口者　　E. 剖宫产术前准备
答案：C。

第 20 单元　妇产科诊疗及手术病人护理

一、诊断性刮宫术

诊断性刮宫简称诊刮，其目的是刮取宫腔内容物做病理检查，协助诊断。适应证如下。

1. 异常出血子宫或阴道排液，需证实或排除其他疾病。
2. 排卵障碍性子宫出血、不孕症或子宫性闭经，需了解子宫内膜变化和有无排卵情况。
3. 因宫腔内有组织残留需要清除者。
4. 疑有宫颈病变时，区分宫颈癌和子宫内膜癌时应做分段刮宫。生殖器急性炎症、体温＞37.5℃时禁止刮宫。诊刮术后应评估病人阴道流血及有无血压下降等出血反应。术后保持外阴清洁，预防感染，2 周内禁性生活及盆浴。

二、输卵管畅通术

通过检查可了解宫腔和输卵管腔的形态及输卵管通畅程度。适用于女性不孕症、怀疑输卵管阻塞者，检查和评价输卵管造口术、粘连分离术后、输卵管绝育术、输卵管再通术的效果，对输卵管黏膜轻度粘连有疏通作用。月经期或阴道不规则出血，生殖器官急性炎症或慢性炎症急性或亚急性发作者，发热＞37.5℃，可疑妊娠者，碘过敏者禁止操作。检查应在月经干净后 3 ～ 7 天进行，术前 3 天禁性生活；操作前嘱病人排空膀胱；操作中所用的液体温度应接近体温，注意观察病人反应，如有异常应立即处理；术后 2 周禁性生活及盆浴，遵医嘱使用抗生素。

三、经阴道后穹隆穿刺术

经阴道后穹隆穿刺术是指在无菌条件下，用穿刺针经阴道后穹隆刺入直肠子宫陷凹处，抽取积血、积液、积脓进行肉眼观察、生物化学、微生物学和病理检查。适用于怀疑腹腔内出血；盆腔积液、积脓；盆腔肿块位于直肠子宫陷凹内，进行穿刺抽吸或活检；在B超引导下经后穹隆取卵或行卵巢子宫内膜异位囊肿或输卵管妊娠部位注射药物。盆腔严重粘连、疑有子宫后壁和肠管粘连者、高度怀疑恶性肿瘤者、异位妊娠采用非手术治疗者禁止操作。术中严密观察病人生命体征变化，穿刺时注意进针的方向和深度，抽出的液体应注明标记，及时送检。术后观察阴道出血情况，嘱病人半卧位休息，保持外阴清洁。

四、会阴切开术

会阴切开有会阴后－侧切开和会阴正中切开。适应证：子宫收缩乏力，第二产程延长者；初产妇需要进行胎头吸引、产钳或臀部助产或有会阴撕裂可能时；子痫前期需要缩短第二产程者；预防早产儿因会阴阻力引起的颅内出血。缝合时应注意对合整齐，松紧适宜，不留无效腔。缝合完毕要常规肛查，检查有无肠线穿透直肠黏膜或有无血肿的发生。术后指导病人健侧卧位，保持外阴清洁；注意观察切口有无红肿、渗血及脓性分泌物，如有异常及时通知医师处理；切口肿胀、疼痛时可用局部理疗，50%硫酸镁湿热敷或95%乙醇湿敷；已化脓者立即拆除缝线，撑开伤口，彻底引流并给予抗生素治疗；会阴后－侧切伤口于术后**第5天**拆线，正中切开术于术后**第3天**拆线（连续缝合不用拆线，间断缝合3天拆线）。

五、胎头吸引术

胎头吸引术是利用负压吸引原理，将胎头吸引器置于胎头上，形成负压吸住胎头，按分娩机制牵引胎头并配合产力，协助胎儿娩出的手术。出生后新生儿应静卧24小时，避免搬动。

六、人工剥离胎盘术

人工剥离胎盘术指胎儿娩出后，用人工的方法剥离并取出宫腔内胎盘的手术。适用于部分剥离引起子宫大量出血者；胎儿经阴道娩出后30分钟胎盘仍未剥离排出；剖宫产胎儿娩出5～10分钟，胎盘仍未娩出者。操作时应密切观察产妇生命体征变化，必要时做好备血、输血准备；严格执行无菌操作规程，操作必须轻柔；认真检查胎盘、胎膜是否完整，如有胎盘缺少应再次徒手伸入宫腔清除残留胎盘及胎膜，必要时行刮宫术。术后监测有无发热、阴道异常分泌物及下腹疼痛等，应用抗生素预防感染。

七、产钳术

产钳术是利用产钳牵拉胎头以娩出胎儿的手术。胎头牵引时间**不应超过20分钟**。术后仔细检查软产道，有裂伤应立即缝合。

八、剖宫产

剖宫产手术是经腹切开子宫取出胎儿及其附属物的手术。主要术式有子宫下段剖宫产术、子宫体部剖宫产术和腹膜外剖宫产术3种。适用于头盆不称、产力异常、骨盆狭窄、软产道异常、横位、臀位、珍贵儿、早产儿、妊娠并发症和妊娠合并症不宜经阴道分娩、脐带脱垂、胎儿窘迫等。死胎及胎儿畸形不应进行剖宫产术终止妊娠。术前按腹部手术常规准备并密切注意观察、记录胎心变化，备好新生儿用品和抢救药品及物品；术前禁用呼吸抑制药，防止发生新生儿窒息；术后按腹部手术的术后常规及产褥期妇女提供相应护理。还应注意产妇子宫收缩和阴道出血情况，术后 24 小时取半卧位，留置导尿管 24 小时，鼓励病人早下床活动。出院后指导产妇保持外阴清洁，预防感染，根据身体恢复情况逐渐增加活动量，做产后保健操，至少应避孕 2 年，产后 42 天去医院进行健康检查。

附录 3-A 常见缩写的含义

1. GFR	肾小球滤过率
2. HCG	绒毛膜促性腺激素
3. HPL	胎盘生乳素
4. DIC	弥散性血管内凝血
5. IUGR	胎儿宫内发育迟缓
6. NST	无应激试验
7. OCT	缩宫素激惹试验
8. Apgar	阿普加评分法
9. E_2	雌二醇
10. 3P 试验	纤维蛋白原和鱼精蛋白副凝试验
11. PROM	足月胎膜早破
12. PPROM	未足月胎膜早破
13. GDM	妊娠期糖尿病
14. PGDM	孕前糖尿病
15. FPG	空腹血糖
16. OGTT	口服葡萄糖耐量试验
17. CST	宫缩应激试验
18. LMP	末次月经
19. PMP	末次月经的前一次
20. VVC	外阴阴道假丝酵母菌病
21. RVVC	复发性外阴阴道假丝酵母菌病
22. AIDS	艾滋病
23. HIV	人类免疫缺陷病毒
24. TBS	宫颈细胞分类法，伯塞斯达系统
25. CIN	子宫颈上皮内瘤变
26. OHSS	卵巢过度刺激综合征
27. IUD	宫内节育器

附录 3-B 实验室检查正常值

1. 骨盆入口前后径	11cm
2. 骨盆入口横径	13cm
3. 骨盆入口斜径	12.75cm
4. 中骨盆前后径	11.5cm
5. 坐骨棘间径	10cm
6. 骨盆出口前后径	11.5cm
7. 坐骨结节间径	9cm
8. 骨盆出口前矢状径	6cm
9. 骨盆出口后矢状径	8.5cm
10. 髂棘间径	23 ～ 26cm
11. 髂嵴间径	25 ～ 28cm
12. 骶耻外径	18 ～ 20cm
13. 骶耻内径	11cm
14. 枕下前囟径	9.5cm
15. 枕额径	11.3cm
16. 枕颏径	13.3cm
17. 双顶径	9.3cm
18. 胎儿头皮血 pH 值	7.25 ～ 7.35
19. 血红蛋白	110 ～ 150g/L
20. 阴道流液 pH 值	4.4 ～ 5

第4部分

儿科护理学

第1单元　小儿保健

一、小儿的营养与喂养

【婴儿喂养】

1. 母乳喂养　母乳是婴儿出生数月内最理想和必需的天然食品，母乳喂养是全球范围内提倡的婴儿健康饮食的重要方式。

（1）母乳成分及其变化：①母乳成分：包括蛋白质、脂肪、碳水化合物、矿物质、免疫因子等。蛋白质以乳清蛋白为主，利于消化；碳水化合物90%为乙型乳糖，利于脑发育和双歧杆菌、乳酸杆菌生长；母乳含不饱和脂肪酸较多，除亚油酸、亚麻酸外，还含有微量的花生四烯酸和DHA，有利于婴儿神经系统的发育；母乳中电解质浓度低，钙、磷比例适当（2∶1），母乳中锌吸收率（49%）高于牛奶（4%）；除维生素D、K外，营养状况良好的乳母可提供婴儿所需的各种维生素；母乳中含丰富免疫物质，如SIgA、免疫活性细胞（如乳铁蛋白等）及双歧因子等物质。②母乳成分变化：出产后4～5日内的乳汁称为初乳，量少，脂肪低而蛋白质高（主要为免疫球蛋白）；6～10日的乳汁为过渡乳，脂肪含量逐渐增加而蛋白质和矿物质逐渐减少；11日至9个月的乳汁为成熟乳，质较稳定，量随婴儿增长而增加；10个月以后的乳汁为晚乳，量减少。

（2）母乳喂养的优点：①母乳中含有适合婴儿消化且比例适宜的营养素，比例合适。此外具有多种免疫物质，可增强婴儿的抗病能力。②喂哺经济、方便，新鲜无污染。③利于增加母婴情感交流，有利于婴儿心理及身体健康。④哺乳可促进子宫收缩，加速子宫复原，减少再受孕机会。⑤哺乳6个月以上还可促使乳母体型恢复至孕前状态。

（3）母乳喂养的护理：①鼓励母乳喂养：宣传母乳喂养的优点，树立母乳喂养的信心。②促进乳母健康：保证哺乳母亲营养丰富，活动适量，充足睡眠，心情愉快，给予社会及家庭支持，防止各种有害因素的影响。③指导正确哺乳：出生后15分钟至2小时内开始哺乳，且按需哺乳。哺乳前要先做好清洁准备（如更换尿布、洗手、清洁乳头等），且先湿热敷乳房2～3分钟，然后从外侧边缘向乳晕方向轻拍或按摩乳房，促进乳房感觉神经传导和泌乳。一般喂哺时乳母宜采取坐位，怀抱婴儿使其头、肩部枕于母亲哺乳侧肘弯部，将乳头及大部分乳晕置于婴儿口中，注意含住而不致堵鼻，母亲另一只手将整个乳房托起。两侧乳房应先后交替哺乳，若一侧乳房奶量能满足婴儿需要，则将另一侧的乳汁用吸奶器吸出，让乳汁排空。每次哺乳时间不宜过长，15分钟左右即可。喂后将婴儿竖起，头部靠在母亲肩上，轻拍背使空气排出。然后将婴儿保持右侧卧位，以防呕吐。④掌握母乳禁忌：乳母感染HIV、肝炎、结核，或患有严重疾病（如重症心、肝、肾疾病）时均不宜哺乳，患乳腺炎者应暂停患侧哺乳。⑤把握断奶时机：断奶是由完全依靠乳类喂养逐渐过渡到多元化食物的过程。婴儿出生后 4～6 个月开始引入固体食物，并逐渐减少哺乳次数。一般为 10～12 个月完全断奶。WHO 建议母乳喂养应至 2 岁。

2. 人工喂养　4～6 个月以内的婴儿因各种原因不能进行母乳喂养时完全采用配方奶或其他兽乳（如牛乳、羊乳、马乳等）喂养，称人工喂养。①配方乳：人工喂养和婴儿断离母乳时首选，若条件不允许选用配方奶而用全脂奶粉时，要注意奶粉与水的比例按容量计算为 **1∶4**，按重量计算为 **1∶8**。而用鲜奶配制时，应稀释、加糖、煮沸。②牛乳：蛋白质含量高，以酪氨酸为主，易在胃中形成较大的乳凝块，不易消化；乳糖主要为甲型乳糖，含量低于母乳；脂肪颗粒大，且缺乏脂肪酶不易消化，不饱和脂肪酸明显低于人乳；与人乳的最大区别是缺乏各种免疫因子。因此，牛乳成分不适合婴儿。③羊奶：选用羊奶时，注意补充维生素 B_{12} 和叶酸，防止巨幼细胞性贫血。人工喂养时尤其注意选用合适的奶嘴；乳液的温度与体温相近；喂奶时奶瓶斜位，避免空气进入；加强奶具卫生；观察婴儿食欲、体重、粪便等，及时调整奶量。

3. 部分母乳喂养　母乳与配方乳或其他食物同时喂养婴儿为部分母乳喂养，其方法包括：①补授法：每次喂母乳后补充母乳量不足；②代授法：用配方奶或其他乳品一次或数次替代母乳。在某一次母乳哺喂时，有意减少哺母乳量，以增加配方乳或其他乳品量，逐渐替代此次母乳量，直到完全替代所有母乳。

4. 婴儿食物转换　婴儿 4～6 月龄后，纯母乳喂养不能满足生长需要，须向固体食物转换。

（1）不同喂养方式婴儿的食物转换：纯母乳喂养婴儿的食物转换是逐渐用配方奶完全替代母乳，同时添加其他食物；人工喂养和部分母乳喂养婴儿的食物转换是逐渐添加其他食物。

（2）食物转换原则：循序渐进，从少到多，从稀到稠，从细到粗，适应一种食物后再增加一种，逐步过渡到固体食物。天气炎热或患病时，应暂停引入新食物。

（3）食物内容：不同时期添加的食物内容见表 4–1。

表 4–1　过渡期食物的引入顺序

月　龄	引入的食物	餐　数	
		主　食	辅　食
4～6 个月	米汤、米糊、含铁配方米粉、稀粥、蛋黄、鱼泥、豆腐、动物血、菜泥、水果泥	6 次奶 （断夜间奶）	逐渐加至 1 次
7～9 个月	粥、烂面、饼干 蛋、鱼、肝泥、肉末、水果	4 次奶	1 餐饭 1 次水果
10～12 个月	稠粥、软饭、挂面、馒头、面包 豆制品、碎肉、油、水果	3 餐饭	2～3 次奶 1 次水果

试题精选

1. 下列不属于婴儿辅食的添加原则的是

A. 由少到多　　B. 由多种到单一　　C. 由稀到稠

D. 由细到粗　　E. 循序渐进

答案：B。

2. 患儿，5个月，牛乳喂养，已喂食水果泥，家长来院咨询还可添加的辅食有

A. 馒头　　B. 面条　　C. 蛋黄

D. 豆制品　　E. 带馅食品

答案：C。

3. 正常情况下，添加烂面的月龄是

A. 1～2个月　　B. 4～6个月　　C. 7～9个月

D. 10～11个月　　E. 10～12个月

答案：C。

二、预防接种

1. 免疫方式及常用制剂　①主动免疫：指给易感者接种特异性抗原，刺激机体产生特异性免疫力。常用制剂统称为疫苗，按其生物性质可分为灭活疫苗、减毒疫苗、类毒素疫苗、组分疫苗及基因工程疫苗。②被动免疫：未接受主动免疫的易感者在接触传染源后，被给予相应的抗体，而立即获得免疫力，称为被动免疫。婴儿出生后5～6个月小儿从母体获得的抗体逐渐消失，婴儿主要通过胎盘从母体中获得IgG，因此对某些传染病有一定的抵抗能力。常用制剂包括免疫球蛋白、抗毒素、抗血清。其来源于动物血清，对于人体是一种异型蛋白，易引起过敏反应或血清病。

2. 免疫程序　具体见表4-2。

表4-2　儿童计划免疫程序

疫　苗	预防疾病	接种方法	初种次数	初种年龄	复　种	局部反应及处理	注意事项
卡介苗	结核病	左上臂三角肌中部略下处皮内注射	1	出生后当日	7岁、12岁	2周左右可出现局部红肿，6～8周显现结核菌素试验阳性，8～12周后结痂。若出现化脓，形成小溃疡，腋下淋巴结肿大，用注射器抽出脓液，溃疡面涂5%异烟肼软膏	2个月以上婴儿接种前应做PPD试验，阴性才能接种

续表

疫　苗	预防疾病	接种方法	初种次数	初种年龄	复　种	局部反应及处理	注意事项
乙肝疫苗	乙型肝炎	肌内注射、上臂三角肌	3	出生后、1 月龄、6 月龄	1 周岁复查，成功者 3～5 年加强，失败者重复基础免疫	个别儿童可有低热或局部轻度红肿、疼痛，一般不必处理	乙肝病毒携带者、神经系统疾病、重度营养不良者或正在应用免疫抑制剂者禁止接种
脊灰疫苗	脊髓灰质炎	口服	3	2 月龄、3 月龄、4 月龄	4 岁时加强口服三型混合糖丸疫苗	极少数低热或轻泻	冷开水送服或含服，服后 1 小时内禁饮热开水
百白破疫苗	百日咳、白喉、破伤风	肌内注射，上臂外侧三角肌	3（间隔 4～6 周）	3 月龄、4 月龄、5 月龄	1.5～2 岁、7 岁各加强 1 次，用吸附白破二联类毒素	局部可出现红肿、疼痛，伴或不伴有低热、疲倦等，偶见过敏性皮疹、血管性水肿	掌握间隔期，避免无效注射
麻疹疫苗	麻疹	上臂外侧三角肌下缘附着处皮下注射	1	8 月龄	7 岁时加强 1 次	少数可在 6～11 日内出现一过性发热，轻微麻疹，或伴有耳后及枕后淋巴结肿大，2～3 天内可自行消退，必要时对症处理	接种前 1 个月及接种后 2 周避免用胎盘球蛋白、丙种球蛋白

3. 预防接种的注意事项

（1）接种前的准备工作：接种场所应光线明亮，空气新鲜，温度适宜。严格遵守无菌操作原则，若接种活疫苗，只能用 70%～75% 乙醇消毒；抽吸后剩余药液放置不能超过 2 小时；接种后剩余活菌苗应烧毁。1 人应用 1 副注射物品。掌握接种药品的剂量、次数、间隔时间和不同疫苗的联合免疫方案。

（2）受种者的准备：操作前做好解释、宣传工作，消除儿童及家属紧张、恐惧心理。儿童接种不宜空腹进行，以免晕针。接种前认真询问病史及查体，了解儿童有无接种禁忌证。若有以下情况禁止接种：①患自身免疫性疾病、免疫缺陷者；②有明确的食物或药物过敏史者禁接种破伤风类毒素、白喉类毒素、乙肝疫苗（酵母过敏）、麻疹疫苗（特别是鸡蛋过敏者）、脊灰糖丸疫苗（牛奶或奶制品过敏）；③患有传染病（包括有接触史而未过检疫期者）、皮肤病及严重疾病患者，如结核病、心脏病、湿疹等不应接种卡介苗；④治疗（如放疗、抗代谢药物和细胞毒性药物）期间**腹泻和传染病急性期**忌服脊灰糖丸疫苗；⑤儿童及家属患神经系统疾病、癫痫，或有抽搐史者禁用百日咳疫苗。⑥患有肝炎、急性传染病（包括有接触史而未过检疫期者）或其他严重疾病者不宜免疫接种。

4. 预防接种的反应及处理

（1）一般反应：由疫苗本身所引起的反应。大多为一过性，在24小时内发生。表现为发热和局部红、肿、热、痛，可伴食欲减退、全身不适、乏力等，有时可伴有局部淋巴结肿大或淋巴管炎。多数反应轻微，2～3天自行消退，反应较重者，给予物理降温、局部热敷等对症处理。若局部红肿继续扩大，且高热不退，应到医院诊治。

（2）异常反应：①过敏性休克：注射免疫制剂后数秒钟或数分钟内，儿童可能出现烦躁不安、面色苍白、口唇青紫、四肢湿冷、呼吸困难、脉细速、恶心、呕吐、惊厥、大小便失禁，甚至昏迷，若不及时抢救，可在短期内危及生命。此时置患儿保持平卧，头稍低，注意保暖，给予氧气吸入，立即皮下注射**0.1%肾上腺素0.5～1ml**，必要时重复注射。②过敏性皮疹：一般于接种后数小时至几天出现，多以荨麻疹常见，口服抗组胺药物后即可。③晕针：在接种时或几分钟内出现，患儿表现为头晕、心悸、面色苍白、手足冰冷、血压下降、知觉丧失。此时患儿应立即平卧，头稍低，饮少量热开水或糖水，必要时针刺人中、合谷穴，短时间可恢复。数分钟后不恢复正常者，皮下注射0.1%肾上腺素0.5～1ml。④全身感染：有严重免疫缺陷者，接种疫苗后可扩散至感染，应对症治疗。

（3）偶合症：指受种者正处于某种疾病的潜伏期，或存在尚未发现的基础疾病，接种后巧合发病。因此，偶合症的发生仅是时间上的巧合，与疫苗接种无关，如冬季偶合流感等。

试题精选

为了预防结核病，婴儿接种卡介苗的方法是

A. 上臂三角肌肌内注射

B. 左上臂三角肌下缘附着处皮下注射

C. 左上臂三角肌中部略下处皮内注射

D. 右前臂掌侧中、下1/3交界处肌内注射

E. 右前臂掌侧中、上1/3交界处皮内注射

答案：C。

第2单元　新生儿及患病新生儿的护理

一、足月新生儿的特点及护理

【新生儿的护理】

1. **保持呼吸道通畅**　①新生儿出生后，一切操作均应在保暖条件下进行。在新生儿开始呼吸前应迅速清除口、鼻部的黏液及羊水，避免发生吸入性肺炎。②保持适宜体位，双上肢自然屈曲于头两侧（不可将上肢固定在包被中），一般以**右侧**卧位为宜。③专人看护，经常检查鼻孔是否通畅，清除新生儿鼻孔内的分泌物。

2. 维持体温稳定　①新生儿室内空气流通、阳光充足，保持室温在 **22 ～ 24℃**、相对湿度在 55% ～ 65%，床间距宜 1m 以上。②新生儿出生后立即擦干身体，用预先温热好的包被包裹婴儿，并应因地制宜采取不同的保暖措施（戴帽、母体胸前怀抱、母亲“袋鼠”式怀抱、热水袋、婴儿暖箱和远红外辐射床等，每 4 小时监测体温 1 次），使新生儿身体处于耗氧量和蒸发散热最少、新陈代谢最低的“适中温度”。

3. 预防感染　①接触新生儿前后勤洗手，避免交叉感染。患有呼吸道与消化道疾病的患儿应分室居住，并定期对病房进行消毒处理，如每日紫外线空气消毒 1 次，每次 30 ～ 60 分钟。②保持脐部清洁干燥，新生儿娩出后立即结扎脐带，并用 75% 乙醇消毒残端。若脐带脱落后脐窝有分泌物，应先用 3% 的过氧化氢棉签擦拭，后用 0.2% ～ 0.5% 的碘仿棉签擦拭，并保持脐窝干燥；若有肉芽可用硝酸银烧灼局部。③皮肤护理，在喂奶前，每日沐浴 1 次或 2 次。④新生儿口腔黏膜腭中线和齿龈切缘处有黄白色小斑点，是新生儿特殊生理状态，不必处理。

4. 合理喂养　提倡早哺乳，按需哺乳。一般出生后半小时可让母亲怀抱新生儿给予吸吮。若母亲无法哺乳时，先试喂 5% ～ 10% 葡萄糖水 10ml，吸吮及消化功能良好者，可予以配方乳，奶量以喂奶后安静、无腹胀和理想的体重增长（15 ～ 30g/d，排除生理性体重下降期）为标准。此外应定时定秤测量体重，了解小儿的营养状况。

5. 预防接种及健康教育

试题精选

护士发现新生儿口腔黏膜腭中线和齿龈切缘处有黄白色小斑点，下列护理措施正确的是

A. 不必处理　　B. 涂西瓜霜　　C. 手术切除

D. 涂制霉菌素　　E. 用针头挑破

答案：A。

二、早产儿的特点及护理

【早产儿的护理】

1. 维持体温恒定　一般体重＜2000g 者，应置婴儿暖箱保暖；体重＞2000g 且在箱外保暖者，应因地制宜，采取相应的保暖措施（如戴帽等），以降低氧耗量，减少散热。每日监测体温 2 ～ 4 次。维持室温在 24 ～ 26℃，相对湿度在 55% ～ 65%。

2. 合理喂养　①尽早开始哺乳，以防止低血糖。提倡母乳喂养，无法母乳喂养者以早产儿配方乳为宜。②奶量根据早产儿的耐受力而定，以不发生胃潴留、呕吐为原则。③可用滴管或鼻饲喂养（吸吮无力及吞咽功能不良者），能量不足者静脉补充高营养液。喂养结束后，置患儿于右侧卧位，并密切观察皮肤有无青紫，溢乳、呕吐的发生。④准确记录 24 小时出入液量、体重，以便调整喂养方案。⑤早产儿出生后其需补充维生素 K，预防出血，此外还应补充维生素 A、维生素 C、维生素 D、维生素 E 和铁等物质。

3. 维持有效呼吸　保持呼吸道通畅，有缺氧症状者给予氧气吸入，氧浓度以维持动脉血氧分压 50 ～ 80mmHg（6.7 ～ 10.7kPa）为宜。一旦症状改善立即停用，预防氧疗并发症。呼吸暂停者给予拍打足底、刺激皮肤等处理，条件允许者放置水囊床垫。反复发作者可遵医

嘱静滴氨茶碱。

4. 预防感染　应加强早产儿皮肤、口腔及脐部的护理。脐部未脱落者淋浴（分段淋浴），沐浴后局部消毒，并保持脐部皮肤干燥。口腔护理1～2次/天。其他消毒隔离措施同足月儿护理。

5. 密切观察病情　应注意观察患儿的生命体征、进食情况、精神反应、哭声、反射、面色、皮肤颜色、肢体末梢的温度等，并加强巡视，及早发现病情变化并通知医生。

三、新生儿窒息

【临床表现】

1. 胎儿缺氧（宫内窒息）　初期有胎动增加，胎心率超过**160次/分**；晚期胎动减少或消失，胎心率变慢或不规则，**<100次/分**，羊水由于被胎粪污染呈黄绿色或墨绿色。

2. Apgar评分（见表4-3）　是一种简易评价新生儿窒息程度的方法。内容包括**心率**、**呼吸**、**肌张力**、**对刺激的反应**和**皮肤颜色**，其中每项0～2分，共10分。正常：8～10分，轻度窒息：4～7分，重度窒息：0～3分。出生后1分钟评分可判断窒息程度，5分钟及10分钟评分有利于判断复苏效果和预后。

表4-3　新生儿Apgar评分法

体征	评分标准			生后评分	
	0	1	2	1分钟	5分钟
皮肤颜色	青紫或苍白	躯干红、四肢青紫	全身红		
心率	无	<100次/分	>100次/分		
弹足底或插鼻管反应	无	有些动作，如皱眉	哭、喷嚏		
肌肉张力	松弛	四肢略屈曲	四肢能活动		
呼吸	无	慢、不规则	正常，哭声响		

3. 各器官受损表现　①心血管系统：轻者传导系统和心肌受损；严重者出现心源性休克和心衰。②呼吸系统：易发生羊水或胎粪吸入综合征，肺出血和持续肺动脉高压，低体重儿常见肺透明膜病、呼吸暂停等。③泌尿系统：可发生急性肾衰竭或肾静脉栓塞等。④中枢神经系统：可发生缺氧缺血性脑病和颅内出血。⑤代谢：常见低血糖、低钠血症和低钙血症等。⑥消化系统：可发生应激性溃疡和坏死性小肠结肠炎等。

【护理措施】

1. 复苏。保持气道通畅（首要措施），并不断刺激皮肤；必要时进行人工呼吸，吸氧，并对症处理。

2. 密切监测病情变化，配合医生，及时处理并做好记录。

3 预防感染和保暖。

4. 做好家长的教育及指导工作。

试题精选

有关新生儿窒息的护理，不正确的护理措施是

A. 迅速清除呼吸道分泌物

B. 建立呼吸，增加通气

C. 胸外按压的频率为 120 次 / 分

D. 复苏后密切监测病情变化

E. 注意保暖，维持患儿肛温 36.5 ～ 37℃

答案：C。

四、新生儿缺血缺氧性脑病

【临床表现】患儿表现为**意识障碍、肌张力低下**等。

1. 轻度　主要表现为兴奋易激惹等。生后 24 小时内明显，3 天内逐渐消失。

2. 中度　表现为嗜睡、反应迟钝、肌张力低下、自主动作减少，惊厥，病情恶化可出现昏迷，留有后遗症。

3. 重度　表现为昏迷、呼吸暂停、肌张力低下，死亡率高，存活者多留有后遗症。

【护理措施】

1. 吸氧　清除呼吸道分泌物，根据患儿缺氧的情况，给予鼻导管或头罩吸氧，若缺氧严重，考虑辅助通气。

2. 病情观察　监测患儿的生命体征及病情变化，注意神志、瞳孔、抽搐等症状。

3. 健康教育　指导家长掌握预防、康复干预的措施，定期复查。

五、新生儿颅内出血

【临床表现】颅内出血一般于出生后 1 ～ 2 天出现，其症状、体征与出血部位及出血量有关。特征表现为**窒息、惊厥和抑制**相继出现。①意识形态改变：表现为过度兴奋或表情淡漠、易激惹、嗜睡或昏迷等；②眼征：如眼球上转困难、震颤、凝视、斜视等；③颅内压增高：表现为脑性尖叫、前囟隆起、惊厥等；④呼吸改变：表现为呼吸增快、减慢、不规则或暂停等；⑤肌张力改变：表现为先增高后减低；⑥瞳孔：不对称、对光反射差；⑦其他：面色苍白、黄疸和贫血。

【护理措施】

1. 休息与活动　**取侧卧位或头偏向一侧**。病室温湿度适宜，保持绝对安静，减少噪声，避免各种刺激。静脉穿刺选用留置针，减少反复穿刺，防止加重颅内出血。

2. 饮食护理　保证热量供给，少量多餐，不能自行进食者给予鼻饲，确保患儿热量及营养物质的供给，记录 24 小时出入量。

3. 病情观察　监测生命体征、神态、瞳孔变化，防止并发症发生。及时清除呼吸道分泌物。发生惊厥时立即报告医生，并做好抢救工作。仔细记录惊厥发生的时间、性质及阳性体征，若出现异常情况，及时报告医生。

4. 合理用氧　根据缺氧程度给予用氧，维持血氧饱和度在 85% ～ 95%。对于严重的呼吸暂停或呼吸衰竭者行气管插管、机械通气，并做好相关护理。

5. 健康教育　向家长讲解病情。如有后遗症，教会家长给患儿功能训练的技术，尽早进行**功能训练**和**智力开发**，增强其战胜疾病的信心，减轻脑损伤的影响。

六、新生儿黄疸

【临床表现】胆道闭锁性黄疸于生后2周出现，并逐渐加重，皮肤呈黄绿色，肝进行性增大，粪便为灰白色，即陶土色。母乳性黄疸常与生理性黄疸重叠且持续不退，婴儿一般状态好。黄疸于4～12周后下降，停止母乳喂养后3天，黄疸下降即可确诊。新生儿肝炎性黄疸常在生后1～3周或更晚出现，重者粪便色浅或灰白，尿深黄，可有厌食、呕吐、肝轻或中度大。

【新生儿病理性黄疸的常见疾病】

1. 新生儿肝炎　巨细胞包涵体病毒、乙型肝炎等病毒通过胎盘传给胎儿或产程中感染。

2. 新生儿败血症、尿路感染　由于细菌毒素破坏红细胞及肝细胞，而引起病理性黄疸。

3. 新生儿溶血症　以ABO系统和Rh系统血型不合最为常见，其中母亲多O型，新生儿A型或B型多见。表现为贫血，胆红素脑病。

4. 胆道闭锁　肝肠循环受阻，胆红素排泄障碍。

5. 遗传性疾病　红细胞-6-磷酸葡萄糖脱氢酶缺陷、球形红细胞增多症等。

6. 药物性黄疸　由水杨酸盐、维生素K_3、吲哚美辛等引起。

【护理措施】

1. 密切观察病情　密切观察皮肤黄染的部位、范围和深度，以此来估计血清胆红素的近似值，当血清胆红素342μmol/L（20mg/dl）时，警惕胆红素脑病的发生。监测呼吸、脉搏、体温、血压及出血倾向及神经系统表现等。准确记录大小便量、次数及性质，若有胎粪延迟排出，应及时给予灌肠处理，促进粪便及胆红素排出。

2. 合理喂养　按需调整喂养方式，如少量多次、间歇喂养等，保证奶量摄入；母乳性黄疸的患儿，改为隔次母乳喂养或暂停母乳喂养1～4天，黄疸消退后可再恢复母乳喂养。红细胞-6-磷酸葡萄糖脱氢酶缺陷者，忌食蚕豆及其制品。

3. 保暖　低体温可影响胆红素与白蛋白的结合，因此患儿应注意保暖。

4. 用药护理　遵医嘱给予白蛋白和酶诱导剂。纠正酸中毒；根据不同补液内容调节相应的速度，切忌快速输入高渗性药物。

5. 实施**光照**疗法　患儿入箱前须进行皮肤清洁，禁忌在皮肤上涂粉剂和油类。将患儿全身裸露，用尿布遮盖会阴部，佩戴遮光眼罩。患儿光疗时，如体温高于37.8℃或低于35℃，应暂停光疗。光疗过程中患儿出现烦躁、嗜睡、高热、皮疹、呕吐、拒奶、腹泻及脱水等症状时，及时与医师联系。光疗超过24小时会降低体内维生素B_2，一般光疗同时或光疗后应补充维生素B_2，以防止继发的红细胞谷胱甘肽还原酶活性降低导致的溶血。对于严重溶血患儿可应用**换血**疗法。

6. 健康教育　护士应耐心讲解产前检查和胎儿宫内治疗的重要性，尤其对既往发生过溶血症流产或死胎的孕妇，防止溶血症的再发生。胆红素脑病后遗症的患儿，应积极给予康复训练及护理指导。注意药物的选用，以免诱发溶血。新生儿衣服存放时勿放樟脑球。

七、新生儿肺透明膜病

【临床表现】**进行性呼吸困难**是本病的特点。初期呼吸、心搏为正常，随着时间推移逐渐出现呼吸困难、面色口唇青紫，伴呼气性呻吟，呈进行性加剧，偶出现呼吸暂停，面色青灰，最后发生呼吸衰竭状态；听诊呼吸音降低，早期无啰音，以后有细小水泡音，心音减弱；此病进展迅速，病死率高。

【护理措施】

1. 保持呼吸道通畅　头稍后仰，及时清除口、鼻腔分泌物，分泌物黏稠时可给予雾化吸入后吸痰。

2. 吸氧　根据患儿情况给予头罩吸氧、鼻塞持续气道正压吸氧、机械通气等。

3. 保暖　维持适宜室温，减少耗氧量。

4. 合理喂养　保证营养的供给，按时喂养，必要时静脉补充。

5. 病情观察　对早期出现呼吸困难的新生儿，注意有无肺不张、新生儿湿肺等症状，若出现及时报告医生并配合抢救。

6. 积极纠正酸中毒，维持水、电解质平衡　呼吸性酸中毒以改善通气为主，代谢性酸中毒用 5% 碳酸氢钠治疗。

7. 做好消毒隔离，预防感染。

试题精选

（1—2 **题共用备选答案**）

A. 吸吮反射活跃　B. 心音亢进　C. 进行性呼吸困难

D. 拒奶、呕吐　E. 意识不清，肌张力低下

1. 重度缺血缺氧性脑病的表现特点是

2. 新生儿肺透明膜病的表现特点是

答案：1. E。2. C。

八、新生儿肺炎

【临床表现】

1. 吸入性肺炎　新生儿表现为皮肤、指甲、口腔黏膜等呈黄绿色（胎粪所染）；并发呼吸衰竭、肺不张、肺气肿或缺氧缺血性脑病等，病情较重。

2. **感染性肺炎**　患儿一般症状不典型，主要表现为反应差、哭声弱、拒奶、口吐白沫、呼吸浅促、面色苍白或发绀、体温不稳定，病情严重者出现点头样呼吸或呼吸暂停；肺部体征不明显，可听到双肺呼吸音粗。

【护理措施】

1. 保持呼吸道通畅　及时清理呼吸道分泌物，分泌物黏稠时给予**雾化吸入**或**吸痰**，经常变换卧位、叩背，体位引流。

2. 吸氧　根据病情采用鼻导管、头罩、面罩等给氧方法，重症并发呼吸衰竭者给予正压通气。

3. 维持体温正常　体温偏低者，注意保暖，体温过高时降温。

4. 合理喂养　少量多餐，确保营养及热量的供给，病情严重者予以鼻饲管喂养或静脉补液。

5. 用药护理　遵医嘱应用抗生素、抗病毒药物，并密切观察药物的作用。

6. 病情观察　严密监测病情变化，及时做好记录，配合抢救。

九、新生儿败血症

【临床表现】典型表现为无特征性，出生后7天内出现症状者称为早发型败血症，7天以后出现者称为迟发型败血症。早期表现为精神欠佳、食欲缺乏、哭声弱、体温异常等，继而发展为精神萎靡、嗜睡、不吃、不动、不哭，面色差及**病理性黄疸**、**呼吸异常**。少数重者很快发展为循环衰竭、呼吸衰竭、DIC、中毒性肠麻痹、酸碱平衡紊乱和胆红素脑病。常并发**化脓性脑膜炎**（新生儿**最常见**的并发症）。

【护理措施】

1. 维持体温稳定　当体温过高时，一般选用物理方法（乙醇擦浴除外），如温水擦浴、多喂水等。不宜选用药物、冷盐水灌肠等降温方法，因其易致体温不升。降温结束30分钟后复测体温，并记录。

2. 预防感染　积极清除局部感染灶：如脐炎、鹅口疮、脓疱疮、皮肤破损等，防止感染蔓延。必要时行保护性隔离，避免交叉感染。

3. 饮食护理　遵循少量多次哺乳原则，确保机体的需要。不能经口进食者可行鼻饲喂养或给予静脉营养。

4. 病情观察　监测生命体征变化，每4小时测量一次，如出现面色发灰或苍白、婴儿哭声低弱或尖叫、呕吐频繁等症状时，警惕并发脑膜炎的可能，及时报告医生，并配合抢救。

5. 健康教育　指导家长正确喂养和护理患儿。

十、新生儿寒冷损伤综合征

【临床表现】常发生于寒冷季节或重症感染，一般于生后1周内出现，以早产儿居多。患儿早期食欲差，哭声低，反应迟钝。其典型特点为**低体温**，**皮肤硬**、**肿**、**凉**。

1. 低体温　体温<**35℃**，严重者体温<30℃。若是夏季或感染情况下发病，可不出现低体温。

2. 皮肤硬肿　硬肿表现为对称性，发生顺序依次为：**小腿**、大腿外侧、整个下肢、臀部、面颊、上肢、全身。特点：紧贴皮下组织，不能活动，有水肿者压之有轻度凹陷。硬肿按严重程度可分轻、中、重三度，与硬肿范围相关。轻度<20%，中度25%～50%，重度>50%。

3. 多器官损害　早期心音低钝、心率减慢，微循环障碍；病情继续发展，严重时发生休克、DIC、肺出血及肾衰竭等多器官衰竭。

【护理措施】

1. 复温　治疗与护理的关键方法。复温的原则为逐渐复温，循序渐进：①若肛温>30℃，T_{A-R}≥0，将患儿置于中性温度的温箱中，6～12小时可恢复至正常体温。②若肛温<30℃，T_{A-R}<0（少数T_{A-R}≥0），将患儿置于箱温比肛温高1～2℃的温箱中，并每小时升高箱温1～1.5℃，箱温不超过34℃，12～24小时体温恢复正常。若肛温>30℃，T_{A-R}<0，应采

用外加温度使体温恢复正常。③无上述条件者，可采用热水袋、电热毯或母亲怀抱等方法复温，防止烫伤。

2. 保证营养和液体供给　轻者能吸吮者可经口喂养；吸吮无力者用滴管、鼻饲或静脉营养。在输液过程中严格控制输液量及速度，防止诱发心力衰竭和肺水肿。

3. 预防感染　严格遵守无菌操作原则，做好消毒隔离，加强皮肤管理。

4. 病情观察　注意生命体征、硬肿变化、尿量等，备好抢救药物和设备，发现问题及时报告医生。

5. 健康教育　向家长普及有关硬肿症疾病的相关知识，介绍相关保暖、喂养、防感染、预防接种等方法。

试题精选

寒冷损伤综合征的患儿，皮肤硬肿最先出现的部位是

A. 面颈部　　B. 上肢　　C. 大腿外侧

D. 小腿　　E. 臀部

答案：D。

十一、新生儿破伤风

【临床表现】

1. 潜伏期　一般在婴儿出生后 4 ～ 8 天（3 ～ 14 天）发病，潜伏期越短、预后越差。

2. 痉挛期　**咀嚼肌首先受累**，患儿口张不大，吸吮困难，随后牙关紧闭、面肌紧张、口角向下（苦笑面容），四肢抽动或呈强直性痉挛，轻微声、光刺激即可引起痉挛发作，重者可发生呼吸困难（呼吸肌和喉肌痉挛）。**吸吮及吞咽困难**是破伤风的早期表现。

3. 恢复期　及时治疗，**2 ～ 3 个月**可恢复。

【护理措施】

1. 控制痉挛，保持呼吸道通畅。遵医嘱注射破伤风抗毒素、镇静药等；避免任何声、光等刺激；合理用氧，避免氧疗并发症。

2. 预防感染。①脐部护理：用 **3% 过氧化氢**溶液或 1 : 4000 高锰酸钾液清洗后涂 2.5% 碘酊，消毒纱布包裹。②口腔护理。③皮肤护理：保持皮肤清洁干燥，定时翻身，预防坠积性肺炎。

3. 保证营养。早期给予静脉营养，病情允许情况下，鼻饲喂养。病情好转后，奶瓶喂养训练患儿吸吮力及吞咽功能。

4. 密切观察病情变化及健康教育。

第3单元　营养性疾病患儿的护理

一、营养不良

【临床表现】体重不增为最早出现的特征，久之体重下降，体内脂肪逐渐消失。皮下脂肪消耗的顺序依次为腹部（测量小儿皮下脂肪厚度常选用的部位）、躯干、臀部、四肢、面部。皮肤干燥、苍白，逐渐失去弹性，肌张力降低，肌肉萎缩。营养不良初期身高无影响，随病情发展，出现身材矮小。重者可有精神萎靡，反应差，抑制与烦躁交替，食欲低下，腹泻、便秘交替出现，体温偏低等，也可有重要脏器损害。

营养不良常见并发症：①缺铁性贫血最常见；②维生素及微量元素缺乏：以**维生素A缺乏**最多见；③感染：上呼吸道感染、肺炎等；④营养不良性水肿；⑤自发性低血糖。

【护理措施】

1. 调整饮食

（1）补充营养物质：①能量：轻度营养不良患儿，开始每日可供给热量250～330kJ/kg（60～80kcal/kg），后逐渐递增。中、重度营养不良患儿，每日165～230kJ/kg（40～55kcal/kg）开始，逐步增加；若患儿消化吸收能力好，逐渐增加到每日500～727kJ/kg（120～170kcal/kg）。待体重恢复，调整为正常需要量。②蛋白质：摄入量从每日1.5～2.0g/kg开始，逐步增加到3.0～4.5g/kg，多食乳制品、蛋类、肝泥、肉末、鱼粉等。③补充维生素及微量元素。④尽量母乳喂养。⑤建立良好的饮食习惯。

（2）促进消化、改善食欲：遵医嘱口服胃蛋白酶、胰酶等消化酶及B族维生素；给予蛋白同化类固醇制剂（苯丙酸诺龙）肌内注射，促进机体蛋白质的合成。

2. 预防感染　保持皮肤清洁干燥、做好口腔护理，注意做好保护性隔离，防止交叉感染。

3. 对症护理　①低血糖：迁延不愈的营养不良患儿可表现为夜间或清晨突然出现低血糖（头晕、面色苍白、出冷汗、神志不清等），护理人员应立即静脉注射25%～50%的葡萄糖液，配合抢救。②维生素A缺乏：可引起眼干燥，首先用生理盐水湿润角膜，再涂以抗生素眼膏，注意补充维生素A制剂（口服或注射）。③密切观察酸中毒的发生，应及时发现并报告医生。

4. 健康教育

二、小儿肥胖症

【临床表现】小儿肥胖症好发于**婴儿期**、**5～6岁儿童**及**青春期**。可分为单纯性肥胖（体脂分布均匀）和继发性肥胖（体脂分布不均）。继发性肥胖常伴有智能障碍和特殊外观表现。

【护理措施】饮食以低脂肪、低碳水化合物、高蛋白为主，少吃甜食，细嚼慢咽。对于肥胖的小儿，运动疗法是减轻体重最重要手段。

三、维生素D缺乏性佝偻病

【临床表现】最常见于3个月至2岁婴幼儿，主要表现为生长最快部位的**骨骼改变**、**肌肉松弛**及**神经兴奋性**改变。临床上分期如下：

1. *初期（早期）* 多见于 3 个月以内小婴儿。主要为**神经、精神**症状。如易激惹、烦闹、睡眠不安、夜间哭闹，出现枕秃。**此期无明显骨骼改变**。

2. *活动期（激期）* 早期未经治疗，病情继续加重，主要有以下表现。

（1）**骨骼改变**：①**头部**：**6 月龄以内**婴儿可见颅骨软化，可有压乒乓球样感觉，即“乒乓头”；7～8 月龄时，可见“方盒样”头，严重时呈马鞍状或十字状头形；**患儿前囟闭合延迟**，出牙迟，牙釉质缺乏，易发生龋齿；②胸部：1 岁左右婴儿多见胸廓畸形；可出现佝偻病串珠；膈肌附着部位的肋骨内陷，形成郝氏沟；第 7～9 肋骨与胸骨相连处软化内陷，形成鸡胸、漏斗胸，可影响呼吸功能；③四肢：6 个月以上患儿出现佝偻病手、足镯；1 岁左右患儿出现膝内翻（“O”形腿）、膝外翻（“X”形腿）；患儿会坐或站立后，能站立或会行走的，双下肢因负重可出现下肢弯曲，形成严重的脊柱侧弯。

（2）运动功能发育迟缓：全身肌肉松弛，肌张力降低，坐、立、行等运动功能发育落后，腹肌张力低下、腹部膨隆如蛙腹。

（3）神经、精神发育迟缓：免疫力低下，易合并感染和贫血。

3. *恢复期* 经治疗及日光照射后，患儿临床症状及体征逐渐减轻或消失。

4. *后遗症期* 临床症状消失，但因婴幼儿残留不同程度的骨骼畸形或运动功能障碍。多见于 2 岁以后的儿童。

【护理措施】

1. *户外活动* 接受太阳照射，尽量暴露皮肤，生后 2～3 周即可带婴儿户外活动，冬季保证每日 1～2 小时户外活动。

2. *补充维生素 D* 鼓励母乳喂养，按时添加辅食，如给予肝、蛋、蘑菇等富含维生素 D、钙、磷和蛋白质的食物；遵医嘱补充维生素 D 制剂，注意防止维生素 D 过量中毒。

3. *加强体育锻炼，预防骨折及骨骼畸形* 避免婴儿过早过长时间地坐、站、走；对已有骨骼畸形的患儿正确矫正，如胸廓畸形做俯卧抬头展胸运动；下肢畸形的患儿可行肌肉按摩等。

4. *生活护理* 保持空气新鲜，温湿度适宜，避免感染。

5. *健康教育* 指导佝偻病的预防，宣传母乳喂养，及时引入换乳期食物，尽早开始户外活动和适当光照；孕妇妊娠后期适当补充维生素 D 800U/d；足月新生儿出生 2 周内适当予以维生素 D 400U/d；早产儿、双胎、低出生体重儿生后 1 周补充维生素 D 800U/d；幼儿处于生长发育高峰时除户外活动外，给予预防量维生素 D（口服 400U/d）和钙剂，并及时添加辅食；不能坚持口服者，可肌内注射维生素 D_3。

试题精选

1. 维生素 D 缺乏性佝偻病患儿活动期的特征性表现是

A. 少汗　　B. 枕秃　　C. 易激惹

D. 睡眠不安　　E. 骨骼改变

答案：E。

2. 6 个月患儿维生素 D 缺乏性佝偻病的骨骼改变为

A. 方颅　　B. 颅骨软化　　C. “O”形腿
D. 手镯、足镯征　　E. 佝偻病串珠
答案：B。

3. 维生素D缺乏性佝偻病后遗症期的主要表现是
A. 智力障碍　　B. 枕秃　　C. 夜间哭闹
D. 骨骼畸形　　E. 语言发育落后
答案：D。

四、维生素D缺乏性手足搐搦症

【临床表现】主要表现为惊厥、手足抽搐、喉痉挛发作，并有不同程度的活动性佝偻病症状。

1. 隐匿型　没有典型发作症状，可通过刺激神经肌肉引出体征。①面神经征：以指尖或叩诊锤轻叩患儿颧弓与口角间的面颊部，眼睑和口角出现抽动者为阳性，新生儿可呈假阳性；②腓反射：叩诊锤叩击膝下外侧腓骨小头处的腓神经，引起足向外侧收缩为阳性；③陶瑟征：以血压计袖带包裹上臂，使血压维持在收缩压与舒张压之间，5分钟之内出现手痉挛症状者为阳性。

2. 典型发作　①惊厥：患儿突然发作，表现为两眼上翻、面肌、四肢抽动、神志不清，时间可数秒至数分钟，时间过久者可出现发绀；发作停止后意识即可恢复，但精神萎靡，醒后活泼如常，次数可数日1次至1日数次甚至数十次。一般不发热。多见于婴儿。②手足抽搐：患儿表现为突然手足肌肉痉挛呈弓状，双手呈腕部屈曲状，手指伸直，拇指内收贴紧掌心，踝关节僵直，足趾向下弯曲，发作停止后活动自如。多见于幼儿和年长儿。③喉痉挛：患儿表现为喉部肌肉、声门突发痉挛，出现呼吸困难。严重者引发窒息、严重缺氧而死亡。多见2岁以下的小儿。

【护理措施】

1. 控制惊厥及喉痉挛，防止窒息。遵医嘱立即给予镇静药、钙剂。静脉注射钙剂时需缓慢推注（10分钟以上）或滴注，并监测心率；避免药液外渗，不可皮下注射或肌内注射，避免造成局部坏死。喉痉挛者立即吸氧，做好气管插管或气管切开的准备。将舌拉出口外，患儿头偏一侧，清除口、鼻分泌物；吸氧，对已出牙的婴儿，应在上、下齿间放置牙垫，避免舌咬伤。

2. 户外活动，补充维生素D。

3. 健康教育。指导家长合理喂养，教会家长惊厥、喉痉挛发作的处理方法。

第 4 单元　消化系统疾病患儿的护理

一、口腔炎

【临床表现】

1. 鹅口疮　又称雪口病，为白念珠菌感染引起。多见于新生儿、营养不良、腹泻、长期应用广谱抗生素或激素的患儿，新生儿多由产道感染，或因哺乳时奶头不洁及使用污染的奶具感染。局部表现为口腔黏膜（颊黏膜最常见，其次是舌、齿龈及上腭）出现**白色或灰白色乳凝块样小点或小片状物**，可融合成片，不易拭去，周围无炎症，强行拭去局部黏膜潮红、粗糙，可有渗血，患处不痛，不流涎。重者可出现呕吐、吞咽困难、声音嘶哑或呼吸困难。

2. 溃疡性口腔炎　主要由链球菌、金黄色葡萄球菌、肺炎链球菌等引起，多见于婴幼儿，常发生于抵抗力下降时，如急性感染、长期腹泻等，口腔不洁有利于细菌繁殖而致病。口腔各部位均可发生，常见于舌、唇内及颊黏膜处，可蔓延到唇及咽喉部，初起时口腔黏膜充血、水肿，继而形成大小不等的糜烂面或浅溃疡，表面有纤维性炎性分泌物形成的灰白色或黄色假膜，边界清楚，易拭去，露出溢血的创面，但不久又被假膜覆盖。全身表现为患儿烦躁、拒食、流涎，常有发热，体温可达 39 ～ 40℃，局部淋巴结肿大，严重者可出现脱水和酸中毒。

3. 疱疹性口腔炎　由单纯疱疹病毒 I 型感染引起，1 ～ 3 岁小儿多见，全年均可发病，无季节性，传染性强，可在集体托幼机构小流行。起病时发热，齿龈红肿，触之易出血，继而在口腔黏膜（牙龈、舌、唇、颊黏膜，有时累及上腭及咽部）早期呈单个或成簇的小水疱，直径约 2mm，周围有红晕，水疱很快破溃形成溃疡，溃疡面覆盖黄白色膜样渗出物。小溃疡可融合成不规则较大的溃疡。全身表现有拒食、流涎、烦躁、哭闹、发热（低热或高热 38 ～ 40℃）、颌下淋巴结肿大。病程 1 ～ 2 周，淋巴结肿大可持续 2 ～ 3 周。溃疡 10 ～ 14 天愈合。

【护理措施】

1. 保持口腔清洁　鼓励多饮水，进食后漱口。鹅口疮患儿应在哺乳前用 **2% 碳酸氢钠**清洗口腔；疱疹性口腔炎和溃疡性口腔炎可用 3% 过氧化氢溶液清洗口腔。

2. 局部用药护理　遵医嘱局部涂药，鹅口疮局部涂用 10 万～ 20 万 U/ml 制霉素鱼肝油混合液。疱疹性口腔炎局部可涂碘苷（疱疹净），也可涂西瓜霜、锡类散、冰硼散等，疼痛严重者可在进食前用局部涂 2% 利多卡因。溃疡性口腔炎溃疡面涂 5% 金霉素鱼肝油、锡类散等。

3. 预防感染　护理人员为患儿护理口腔前后要洗手，食具专用，患儿使用过的食具应煮沸消毒或压力灭菌消毒。疱疹性口腔炎的传染性较强，应注意消毒隔离。

4. 饮食护理　给予高热量、高蛋白、富含维生素的温凉流质或半流质饮食。避免刺激性食物。

5. 健康教育　向家长介绍口腔炎的病因预防及护理知识。

试题精选

笑笑，女婴，6个月。有肺炎抗生素治疗史。近2日见患儿口腔黏膜有白色乳凝状物，不易擦去，强行剥脱后，局部黏膜有渗血，考虑为鹅口疮。为该患儿护理时，不正确做法的是

A. 用5%碳酸氢钠溶液口腔护理

B. 局部可涂制霉菌素与鱼肝油混合液

C. 涂药前应先清洗口腔

D. 食具等用后应煮沸消毒

E. 局部可涂龙胆紫

答案：A。

二、小儿腹泻

【临床表现】病程小于2周的腹泻为急性腹泻，病程在2周至2个月的腹泻为迁延性腹泻，病程超过2个月的腹泻为慢性腹泻。

1. 急性腹泻

（1）轻型腹泻：多为肠道外感染、饮食、气候等因素所致。症状轻，胃肠道症状为主，一般无脱水及全身中毒症状。表现为食欲减退，偶有溢奶或呕吐，排便增多（每日<10次），但每次量不多，大便稀薄或带水，呈黄色或黄绿色，有酸味，可见白色或黄白色奶瓣和泡沫。

（2）重型腹泻

①胃肠道症状：大便次数多，每日可达10余次到数十次，量多，呈蛋花汤或水样，可有少量黏液。可有呕吐、腹胀、食欲减退等。

②全身中毒症状：发热（体温可达40℃）、烦躁不安或精神萎靡、嗜睡，进而意识模糊，甚至昏迷、休克等。

③水、电解质和酸、碱平衡紊乱表现

a. 脱水：表现为口渴、眼窝及前囟凹陷、泪液及尿量减少、皮肤黏膜干燥、皮肤弹性差、意识状态改变等。程度：根据精神状态、前囟及眼窝凹陷、皮肤黏膜、循环情况及尿量将脱水分为轻、中、重度（表4-4）。脱水性质：由于水和电解质丢失比例不同，可造成等渗性、低渗性、高渗性脱水。具体特点见表4-5。

表4-4 脱水的分度

	轻 度	中 度	重 度
失水占体重比例（ml/kg）	<5%（30～50）	5%～10%（50～100）	>10%（100～120）
精神状态	稍差	萎靡或烦躁	淡漠或昏迷
眼泪	有	少	无
眼窝及前囟	稍凹陷	明显凹陷	极凹陷
皮肤	稍干、弹性稍差	干、苍白、弹性差	干燥、花纹、弹性极差

续表

	轻 度	中 度	重 度
黏膜	稍干燥	干燥	极干燥
口渴	轻	明显	烦渴
尿量	稍少	明显减少	极少或无尿
四肢	温	稍凉	厥冷
周围循环衰竭	无	不明显	明显

表 4–5 不同性质脱水特点

	等渗性脱水	低渗性脱水	高渗性脱水
水、电解质丢失比例	成比例丢失	电解质＞水	水＞电解质
血钠（mmol/L）	130 ～ 150	＜130	＞150
渗透压（mmol/L）	280 ～ 320	＜280	＞320
主要丧失液	细胞外液	细胞外液	细胞内液
临床表现	一般脱水表现	脱水＋循环衰竭	口渴、烦躁

b. 代谢性酸中毒：主要是由于细胞外液中 H^+ 增加或 $HCO3^-$ 丢失所致。常见原因为呕吐、腹泻丢失大量碱性物质；摄入不足引起体内脂肪氧化增加，产生大量酮体；血容量减少，血液浓缩，组织缺氧，乳酸堆积；肾血流量不足，尿量减少，引起酸性代谢产物在堆积体内。分为轻、中、重三种程度。轻度体征不明显；中度即可出现精神萎靡、嗜睡或烦躁不安，呼吸深长，口唇呈樱桃红色等；重度酸中毒表现进一步加重，出现恶心呕吐，呼气有酮味，心率加快，昏睡或昏迷。

c. 低钾血症：血钾＜3.5mmol/L。常见原因为长期禁食或进食量小；碱中毒、经消化道和肾失钾（如呕吐、腹泻、长期应用排钾利尿药等）。表现为神经、肌肉兴奋性降低表现（如精神萎靡，反应低下，腱反射减弱或消失，全身无力，腹胀、肠鸣音减弱甚至肠麻痹）、心脏损害（心率增快、心音低钝、心律失常等，心电图示 ST 段下降，T 波低平，Q–T 间歇延长，U 波、室颤等）和肾损害表现（多尿、夜尿、口渴、多饮等）。

d. 低钙血症和低镁血症：当脱水和酸中毒被纠正后，大多有钙缺乏，少数可有镁缺乏。低钙血症表现为手足抽搐或惊厥等。若经静脉缓注 10% 葡萄糖酸钙后症状仍不见好转时，应考虑有低镁血症。

2. **迁延腹泻和慢性腹泻** 与营养不良和急性期治疗不彻底有关。表现为腹泻迁延不愈，病情反复，排便次数和性质不稳定，严重时可出现水、电解质紊乱。严重者可导致多脏器功能异常。

3. **生理性腹泻** 6 个月以内的婴儿多见，外观虚胖，可有湿疹。表现为出生后不久即有腹泻，但除排便次数增多外，无其他症状，小儿食欲、精神状态好，不影响生长发育。当添加换乳期食物后，大便逐渐转为正常。

4. 常见类型肠炎的特点

（1）**轮状病毒肠炎**：呈自限性，好发于秋、冬季，以秋季流行为主，又称为“秋季腹泻”。多见于6个月至2岁的婴幼儿。主要经粪－口传播，也可通过气溶胶形式经呼吸道感染。潜伏期1～3天，起病急，常有发热和上感症状，一般无明显中毒症状。病初可出现呕吐、排便次数多、量多、水分多，黄色水样或蛋花汤样便，带少量黏液。常并发脱水、酸中毒及电解质紊乱，可侵犯神经系统、心肌等多个器官。

（2）**大肠埃希菌肠炎**：多发生在夏季，腹泻频繁。产毒性大肠埃希菌肠炎大便呈蛋花汤样或水样，混有黏液，全身中毒症状较明显，严重者伴水、电解质紊乱和酸中毒。侵袭性大肠埃希菌肠炎起病急，高热可发生热性惊厥，腹泻频繁，大便呈黏液状，带脓血，有腥臭味，可发生严重的全身中毒甚至休克。出血性大肠埃希菌肠炎大便次数多，开始为黄色水样便，后转为血水样便。

【护理措施】

1. 调整饮食　应停止食用可能被污染的食物以及可能引起消化不良及过敏的食物。观察记录大便次数、量及性状，收集粪便送检。母乳喂养者应继续母乳喂养，暂停辅食，减少哺乳次数，缩短每次喂乳时间，少量多次。人工喂养者可喂米汤、酸奶、脱脂奶等，待腹泻次数减少后给予流质或半流质饮食（如粥、面条等），少量多餐，逐步过渡到正常饮食。严重呕吐者，暂禁食4～6小时（不禁水），好转后继续喂食，由少到多，由稀到稠。病毒性肠炎多有双糖酶（尤其乳糖酶）缺乏，应暂停乳类喂养，不宜用蔗糖，改为酸奶、豆浆等。

2. 维持水、电解质及酸解平衡　①口服补液：**口服ORS液**适用于腹泻时预防脱水及纠正轻、中度脱水。累积损失量按轻度脱水50～80ml/kg、中度脱水80～100ml/kg喂服，于8～12小时内将累计损失量补足；继续损失量根据排便次数和量而定。脱水纠正后，可用等量水稀释ORS液。有明显腹胀、心肾功能不全、休克者不宜服用ORS液。②静脉补液：适用于中度以上脱水患儿。根据脱水程度和性质，结合患儿身体状况，决定补液量、种类和速度。

3. 皮肤护理　避免使用不透气的塑料布包裹，及时更换尿布，**每次便后用温水清洗臀部并擦干**，保持会阴部及肛周皮肤干燥。发生臀红时，酌情按臀红程度采用烤灯照射、理疗等方法。

4. 控制感染　病毒性肠炎不用抗生素，大肠埃希菌肠炎可选用抗革兰阴性菌抗生素。做好消毒隔离，分室居住，护理患儿前后手，以防交叉感染。注意气候变化，防止受凉或过热，加强体格锻炼，适当户外活动。

5. 用药护理　服用微生态制剂时，应与抗生素间隔至少2小时。肠黏膜保护剂应在两餐之间服用，不能和其他药物同服。

6. 健康指导　向家长介绍婴儿腹泻的病因和补液、饮食及预防等方面内容。

试题精选

腹泻患儿，预防臀红最主要的护理措施是

A. 避免使用塑料布包裹　　B. 排便后烤灯照射　　C. 排便后及时清洗臀部

D. 勤换尿布　　E. 臀部涂抗生素软膏

答案：C。

三、急性坏死性小肠结肠炎

【临床表现】突发腹痛，短时间内逐渐加重，之后为持续腹痛伴阵发性加剧。初起时奶量减少，水样便，数日后可有血便，恶心、呕吐，呕吐物可呈血性，伴有发热。重者可无腹泻，表现为高度腹胀，可出现败血症和中毒性休克。

【护理措施】

1. 腹泻、呕吐、禁食、胃肠减压可致体液不足，应补液。

2. 肠道坏死、感染可致腹痛、腹胀，应取侧卧位或半卧位，缓解疼痛。腹胀明显者可进行肛管排气，一般不使用镇痛药。

试题精选

1. 丽丽，女童，3 岁。突然发热、脐周持续性痛，伴有呕吐、腹胀、腹泻，大便为果酱样，有腥臭味。腹部 X 片可见液平面。最可能的临床诊断是

A. 胃穿孔　B. 急性胃炎　C. 肠套叠
D. 急性胰腺炎　E. 急性坏死性小肠结肠炎

答案：C。

2. 萌萌，女婴，27 天。以腹胀 3 天，便血伴呕血 1 天收入院。查体：精神差，面色苍白，呼吸急促，心肺无异常，腹胀明显，肠鸣音消失，X 线示小肠充气、肠管扩张。该患儿最有可能为

A. 急性重型腹泻　B. 肠套叠
C. 急性坏死性小肠结肠炎　D. 胃十二指肠穿孔　E. 急性病毒性肠炎

答案：C。

第 5 单元　呼吸系统疾病患儿的护理

一、急性上呼吸道感染

【临床表现】症状轻重不一，与年龄、病原体及机体抵抗力不同有关。年长儿以呼吸道局部表现为主，婴儿以发热等全身症状为主。

1. 局部症状和体征　主要是鼻咽部症状，如鼻塞、流涕、打喷嚏、咽痛、干咳等，病程 3 ～ 4 天。新生儿和小婴儿可因鼻塞而出现张口呼吸或拒乳。体检：咽部充血、扁桃体红肿、颌下淋巴结增大、触痛。

2. 全身症状　突然起病，出现高热，可伴有呕吐、腹泻、烦躁、哭闹，甚至高热惊厥。年长儿可表现为畏寒、头痛、食欲缺乏、乏力、关节疼痛等，部分患儿可出现阵发性脐周痛。

3. 两种特殊类型上呼吸道感染　①疱疹性咽峡炎：病原体为**柯萨奇 A 病毒**，夏、秋季节多见。起病急，高热、咽痛、流涎、拒食等。体检可见咽部充血，咽腭弓、软腭、腭垂等处黏膜上有 2 ～ 4mm 灰白色的疱疹，周围有红晕，疱疹破溃后形成小溃疡。病程 1 周左右。

②咽－结合膜热：由**腺病毒**引起，春、夏季多见，散在或小流行。表现为发热、咽炎、结膜炎。体检可见咽充血，一侧或双侧滤泡性结膜炎，球结膜充血，颈部及耳后淋巴结肿大，可伴有胃肠道症状。病程1～2周。

4. 并发症　可并发鼻窦炎、中耳炎、喉炎、咽后壁脓肿、颈淋巴结炎等，向下蔓延引起**支气管炎**、**支气管肺炎**等，其中肺炎是婴幼儿时期最严重的并发症。年长儿若患链球菌性上呼吸道感染可引起**急性肾炎**、**风湿热**。

【护理措施】

1. 休息与活动　卧床休息，多饮温开水保持室内空气清新，每日通风，维持室内温度18～22℃，湿度50%～60%。

2. 监测体温　体温＞**38.5℃**时给予物理降温（温水擦浴），或药物降温（如口服对乙酰基酚或布洛芬等），预防高热惊厥。出汗后及时更换被汗液浸湿的衣被。

3. 饮食护理　给予高蛋白质、高热量、高维生素的流质或半流质饮食。

4. 对症护理　患儿鼻塞塞或呼吸不畅时，可在喂乳前15分钟用**0.5%麻黄碱**滴鼻，使鼻腔通畅，保证吸吮。咽部不适时可给予润喉含片或雾化吸入。

5. 病情观察　观察密切观察病情变化，如高热持续不退或退而复升、淋巴结肿大、耳痛或外耳道流脓时考虑合并中耳炎。

6. 健康教育　向家长介绍预防上感的知识，合理喂养，多户外活动，积极锻炼身体，注意保暖，防止受凉，在上感流行季节少去人多密集的公共场所，以防感染。

二、急性感染性喉炎

【临床表现】急性起病，症状重，可有发热、声音嘶哑、犬吠样咳嗽、吸气性喘鸣和三凹征。重者可出现发绀、烦躁不安、心率加快等缺氧症状。白天症状较轻，夜间入睡后加重。体检可见咽部充血，间接喉镜检查可见喉部及声带充血、水肿。根据呼吸困难的轻重，将喉梗阻分为**4度**。具体分度及表现见表4–6。

表4–6　喉梗阻的分度及表现

分　度	表　现
Ⅰ度	活动时出现吸气性呼吸困难
Ⅱ度	安静时既有吸气性呼吸困难
Ⅲ度	Ⅱ度＋烦躁不安
Ⅳ度	Ⅲ度＋明显缺氧征象（手足乱动、出冷汗、面色苍白、发绀等）

【护理措施】

1. 保持呼吸道通畅　保持室内空气新鲜，定时通风，温湿度适宜。置患儿舒适体位，保持安静，避免各种刺激。及时吸氧，超声雾化吸入，以迅速消除**喉头水肿**。

2. 用药护理　遵医嘱给予抗生素及激素治疗。密切观察病情变化。若患儿过于烦躁不安，遵医嘱给予异丙嗪。避免使用**氯丙嗪**，以免使喉头肌松弛，加重呼吸困难。

3. 降温　密切观察体温变化，体温超过**38.5℃**给予物理降温。

4. 健康教育　介绍小儿喉炎的护理知识，积极预防上呼吸道感染和各种传染病。

试题精选

小敏，女婴，1 岁。因低热、流涕 2 天，咳嗽、声嘶、烦躁不安 1 小时就诊。查体：体温 38.3℃，犬吠样咳，吸气性喉鸣，明显三凹征，咽部充血，心肺正常。首先应考虑

A. 急性支气管炎　　B. 支气管肺炎　　C. 急性上呼吸道感染

D. 急性感染性喉炎　　E. 肺不张

答案：D。

三、急性支气管炎

【临床表现】起病可急可缓，大多先有上呼吸道感染症状，之后以咳嗽为主要表现。初为刺激性干咳，1～2 天后有痰液咳出。婴幼儿全身症状较明显，常有发热，多在 38.5℃，可伴有呕吐、腹泻等症状，多无气促好发绀。双肺呼吸音粗，或有不固定的散在干、湿啰音。

【护理措施】

1. 休息与活动　保持室内空气清新，温湿度适宜，保证充足的睡眠和休息，减少活动。

2. 降温　同上呼吸道感染。

3. 保持呼吸道通畅　鼓励患儿多饮水，有效咳嗽，卧位时头稍抬高，注意经常**变换体位**。痰较多时，可**雾化吸入**，若影响呼吸时，给予吸氧。

4. 饮食护理　给予营养丰富、易消化食物，少量多餐。

5. 病情观察　注意呼吸变化，若有异常，立即报告医生。

6. 用药护理　观察药物疗效和副作用，喘息严重者可加用肾上腺皮质激素，如泼尼松；口服止咳糖浆后不要立即饮水。

7. 健康教育

四、小儿肺炎

【临床表现】

1. 轻症肺炎

（1）症状：①发热：热型不一，多为不规则热，新生儿和重度营养不良儿可不发热，甚至体温降低。②咳嗽：早期为**刺激性干咳**，以后有痰，极期咳嗽反而减轻，新生儿、早产儿可仅表现为口吐白沫。③气促：多在发热、咳嗽后出现。④全身症状：精神不振、食欲减退、烦躁不安，呕吐或腹泻。

（2）体征：呼吸频率增快，40～80 次 / 分，可见鼻翼扇动和吸气性凹陷；口周、鼻唇或指（趾）端发绀；肺部可听到**较固定的中、细湿啰音**，以背部两侧下方、脊柱两旁较多，吸气末更为明显，新生儿、小婴儿不易闻及湿啰音。

2. 重症肺炎　除全身中毒症状和呼吸系统症状加重外，常有循环、神经、消化系统等功能障碍。①循环系统：轻度缺氧可致心率增快；重症肺炎可合并心肌炎、心力衰竭（多见）。心力衰竭的表现：呼吸困难加重，呼吸突然加快超过 60 次 / 分；心率增快，婴儿＞180 次 /

分，幼儿＞160次/分；心音低钝，奔马律；极度烦躁不安，面色苍白或发灰，指（趾）甲微血管充盈时间延长；肝迅速增大；尿少或无尿。②神经系统：出现烦躁、嗜睡、反复惊厥或持续昏迷、呼吸不规则等中毒性脑病的症状。③消化系统：轻度表现为食欲缺乏、腹胀、呕吐或腹泻。重者可发生中毒性肠麻痹，表现明显腹胀、呼吸困难加重、肠鸣音消失等。有上消化道出血时可呕吐咖啡渣样物、粪隐血试验阳性或柏油样便。④弥散性血管内凝血：表现为血压下降、四肢凉，皮肤、黏膜及消化道出血。

3. 并发症　若延误治疗或病原菌致病力强时，可出现脓胸、脓气胸、肺大疱。

4. 几种不同病原体所致肺炎的特点

（1）呼吸道合胞病毒肺炎：最常见病毒性肺炎，多见于婴幼儿，冬春季节好发。轻者发热和呼吸困难不严重，重者呼吸困难明显，喘憋、发绀、鼻翼煽动、三凹征及发热。肺部听诊以**喘鸣**为主，有中细湿啰音。肺部X线表现为两肺可见小点片状、斑片状阴影。

（2）腺病毒肺炎：6个月至2岁婴幼儿多见。临床主要特点为起病急，高热持续时间长，中毒症状重。多呈稽留热，精神萎靡、嗜睡。咳嗽频繁，阵发性喘憋、呼吸困难、发绀等；肺部体征出现较晚，在发热3～7天后开始出现肺部湿啰音，以后因肺部病变融合而出现肺实变体征；X线显示大小不等的片状阴影或融合成大病灶。

（3）金黄色葡萄球菌肺炎：多见于新生儿及婴幼儿，冬春季节好发。临床起病急、病情重、进展快，中毒症状明显。多呈弛张热，婴幼儿可呈稽留热。患儿烦躁不安，呻吟，面色苍白，咳嗽，呼吸困难，可伴有呕吐、腹胀，皮肤可见猩红热样皮疹或荨麻疹样皮疹，严重者出现惊厥甚至休克。肺部体征出现较早，双肺可闻及中、细湿啰音，易并发脓胸、脓气胸。

（4）肺炎支原体肺炎：本病全年均可发生，各年龄段的儿童均可发病。临床特点是症状与体征不成比例。起病缓慢，刺激性干咳为突出症状，病初有全身不适、乏力、头痛等症状，2～3天后出现发热，热型不一，常伴有咽痛和肌肉酸痛，部分患儿有胸痛、食欲缺乏、恶心、呕吐、腹泻等症状。肺部体征不明显，少数可听到干、湿啰音。

【护理措施】

1. 休息与活动　保持室内空气清新，维持室温在18～22℃，湿度60%。置患儿于半卧位或抬高床头，尽量避免患儿哭闹，护理操作集中进行，减少刺激。

2. 氧疗护理　一般采用鼻导管给氧，氧流量为0.5～1L/min，氧浓度不超过40%，氧气应湿化。缺氧明显者用面罩或头罩给氧，氧流量2～4L/min，氧浓度不超过50%～60%。若出现呼吸衰竭，则使用人工呼吸器。

3. 保持呼吸道通畅　经常**变换体位**，协助患儿翻身、叩背，方法为五指并拢、稍向内合成空心状，遵循**由下向上、由外向内**的顺序叩背，利于分泌物排出。也可采用体位引流、超声雾化吸入，必要时吸痰，吸痰后听诊肺部，观察吸痰效果。

4. 用药护理　按医嘱给予抗感染药物、祛痰药等，观察药物的疗效和不良反应。

5. 降温　密切监测体温变化，参照上呼吸道感染。

6. 饮食护理　给予营养丰富易消化食物，少量多餐，鼓励患儿多**饮水**。

7. 病情观察　重点观察患儿的神志、面色、心率、呼吸的变化，及时发现合并症。①预防心力衰竭：注意休息，半卧位，尽量减少刺激，必要时按医嘱给予镇静药；控制滴速（滴速＜每小时 5ml/kg），若发生心力衰竭，应及时通知医生，减慢输液速度同时给予吸氧。若患儿突然口吐粉红色泡沫痰，应考虑肺水肿，给予患儿吸入经 20% ～ 30% 乙醇湿化的氧气。②预防中毒性脑病：若患儿出现烦躁或嗜睡、惊厥、昏迷、呼吸不规则等症状，应考虑脑水肿或中毒性脑病。③若在肺炎治疗过程中，中毒症状与呼吸困难加重，体温不退或退而又升，考虑脓胸、脓气胸等并发症。

8. 健康教育　指导家长或患儿肺炎的防治要点。出院后指导患儿应增强体质，定期检查，预防接种。

试题精选

1. 小明，男童，5 岁。以发热、咳嗽、流鼻涕 1 周收入院。查体：体温 38.2℃，呼吸 26 次 / 分，肺部可闻及细湿啰音，痰液黏稠，不易咳出。该患儿的主要护理措施是

A. 立即药物降温　　B. 嘱患儿饮食宜清淡易消化

C. 给予适量镇咳药　　D. 定时雾化吸入、排痰

E. 病室保持通风、空气新鲜

答案：D。

2. 晴晴，女婴，7 个月。发热、咳嗽 3 天，入院诊断为支气管肺炎。入院后 3 小时突然烦躁不安，呼吸困难，口周青紫。查体：呼吸 64 次 / 分，脉搏 186 次 / 分，心音低钝，双肺闻及密集湿啰音，考虑该患儿可能发生了

A. 呼吸衰竭　　B. 中毒性脑病　　C. 肺不张

D. 支气管哮喘　　E. 心力衰竭

答案：E。

第 6 单元　循环系统疾病患儿的护理

先天性心脏病

【临床表现】

1. 左向右分流型

（1）室间隔缺损（最常见）：是室间隔发育不全导致左右心室间的异常通道。临床表现决定于**缺损**的大小和心室间压差。症状：小型缺损可无明显症状，活动不受限，生长发育不受影响；中、大型缺损时体循环血容量减少，出现喂养困难、消瘦，气短，面色苍白，多汗，声音嘶哑（肺动脉的扩张压迫喉返神经）生长发育迟缓，易反复肺部感染和充血性心力衰竭。肺动脉持续增高可出现活动能力下降、青紫，病逐渐加重。体征：胸骨左缘第 3 ～ 4 肋间闻及Ⅲ～Ⅴ级粗糙响亮的全收缩期杂音，肺动脉第二心音增强。并发症：室间隔缺损易并发支气管肺炎、肺水肿、感染性心内膜炎和充血性心力衰竭等。

（2）房间隔缺损：症状：大型缺损时与室间隔缺损相似。体征：胸骨左缘**第 2、3 肋间**

闻及Ⅱ～Ⅲ级收缩期喷射性杂音（肺动脉瓣相对狭窄），肺动脉第二心音亢进且伴固定分裂（肺动脉瓣延迟关闭）。分流量大时，胸骨左缘下方可闻及舒张期隆隆样杂音（三尖瓣相对狭窄）。晚期亦可出现发绀，即艾森门格综合征。并发症有**支气管肺炎**（**最常见**）、充血性心力衰竭、肺水肿和感染性心内膜炎。

（3）**动脉导管未闭**：动脉导管生后约15小时发生功能关闭，80%出生后3个月发生解剖性关闭。若持续开放，并产生病理、生理改变，即为动脉导管未闭。临床表现取决于动脉导管的粗细。导管细者可无症状，导管粗者症状与室间隔缺损相似。体征：胸骨左缘第2肋间可闻及粗糙响亮的连续性机器样杂音，肺动脉第二心音增强；脉压多大于40mmHg；可有**水冲脉、毛细血管搏动和股动脉枪击音等**周围血管征阳性。伴有显著肺动脉高压时患儿呈差异性青紫，下半身青紫明显，左上肢轻度青紫，而右上肢正常。常见并发症有肺部感染、充血性心力衰竭、感染性心内膜炎。

2. 右向左分流型　1岁以后最常见的青紫型先心病为法洛四联症，包括肺动脉狭窄、室间隔缺损、主动脉骑跨、右心室肥厚。其中肺动脉狭窄决定临床症状的严重程度。

（1）**症状**：①青紫是最突出的表现；②缺氧发作：多发生在2岁以内，诱因为吃奶、哭闹或大便等。患儿表现为呼吸困难、烦躁、青紫加重，严重者突然晕厥、抽搐。其原因是在肺动脉漏斗部狭窄的基础上，突然发生该处肌部痉挛，引起一过性肺动脉梗阻，使脑缺氧加重。③蹲踞：年长儿每于行走、游戏时下蹲片刻，是一种保护性姿势，蹲踞时下肢屈曲受压，体循环阻力增加，可使肺血流量增加，同时下肢屈曲，使静脉回心血量减少，减轻了右心室负荷，使右向左分流减少，从而缺氧症状暂时得以缓解；婴儿常**喜胸膝卧位**。④杵状指（趾）。

（2）体征：患儿发育迟缓，心前区**隆起**，胸骨左缘第2～4肋间闻及Ⅱ～Ⅲ级喷射性收缩期杂音，肺动脉第二心音减弱或消失。常见并发症有脑血栓形成、脑脓肿、亚急性细菌性心内膜炎。

【护理措施】

1. 休息与活动　保证睡眠、休息，集中护理，避免情绪激动和大哭大闹。**休息**是恢复心脏功能的重要条件。根据病情，安排适当的活动量，减轻心脏负担。病情严重的患儿应卧床休息。

2. 饮食护理　注意营养搭配，供给充足能量、蛋白质和维生素，防止便秘，喂养困难者耐心喂养，少量多餐，避免呛咳和呼吸困难。

3. 预防感染　注意体温变化，避免受凉引起上呼吸道感染。注意保护性隔离，以免交叉感染。做小手术时，如拔牙、扁桃体摘除术应给予抗生素预防感染。

4. 病情观察　①法洛四联症患儿，血液黏稠度高，易发生血栓，要注意供给充足液体；缺氧发作时，立即置于**膝胸卧位**，吸氧，配合医生使用及普萘洛尔或吗啡抢救治疗。②观察有无心力衰竭的表现，一旦出现置患儿半卧位、吸氧，及时报告医生，配合抢救。

5. 心理护理　给予患儿和家长必要的解释和安慰，消除患儿的紧张焦虑情绪。

6. 健康教育　指导家长掌握先天性心脏病的日常护理方法，建立合理的生活制度和活量；供给充足的营养，增强抵抗力；合理用药，预防感染和其他并发症。定期复查，使患儿能安全到达手术年龄。

试题精选

1. 亮亮，男婴，8 个月。出生后 5 个月诊断为法洛四联症，吃奶或哭闹后出现面色青紫、抽搐，考虑为缺氧发作。此时应采取的正确体位是

A. 侧卧位　　B. 半坐位　　C. 膝胸卧位
D. 中凹卧位　　E. 端坐位

答案：C。

2. 左向右分流型先天性心脏病中，房间隔缺损常并发

A. 呼吸衰竭　　B. 肺炎　　C. 充血性心力衰竭
D. 脑血栓形成　　E. 亚急性细菌性心内膜炎

答案：B。

第 7 单元　血液系统疾病患儿的护理

一、营养性缺铁性贫血

【临床表现】

1. 一般表现　皮肤、黏膜逐渐苍白，以唇、口腔黏膜和甲床最明显。易疲乏、少动。体重不增或增长缓慢。年长儿可诉头晕、耳鸣、乏力、眼前发黑等。

2. 骨髓外造血的表现　肝、脾轻度大，且年龄越小，病程越长；贫血越重，增大越显著，淋巴结肿大较轻。

3. 非造血系统表现　①消化系统：表现为食欲缺乏、恶心、呕吐、腹泻，可有口腔炎、舌乳头萎缩，少数有异食癖（嗜吃泥土、墙皮等），重者出现萎缩性胃炎或吸收不良综合征。②神经系统：常有烦躁不安、易激惹或精神不振，注意力不易集中、记忆力减退、理解力降低等。③心血管系统：明显贫血时心率加快、心脏扩大，甚至可发生心力衰竭。④其他：皮肤干燥，头发枯黄无光泽，反甲；易发生感染性疾病。

【护理措施】

1. 休息和活动　轻度贫血患儿，一般不需要卧床休息，但应避免剧烈运动。严重贫血者应卧床休息，定时测量心率，观察有无心悸、呼吸困难等，必要时吸氧。

2. 饮食护理　①指导家长纠正患儿不良的饮食习惯。②提倡母乳喂养，并及时添加含铁丰富的辅食，如肝、动物血、鱼、瘦肉、豆制品、蛋黄、海带、紫菜、木耳等。早产儿和低体重儿自 **2 个月**左右给予铁剂预防。

3. 用药护理　①口服铁剂的注意事项：应从**小剂量**开始，在**两餐之间**服用，减少对胃肠道的刺激；液体铁剂可使牙齿变黑时，应用吸管或滴管服用；服用铁剂后，大便变黑或呈柏油样，停药后恢复；可与稀盐酸和（或）维生素 C、果汁等同服，促进铁吸收；忌与影响铁吸收的食品同服，如茶、咖啡、牛乳、钙片、植酸盐等。②肌内注射铁剂注意事项：应深部肌内注射，每次应更换注射部位，以免局部发生疼痛、硬结或局部组织坏死，并注意观察，警惕过敏性休克。③铁剂服用时间及观察疗效：至血红蛋白正常后 2 个月停药；用药 **2～3**

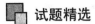

天后，网织红细胞开始上升，5～7天达高峰，**1～2周**后血红蛋白逐渐上升，一般3～4周后正常。

4. 病情观察　密切观察病情，若出现心悸、气促、肝大等心力衰竭的症状和体征，应通知医生并配合抢救。

5. 健康教育　向家长和年长儿讲解合理喂养，提倡母乳喂养，及时添加含铁丰富的食物，纠正不良饮食习惯。孕期及哺乳期妇女多食用含铁丰富的食物。避免着凉，尽量不到人群集中的公共场所，以防上呼吸道感染。

试题精选

小儿营养性缺铁性贫血好发的时期为

A. 胎儿期　　B. 围生期　　C. 婴幼儿期

D. 学龄期　　E. 青春期

答案：C。

二、营养性巨幼红细胞贫血

【临床表现】

1. 一般表现　虚胖或伴轻度水肿，毛发干枯、稀黄，无光泽。

2. 贫血表现　皮肤、面色**蜡黄**，睑结膜、口唇、指甲苍白，可伴肝、脾大。

3. **神经、精神症状**（特征性表现）　烦躁不安、易怒。维生素 B_{12} 缺乏者表情呆滞、反应迟钝，少哭不笑、嗜睡，智能、动作发育落后，甚至出现倒退现象；重者肢体、躯干、头部或全身震颤，甚至抽搐、感觉异常、踝阵挛及共济失调等。叶酸缺乏不发生神经系统症状，但可导致神经精神异常。

4. 消化道症状　常有食欲缺乏、恶心、呕吐、腹泻、舌炎、口腔炎等。

5. 其他　易发生感染，重症出现心界扩大，甚至心力衰竭。

【护理措施】

1. 休息与活动　一般不需卧床休息，严重者适当限制活动，满足其日常生活需要。

2. 饮食护理　及时添加富含维生素 B_{12} 和叶酸的换乳期食物，如动物肝、肾、肉类、蛋类及绿色蔬菜、酵母、谷类等，羊奶中加用**叶酸**；纠正患儿不良的饮食习惯。

3. 用药护理　遵医嘱使用维生素 B_{12} 和（或）叶酸，同时加服维生素 C 以助叶酸吸收。有精神症状者以维生素 B_{12}，若单用叶酸可能会加重症状。出现肌肉震颤者，可酌情给予镇静药。

4. 监测生长发育　评估患儿的体格、智力与运动发育情况，对发育落后者多给予触摸、爱抚，同时加强教育和功能训练。

5. 健康教育　介绍本病的表现和预防措施，强调预防重要性。

试题精选

1. 营养性巨幼红细胞性贫血患儿的特征性表现是

A. 口唇、指甲苍白　　B. 面色蜡黄　　C. 异食癖

D. 表情呆滞　　　　　　　　　E. 肝、脾及淋巴结肿大

答案：D。

2. 小强，男婴，6 个月，单纯羊乳喂养。为预防营养性巨幼红细胞性贫血，建议在饮食中应增加叶酸的摄入。下列食物中含叶酸较为丰富的是

A. 乳类　　　　　　　　　　B. 精肉　　　　　　　　　　C. 海产品

D. 坚果类　　　　　　　　　E. 新鲜绿叶蔬菜

答案：E。

三、原发性血小板减少性紫癜

【临床表现】

1. 急性型　多见于婴幼儿，发病前 1 ～ 3 周常有急性病毒感染史，如上呼吸道炎、传染病（麻疹、水痘、流行性腮腺炎等）。起病急，常有发热。以自发性皮肤、黏膜出血为突出表现，多为针尖大小出血点，或瘀斑、紫癜，分布不均匀，以四肢为多，常伴有鼻出血或牙龈出血，偶见便血、呕血和血尿。少数有结膜下或视网膜出血。青春期女性患者可有月经增多，主要致死原因为**颅内出血**。出血重可伴有贫血，偶见肝脾轻度大，呈自限性，预后良好。

2. 慢性型　病程长，病缓慢，多见于学龄儿童。出血症状相对较轻，主要为皮肤、黏膜出血，可持续性或反复发作性出血。少数可有轻度脾大，全身情况较好。1/3 患儿发病数年后自然缓解。

【护理措施】

1. 止血护理　口、鼻黏膜出血可用 1% 麻黄碱或 **0.1% 肾上腺素**的棉球、纱布或明胶海绵局部压迫止血。无效者，以油纱条填塞，2 ～ 3 天后更换。

2. 预防出血，避免损伤　急性减少活动，明显出血者卧床休息。尽量**减少肌内注射或深静脉穿刺采血**，必要时应延长压迫时间；禁食坚硬、多刺的食物；保持排便通畅；禁忌玩锐利玩具。

3. 预防感染　应与感染患儿分室居住；保持出血部位清洁；严格无菌技术操作；注意个人卫生；及时增减衣服，避免受凉，不到人多的公共场所。

4. 病情观察　密切观察生命体征、皮肤状况，如有异常立即报告医生并配合抢救。

5. 心理护理　关心、安慰患儿，消除其恐惧心理。

6. 健康指导　指导预防损伤和止血的方法，注意自我保护，增强抵抗力，避免感染。定期随诊，注意病情变化。

第 8 单元　泌尿系统疾病患儿的护理

一、急性肾小球肾炎

【临床表现】

1. 前驱感染　呼吸道感染以咽部扁桃体炎多见，也可见于猩红热，多发生在秋冬季节，

6～12天后发生肾炎；皮肤感染多发生在夏季，6～12天后发生肾炎。

2. 典型表现　①水肿：最常见和最早出现。初起仅眼睑及颜面部水肿，重者遍及全身，呈非凹陷性，多为轻、中度水肿，多伴少尿。②血尿：起病时几乎都有血尿，轻者仅有镜下血尿，持续数月。30%～70%患儿为肉眼血尿，呈茶褐色或烟蒂水样（酸性尿），也可呈洗肉水样（中性或弱碱性尿），持续1～2周后转为镜下血尿，少数持续3～4周。③蛋白尿：程度不等，有20%患儿达肾病水平。④高血压：30%～80%可有高血压，一般为轻至中度增高，多由水钠潴留导致血容量增多有关，故1～2周后随尿量增多而血压降至正常。

3. 严重表现　①严重循环充血：系因血容量扩大所致，与真正的心肌泵衰竭不同。表现为气急、端坐呼吸、咳粉红色泡沫样痰、两肺底湿啰音，心脏扩大，可出现奔马律，肝大，水肿严重者可出现胸腔积液或腹水。②高血压脑病：由于脑血管痉挛，导致脑缺血缺氧而发生脑水肿，也有人认为是由脑血管扩张引起。表现为剧烈头痛、呕吐、复视或一过性失明，严重者出现惊厥、昏迷。③急性肾衰竭：多发生在疾病早期，表现为**少尿**或**无尿**，可引起暂时性氮质血症、电解质紊乱和代谢性酸中毒，一般持续3～5天，不超过10天。

4. 非典型表现　包括无症状性急性肾炎、肾外症状性急性肾炎和以肾病综合征为主的急性肾炎。

【护理措施】

1. 休息与活动　2周以内应卧床休息；水肿消退、血压降至正常、肉眼血尿消失后，可下床轻微活动或户外散步；1～2个月内宜限制活动量，3个月内避免剧烈活动；红细胞沉降率正常、尿红细胞减少可上学，但仍需避免体育活动；**Addis计数**正常后恢复正常生活。

2. 饮食护理　给予低盐（食盐量1～2g/d）、低脂、低蛋白（氮质血症时，优质动物蛋白每日0.5g/kg）、高糖、高维生素饮食，严重水肿时限制水的摄入。尿量增加、水肿消退、血压正常后，恢复正常饮食。

3. 病情观察　观察生命体征，记录24小时的液体出入量，每日或隔日测体重，观察水肿消退情况，警惕并发症的发生。

4. 用药护理　注意观察药物的疗效及副作用。应用利尿剂时应注意尿量、体重、水肿变化，静脉注射呋塞米时注意有无脱水或水、电解质紊乱表现；应用硝普钠时注意现用现配，应避光，控制输液速度。快速降压时需严密监测血压和心率。

5. 心理护理　给予患儿及家长必要的解释和安慰，消除其焦虑、抑郁等负面情绪。

6. 健康教育　向患儿及家长介绍本病为自限性疾病。告知休息的重要性，增强机体抵抗力、避免上呼吸道感染是预防的关键。

试题精选

1. 急性肾小球肾炎患儿最主要的临床表现是

A. 蛋白尿、血尿、氮质血症、高血压

B. 水肿、蛋白尿、血尿、高血压

C. 水肿、少尿、蛋白尿、高脂血症

D. 水肿、少尿、氮质血症、蛋白尿

E. 血尿、水肿、高血压、高脂血症

答案：B。

2. 急性肾小球肾炎患儿可以恢复上学的依据是

A. 水肿消退　　B. 红细胞沉降率正常　　C. 肉眼血尿消失

D. 尿 Addis 计数正常　　E. 抗“O”滴定度正常

答案：B。

二、原发性肾病综合征

【临床表现】

1. 单纯性肾病　最常见的类型。发病年龄 2 ～ 7 岁。起病隐匿，无明显诱因。具备肾病综合征的四大特征：①高度水肿（最常见）。开始于眼睑或颜面部，逐渐遍及全身，呈可凹性，严重者可有腹水、心包积液、胸腔积液等；②大量蛋白尿；③低蛋白血症；④高胆固醇血症。病初一般情况较好，继之出现面色苍白、食欲缺乏，疲倦等。

2. 肾炎性肾病　多见于学龄期，水肿较轻，除有肾病的四大特征外，还有血尿、高血压、补体降低及不同程度氮质血症。

3. 并发症　①**感染**（最常见）：最常见，是引起死亡的主要原因。常见的有呼吸道、皮肤、泌尿道感染和原发性腹膜炎等。②电解质紊乱和低血容量：常见的有低钠、低钾、低钙血症。③高凝状态及血栓形成：如**肾静脉血栓**。④急性肾衰竭：多以低血容量所致的肾前性肾衰竭常见。⑤生长延迟：以频繁复发和长期接受大剂量糖皮质激素治疗的患儿多见。

【护理措施】

1. 休息与活动　一般不严格限制活动，严重水肿和高血压时应绝对卧床休息，但应经常变换体位。病情缓解后可增加活动量，但不可过于劳累。

2. 饮食护理　①热量：糖类（为多糖和纤维）占 40% ～ 60%，可增加富含可溶性纤维的饮食如燕麦、米糠及豆类等，以植物性脂肪为宜。②水和盐：水一般不必严格限制，但明显水肿或高血压时短期限制钠盐的摄入，供盐 1 ～ 2g/d，病情缓解后不必继续限盐。③蛋白质：控制在每日 1.2 ～ 1.8g/kg，以优质动物蛋白（如乳、蛋、禽、牛肉等）为宜。注意补充各种维生素和矿物质。

3. 预防感染　①加强皮肤护理：保持床单位及皮肤清洁、干燥，衣服应宽松并及时更换；勤翻身，防止压疮发生；阴囊水肿者，可用丁字带将阴囊托起，皮肤破损者可涂碘仿；保持会阴清洁；水肿严重者避免肌内注射。②保护性隔离：与感染患儿分室居住，每日空气消毒，减少探视。③避免到人多密集的公共场所，预防呼吸道感染。

4. 用药护理　应用糖皮质激素冲击时多饮水，观察尿量、尿蛋白变化及血浆蛋白恢复情况，注意观察不良反应，如库欣综合征、骨质疏松、消化性溃疡、向心性肥胖等；使用利尿药时应注意观察尿量，定期抽血查电解质，尿量过多时及时与医生联系；应用免疫抑制药治疗时，注意白细胞计数、脱发、胃肠道反应及出血性膀胱炎等。

5. 心理护理　关心、爱护患儿，给予患儿及家长耐心的解释，保持良好情绪。

6. 健康教育

试题精选

1. 原发性肾病综合征的临床特点是

A. 肉眼血尿　B. 氮质血症　C. 低胆固醇血症
D. 高血压　E. 大量蛋白尿
答案：E。

2. 肾病综合征患儿水肿或高血压时，应给予的饮食是
A. 高植物蛋白饮食　B. 低盐饮食　C. 高脂肪饮食
D. 普食　E. 低维生素饮食
答案：B。

三、泌尿道感染

【临床表现】

1. 急性泌尿道感染　不同年龄的患儿症状不同。①新生儿：多为血行感染引起。症状极不典型，以全身症状为主，常伴有败血症，如发热或体温不升、拒奶、呕吐、腹泻、面色苍白、体重不增，伴有黄疸。部分患儿可有烦躁、嗜睡，甚至惊厥等。②婴幼儿：症状也不典型，以全身症状为主，发热，拒奶、呕吐、腹泻等。部分患儿排尿时哭闹不安、排尿中断或夜间遗尿，有尿臭味。③年长儿：表现与成人相似。下尿路感染时为膀胱刺激症状（尿频、尿急、尿痛），上尿路感染多有发热、寒战、腰痛、肾区叩击痛，有时也伴有尿路刺激症状。

2. 慢性泌尿道感染　病程**超过6个月**，伴有贫血、高血压、生长发育迟缓、肾功能不全等。

3. 无症状性菌尿　无任何尿路感染症状，但常规的尿过筛查中发现健康儿童中存在有意义的菌尿。见于各年龄组，以学龄女孩多见。

【护理措施】

1. 休息与活动　急性期卧床休息。鼓励患儿多饮水，以增加尿液的冲洗，促进细菌和菌素从尿道排出，降低肾的高渗状态，不利于细菌的生长。

2. 饮食护理　给予足够热量、营养丰富、易消化食物。发热患儿给予流质或半流质饮食。

3. 降温护理　监测体温变化，高热者给予物理降温或药物降温。

4. 用药护理　注意观察药物的疗效和不良反应。口服抗生素应饭后服用，减少胃肠道症状；服磺胺药时应鼓励患儿多饮水。

5. 采集尿标本送检　尿标本必须新鲜清洁，使用抗生素前做尿培养。

6. 健康教育　幼儿不穿开裆裤，婴儿勤换尿布，便后洗净臀部，保持清洁。女孩清洗外阴时，女婴自前向后擦洗，单独使用洁具。积极治疗蛲虫、败血症、脓疱病、男孩包茎等。按时服药，定期复查，防止复发与再感染。

第 9 单元 神经系统疾病患儿的护理

一、化脓性脑膜炎

【临床表现】90% 的化脓性脑膜炎发生在 5 岁以下，一年四季均有发生。多为急性起病，部分患儿有上呼吸道或消化道感染症状。

1. 典型表现 ①感染性全身中毒症状：发热、面色苍白、烦躁不安。②急性脑功能障碍：进行性意识改变，可出现精神萎靡、嗜睡、昏睡、浅昏迷、深昏迷。③颅内压增高：年长儿表现为剧烈头痛、喷射样呕吐，婴幼儿表现为易激惹、尖声哭叫、凝视、惊厥等。前囟饱满或隆起、囟门增大、颅缝增宽、头围增大。病情严重时可并发脑疝。④脑膜刺激征：颈强直、凯尔尼格征、布鲁津斯基征阳性。

2. 非典型表现 小于 3 个月的患儿起病隐匿，症状不典型。表现为发热或体温波动，面色青紫或苍白，拒乳，凝视，哭声高尖，呕吐、黄疸加重；肌张力减弱或不典型性惊厥发作；脑膜刺激征不明显。

3. 并发症 ①硬脑膜下积液（**最常见**），多见于 1 岁以内、肺炎链球菌和流血嗜血杆菌脑膜炎患儿。经 2 ～ 3 天治疗后发热不退或退后复升，病情不见好转或病情反复，首选考虑硬脑膜下积液。硬脑膜下穿刺可确诊，颅骨透照试验或头 CT 有助于诊断。②脑室管膜炎：见于革兰阴性菌感染且延误治疗的 1 岁以下的患儿。表现为治疗过程中出现高热不退、前囟饱满、惊厥频繁等病情加重。脑室穿刺可确诊。③脑积水：婴儿头围增大，颅骨裂开、头皮变薄、静脉扩张。严重的脑积水可出现“落日眼”，头颅叩诊时呈“破壶音”。还可有听力丧失、视力下降、癫痫等并发症表现。

【护理措施】

1. 降温 保持病室安静整洁，空气清新，温度保持在 18 ～ 22℃，湿度 50% ～ 60%。鼓励患儿多饮水，体温超过 38.5℃时，可用物理降温或药物降温。

2. 饮食护理 给予高热量、高蛋白、高维生素的流质或半流质饮食，频繁呕吐者少量多餐，必要时鼻饲或者静脉补充营养。

3. 安全护理 卧床休息，避免各种刺激。**头部抬高 15° ～ 30°**，有利于静脉回流。呕吐频繁者头偏向一侧，防止窒息。抽搐时不要强行按压肢体。腰椎穿刺术后去枕平卧 **4 ～ 6 小时**，避免发生头痛。做好生活护理，防止压疮发生。

4. 病情观察 注意观察生命体征、神志、瞳孔、面色、囟门等变化，警惕并发症的发生，若有异常及时报告医生，并配合抢救。

5. 心理护理 给予患儿及家长耐心的解释和安慰，消除焦虑、恐惧心理。

6. 健康教育 向患儿及家长介绍本病的相关知识。对恢复期和后遗症的患儿，进行功能训练，并指导家长给予相应护理，促进机体康复。

试题精选

1. 鹏鹏，男童，4 岁。近日发热、呕吐，烦躁不安，次日精神萎靡，并全身抽搐 3 次入院，考虑“化脓性脑膜炎”。下列患儿的护理措施，正确的是

A. 患儿输液速度宜快，防止休克
B. 忌用药物降温
C. 给予低蛋白、低热量、高维生素饮食
D. 保持安静，头侧位以防窒息
E. 尽量少饮水
答案：D。

（2—3题共用题干）
小宇，男婴，5个月。以吐奶拒食，嗜睡3天收入院。查体：面色青灰，前囟紧张，头围增大，脐部少许脓性分泌物。

2. 该患儿最可能的临床诊断是
A. 病毒性脑炎　B. 化脓性脑膜炎　C. 结核性脑膜炎
D. 流行性乙型脑炎　E. 脐炎
答案：B。

3. 该患儿的护理措施，不正确的是
A. 术后2小时可抱起喂奶　B. 观察有无感染、脑疝等并发症征象
C. 去枕平卧4～6小时　D. 观察局部有无出血现象
E. 如颅内压高可按医嘱使用脱水药
答案：A。

二、病毒性脑膜炎、脑炎

【临床表现】
1. 病毒性脑膜炎　急性起病，多有上呼吸道感染或消化道感染史。主要表现为发热、恶心、呕吐，烦躁不安，易激惹。年长儿可有头痛、颈背痛、脑膜刺激征阳性；少有**意识障碍**和惊厥发作。
2. 病毒性脑炎
（1）前驱症状：如发热、头痛、呕吐。腹泻等全身感染症状。
（2）中枢神经系统症状：①惊厥：多为全身性发作，严重者呈惊厥持续状态。②意识障碍：轻者意识淡漠，严重者可出现昏迷甚至脑疝。③颅内压增高：头痛、呕吐，婴儿前囟饱满，重者可发生脑疝。④运动障碍：可有偏瘫、面瘫、四肢瘫等。⑤其他：病变如累及额叶底部、颞叶边缘系统则表现精神情绪异常，如躁狂、幻觉、失语等。
【护理措施】参见化脓性脑膜炎。

三、急性感染性多发性神经根炎

【临床表现】
1. 前驱感染　以空肠弯曲菌多见，有上呼吸道或胃肠道感染症状。
2. 运动障碍（最常见）四肢（尤其下肢）**对称性迟缓性瘫痪**为本病的基本特征。多数患儿自下肢向上肢进展，进行性加重不超过3～4周。严重者可出现呼吸麻痹。部分患儿伴

有脑神经麻痹，以核下性面瘫多见，其次为展神经。

3. *感觉障碍*　症状轻微，主要表现为神经根痛和皮肤感觉过敏，可在肢体远端**呈手套、袜套样分布**的痛触觉减退。

4. *自主神经功能障碍*　症状轻微，表现为多汗、便秘、一过性尿潴留、血压轻度升高或心律失常等。

【护理措施】

1. *生活护理*　保持病室环境安静整洁，温湿度适宜，定时通风换气；保持床单位清洁，勤翻身，避免压疮发生。

2. *饮食护理*　给予高热量、高蛋白、高维生素易消化软食，多吃水果、蔬菜，补充足够水分。不能进食者给予鼻饲。

3. *保持呼吸道通畅*　及时清理口腔内的分泌物，痰液黏稠给予雾化吸入或吸痰。患儿出现呼吸麻痹时遵医嘱给予机械通气，做好呼吸机护理。

4. *预防感染*　做好保护性隔离，每日空气消毒，与感染患儿分室居住，减少探视。

5. *功能训练*　急性期协助患儿做肢体功能训练，恢复期鼓励患儿自主运动。

四、脑性瘫痪

【临床表现】

1. *运动障碍*　最基本的表现，其特征为运动发育落后和瘫痪肢体主动运动减少，肌张力、姿势及神经反射异常。①痉挛型：最常见的脑瘫类型。主要因锥体系受累所致。表现为上肢肘腕关节屈曲，拇指内收，手紧握呈拳状，下肢肌张力高，双腿交叉呈剪刀样步态，站立行走时足尖着地，足跟悬空。②手足徐动型：病变在基底节，较少见。动作不自主，不协调，安静时减轻，情绪激动时增加，入睡后消失。可有喂食困难，流涎，面部呈鬼脸表情等。③肌张力低下型：因锥体系和锥体外系同时受累所致，肌张力明显低下呈**软瘫状**，自主运动减少，腱反射存在。④强直型：少见，多为锥体外系受损。表现为全身肌张力明显增高，僵硬，呈铅管样强直，活动减少，常伴有严重的智力低下。⑤共济失调型：少见，病变部位在小脑。婴儿期表现为肌张力低下，腱反射不易引出。2 岁以后表现为身体稳定性、协调性差，步履蹒跚，摇晃，动作不协调。⑥震颤型：很少见，表现为锥体外系相关的静止性震颤。⑦混合型：以上某几种类型同时存在。

2. *伴随症状*　伴有智力低下，视觉、听觉、语言障碍，认知行为异常以及癫痫等。

【护理措施】

1. 给予高热量、高蛋白、高维生素、易消化饮食，训练自己进食，喂养困难应进行**鼻饲**。

2. 长期卧床患者防止压疮发生。

3. 确诊断后应立即进行功能锻炼，包括体能运动训练、语言训练、进食训练等。

4. 心理护理及健康教育。

试题精选

菲菲，女童，3 岁。运动发育迟缓，肢体主动运动减少，运动不协调，下肢肌张力增高，活动受限，抱起时双腿交叉呈剪刀样。最可能的诊断是

A. 癫痫强直阵挛性发作　　B. 脑性瘫痪　　C. 小儿惊厥

D. 注意力缺陷多动症　　　　　　　　E. 病毒性脑膜炎

答案：B。

五、注意缺陷多动障碍

【临床表现】可较早出现，幼儿期吃奶费力，睡眠时间非常短，哭闹或烦躁不安、过度的吸吮手指或撞头，不断地四处乱爬等。学龄期注意力涣散或集中困难（必有表现），活动量过多或自制力弱，上课不停有小动作，说话过多，智力基本正常。严重者可出现抑郁症、焦虑症。

【护理措施】

1. 心理护理　对患儿进行心理疏导，指导家长及老师应多鼓励、表扬患儿，避免打骂、呵斥患儿，减少刺激。为患儿制订简单可行的生活制度，注意培养患儿的自控能力。

2. 药物护理　遵医嘱用药，观察用药过程中患儿的症状及药物的不良反应。

第10单元　结缔组织病患儿的护理

一、风湿热

【临床表现】发病前多有链球菌咽峡炎病史。潜伏期长短不一，若不及时预防，可反复发作。

1. 一般表现　起病多发热，38～40℃，无一定热型，1～2周转为低热，可伴有面色苍白、精神不振、食欲差、疲倦、多汗、鼻出血、腹痛等，个别有风湿性胸膜炎和肺炎。

2. 心脏炎　最严重的表现，年龄越小，心脏受累机会越多，以**心肌炎**和**心内膜炎**多见，也可发生全心炎。心肌炎表现为心动过速并与体温不成比例，心界扩大，心音低钝，可闻及奔马律，心尖部轻度收缩期吹风样杂音，主动脉瓣可闻及舒张中期杂音。心内膜炎主要为二尖瓣关闭不全（心尖部收缩期吹风样杂音）和主动脉瓣关闭不全（严重脉压增大）。重症可并发急性充血性心力衰竭。

3. 关节炎　特点为游走性和多发性，常累及膝、踝、肘、腕等大关节。局部出现红、肿、热、痛及活动受限，多无关节畸形。

4. 舞蹈症　表现为面肌和奇异面容（皱眉、挤眼、伸舌等），耸肩等，在兴奋或注意力集中时加剧，入睡后消失。40%伴有心肌损害，伴关节炎者少见。

5. 皮肤病变　①皮下结节：常伴有严重心肌炎，好发于肘、腕、膝、踝等伸面，呈无痛性结节，与皮肤不粘连，直径为0.1～1cm，2～4周消失。②环形红斑：多分布于躯干和四肢屈侧，呈环形或半环形，边界清楚，中心苍白，色淡红，大小不等，呈一过性，可反复出现，不留痕迹。

【护理措施】

1. 休息　急性期卧床休息**2周**，有心肌炎时轻者绝对卧床**4周**，重者至急性症状完全消失，血沉接近正常时可逐渐下床活动，伴心力衰竭者卧床休息至少8周。活动量应根据心率、心音、呼吸、有无疲劳而调节。

2. 饮食护理　宜少量多餐，给予易消化、营养丰富的食物，伴有心力衰竭者应限制水钠摄入，并记录 24 小时出入液量。

3. 病情观察　注意观察生命体征、面色、心率、心音和心律，有无心力衰竭的表现，如有异常及时报告医生。

4. 关节护理　避免患肢受压，保持肢体功能位；热水袋热敷局部关节，患肢注意保暖，做好皮肤护理。

5. 用药护理　注意观察药物的不良反应，如阿司匹林易引起胃肠道反应、肝损害和出血；泼尼松可引起肥胖、骨质疏松、血压升高等。

6. 心理护理　关心爱护患儿，缓解其焦躁情绪。

7. 健康教育　避免寒冷、潮湿，增强体质，预防上呼吸道感染；定期复查，预防药物首选长效青霉素 120 万 U 肌内注射，每月 1 次，至少持续 5 年。

试题精选

风湿热最严重的临床表现是

A. 皮下小结　B. 舞蹈病　C. 急性肾炎

D. 关节肿痛　E. 心肌炎

答案：E。

二、儿童类风湿病

【临床表现】

1. 全身型　2～4 岁小儿多见，早期无关节症状，以全身症状起病，典型症状为发热和皮疹，呈弛张热，每日发热至少 2 周以上，伴有短暂、非固定红斑样皮疹，其特点为随体温升降而出现或消失。关节症状是关节痛或关节炎。肝、脾、淋巴结常肿大。还可出现胸膜炎及心包炎等。

2. 多关节型　多见于女孩，发病最初 6 个月受累关节≥5 个。全身症状轻，特征是**进行性、多发性**关节炎，大小关节均可受累。晨僵为突出的特点，颞颌关节受累时可出现张口困难、小颌畸形，反复发作可致关节畸形和强直。

3. 少关节型　全身症状轻，常侵犯**单个或 4 个以内**的关节，非对称性，以膝、踝、肘等大关节为主，多无严重活动障碍，少数患儿可伴虹膜睫状体炎造成视力障碍甚至失明。

4. 与附着点炎症相关的关节炎　8 岁以上起病，多见于男孩，以四肢关节炎为首发症状，下肢多见（如髋、膝、踝关节），表现为肿、痛和活动受限。可伴有急性虹膜睫状体炎和足跟疼痛。

5. 银屑病性关节炎　儿童时期罕见，女孩多见。表现为 1 个或几个关节受累，多不对称性，50% 以上患儿有远端指间关节受累和指甲凹陷。关节炎可发生于银屑病发病前或数月、数年后。

【护理措施】

1. 降温　密切监测体温变化，注意热型，多饮水，高热时采用物理降温（有皮疹者忌用乙醇擦浴）或药物降温，保持皮肤清洁、干燥。

2. 病情观察　观察有无皮疹出现及其消退情况；关节的症状及侵犯的部位，注意有无眼部受损及心脏损害的表现。

3. 减轻疼痛　关节症状明显时，卧床休息，保持肢体功能位，防止患肢受压。局部湿热敷；教会患儿放松、分散注意力等方法。急性期后尽早进行关节康复训练，注意防止外伤。

4. 饮食护理　给予高热量、高蛋白、高维生素、易消化饮食。

5. 用药护理　注意观察药物的疗效及不良反应。

6. 心理护理

7. 健康教育　介绍本病的诱因、治疗进展和有关康复的信息。鼓励患儿参加正常的活动和学习，促进其身心健康发展。

三、过敏性紫癜

【临床表现】多为急性起病，病前1～3周常有上呼吸道感染史。约半数患儿有全身症状，如低热、乏力、精神萎靡、食欲缺乏等。

1. **皮肤紫癜**　为首发症状，反复发作为本病特征。初起为紫红色斑丘疹，高出皮肤，压之不褪色，多见于**下肢**和**臀部**，严重者延及上肢和躯干。对称分布，分批出现，可有轻度痒感。少数重症患儿紫癜可大片融合形成大疱伴出血性坏死。可伴荨麻疹、多型红斑、血管神经性水肿。

2. 消化道症状　可反复出现**脐周或下腹部**突发性疼痛、伴恶心、呕吐或便血。偶可发生肠套叠、肠梗阻、肠穿孔及出血坏死性小肠炎。

3. 关节肿痛　多累及膝、踝、肘等关节，呈游走性，表现为关节肿胀、疼痛和活动受限，多在数日内消失而不遗留关节畸形。

4. 肾症状　有30%～60%的患儿出现肾损害。可见血尿、管型尿、蛋白尿，伴水肿和高血压，称为紫癜性肾炎。少数患者呈肾病综合征表现。

5. 其他　偶可发生颅内出血，导致失语、瘫痪、惊厥、昏迷，个别患儿有鼻出血、牙龈出血、咯血等。

【护理措施】

1. 休息　急性期卧床休息，避免劳累。

2. 饮食护理　忌食易引起过敏的食物及辛辣、刺激性食物。有消化道出血时，患儿应无蛋白、无渣流食。

3. 缓解关节疼痛　保持关节功能位，给予湿热敷，分散患儿的注意力，遵医嘱应用糖皮质激素。

4. 病情观察　观察皮疹的部位、形态和数量，有无反复。注意观察关节肿痛的情况；如有腹痛的患者禁止热敷，观察大便的颜色、性状及尿色、尿量，定期做尿常规检查，如有异常及时通知医生。

5. 皮肤护理　患儿衣着应宽松、柔软，保持皮肤清洁干燥，防擦伤和小儿抓伤。

6. 心理护理

试题精选

1. 鑫鑫，女童，6 岁。1 周前患儿双下肢突然出现密集紫红色斑丘疹，高出皮肤，压之不褪色，呈对称分布，伴有痒感，数天后皮疹逐渐消退。昨日进食鱼虾后皮疹又再次出现，并伴有脐周痛及恶心呕吐，查粪隐血试验阳性。该患儿最可能的临床诊断是

A. 急性肠炎　　B. 病毒性脑炎
C. 特发性血小板减少性紫癜　　D. 血友病
E. 过敏性紫癜

答案：E。

（2—3 **题共用题干**）

2. 小莉，女童，9 岁。以双下肢皮肤出现紫红色出血点收入院，经检查确诊为过敏性紫癜。目前该患儿双下肢及臀部出现大量紫癜，此时护士不仅要注意保护患儿皮肤，还应当注意预防

A. 心脏损害　　B. 脉搏过快　　C. 贫血
D. 消化道出血　　E. 淋巴结肿大

答案：D。

3. 近日该患儿主诉腹痛、恶心，同时发现粪便变黑，此时应给予患儿的饮食为

A. 禁食　　B. 软食　　C. 无渣流质饮食
D. 高蛋白饮食　　E. 低蛋白饮食

答案：C。

四、皮肤黏膜　淋巴结综合征

【临床表现】本病以婴幼儿多见，男孩多于女孩。多为自限性，未经治疗者病程 **6 ～ 8 周**。

1. **发热**　最早的症状，体温 38 ～ 40℃，呈稽留热或弛张热，持续 1 ～ 2 周，抗生素治疗无效。

2. 皮疹　发热同时或发热后不久出现，呈向心性或多形性，多见于躯干部，常见的为斑丘疹、多形红斑样或猩红热样，无疱疹及结痂；手足皮肤广泛硬肿，指（趾）呈梭形肿胀、疼痛；手足皮肤呈广泛性硬性水肿，手掌和脚底早期出现潮红，恢复期**指（趾）端膜状脱皮**，重者指（趾）甲亦可脱落，此为皮肤黏膜淋巴结综合征的典型临床特点。

3. 黏膜表现　双眼球结膜充血，但无脓性分泌物或流泪；唇红、干燥、皲裂或出血，舌乳头突出，呈杨梅舌；咽部黏膜弥漫性充血，扁桃体可有肿大或渗出。

4. 颈淋巴结肿大　单侧或双侧，质硬有触痛，表面不红无化脓，热退后消散。

5. 心脏表现　可出现心肌炎、心包炎和心内膜炎、冠状动脉瘤等，心肌梗死和巨大冠状动脉瘤破裂可导致心源性休克甚至猝死。

6. 其他　可有间质性肺炎、无菌性脑膜炎、消化系统症状等。

【护理措施】

1. 降温　急性期患儿应绝对卧床休息，病室温湿度适宜。监测体温变化，发热时给予物理降温或药物降温，注意保暖，补充水分。

2. 饮食护理　给予高热量、高蛋白、高维生素的流质或半流质饮食，禁食辛、辣、刺激性食物。

3. 皮肤、黏膜护理　保持皮肤清洁干燥，衣服宽松柔软，勤剪指甲，避免抓伤；口腔黏膜有损伤时给予**口腔护理**。

4. 病情观察　观察心率、心律、心音及精神状态等心血管损害的表现，发现异常及时通知医生，同时进行心电监测，配合医生治疗。

5. 心理护理

6. 健康教育　介绍疾病相关知识，强调定期复查的重要性，对于无冠状动脉病变患儿，于出院后1个月、3个月、6个月及1年检查1次。有冠状动脉损害者密切随访。

第11单元　常见传染病患儿的护理

一、总论

【影响流行过程的因素】传染病流行受社会因素（地理、气候和生态环境等）和自然因素（生活条件、文化水平、宗教信仰、社会制度等）影响。

【传染病的临床特点】

1. 潜伏期　从病原体侵入人体到开始出现临床症状的时期。潜伏期是确定传染病检疫期的重要依据，有助于诊断疾病。

2. 前驱期　从发病到疾病出现明显症状为止的一段时间。一般持续1～3天，起病急骤者可无前驱期。

3. 症状明显期　病情由轻到重，出现特征性表现的时期，直到达到疾病的高峰。然后随机体免疫力的产生，病情减轻进入恢复期，此期易产生并发症。

4. 恢复期　机体免疫力增高，体内病理生理过程基本结束，患者症状及体征逐渐消失的过程。恢复期后如机体功能仍不能恢复正常，称为后遗症期。

【传染病的预防】

1. 控制传染源　对传染病病人应做到五早：**早发现、早诊断、早报告、早隔离、早治疗**。根据2004年我国实施的《中华人民共和国传染病防治法》，将传染病分为3类。①甲类传染病：是指**鼠疫、霍乱**两种。②乙类传染病：是指传染性非典型肺炎、艾滋病、病毒性肝炎、脊髓灰质炎、人感染高致病性禽流感、麻疹、流行性出血热、狂犬病、流行性乙型脑炎、登革热、炭疽、细菌性和阿米巴性痢疾、肺结核、伤寒和副伤寒、流行性脑脊髓膜炎、新生儿破伤风、百日咳、白喉、猩红热、布鲁斯菌病、淋病、梅毒、钩端螺旋体病、血吸虫病、疟疾。2009年又将甲型H1N1列为乙类传染病，故乙类传染病目前为26种。③丙类传染病：是指流行性感冒、流行性腮腺炎、风疹性出血性结膜炎、麻风病、流行性和地方性斑疹伤寒、黑热病、棘球蚴病、丝虫病，感染性腹泻病（霍乱、细菌性和阿米巴性痢疾、伤寒和副伤寒除外）。手足口病现已列为丙类传染病，故丙类目前已增至11种。对于甲类传染病，城镇要求 2 小时内上报，农村 6 小时内上报，对病人和病原携带者进行隔离，疑似病例者确诊前在指定场所单独隔离，密切接触病人者采取预防措施。乙类传染病，城镇要求 12 小时内上报，农村 24 小时内上报，对乙类传染病中传染性非典型肺炎、炭疽中的肺炭疽和人感染高致病性禽流感，采取甲类传染病的预防、控制措施。丙类传染病监测管理传染病，在监测点内按乙类传染病方法报告。

2. 切断传播途径　消化道传染病应管理水源、饮食、粪便，灭蚊蝇、蟑螂等。呼吸道传染病应重点进行空气消毒，外出戴口罩，流行期避免去人群密集的场所等。虫媒传染者做好防虫、驱虫、杀虫等措施。

3. 保护易感人群　增强非特异性免疫力（调整饮食、加强运动、改善生活条件等）和增强特异性免疫力（预防接种、被动免疫）和药物预防。

【小儿传染病的护理管理】

1. 建立预检分诊制度。

2. 做好各种传染病宣传工作和自我防护。

3. 疫情报告　发现传染病患者应及时通知医生并上报。

4. 建立消毒制度，将传染病病人或病原携带者与健康人或非传染病者分室居住，控制传染源；对传染病患儿的分泌物及用过的物品消毒，切断传播途径。

5. 病情观察。

二、麻疹

【临床表现】

1. 典型麻疹

（1）潜伏期：6 ～ 18 天，平均 10 天。潜伏期末可有低热、全身不适。

（2）前驱期：主要表现为①发热：多为中度以上，热型不一。②上呼吸道感染：咳嗽、打喷嚏、流涕、咽部充血、结膜炎表现（结膜充血、畏光、流泪等）。③**麻疹黏膜斑**：早期重要的诊断价值，出疹 1 ～ 2 天前在第二磨牙对应的颊黏膜上，可见直径 0.5 ～ 1mm 灰白色小点，周围有红晕，出疹后逐渐消失。④部分患儿可有全身不适、精神不振、食欲缺乏、呕吐、腹泻等。

（3）出疹期：发热后 3 ～ 4 天出疹。始见于**耳后发际**，渐及额、面、颈、躯干、四肢，最后至手掌与足底。初为红色斑丘疹，**压之褪色，疹间皮肤正常**，以后逐渐融合成片。此时全身中毒症状加重，咳嗽加剧，肺部可闻及少量湿啰音，重者可出现谵妄、抽搐。

（4）恢复期：若无并发症，出疹后 3 ～ 4 天，皮疹按出疹顺序消退，体温逐渐正常，全身症改善。疹退后皮肤留有**棕色素沉着伴糠麸样脱屑**，一般 7 ～ 10 天痊愈。

2. 非典型麻疹　①轻型麻疹：主要见于体内尚有一部分免疫力者。症状轻，麻疹黏膜斑不典型或不出现，无并发症。②重型麻疹：主要见于营养不良、继发严重感染者。表现为持续高热，中毒症状重，皮疹密集融合，常有并发症或皮疹骤退、四肢冰冷、血压下降等循环衰竭表现，病死率极高。③异型麻疹：主要见于接种过麻疹减毒活疫苗而再次感染者。患儿持续高热、乏力、肌痛、头痛或伴四肢水肿，皮疹不典型，易发生肺炎。

3. 常见并发症　①**支气管肺炎**：出疹 1 周内常见。②喉炎：出现声音嘶哑，犬吠样咳嗽、吸气性呼吸困难和三凹征，重者因喉梗阻而致窒息死亡。③心肌炎：轻者心音低钝、心率加快和一过性心电图变化，重者可发生心衰或休克。④麻疹脑炎：多发生于疹后2～6天。临床表现与其他病毒性脑炎相似，脑炎的轻重与麻疹轻重无关。

【护理措施】

1. 休息　卧床休息至皮疹消退，体温正常。保持室内光线柔和，病室内空气新鲜。

2. 降温　处理高热时需兼顾透疹，出疹期不宜用药物或物理方法强行降温，尤其是**乙醇擦浴、冷敷**等，以免影响出疹，高热超过40℃时，可用小剂量解热药或温水擦浴，防止高热惊厥。

3. 皮肤、黏膜护理　保持皮肤清洁、干燥；剪短指甲，防止抓伤皮肤引起继发感染；用生理盐水或2%硼酸溶液漱口；用生理盐水清洗双眼并涂抗生素眼药水或眼膏。可服鱼肝油预防**干眼病**；防止眼泪及呕吐物流入耳道，引起中耳炎；有鼻痂时用棉签蘸取生理盐水并轻轻拭去。

4. 饮食护理　发热期给予易消化、营养丰富的流质或半流质饮食，少量多餐，鼓励多饮水；恢复期应添加高热量、高蛋白、高维生素的食物。

5. 病情观察　观察患儿的出疹情况、精神状态、体温变化等，及早发现并发症。

6. 预防感染的传播　隔离患儿至出疹后**5天**，有并发症者延至出疹后**10天**。接触者隔离观察**3周**，以控制传染源。病房通风换气，空气消毒，患儿衣物及玩具暴晒2小时，减少探视，接触麻疹患儿的人应在空气流通处停留30分钟以上，以切断传播途径。对8个月小儿接种麻疹疫苗，7岁复种。体弱易感儿接触麻疹后，应及早注射免疫血清球蛋白，以预防发病或减轻症状。

试题精选

典型麻疹的皮疹特点是

A. 皮疹压之不褪色

B. 热退疹出

C. 红色斑丘疹，疹退后有色素沉着

D. 皮疹伴有水疱

E. 疹间无正常皮肤

答案：C。

三、水痘

【临床表现】

1. 典型水痘　①潜伏期：一般2周左右。②前驱期：1天左右，可有低热、头痛、乏力、厌食等。③出疹期：发热同时或1～2天后出皮疹。始见于**躯干**、头面部，继而扩散至四肢。躯干多，四肢少，呈**向心性**分布；皮疹分批分期出现，皮疹演变顺序为红色斑疹或丘疹→清亮水疱→疱液混浊→结痂；高峰期特征表现：斑疹、丘疹、疱疹和结痂同时存在，常伴有痒感；黏膜（在口腔、睑结膜、生殖器）可受累。

2. 重症水痘　多发生在恶性疾病或免疫功能低下的患儿。表现为持续高热和全身中毒症状明显，皮疹多，可融合成大疱型或出血性皮疹，可继发感染或伴血小板减少而发生暴发性紫癜。

3. 先天性水痘　母亲在妊娠早期感染水痘可导致胎儿多发性畸形，患儿常在1岁内死亡，存活者留有严重神经系统伤残。

4. 并发症　**继发皮肤细菌感染**（最常见）、水痘脑炎、原发性水痘肺炎等。

【护理措施】

1. 休息　卧床休息到体温正常、症状消失。保持室内空气清新，温湿度适宜。

2. 降温　如有高热可用物理降温或适量解热药，**避免使用阿司匹林**。出疹期**禁用糖皮质激素**。

3. 皮肤护理　保持皮肤清洁、干燥，剪短指甲，防止抓伤；皮肤瘙痒者，可在疱疹未破溃处涂 **0.25% 炉甘石洗剂**或 **5% 碳酸氢钠**溶液；疱疹已破溃者或有继发感染者，局部用抗生素软膏，或遵医嘱口服抗生素控制感染。

4. 饮食护理　给予易消化、营养丰富的食物，鼓励多饮水。

5. 预防感染传播　无并发症的患儿隔离至疱疹**全部结痂**或**出疹后 7 天**止。接触者隔离观察 **3 周**。对免疫功能受损、应用大剂量激素或恶性病患儿，应在接触水痘后 72 小时内肌内注射水痘 – 带状疱疹免疫球蛋白，可起到预防或减轻症状的作用。水痘患儿接种丙种球蛋白，可防止继发感染。

试题精选

水痘多为自限性疾病，其病程一般是

A. 2 天　　B. 6 天　　C. 8 天

D. 10 天　　E. 20 天

答案：D。

四、猩红热

【临床表现】

1. 潜伏期　通常为 2 ～ 3 天，短者 1 天，长者 5 ～ 6 天。

2. 前驱期　一般不超过 1 天，少数可达 2 天。表现为发热、咽峡炎、咽红肿、头痛、恶心、呕吐等。婴儿起病时烦躁惊厥。

3. 出疹期　多见于发病后 1 ～ 2 天出疹。皮疹从耳后、颈及上胸部，迅速波及躯干及上肢，最后到下肢。全身皮肤弥漫性发红，有点状红色皮疹，高出皮面，扪之粗糙，压之褪色，疹间无正常皮肤，伴有痒感。体征：在皮肤皱褶处（腋窝、肘窝、腹股沟处），皮疹密集成线压之不退，称为 **“帕氏线”**。手按压则红色可暂时消退数秒钟，出现苍白的手印，此种现象称为 **“贫血性皮肤划痕”**。面部潮红，有少量皮疹，口鼻周围无皮疹，略显苍白，称为“**口周苍白圈**”。病初舌被覆白苔，3 ～ 4 天后白苔脱落，舌乳头红肿突起称为 **“杨梅舌”**。

4. 恢复期　皮疹于 3 ～ 5 天后颜色转暗，逐渐隐退，并按出疹先后顺序脱皮。轻症者呈细屑状或片状屑，重症者有时呈大片脱皮。

并发症为变态反应性疾病，主要有急性肾炎、风湿热等，多发生于病程的2～3周。

【护理措施】

1. 降温　监测体温变化，给予适当的物理降温或药物降温，但忌用冷敷或乙醇擦浴。

2. 饮食护理　急性期应给予易消化、营养丰富的流质或半流质饮食，忌辛、辣、刺激性食物，鼓励多饮水。

3. 皮肤护理　保持皮肤清洁、干燥，衣服柔软、宽松，并勤更换；剪短指甲，避免抓伤皮肤；禁用肥皂水清洗皮肤；脱皮时应待皮屑自然脱落，不宜用手强行撕脱，以防损伤皮肤。

4. 预防感染的传播　呼吸道隔离至症状消失1周，连续3次咽拭子培养阴性为止。接触者观察7天。对患儿的分泌物及排泄物用**含氯消毒液**消毒，接触过的物品应浸泡、日晒、熏蒸或煮沸消毒。

试题精选

猩红热帕氏线常见的部位是

A. 面部　　B. 头部　　C. 胸部

D. 大腿内侧　　E. 腋窝、肘窝

答案：E。

五、流行性腮腺炎

【临床表现】

1. 潜伏期　14～25天，平均18天。

2. 前驱期　多无，部分患儿可有发热、头痛、乏力等。

3. 症状明显期　**一侧腮腺肿大**常是本病的首发症状，持续5天左右常见一侧，2～3天后累及对侧，也可两侧同时肿大。肿大以耳垂为中心，向前、后下发展，边缘不清，表面灼热但不红，触之疼痛。腮腺管口早期可有红肿。严重者颌下腺、舌下腺肿大。

4. 并发症　腮腺炎病毒有嗜腺体性和嗜神经性，常侵入神经系统和腺体、器官。脑膜脑炎最常见，男孩最常见的并发症是睾丸炎，女孩最常见的并发症是卵巢炎。此外还可出现急性胰腺炎、心肌炎、肾炎、肝炎等。

【护理措施】

1. 减轻疼痛　常用温盐水漱口，多饮水，保持口腔清洁；局部冷敷，也可用中药如青黛散调醋局部湿敷。以减轻腮腺肿痛；应用物理疗法，如氦氖激光局部照射；睾丸胀痛可用棉花垫和丁字带托起。

2. 饮食护理　清淡、易消化的半流质或软食，忌酸、辣、干、硬食物。

3. 降温　监测体温，高热时给予物理或药物降温。

4. 病情观察　及时发现并发症，给予相应的治疗和护理。

5. 预防感染传播　呼吸道隔离至患儿**腮腺肿大消退后3天**，有接触史的易感儿应隔离观察3周；对8个月以上易感儿童接种腮腺炎减毒活疫苗，有效保护期可达10年。

试题精选

对流行性腮腺炎患儿的护理，不正确的是

A. 注意保持口腔卫生　　B. 食用酸辣食物以增进食欲

C. 局部冷敷减轻腮腺肿痛　　D. 观察病情变化

E. 做好消毒隔离

答案：B。

六、中毒型细菌性痢疾

【临床表现】潜伏期多数 1～2 天，短者数小时。起病急，发展快，体温可超过 40℃，迅速发生休克、循环和呼吸衰竭、昏迷。肠道症状多不明显，甚至无腹痛、腹泻。也有在发热、排便后 2～3 天发展为中毒型。根据其临床表现可分为 3 型。①休克型（周围循环衰竭型）：面色灰白、四肢冷、脉细速、心率加快。后期出现血压下降，皮肤青紫，尿量减少甚至无尿，并可同时伴心、肺、血液及肾等多器官功能不全的表现。②脑型：**神志不清、反复惊厥**为主要表现。③肺型：又称为呼吸窘迫综合征，以肺循环障碍为主。以上两型或三型同时或先后出现为混合型，最为凶险，病死率高。

【护理措施】

1. 降温　绝对卧床休息，监测体温变化，高热者予以物理降温或药物降温。保持病室空气清新，温湿度适宜。

2. 饮食护理　供给易消化、营养丰富的流质或半流质饮食，多饮水。禁食多渣及引起腹胀的食物。

3. 休克的护理　观察病人神志、瞳孔、面色、生命体征等变化，取**中凹卧位**，建立静脉通路，补液，适当保暖，记录 24 小时出入液量。

4. 防治脑水肿和呼吸衰竭　保持病室安静，减少刺激。遵医嘱给予镇静药、脱水药等。加强看护，可加床挡约束，防止外伤。保持呼吸道通畅，必要时呼吸机治疗。

5. 预防感染的传播　采取**肠道隔离**，至临床症状消失后 1 周或 3 次便培养阴性。在流行期间，易感者口服多效价痢疾减毒活疫苗，常规检疫 1 周。

6. 心理护理。

7. 健康教育　加强卫生宣教，指导家长培养患儿养成良好卫生习惯。加强水源、饮食、粪便的管理，积极灭蝇。

第 12 单元　结核病患儿的护理

一、总论

【预防】

1. 管理传染源　早期发现并合理治疗结核杆菌涂片阳性患儿，是预防儿童结核病的根本措施。

2. 普及**卡介苗接种**　预防小儿肺结核的有效措施。但有先天性胸腺发育不全或严重免疫缺陷者、急性传染病恢复期者、皮肤疾病者和结核菌素试验阳性禁止接种卡介苗。

3. 预防性抗结核治疗　可用异烟肼或联合利福平，预防结核病复燃。

二、原发型肺结核

【临床表现】

症状轻重不一，轻者可无症状。一般起病慢，可有低热、乏力、盗汗、食欲缺乏。婴幼儿及症状较重者，高热可达39～40℃，但一般情况尚好，与发热不对称，2～3周后转为低热，并有明显结核中毒症状，干咳和轻度呼吸困难是最常见的症状。婴儿可有体重不增或生长发育落后。部分患儿可有疱疹性结膜炎、皮肤结节性红斑和一过性关节炎。体检可见周围淋巴结不同程度肿大。肺部体征不明显，婴儿可伴肝大。

【护理措施】

1. 饮食护理　给予高热量、高蛋白、高维生素、富含钙质的食物。注意食物的色、香、味，增进患儿食欲。

2. 降温　监测体温变化，高热患儿给予药物或物理降温。注意保暖，补充水分。

3. 建立合理的生活制度　室内空气清新，温湿度适宜。保证充足睡眠，适当户外活动，出汗较多者保持皮肤清洁、干燥。

4. 用药护理　观察抗结核药物疗效和不良反应，定期复查尿常规和肝功能。链霉素可出现听神经损害，利福平可出现黄疸、转氨酶一过性升高及变态反应。

5. 病情观察　观察生命体征，尤其注意体温及热型，观察咳嗽的性质，咽部有无充血、化脓等。

6. 消毒隔离　结核病活动期进行呼吸道隔离，对呼吸道分泌物、痰杯、餐具等消毒。避免接触急性传染病患儿和开放性肺结核患儿。避免受凉引起上呼吸道感染。

7. 健康宣教

三、急性粟粒型肺结核

【临床表现】多数起病急，有**高热**和严重的**中毒症状**，呈稽留热或弛张热，少数体温呈不规则热，伴有寒战、盗汗、食欲缺乏、面色苍白、咳嗽、气促等。半数患儿出现脑膜炎征象。肺部可闻及细湿啰音，部分全身肝、脾、淋巴结肿大。6个月以下婴儿起病急，症状重，且不典型，累及多器官，伴结核性脑膜炎者居多，病程进展快，病死率高。

【护理措施】参见“原发型肺结核”。

试题精选

丽丽，女婴，6个月，有麻疹病史3周。近三天来出现高热，盗汗，咳嗽，气急。查体：体温39.8℃，双肺呼吸音粗，未闻及啰音，PPD试验阳性。X线胸片示双肺均匀分布大小一致的粟粒状阴影。该患儿可能的临床诊断是

A. 麻疹肺炎　　B. 支气管肺炎　　C. 急性粟粒型肺结核
D. 原发综合征　　E. 结核性脑膜炎

答案：C。

四、结核性脑膜炎

【临床表现】起病多缓慢。

1. 早期（前驱期）　1～2 周，主要症状为性情改变，如患儿少言、懒动、乏力、烦躁、易怒，可有发热、盗汗、食欲减退、消瘦、呕吐等，年长儿可主诉头痛，婴儿则表现为凝视、嗜睡或发育迟缓等。

2. 中期（脑膜刺激期）　1～2 周，多为剧烈头痛、喷射性呕吐、嗜睡或惊厥等颅内压增高症状，脑膜刺激征阳性是最重要和常见的体征。婴幼儿表现为前囟饱满、颅缝裂开。此期还可出现脑神经障碍，最常见为面瘫。部分患儿可有定向、运动、语言障碍等脑炎症状和体征。

3. 晚期（昏迷期）　1～3 周，以上症状逐渐加重，由意识模糊、浅昏迷进入昏迷状态，阵挛性或强直性抽搐频繁发作。患儿极度消瘦，呈舟状腹，常出现水、电解质代谢紊乱，最终因颅内压急剧增高导致脑疝而死亡。

【护理措施】

1. 病情观察　密切观察生命体征、神志、瞳孔、面色及对光反应等，观察有无颅内高压或脑疝征象，如有异常立即报告医生并配合抢救。

2. 生活护理　保持室内安静，护理操作集中进行，避免一切不必要的刺激。为患儿提供日常所需，保持口腔清洁，预防压疮、坠积性肺炎发生。

3. 保持呼吸道通畅　侧卧位，及时清除口鼻腔分泌物，防止误吸和窒息；给予吸氧，必要时吸痰或人工辅助呼吸。

4. 安全护理　在抽搐发作时，防止舌咬伤、骨折、坠床等。

5. 饮食护理　给予高热量、高蛋白、高维生素、易消化且营养丰富的饮食。进食宜少量多餐，耐心喂养。必要时鼻饲或静脉补充营养，维持水、电解质平衡。

6. 消毒隔离　伴有肺结核病者采取呼吸道隔离，对患儿的分泌物、餐具、玩具等消毒处理。

7. 心理护理　关心体贴患儿，缓解其焦虑紧张情绪。

8. 健康教育　指导定期随访，坚持服药；避免与开放性结核病患儿接触，以防再次感染，积极防治各种急性传染病；对留有后遗症的患儿应指导功能锻炼方法。

试题精选

1. 结核性脑膜炎进入晚期的标志性表现是

A. 脑膜刺激征阳性　　B. 性情改变　　C. 面瘫

D. 昏迷、频繁惊厥　　E. 颅内压增高

答案：D。

2，亮亮，男童，6 岁。低热、盗汗 3 天来院就诊。为明确诊断需做 PPD 试验，使用 PPD 稀释液的浓度是

A. 1∶100　　B. 1∶500　　C. 1∶1000

D. 1∶1500　　E. 1∶2000

答案：E。

第13单元　常见急症患儿的护理

一、小儿惊厥

【临床表现】

1. 惊厥　典型表现为意识丧失，面部、四肢肌肉呈阵发性或强直性抽动，两眼斜视或上翻、牙关紧闭、面色青紫、口吐白沫，部分患儿有大、小便失禁现象。持续数秒钟或几分钟，自行停止。

2. 惊厥持续状态　指惊厥持续30分钟以上或两次发作间歇意识不能完全恢复者。

3. 热性惊厥　小儿惊厥最常见的原因为**高热**；高热惊厥多由**上呼吸道感染**引起。热性惊厥分为单纯性和复杂性两种类型。具体特点见表4–7。

表4–7　单纯性和复杂性热性惊厥的区别

	单纯性	复杂性
发病率	70%	30%
首发年龄	大多在6月至5岁	任何年龄
抽搐出现时间	发热24小时内	发热任何时间内
持续时间	短，很少超过10分钟	长，10～20分钟
发作次数	少，多为一次发作	多，反复多次
发作时体温	病初多骤升在38.5℃	低热也可发生
惊厥发作表现	全面发作	局灶性或全面性
脑电图	退热后1～2周正常	退热后1～2周仍有异常
神经系统检查	正常	可不正常
预后	良好	差，反复发作

【护理措施】

1. 预防窒息　惊厥发作时不要搬运患儿，避免一切刺激，保持安静，切勿大声喊叫或摇晃患儿。立即将患儿平卧，头偏向一侧，松解衣扣，清除口鼻腔分泌物，将舌轻向外牵拉，保持呼吸道通畅。

2. 预防受伤　①防跌伤：专人守护，加床挡，床栏处放棉垫。②防舌咬伤：出牙患儿放置舌垫，或纱布包裹压舌板，牙关紧闭时勿强行硬塞。③防骨折：将周围的硬物移开，**切勿用力强行牵拉或按压患儿肢体**。④防皮肤破损：可将患儿手中和腋下塞满纱布。⑤防烫伤：移除身边的热水瓶热水杯等。

3. 病情观察　密切观察意识、瞳孔、生命体征、惊厥发作类型，警惕脑水肿、颅内压升高发生，预防脑水肿。

4. 饮食护理　能口服者多饮水，但发作时禁饮水；不能口服者遵医嘱给予静脉补液；惊厥缓解后给予糖水及营养丰富、易消化、高热量的流食或半流食。

5. 健康教育　指导的重点为惊厥的预防及急救措施。定期随访，根据病情调整用药，如有后遗症者及时治疗和康复训练等。

试题精选

亮亮，男婴，8 个月。患上呼吸道感染 7 天，高热不退，突然眼球上翻，牙关紧闭，全身抽搐，入院诊断为高热惊厥。经治疗后准备出院，对其家长健康指导的重点是

A. 物理降温的方法　　B. 增强体质的方法　　C. 合理喂养的方法

D. 惊厥的预防及急救　　E. 预防性应用抗惊厥药

答案：D。

二、急性颅内压增高

【临床表现】

1. 头痛　晨起较重，咳嗽、哭闹、用力或头位改变时可加重。婴儿表现为烦躁不安、尖叫或拍打头部。新生儿表现为睁眼不睡和尖叫。

2. 呕吐　由于延髓呕吐中枢受刺激所致，多为喷射性，不伴恶心，与进食无关。

3. 意识障碍　早期有表情淡漠、性格改变、反应迟钝、嗜睡或躁动，重者可发生昏迷。

4. 眼征　复视或斜视、眼球运动障碍、落日眼、一过性视物模糊甚至失明，多由于第Ⅵ对脑神经麻痹、上丘受压、第三脑室和视交叉受压所致。眼底检查可见视盘水肿、严重者视网膜水肿、视神经萎缩。

5. 头部体征　婴儿可见前囟紧张、隆起、失去正常搏动，骨缝裂开等。

6. 生命体征改变　早期血压升高，继而脉搏减慢，呼吸深慢且不规则。体温调节中枢受累可出现高热。

7. 惊厥和四肢肌张力增高

8. 脑疝　最常见的是小脑幕切迹疝，表现为肌张力增高、意识障碍加重、两侧瞳孔不等大及对光反射减弱或消失，此外，可出现对侧肢体瘫痪、频发惊厥、呈去大脑强直。两侧瞳孔不等大是早期诊断小脑幕切迹疝的一项可靠依据。枕骨大孔疝表现为颈强直，四肢强直性抽搐，可突然出现中枢性呼吸衰竭或心搏骤停，双瞳孔先缩小后扩大，眼球固定，意识障碍加重。

【护理措施】

1. 防止颅内压增高　抬高床头 **15°～30°**，侧卧位，疑有脑疝者应平卧位，保持患儿绝对安静，避免剧烈咳嗽、用力排便，护理和治疗操作集中进行，不可猛力转动患儿头部和翻身，避免一切刺激。

2. 用药护理　应用脱水药、利尿药等以减轻脑水肿，注意观察药物的疗效及不良反应。遵医嘱调整输液速度，静脉使用镇静药时速度宜慢，以免发生呼吸抑制。

3. 气道管理　保持呼吸道通畅，根据病情选择不同方式吸氧，及时清除口鼻腔分泌物，备好抢救物品，必要时人工辅助呼吸。

4. 健康教育　向家长介绍患儿的病情及预后，根据原发病的特点。给予相应保健指导。

三、急性呼吸衰竭

【临床表现】

除原发病的表现外，主要是呼吸系统症状、**低氧血症**和**高碳酸血症引起的**脏器功能紊乱。

1. 原发病表现　脑炎、肺炎等症状和体征。

2. 呼吸系统表现　①中枢性呼吸衰竭：主要为呼吸**节律**改变，如潮式呼吸、毕奥呼吸、呼吸暂停和下颌式呼吸等，严重时可发生呼吸暂停。②周围性呼吸衰竭：主要为**呼吸频率**改变，表现为呼吸困难和缺氧，如呼吸频率加快、鼻翼扇动、明显三凹征等。

3. **低氧血症表现**　①发绀：缺氧的典型表现。以口唇、口周及甲床等处较为明显，但在严重贫血，血红蛋白＜50g/L时可不出现发绀。②循环系统：早期血压升高、心率增快、心排血量增加，严重时可出现心律不齐，心音低钝、心率减慢，甚至发生心力衰竭或心源性休克等。③消化系统：表现为食欲缺乏、恶心等胃肠道症状，严重时可发生消化道出血、肝损害等。④泌尿系统：出现少尿或无尿，蛋白尿，镜检可有红细胞、白细胞及管型，严重时发生肾衰竭。⑤神经系统：早期烦躁易激惹、睡眠不安，继之出现视物模糊、意识障碍，严重者可发生颅内压增高及脑疝。

4. **高碳酸血症表现**　早期表现为大汗、烦躁不安、摇头、皮肤潮红、瞳孔缩小、四肢湿冷、脉速等，继之出现昏睡、心率减慢、球结膜充血等，严重时出现惊厥、昏迷、视盘水肿等。

5. 水、电解质紊乱及酸碱失衡

【护理措施】

1. 休息　保持病室空气清新，温湿度适宜，取半卧位或坐位。患儿衣着宽松，被褥松软，增加舒适感。

2. 保持呼吸道通畅　鼓励清醒患儿用力咳痰，咳痰无力者翻身叩背。痰液过多时吸痰，吸痰前给予充分吸氧，吸痰时动作轻柔，负压不宜过大，时间不宜过长，不可过于频繁。

3. 吸氧　一般选择鼻导管法、面罩吸氧，对于新生儿和小婴儿选用头罩法吸氧，上述吸氧方式效果不佳时可考虑持续正压给氧。主张低流量持续给氧。急性缺氧吸氧浓度为**40%～50%**；慢性缺氧吸氧浓度为**30%～40%**。持续时间不超过**4～6小时**，以免氧中毒。注意操作前先清除鼻腔内分泌物，吸入氧应加温和湿化，每日更换鼻导管1次，两侧鼻孔宜交替使用。

4. 用药护理　遵医嘱用洋地黄类药、血管活性药、脱水药、利尿药等，密切观察药物的疗效及不良反应。

5. 机械通气　明确机械通气的指征，专人监护，防止交叉感染，维持有效呼吸，做好人工辅助呼吸护理。

6. 健康教育　对患者进行健康宣讲。

四、充血性心力衰竭

【临床表现】年长儿表现与成年人相似，主要是心排血量不足、肺循环淤血和体循环淤血的表现。**婴幼儿心力衰竭诊断标准**：①安静时心率增快，婴儿＞180次/分，幼儿＞160

次 / 分，不能用发热或缺氧解释；②呼吸困难、发绀突然加重，安静时呼吸＞60 次 / 分；③肝大，超过肋下 3cm 以上，或短时间内较前增大，而不能以横膈下移等原因解释者；④心音低钝或出现奔马律；⑤突然烦躁不安，面色苍白或发灰，不能用原发病解释；⑥尿少、下肢水肿，除外其他原因造成者。上述前 4 项为主要临床诊断依据，可根据其他表现和 1 ～ 2 项辅助检查综合判断。

【护理措施】

1. 休息　半卧位，床头抬高 15° ～ 30°，左侧心力衰竭时，患儿于半卧位或坐位，双腿下垂，减少回心血量，减轻心脏负担，增强心肌收缩力。护理操作集中进行，减少刺激。

2. 饮食护理　给予患儿营养丰富、清淡易消化食物。轻者**低盐**饮食，每日钠盐摄入量不超过 0.5 ～ 1g；重者无盐饮食。少量多餐，防止过饱。婴儿喂奶时所用奶嘴孔宜稍大，但需注意防止呛咳。吸吮困难者使用滴管，必要时鼻饲。控制液体入量，控制输液速度。

3. 吸氧　呼吸困难和发绀者给予吸氧，急性肺水肿时可用 50% 的乙醇湿化氧气吸入。

4. 用药护理　①预防洋地黄中毒：用药前须先测脉搏，听心率，婴儿脉率＜90 次 / 分，年长儿＜70 次 / 分时需暂停用药并报告医生；注射用药量＜0.5ml 时，须用 1ml 注射器抽取药液，用生理盐水稀释，注射时应单独给药，速度宜慢，不少于 5 分钟；若口服其他药物应分开服用；用药后监测患儿心率和心律，观察有无洋地黄中毒表现（心率过慢、心律失常、恶心呕吐、食欲减退、视物模糊、黄绿视、嗜睡、头晕）等，如若发生应立即停药，及时报告医生并配合抢救。服药期间多给患儿进食含钾丰富的食物，或按医嘱给氯化钾溶液，暂禁食含钙量高的食物。

5. 健康教育　介绍心力衰竭的病因或诱因及预后知识。指导家长及患儿合理休息，避免情绪激动、用力排便及过度活动；病情好转后，指导患儿逐渐增加活动量；注意营养，预防感染。教会年长儿自我测量脉搏的方法等。

试题精选

彤彤，女婴，5 个月。患肺炎 5 天，在治疗过程中突然出现烦躁不安，呼吸困难，面色苍白。查体：心率 230 次 / 分，呼吸 80 次 / 分，心音低钝，肝肋下 3cm，尿少，下肢水肿。患儿最可能的临床诊断是

A. 呼吸衰竭　　B. 肝性脑病　　C. 心力衰竭

D. 急性颅内压增高　　E. 急性肾衰竭

答案：C。

五、急性肾衰竭

【临床表现】按尿量多少常分为少尿型肾衰竭和非少尿型肾衰竭，临床以前者多见。

1. 少尿型肾衰竭

（1）少尿期：尿量急剧减少，甚至无尿，一般持续 7 ～ 14 天，持续 2 周以上者预后不良。主要表现：①水钠潴留：表现为全身水肿、胸腔积液、腹水，严重者发生肺水肿、脑水肿和心力衰竭；②电解质紊乱：常表现为高钾、高磷、高镁和低钠、低钙、低氯血症，其中以高钾血症最多见；③代谢性酸中毒：表现为精神萎靡、嗜睡、乏力、呼吸深长、口唇

樱桃红色、面色发灰，可伴有心律不齐；④氮质血症：表现为食欲减退、恶心、呕吐、腹部不适、意识障碍、焦躁、抽搐、昏迷等；⑤高血压：长期少尿者可出现不同程度高血压；⑥合并感染：最常见的并发症，70% 的患儿合并严重感染，以呼吸道和泌尿道感染最常见。

（2）多尿期：持续 1 ～ 2 周，部分患儿可达 1 ～ 2 个月，由于大量排尿，可出现低钠血症、低钾血症及脱水，易发生感染、心血管并发症和上消化道出血等。

（3）恢复期：肾功能逐渐恢复，血尿素氮及肌酐逐渐恢复正常。此期患儿体质仍较弱，多有营养不良、贫血和免疫功能低下等。

2. 非少尿型肾衰竭　指血中尿素氮、血肌酐迅速增高，而不伴有少尿。

【护理措施】

1. 维持体液平衡　坚持“**量入为出**”的原则，每日液量＝尿量＋不显性失水＋显性失水（呕吐、大便、引流量等）－内生水。根据病情控制液体的摄入，准确记录 24 小时出入液量，每日定时测体重，了解水肿变化。

2. 预防感染　将患儿安置在单人病室，保持病室空气新鲜，温湿度适宜。严格执行无菌操作，加强皮肤护理与口腔护理。定时翻身、叩背，保持呼吸道通畅。

3. 休息　一般少尿期、多尿期均应卧床休息，恢复期逐渐增加活动量。

4. 饮食护理　少尿期限制**水、钠、钾、磷、蛋白质**的摄入量，供给足够的热量、选择优质蛋白（肉类、蛋类、奶类等）及富含维生素的食物；不能进食者静脉补充营养。长期透析时可输血浆、水解蛋白、氨基酸等。透析治疗时因大量蛋白质丢失，故不需要限制蛋白的摄入。

5. 病情观察　注意观察生命体征、心率、心律、尿量、肾功能等变化。若发现异常及时报告医生并配合抢救。

6. 心理护理　给予患儿和家长精神支持，消除其恐惧心理。

7. 健康教育　告知患儿家长肾衰竭各期的护理要点，早期透析的重要性。指导恢复期给予患儿加强营养，增强体质，注意保暖，防止受凉，注意个人卫生，慎用对肾有损害的药物。

六、心搏呼吸骤停

【临床表现】患儿突然意识丧失，部分有一过性抽搐，呼吸停止，面色灰暗或发绀，瞳孔散大，对光反射消失，大动脉搏动消失，心音消失。一般患儿出现意识丧失及大动脉搏动消失即可诊断，不必反复触摸脉搏或听心音，以免延误抢救。

【护理措施】

1. 循环支持（C）　将患儿放于硬板上。对新生儿或婴儿按压时可用双指按压法（一只手托住患儿背部，另一只手两手指置于乳头连线下方按压）或双手环抱拇指按压法（两只手掌及四手指托住两侧背部，双手大拇指按压）。对 1 ～ 8 岁的儿童，可用一只手固定患儿头部，另一只手掌根部放于胸骨下半段（避开剑突），手掌根的长轴与胸骨的长轴一致。对大于 8 岁年长儿，胸部按压方法与成人相同。每次按压深度至少为胸部前后径的 1/3（婴儿约 4cm，儿童约 5cm）。按压和松开的时间比例为 **1∶1**，按压频率至少 100 次 / 分。心脏按压应与人工呼吸相结合，同时进行。胸外心脏按压与呼吸之比在新生儿为 **3∶1**，婴儿及儿童为 **30∶2**

或 **15∶2**（双人复苏）。

2. 开放气道（A） 首先清除气道分泌物或异物。颈部无损伤采用仰头抬颏法，颈部有损伤采用托下颌法。

3. 建立呼吸（B） 采用口对口人工呼吸或口对口鼻人工呼吸法。儿童吹气的频率为 18 ～ 20 次 / 分，婴儿可稍加快。当需要持久通气时，或面罩吸氧不能提供足够通气时，需用气管内插管代替面罩吸氧。

4. 除颤 当出现心室颤动、室性心动过速和室上性心动过速时，可用电击除颤。

5. 药物治疗 儿科心脏复苏首选药物是**肾上腺素**，**静脉**（首选）或**气管内**给药。还可根据病情选用碳酸氢钠、阿托品、葡萄糖、钙剂、利多卡因、纳洛酮等。

6. 其他治疗 防治低血压、心律失常、颅内压增高等。

7. 复苏后监护 ①密切观察患儿的症状体征，若有异常及时报告医生，并配合抢救。②循环系统监护：给予心电监护，密切观察心电图变化，每 15 分钟测脉搏、血压、心率。③呼吸系统监护：加强呼吸管理，保持呼吸道通畅。定时翻身、叩背，湿化呼吸道，及时吸痰，遵医嘱应用抗生素。使用呼吸机者做好呼吸机护理。④神经系统监护：观察患儿的神志、瞳孔、肢体活动及血容量及电解质改变，遵医嘱给予低温疗法和脱水药。⑤泌尿系统监护：维持水、电解质及酸碱平衡，准确记录出入液量，使用血管活性药时每小时测量尿 1 次，观察尿的颜色及比重。⑥防止感染：保持病室空气清新，温湿度适宜；严格执行无菌操作；做好口腔、鼻、眼及皮肤护理；高热者给予药物或物理降温，体温过低者给予保暖。

附录 4-A　常见缩写的含义

1. AGA	适于胎龄儿
2. SGA	小于胎龄儿
3. LGA	大于胎龄儿
4. ORS 液	口服补液盐
5. RSV	呼吸道合胞病毒
6. VSD	室间隔缺损
7. ASD	房间隔缺损
8. TOF	法洛四联症
9. CPR	磷酸激酶
10. CK–MB	心肌同工酶
11. SLDH	乳酸脱氢酶
12. FDP	1，6–二磷酸果糖
13. Hb	血红蛋白
14. MCV	红细胞平均容积
15. MCH	红细胞平均血红蛋白量
16. MCHC	红细胞平均血红蛋白浓度
17. SI	血清铁
18. TIBC	总铁结合力
19. SF	血清铁蛋白
20. FEP	游离原卟啉
21. TS	转铁蛋白饱和度
22. ASO	抗链球菌溶血素“O”
23. AIDP	急性感染性脱髓鞘性多发性神经炎
24. AMAN	急性运动轴性神经炎
25. AMSAN	急性感觉运动轴神经炎
26. ADHD	注意缺陷多动障碍
27. JRD	儿童风湿性疾病
28. ATP	三磷酸腺苷

29. CoA	辅酶 A
30. PaO_2	动脉氧分压
31. $PaCO_2$	动脉二氧化碳分压

附录 4-B　实验室检查正常值

1. 正常新生儿体重	2500 ～ 4000g
2. 新生儿呼吸频率	40 ～ 44 次 / 分
3. 新生儿心率	120 ～ 140 次 / 分
4. 新生儿体温	36.4 ～ 37.2℃
5. 足月儿血清胆红素	＜205.2μmol/L
6. 早产儿血清胆红素	＜257μmol/L
7. 正常血清总钙	2.25 ～ 2.75μmol/L
8. 血清离子钙	1.13 ～ 1.23μmol/L
9. 血磷浓度	1.45 ～ 2.1μmol/L
10. 新生儿收缩压	60 ～ 70mmHg（8.0 ～ 9.3kPa）
11. 新生儿血小板	（150 ～ 250）$\times 10^9$/L
12. 血清铁浓度	12.8 ～ 31.3μmol/L
13. 血清总铁结合力	17.90 ～ 71.60μmol/L
14. 婴儿排尿量	400 ～ 500ml/d
15. 血清白蛋白浓度	35 ～ 50g/L
16. 血胆固醇	3.12 ～ 5.20mmol/L
17. 新生儿脑脊液压力	30 ～ 80mmHg（0.29 ～ 0.78kPa）
18. 儿童脑脊液压力	80 ～ 200mmHg（0.69 ～ 1.96kPa）
19. 动脉氧分压	95 ～ 100mmHg
20. 动脉二氧化碳分压	35 ～ 45mmHg
21. 血钾浓度	3.5 ～ 5.5mmol/L

护理学（师）专业知识模拟试卷

模拟试卷一

一、以下每一道考题下面有A、B、C、D、E五个备选答案。请从中选择一个最佳答案，并在答题卡上将相应题号的相应字母所属的方框涂黑。

1. Ⅱ型呼吸衰竭病人给氧方式应是
   A. 高压给氧
   B. 高浓度间歇给氧
   C. 乙醇湿化持续给氧
   D. 低浓度间歇给氧
   E. 低浓度持续给氧

2. 关于蛛网膜下腔出血病人的护理措施错误的是
   A. 绝对卧床休息4～6周
   B. 避免情绪激动、剧烈咳嗽等危险因素
   C. 采用头低足高位，增加脑组织血液供应
   D. 发病24小时内禁食
   E. 遵医嘱给药，密切观察病情变化

3. 甲状腺功能亢进症病情恶化时危及生命的是
   A. 亚临床型甲状腺功能亢进症
   B. 甲状腺危象
   C. 淡漠型甲状腺功能亢进症
   D. T_3型甲状腺毒症
   E. 周期性瘫痪

4. 慢性肾小球肾炎常见的主要临床表现为
   A. 血尿、少尿、水肿、蛋白尿
   B. 血尿、水肿、高血压、蛋白尿
   C. 血尿、水肿、高血压、少尿
   D. 高血压、肾衰竭、少尿
   E. 水肿、蛋白尿、高血压

5. 癫痫病人合理用药原则是
   A. 多种联合用药
   B. 两种联合用药
   C. 不用药
   D. 定时定量用药
   E. 大剂量用药

6. 消化性溃疡伴少量出血无呕吐时，采取的护理措施是
   A. 普食
   B. 少量温凉流质饮食
   C. 半流质饮食
   D. 胃肠减压
   E. 禁食

7. 阵发性室性心动过速多出现在
   A. 心肌梗死病人
   B. 心绞痛病人
   C. 心包炎病人
   D. 心脏病病人
   E. 贫血病人

8. 原发性肾病综合征主要护理诊断是
   A. 营养失调高于机体需要量
   B. 体液不足
   C. 活动无耐力
   D. 焦虑
   E. 体液过多

9. 支气管哮喘典型临床表现是

A. 持续性呼气性呼吸困难、咳嗽、咳痰
B. 发作性呼气性呼吸困难、咳嗽、哮鸣
C. 混合性呼吸困难、咳嗽、哮鸣
D. 发作性吸气性呼吸困难、咳嗽、哮鸣
E. 持续性吸气性呼吸困难、咳嗽、咳痰

10. 肺炎球菌性肺炎典型痰液特点
A. 巧克力色
B. 黄果冻样
C. 粉红色
D. 铁锈色
E. 绿色

11. 肝性脑病病人的护理措施不正确的是
A. 禁蛋白饮食
B. 生理盐水灌肠
C. 保持排便通畅
D. 烦躁者给镇静约
E. 卧床休息为主

12. 急性白血病病人实行保护性隔离的外周血白细胞值应少于
A. $5\times10^9/L$
B. $2.5\times10^9/L$
C. $2\times10^9/L$
D. $1\times10^9/L$
E. $0.5\times10^9/L$

13. 引起心搏骤停的最常见心脏病是
A. 病毒性心肌炎
B. 心力衰竭
C. 急性心包炎
D. 冠心病
E. 扩张型心肌病

14. 人体在高温下劳动，大量出汗饮水过多，但未补充盐成分，可能发生
A. 心力衰竭
B. 日射病
C. 热射病
D. 中暑痉挛
E. 高血压

15. 糖尿病引起死亡的慢性并发症主要是
A. 心脑血管病变
B. 糖尿病肾病
C. 周围神经病变
D. 白内障
E. 下肢坏疽

16. 休克早期的主要体征是
A. 昏迷
B. 脉压变小
C. 肢体末梢发绀
D. 血压升高
E. 皮肤黏膜出血

17. 器官移植后发生急性排异反应多发生在手术后
A. 24小时内
B. 2～5天
C. 1周左右
D. 5日至6个月
E. 2～6个月

18. 全身麻醉病人完全清醒的标志是
A. 能正确答问
B. 呼吸加快
C. 疼痛刺激时皱眉
D. 出现肢体活动
E. 睫毛反射恢复

19. 在外科ICU，对病人血液系统功能监测的项目是
A. 血清胆红素
B. 血肌酐
C. 血钾
D. 血小板
E. 血气分析

20. 全胃肠外营养最严重的并发症是
A. 高血糖

B. 低血糖
C. 血栓静脉炎
D. 导管性脓毒症
E. 肠源性感染

21. 颈部急性蜂窝织炎的最大危险是
A. 毒血症
B. 继发颅内感染
C. 窒息
D. 休克
E. 全身感染

22. 属于深Ⅱ度烧伤特点的是
A. 深达真皮浅层
B. 水疱较大，疱壁较厚
C. 水疱破后，基底红润
D. 痛觉迟钝
E. 愈后无色素沉着

23. 破伤风病人最常见的并发症是
A. 窒息
B. 尿潴留
C. 骨折
D. 心力衰竭
E. 肺炎

24. 预防发生急性乳腺炎的关键护理措施是
A. 经常清洗乳头
B. 纠正乳头内陷
C. 避免乳汁淤积
D. 定时哺乳
E. 防止乳头损伤

25. 颅底骨折的诊断主要依靠
A. 外伤病史
B. 局部骨擦音
C. 临床表现
D. X 线
E. B 超

26. 食管癌早期的临床表现有
A. 声音嘶哑
B. 柏油样黑粪
C. 进食呛咳及肺部感染
D. 吞咽哽噎感
E. 进行性吞咽困难

27. 最易发生嵌顿的疝是
A. 网膜孔疝
B. 股疝
C. 腹股沟斜疝
D. 切口疝
E. 成人脐疝

28. 静脉滴注肿瘤化疗药物应控制的时间是
A. 1 ～ 2 小时
B. 3 ～ 4 小时
C. 4 ～ 8 小时
D. 8 ～ 10 小时
E. 10 ～ 12 小时

29. 下列直肠肛管疾病中，与肛瘘形成密切相关是
A. 肛裂
B. 内痔
C. 混合痔
D. 直肠肛管周围脓肿
E. 溃疡性结肠炎

30. 门静脉高压症病人分流术后的饮食护理正确是
A. 高蛋白、高热量、高维生素饮食
B. 低脂、高蛋白、高维生素饮食
C. 高脂、限蛋白、高热量饮食
D. 低脂、限蛋白、高热量、高维生素饮食
E. 高脂、低蛋白、高热量、高维生素饮食

31. 原发性不孕者进行诊断性刮宫的时间为
A. 月经干净后 3 ～ 7 天
B. 月经干净后 5 ～ 10 天
C. 月经干净后 14 天
D. 月经来潮前 7 天

E. 月经来潮12小时内或即将来潮时

32. 关于产力异常的临床表现，不正确的是
A. 协调性宫缩乏力时，宫缩的节律性正常
B. 协调性宫缩乏力时，宫缩有正常的对称性及极性
C. 不协调性宫缩乏力时，宫缩的极性倒置
D. 协调性宫缩过强时，宫缩的对称性异常
E. 不协调性宫缩属无效宫缩

33. 胎膜早破常可导致
A. 子宫破裂
B. 前置胎盘
C. 胎盘早剥
D. 脐带脱垂
E. 胎儿窘迫

34. 产褥感染中最常见的是
A. 外阴伤口感染
B. 急性宫颈炎
C. 急性子宫内膜炎
D. 急性阴道炎
E. 急性盆腔结缔组织炎

35. 妇科腹部手术备皮范围正确的是
A. 上至剑突，下至两大腿上1/3及外阴部，两侧至腋中线
B. 上至剑突，下至两大腿上1/3及外阴部，两侧至腋前线
C. 上至乳头，下至两大腿下1/3，两侧至腋中线
D. 上至剑突，下至两大腿上1/2及外阴部，两侧至腋中线
E. 上至剑突，下至两大腿上1/2，两侧至腋前线

36. 异位妊娠最常见的发生部位是
A. 宫颈
B. 阔韧带
C. 腹腔
D. 卵巢
E. 输卵管

37. 绒毛膜癌病人最常见的转移部位是
A. 肺
B. 脑
C. 骨
D. 阴道
E. 肾

38. 妊娠合并心脏病的产妇，不宜哺乳的心功能分级是
A. Ⅰ～Ⅱ级
B. Ⅰ级
C. Ⅱ～Ⅲ级
D. Ⅱ级或以上
E. Ⅲ级或以上

39. 辅助生殖技术护理中，为减少母儿并发症，对3胎及以上者，妊娠早期应
A. 严密监测胎儿情况
B. 补充黄体功能
C. 胚胎染色体分析
D. 选择性胚胎减灭术
E. 严密观察孕妇生命体征

40. 属于阴道灌洗的适应证是
A. 产后
B. 宫颈癌有活动性出血者
C. 全子宫切除术前
D. 会阴有伤口者
E. 剖宫产术前准备

41. 婴儿急性上呼吸道感染初期突发高热，最易并发的疾病是
A. 惊厥
B. 肺炎
C. 急性肾炎
D. 风湿热
E. 鼻炎

42. 腹泻患儿出现臀红时，首先采取的护理

措施是

A. 排便后烤灯照射

B. 排便后用温水清洗臀部并拭干

C. 及时更换尿布

D. 臀部涂爽身粉

E. 避免使用塑料布包裹

43. 患儿中度营养不良，其体重低于正常均值的

A. 5%～10%

B. 10%～15%

C. 15%～20%

D. 25%～40%

E. 45%～55%

44. 3～6个月患儿，维生素D缺乏性佝偻病多见的骨骼改变是

A. 鸡胸

B. 颅骨软化

C. “O”形腿

D. 手镯、足镯

E. 佝偻病串珠

45. 足月儿生理性黄疸一般出现在生后

A. 1～2天

B. 2～3天

C. 3～4天

D. 5～6天

E. 10～14天

46. 小儿接种脊髓灰质炎减毒活疫苗的次数为

A. 1次

B. 2次

C. 3次

D. 5次

E. 7次

47. 婴儿沐浴时应保持室温在

A. 20～22℃

B. 26～28℃

C. 24～26℃

D. 22～24℃

E. 28～30℃

48. 动脉导管未闭患儿晚期当出现明显肺动脉高压时，发绀最常出现的部位是

A. 上肢

B. 颈部

C. 头部

D. 躯干

E. 下半身

49. 全身型儿童类风湿病多发的年龄是

A. 1～2岁

B. 2～3岁

C. 2～4岁

D. 5～8岁

E. 7～11岁

50. 李某，男性，35岁。午夜发作性上腹烧灼痛3月余，进食后可迅速缓解。昨起排柏油样便3次，今晨起床时晕倒而就诊。查体：体温37℃，脉搏130次/分，呼吸24次/分，血压10.7/6.6kPa（80/60mmHg），神志恍惚，皮肤苍白，四肢厥冷，导致出血的原因是

A. 胃小弯溃疡

B. 十二指肠球部溃疡

C. 克罗恩病

D. 溃疡性结肠炎

E. 胃癌

51. 张某，男性，40岁，农民。田间喷洒农药后出现流涎，呼吸困难，面肌细颤的原因是

A. 肾上腺素过多

B. 胆碱酯酶活性降低

C. 甲状腺激素过多

D. 乙酰胆碱活性降低

E. 交感神经过度兴奋

52. 袁某，男性，70岁。长期咳嗽、咳痰，呼吸困难，PaO_2＜8.0kPa，$PaCO_2$＞6.7kPa，应考虑是

A. 慢性支气管炎
B. 支气管扩张
C. Ⅱ型呼吸衰竭
D. Ⅰ型呼吸衰竭
E. 阻塞性肺气肿

53. 林某，男性，70岁。高血压病史20年、糖尿病和高血脂病史10年，近日经常感觉左侧肢体麻木及活动无力，昨夜睡眠良好，但今晨起床时突然跌倒，家人扶起后发现病人口眼歪斜，左侧上下肢瘫痪，但神志清醒，应考虑是

A. 脑血栓形成
B. 小脑出血
C. 脑梗死
D. 脑栓塞
E. 短暂性脑缺血发作

54. 刘某，女性，25岁。诊断为系统性红斑狼疮，其护理措施正确的是

A. 忌食芹菜、香菜
B. 用碱性肥皂洗脸
C. 使用各种化妆品
D. 经常紫外线照射
E. 经常饮咖啡

55. 王某，男性，28岁。1型糖尿病病史7年，昨日外出未携带药品，今晨出现头痛，嗜睡，呼吸深快，有烂苹果味，其原因是

A. 酮症酸中毒
B. 呼吸衰竭
C. 脑血管病
D. 低血糖
E. 高血糖高渗昏迷

56. 潘某，女性，26岁。尿频、尿急、尿痛5天，实验室检查：尿沉渣有大量白细胞，应考虑

A. 急性肾盂肾炎
B. 慢性肾炎
C. 肾病综合征
D. 急性肾小球肾炎
E. 膀胱炎

57. 何某，男性，50岁。车祸后休克已6小时，中心静脉压（17.2 cmH_2O），血压85/65 mmHg，以此判断发生了

A. 肾衰竭
B. 肺衰竭
C. 肝衰竭
D. 脑衰竭
E. 心力衰竭

58. 卢某，男性，35岁。肾移植术，术中肾血液循环恢复10分钟后，移植的肾由红转为暗红，出现青紫，坏死，该病人出现的是

A. 器官衰竭
B. 超急性排斥反应
C. 加速血管排斥反应
D. 急性排斥反应
E. 慢性排斥反应

59. 向某，女性，55岁。全身麻醉下行胃癌根治术，术后病人未醒，采取的卧位是

A. 半坐卧位
B. 去枕平卧头偏向一侧
C. 头高足低位
D. 俯卧位
E. 侧卧位

60. 孙某，男性，45岁。急性腹膜炎3日，呕吐剧烈，无法进食，引起等渗性脱水，此时首选的溶液是

A. 0.45% 氯化钠溶液
B. 10% 氯化钾溶液
C. 等渗盐水
D. 5% 碳酸氢钠溶液

E. 3%氯化钠溶液

61. 尚某，女性，36岁。做饭时不慎被开水烫伤手臂，主诉伤口疼痛，检查烧伤部位红肿明显，可见大小不一水疱，破裂后基底部潮红，据此判断其烧伤深度是

A. Ⅰ度

B. 浅Ⅱ度

C. 深Ⅱ度

D. Ⅲ度

E. 混合深Ⅱ度和Ⅲ度

62. 赵某，男性，53岁。胃溃疡癌变行毕Ⅱ式胃大部切除术，术后第5日，进食后自觉上腹饱胀，呕吐食物和胆汁，其原因是

A. 吻合口梗阻

B. 胃切除过多

C. 十二指肠切除过多

D. 输入襻梗阻

E. 输出襻梗阻

63. 崔某，男性，24岁。感情受挫选择投河轻生，目击者发现将其救出，并现场进行心肺复苏，初步复苏成功后被送至急诊，给病人注射肾上腺素，首选的给药途径是

A. 动脉

B. 静脉

C. 肌内

D. 雾化吸入

E. 气管内

64. 郭某，女性，27岁。妇科普查时发现卵巢囊性肿物直径4cm，月经正常，无其他不适，恰当的处理措施为

A. 每3个月复查一次

B. 行患侧卵巢切除术

C. 中药治疗

D. 腹腔镜探查

E. 预防性放疗

65. 井某，女性，29岁。双胎妊娠，产后半小时，阴道出血80ml，按摩宫底排出血凝块约100ml。查体：子宫轮廓不清，血压120/70 mmHg，首先需给的处理是

A. 输血补液

B. 测量生命体征

C. 应用子宫收缩剂

D. 阴道填塞纱布条

E. 给予镇静药

66. 马某，女性，23岁。初产妇，产后2天，母乳喂养，现乳头红、皲裂、哺乳时疼痛，其最可能的原因是

A. 新生儿含接姿势不正确

B. 新生儿吸吮时间过长

C. 新生儿吸吮用力过大

D. 产前乳房护理不足

E. 哺乳时未及时排空乳房

67. 罗某，女性，24岁。初产妇，足月妊娠，规律宫缩8小时，胎心140次/分，宫口开大5cm，2小时后，肛门检查宫口扩张无进展，诊断是

A. 第二产程停滞

B. 活跃期停滞

C. 潜伏期延长

D. 第二产程延长

E. 胎头下降停滞

68. 唐某，女性，28岁。妊娠36周，常规产科复检必查的项目是

A. 阴道检查

B. 血、尿常规

C. 内诊检查

D. 测宫底高度

E. 空腹血糖

69. 小雷，男婴，24天。近3天口腔黏膜上出现白色乳凝块样物，呈小片状，不易擦去。经检查诊断为“鹅口疮”，为患儿清洁口腔宜使用的溶液是

A. 0.08% 甲硝唑
B. 生理盐水
C. 0.1% 醋酸
D. 2% 碳酸氢钠
E. 3% 过氧化氢

70. 晴晴，女婴，6个月。腹泻2日，出现精神萎靡，眼窝明显凹陷，泪液少，口唇干燥，皮肤弹性差，诊断为腹泻伴中度脱水。经补液后现已排尿，剩余液体有200ml，需用10% 氯化钾溶液静脉补钾，最多给
A. 4ml
B. 6ml
C. 8ml
D. 10ml
E. 12ml

71. 丽丽，女婴，6个月。出生后一直人工喂养，近来睡眠不安、多汗，上午晒太阳后出现全身抽搐2次，每次持续1分钟左右，抽搐停止后，四肢活动自如，精神、食欲正常。应首先考虑
A. 癫痫小发作
B. 低血糖
C. 高热惊厥
D. 维生素D缺乏性手足搐搦症
E. 维生素D缺乏性佝偻病

72. 小明，男婴，4个月，来儿童保健门诊咨询，家长述说孩子出生后一直母乳喂养，现除母乳外，已添加辅食鱼肝油、水果泥及米汤，作为护士应指导家长还可以添加的辅食有
A. 水果
B. 蛋黄
C. 碎肉
D. 鱼
E. 馒头

73. 涛涛，男婴，早产儿，日龄2天。家人主诉有窒息史，今日出现烦躁不安、高声尖叫，并伴有双眼凝视，前囟膨隆，此时应首先考虑
A. 败血症
B. 化脓性脑膜炎
C. 颅内出血
D. 窒息
E. 肝性脑病

二、以下提供若干个案例，每个案例下设若干个考题。请根据各考题题干所提供的信息，在每题下面的A、B、C、D、E五个备选答案中选择一个最佳答案，并在答题卡上将相应题号的相应字母所属的方框涂黑。

（74—76题共用题干）

高某，女性，25岁。SLE病史1年。下肢及面部水肿半月。查体：尿蛋白（++），管型（+），血压130/90mmHg，脉搏84次/分。

74. 此病人饮食应是
A. 高维生素高钾高钠
B. 高蛋白高维生素低盐
C. 低蛋白高维生素低盐
D. 高蛋白高维生素低热量
E. 高蛋白低热量高维生素

75. 健康指导，正确的是
A. 可用肥皂洗脸
B. 育龄女性可以正常妊娠
C. 多晒太阳增加维生素吸收
D. 避免预防接种
E. 症状改善后可停药治疗

76. 考虑该病人并发
A. 胸膜炎
B. 心包炎
C. 狼疮性肺炎
D. 狼疮性肾炎

E. 神经精神狼疮

（77—78 **题共用题干**）

石某，男性，38岁。因交通事故致颅内血肿，深昏迷，脑疝形成。实施颅内血肿清除，去骨瓣减压手术，术中输血3600ml，术后入ICU，病人出现皮肤紫斑，切口部位有出血。

77. 应首先考虑的诊断是

A. 弥漫性血管内凝血（DIC）

B. 过敏性紫癜

C. 肝衰竭

D. 呼吸衰竭

E. 循环衰竭

78. 在抢救过程中应及时使用

A. 止血药

B. 降压药

C. 升压药

D. 抗凝血药

E. 抗利尿药

（79—81 **题共用题干**）

蔡某，女性，26岁。孕1产0，妊娠足月临产，因持续性右枕后位、第二产程延长，行会阴侧切＋胎头吸引术助产，胎盘完整娩出10分钟后，出现寒战、打哈欠，阴道间歇性大出血约1000ml，色暗红。查体：子宫软且轮廓不清，挤压宫底有大量血凝块流出，诊断为产后出血。

79. 为预防失血性休克，处理原则是

A. 迅速输血以补充同等血量

B. 加强心理护理

C. 给予高蛋白、高热量饮食

D. 观察会阴伤口，严格会阴护理

E. 遵医嘱给抗生素防治感染

80. 最可能的原因是

A. 子宫收缩乏力

B. 胎盘早剥

C. 软产道裂伤

D. 凝血功能障碍

E. 过多给予镇静药

81. 最常用且便捷的止血措施是

A. 按摩子宫

B. 应用宫缩药

C. 无菌纱布条填塞宫腔

D. 子宫动脉栓塞

E. 子宫次全切除术

（82—83 **题共用题干**）

婷婷，女童，6岁。平时身体状况良好，接种疫苗10分钟后，面色苍白，口唇青紫，四肢湿冷，脉细速，呼吸困难。

82. 此患儿最可能发生

A. 晕针

B. 低血糖

C. 过敏性休克

D. 过敏性皮疹

E. 心源性休克

83. 此时应采取的最重要措施是

A. 保暖

B. 半卧位

C. 饮糖水

D. 吸氧

E. 皮下注射1∶1000肾上腺素

三、以下提供若干组考题，每组考题共同使用在考题前列出的A、B、C、D、E五个备选答案。请从中选择一个与考题关系密切的答案，并在答题卡上将相应题号的相应字母所属的方框涂黑。每个备选答案可能被选择一次、多次或不被选择。

（84—86 **题共用备选答案**）

A. 肺脓肿

B. 慢性支气管炎

C. 肺炎链球菌性肺炎

D. 肺癌
E. 急性肺水肿

84. 铁锈色痰见于
85. 粉红色泡沫痰见于
86. 大量脓性痰见于

（87—88 **题共用备选答案**）
A. 洋地黄
B. 利多卡因
C. 阿托品
D. 电除颤
E. 硝酸甘油

87. 急性心肌梗死 24 小时以内，应禁用
88. 治疗急性心肌梗死并发频发室性早搏，应首选

（89—91 **题共用备选答案**）
A. 左侧卧位
B. 膝胸卧位
C. 截石位
D. 直立位
E. 右侧卧位

89. 老年人肛门检查采取
90. 内痔切除术采取
91. 乙状结肠镜检采取

（92—93 **题共用备选答案**）
A. 十二指肠球部溃疡
B. 胃穿孔
C. 食管癌
D. 上消化道出血
E. 胃溃疡

92. 毕Ⅱ式胃大部切除术适用于
93. 毕Ⅰ式胃大部切除术适用于

（94—95 **题共用备选答案**）
A. 呼吸困难和窒息
B. 失声
C. 甲状腺危象
D. 饮水呛咳
E. 手足抽搐

94. 手术时甲状旁腺被误切，会出现的症状是
95. 处理甲状腺上极时，若不慎损伤喉上神经，会出现的症状是

（96—98 **题共用备选答案**）
A. 胎儿窘迫
B. 新生儿重度窒息
C. 新生儿轻度窒息
D. 新生儿颅内出血
E. 新生儿呼吸窘迫综合症

96. 头先露羊水中混有胎粪
97. 新生儿呼吸表浅或不规则
98. 新生儿心率少于 80 次 / 分

（99—100 **题共用备选答案**）
A. 1 ～ 3 个月
B. 4 ～ 6 个月
C. 6 ～ 7 个月
D. 7 ～ 9 个月
E. 11 ～ 12 个月

99. 添加水果汁的月龄是
100. 添加含铁配方米粉的月龄是

模拟试卷二

一、以下每一道考题下面有A、B、C、D、E五个备选答案。请从中选择一个最佳答案，并在答题卡上将相应题号的相应字母所属的方框涂黑。

1. 十二指肠溃疡的典型临床表现是
A. 消化不良
B. 夜间痛不明显
C. 上腹隐痛不适
D. 餐后痛
E. 饥饿痛

2. 长期卧床的心力衰竭病人，其水肿最易出现的部位是
A. 肋骨
B. 肩部
C. 面颊部
D. 腰骶部
E. 眼睑部

3. 二尖瓣狭窄病人最重要的体征是
A. 肺动脉瓣第二心音亢进
B. 心尖区舒张期杂音
C. 胸骨左缘第3、4肋间舒张期杂音
D. 主动脉瓣第一听诊区收缩期杂音
E. 心尖区收缩期吹风样杂音

4. 溃疡性结肠炎并发症不包括
A. 肠梗阻
B. 腹水
C. 中毒性巨结肠
D. 肠穿孔
E. 结肠癌变

5. 易合并脓的肺炎是
A. 真菌性肺炎
B. 冠状病毒肺炎
C. 白色假丝酵母菌肺炎
D. 衣原体肺炎
E. 金黄色葡萄球菌肺炎

6. 慢性肾衰竭导致病人贫血的主要原因是
A. 铁缺乏
B. 肾产生促红细胞生成素减少
C. 维生素 B_{12} 缺乏
D. 营养不良
E. 红细胞寿命缩短

7. 阻塞性肺气肿的并发症不包括
A. 自发性气胸
B. 肺部急性感染
C. 慢性肺源性心脏病
D. 慢性呼吸衰竭
E. 急性左侧心力衰竭

8. 糖尿病病人运动治疗的最佳时间是
A. 晨起空腹锻炼
B. 餐后2小时
C. 餐后0.5小时
D. 餐后1小时
E. 餐前2小时

9. 对感觉障碍的病人，下列护理措施中不妥的是
A. 用温水擦洗感觉障碍的部位
B. 主动与病人沟通，主动协助日常生活活动
C. 对感觉障碍的患肢，使用暖水袋保暖
D. 避免搔抓患处，以防损伤造成感染
E. 保持床褥的整洁，以减少对皮肤的刺激

10. 急性白血病病人体温＞38℃是由于
A. 感染
B. 下丘脑功能异常
C. 红细胞破坏过多
D. 病人产热过多
E. 血小板过少

11. 治疗缺铁性贫血最重要的是
A. 补充铁剂
B. 补充叶酸
C. 输红细胞悬液
D. 肌内注射维生素 B_{12}
E. 病因治疗

12. 有机磷农药中毒时，出现烟碱样症状的表现是
A. 头晕
B. 呕吐
C. 大小便失禁
D. 瞳孔扩大
E. 肌纤维颤动

13. 重度一氧化碳中毒时，病人全血的碳氧血红蛋白浓度是
A. ＞10%
B. ＞20%
C. ＞30%
D. ＞40%
E. ＞50%

14. 类风湿关节炎常见临床表现不包括
A. 晨僵
B. 关节痛与畸形
C. 肺间质病变
D. 蝶形红斑
E. 高热

15. 癫痫大发作的临床表现特征是
A. 一侧肢体强直性抽搐
B. 反复搓手、不断穿衣、解衣扣
C. 突发突止的意识障碍
D. 意识丧失、全身抽搐
E. 睡眠中发作

16. 给低钾病人静脉补钾，最重要的是
A. 给药速度
B. 尽量口服补钾
C. 观察病人尿量
D. 禁止静脉推注
E. 注意补钾总量

17. 可通过接触传染的疾病是
A. 指头炎
B. 急性蜂窝织炎
C. 甲沟炎
D. 气性坏疽
E. 急性淋巴结炎

18. 下列关于冬眠降温治疗法错误的是
A. 儿童和老人慎用
B. 循环衰竭者禁用此法
C. 冬眠期间注意预防肺炎、压疮
D. 先药物降温后物理降温
E. 复温时应先停止使用冬眠药物

19. 病人术前肌内注射哌替啶和阿托品的目的除外
A. 松弛内脏平滑肌
B. 减少唾液汗液分泌
C. 提供平稳的麻醉诱导
D. 减少忧虑
E. 降低麻醉药毒性

20. 消化道手术病人的术前饮食要求是
A. 禁食禁水 24 小时
B. 半流质 3 天
C. 流质饮食 1～2 天
D. 要素饮食 2 天
E. 术前洗胃

21. 下列关于颅脑损伤的护理措施，错误的是
A. 首先抢救窒息、大出血等危急伤情
B. 密切观察生命体征、瞳孔、意识等变化
C. 补充能量和蛋白质
D. 疼痛明显时可用吗啡镇痛
E. 及时清除呼吸道分泌物

22. 中年女性易发生

A. 斜疝
B. 切口疝
C. 股疝
D. 复发疝
E. 白线疝

23. 颅底骨折的诊断主要依靠
A. 外伤病史
B. 局部骨擦音
C. 临床表现
D. X 线
E. B 超

24. 不符合黑痣恶变的表现是
A. 出现溃烂
B. 色素减退
C. 痛痒不适
D. 周围出现卫星状小瘤
E. 周围出现色素环

25. 早期食管癌的症状有
A. 咯血
B. 腹泻
C. 刺激性呛咳
D. 吞咽哽噎感
E. 进行性吞咽困难

26. 化疗不良反应中最常见、最严重的是
A. 造血功能障碍
B. 胃肠道毒性
C. 静脉炎
D. 心肾损伤
E. 周围神经毒性

27. 脑桥出血后瞳孔表现为
A. 均散大
B. 不等大
C. 针尖样瞳孔
D. 双侧瞳孔对光反射消失
E. 无变化

28. 血栓闭塞性脉管炎局部缺血期的表现是
A. 患肢溃疡坏死
B. 患肢肌肉萎缩
C. 静息痛
D. 间歇性跛行
E. 足背动脉搏动消失

29. 对急腹症病人疼痛的护理，错误的是
A. 禁食禁水
B. 一般可以针灸镇痛
C. 动态评估病人疼痛严重程度
D. 与病人交谈，分散病人注意力以缓解疼痛
E. 对诊断不明确或未确定治疗之前，可以适当应用镇痛药

30. 细菌性肝脓肿病人术后拔除引流管的指征是每日引流液应少于
A. 3ml
B. 10ml
C. 12ml
D. 18ml
E. 30ml

31. 乳头皲裂多发生于
A. 产后哺乳期的经产妇
B. 产后哺乳期的初产妇
C. 多胎妊娠的产妇
D. 高龄产妇
E. 乳腺较小的产妇

32. 子宫内膜异位症典型的临床表现为
A. 不孕
B. 接触性出血
C. 月经失调
D. 肛门坠胀感
E. 继发性渐进性痛经

33. 单纯扁平骨盆，骨盆外测量小于正常值的径线是
A. 骶耻内径

B. 骶耻外径
C. 坐骨棘间径
D. 髂嵴间径
E. 坐骨结节间径

34. 妊娠合并病毒性肝炎，临近产期有出血倾向可用
A. 缩宫素
B. 维生素 K
C. 维生素 C
D. 麦角新碱
E. 肝素

35. 绒毛膜癌病人最常见的转移部位是
A. 肺
B. 盆腔
C. 肝
D. 阴道
E. 骨

36. 下述胎心不正常的是
A. 110 次 / 分
B. 124 次 / 分
C. 138 次 / 分
D. 146 次 / 分
E. 160 次 / 分

37. 急性乳腺炎多发生于
A. 产后哺乳期的经产妇
B. 产后哺乳期的初产妇
C. 任何哺乳期的妇女
D. 高龄产妇
E. 低龄产妇

38. 宫口开大 6cm 不再扩张超过 3 小时，应诊断为
A. 潜伏期延长
B. 滞产
C. 第二产程停滞
D. 活跃期停滞
E. 胎头下降延缓

39. 产褥感染的护理不妥的是
A. 防止交叉感染，进行床边隔离
B. 产妇平卧，臀部抬高
C. 鼓励产妇多饮水
D. 密切观察生命体征的变化
E. 保持外阴清洁

40. 对妊娠合并糖尿病病人的正确护理措施是
A. 哺乳时不宜应用胰岛素治疗
B. 产程时间应不超过 16 小时
C. 指导孕妇口服降糖药
D. 指导孕妇掌握胰岛素用法
E. 妊娠至 28 周协助终止妊娠

41. 小儿毛细支气管炎好发年龄是
A. 2 岁以内
B. 3 ～ 5 岁
C. 5 ～ 7 岁
D. 7 ～ 9 岁
E. 10 岁以上

42. 小儿窒息后，采取复苏的步骤不包括
A. 清理呼吸道、建立呼吸
B. 维持正常循环，保证足够心排出量
C. 药物治疗
D. 护理评价
E. 预防感染

43. 正常情况下，8 个月的小儿应接种的疫苗是
A. 卡介苗
B. 麻疹疫苗
C. 乙肝疫苗
D. 甲肝灭活疫苗
E. 百白破疫苗

44. 化脓性脑膜炎最常见的并发症是
A. 硬脑膜下积液
B. 脑室管膜炎
C. 癫痫

D. 脑腔积液
E. 脑性低钠血症

45. 治疗小儿肥胖症的主要方法是
A. 鼓励家庭参与
B. 培养良好的饮食习惯
C. 控制饮食，进行有效的运动
D. 解除患儿的心理负担
E. 监测生长发育

46. 对蓝光照射的方法，下列描述不正确的是
A. 男婴注意保护阴囊
B. 若单面光照，不要勤翻身
C. 患儿需戴护眼罩
D. 患儿需系好尿布，脱光衣服
E. 入箱前禁忌在皮肤上涂粉剂

47. 婴儿抚触的最适宜时间是新生儿出生后
A. 1 小时内
B. 3 小时后
C. 12 小时后
D. 24 小时后
E. 72 小时后

48. 急性肾小球肾炎最主要的临床特征是
A. 蛋白尿、氮质血症、水肿
B. 水肿、蛋白尿、血尿、高血压
C. 水肿、少尿、蛋白尿、血尿
D. 水肿、无尿、高血压、蛋白尿
E. 血尿、少尿、高血压、氮质血症

49. 护理法洛四联症患儿，保证充足的入液量，其目的是
A. 防止肺炎
B. 防止休克
C. 防止血栓栓塞
D. 防止心力衰竭
E. 防止肾功能不全

50. 王某，女性，72 岁。有高血压病史 30 年，情绪激动后突然出现剧烈头痛、喷射性呕吐伴左侧上下肢瘫痪，诊断为“脑出血”。此时正确的护理措施是
A. 头部热敷
B. 补充血容量
C. 抬高床头 45°
D. 发病 48 小时内避免搬动
E. 6 小时后给予鼻饲饮食

51. 孙某，女性，16 岁。平素体健，学校体检时心率 80 次 / 分，律齐，心尖区闻及舒张期低调、隆隆样杂音，心界增大不明显，处理措施中较宜的为
A. 卧床休息
B. 应用洋地黄
C. 给予抗风湿治疗
D. 避免重体力劳动，预防感染
E. 应用卞星青霉素

52. 李某，女性，44 岁。每次餐后 60 分钟上腹部有烧灼感，持续 1 ～ 2 小时，此腹痛特点应考虑是
A. 胆道结石
B. 卓 - 艾综合征
C. 胃溃疡
D. 十二指肠溃疡
E. 胰腺炎

53. 赵某，女性，45 岁。咳嗽 15 年，一般于晨起咳大量脓痰，3 天前突然咯血 200ml，查体：心肺无明显阳性体征，X 线胸片示横切面“环形阴影”，纵切面“双轨征”。最可能的诊断是
A．慢性支气管炎
B．肺脓肿
C．支气管肺癌
D．肺炎球菌肺炎
E．支气管扩张症

54. 辛某，男性，50 岁，农民。烈日下在田

间劳动，2小时后恶心、头晕、头痛，面色苍白，大汗，心动过速，呼吸浅快，意识不清，血压75/50mmHg。应考虑的是

A. 轻度中暑
B. 热衰竭
C. 热痉挛
D. 热射病
E. 先兆中暑

55. 周某，女性，32岁。头晕，呈贫血貌来院就诊。查血常规：红细胞计数 3.0×10^9/L，血红蛋白80g/L，白细胞计数 2.0×10^9/L，血小板 40×10^9/L。应考虑的是

A. 溶血性疾病
B. 再生障碍性贫血
C. 缺铁性贫血
D. 病毒感染
E. 慢性失血

56. 康某，女性，30岁。寒战、高热、尿频、尿急、腰痛2个月。实验室检查：尿白细胞＞5个/高倍视野，初步诊断为

A. 肾结石
B. 急性肾盂肾炎
C. 急性肾小球肾炎
D. 慢性肾炎急性发作
E. 膀胱炎

57. 井某，男性，36岁。因严重感染伴休克入院，积极抢救后感染控制，休克纠正，病情好转，不会出现的复查结果是

A. 中心静脉压 $8cmH_2O$
B. 血压90/60mmHg
C. PaO_2 88mmHg
D. $PaCO_2$ 30mmHg
E. SaO_2 96%

58. 钱某，男性，33岁。肝癌行肝移植术，移植的肝源来自病人的双胞胎弟弟。这种移植属于

A. 自体移植
B. 同质移植
C. 同种异体移植
D. 异种移植
E. 异种异体移植

59. 吴某，女性，25岁。一天前鼻尖处长疖，以下措施错误的是

A. 休息
B. 挤压患处
C. 外敷抗生素软膏
D. 提高免疫力
E. 湿热敷

60. 郝某，女性，30岁。局部麻醉下行右乳房纤维腺瘤切除术，麻醉后病人出现胸闷、气短、心率增快。下列处理措施不正确的是

A. 给氧
B. 加大麻醉药剂量
C. 建立静脉通路
D. 密切观察生命体征
E. 应用镇静药

61. 田某，男性，55岁。走路不慎滑倒，头部触地，当即昏迷约30分钟，醒后头痛，恶心，1小时后再次昏迷，该病人最可能是

A. 脑出血
B. 脑膜炎
C. 脑梗死
D. 脑内血肿
E. 硬脑膜外血肿

62. 马某，男性，55岁。咳嗽半年，近来出现胸痛，支气管纤维镜检查确诊为肺癌，行全肺切除术。术后第一天，血压130/80mmHg，脉搏80次/分，呼吸19次/分，体温38℃，尿量正常。以下护理措施中正确的是

A. 保持胸腔引流管畅通，每次放液量不超过100ml
B. 左侧卧位，以预防纵隔移位
C. 24小时补液量应在2000ml以上
D. 术后为预防引流管滑脱，避免病人改变体位
E. 出院3个月后即可以参与竞技类活动

63. 高某，男性，66岁。诊断为急性胰腺炎，经治疗后腹痛、呕吐基本消失后饮食原则是
A. 要素饮食
B. 无脂低蛋白流质
C. 肠外营养
D. 高脂高蛋白普食
E. 低脂高蛋白流质

64. 樊某，女性，35岁。就诊原因为卵巢功能障碍，给予辅助生育治疗，使用促排卵药物后出现下腹胀痛、腹水、胸腔积液，B超示卵巢增大，直径达5～10cm。该病人首先考虑
A. 子宫穿孔
B. 卵巢反应不足
C. 多胎妊娠
D. 卵巢过度刺激综合征
E. 卵巢肿瘤

65. 程某，女性，31岁。妊娠27周，因患妊娠期高血压疾病静脉滴注硫酸镁治疗。下列用药前检测的结果中，应停用药物的指征是
A. 体温37.5℃
B. 呼吸20次/分
C. 尿量20ml/h
D. 膝反射亢进
E. 脉搏102次/分

66. 魏某，女性，33岁。因不慎跌倒，导致外阴裂伤，右侧大阴唇裂口约4cm，活动性出血，下列处理不必要的是
A. 平卧位，给予吸氧
B. 做好配血输血准备
C. 给予抗感染药物
D. 保持外阴清洁干燥
E. 阴道塞纱布止血

67. 罗某，女性，32岁。已婚3年，性生活及月经正常，未避孕，一直未孕。检查：男方精液常规检查正常，女方宫颈充血水肿，B超检查子宫黏膜下肌瘤，双附件（－），基础体温测定双相型，该病人不孕的原因可能是
A. 子宫内膜功能异常
B. 子宫肌瘤
C. 无排卵
D. 子宫颈炎症
E. 子宫颈狭窄

68. 唐某，女性，36岁。既往子宫内膜异位症2年。该病人最主要的临床表现是
A. 痛经
B. 呕吐
C. 月经失调
D. 不孕
E. 持续性下腹部疼痛

69. 晶晶，女童，10岁。智力低下，既往有“癫痫”病史。发作时出现强烈的点头、屈体样动作，持续此姿势10秒，常摔伤头部，伴面色青紫、瞳孔散大。该患儿的发作类型是
A. 肌阵挛发作
B. 强直性发作
C. 单纯部分性发作
D. 全面性强直－阵挛发作
E. 失神发作

70. 天天，女童，2岁。上呼吸道感染5天，今日突然面色青紫，牙关紧闭，全身抽搐，门诊以高热惊厥收入院。治疗1周痊

愈出院，出院前对其家长进行健康教育的重点是

A. 合理的喂养方法
B. 提高免疫力的方法
C. 惊厥预防及急救措施
D. 预防接种的时间
E. 注意卧床休息

71. 君君，女童，7岁。近3天食欲缺乏，右耳周围肿大，有灼热感，同学中有类似症状。查体：肿大以耳垂为中心，皮肤不红，触之坚韧有弹性，疼痛，张口及咀嚼时加重。最可能的临床诊断是

A. 麻疹
B. 急性扁桃体炎
C. 急性淋巴结炎
D. 流行性腮腺炎
E. 猩红热

72. 明明，男童，6个月。生后2个月在哭闹时面色青紫，后逐渐加重，出现昏厥、抽搐。该患儿最可能的诊断是

A. 房间隔缺损
B. 大动脉错位
C. 法洛四联症
D. 肺动脉狭窄
E. 主动脉狭窄

73. 笑笑，女童，7岁。近1周来无明显诱因出现下肢、臀部对称性皮肤紫癜，伴腹痛、恶心、呕吐，来医院就诊。束臂试验阳性，外周白细胞数、血小板计数、出血和凝血时间正常，骨髓检查正常。最可能的诊断是

A. 过敏性紫癜
B. 血友病
C. 维生素C缺乏症
D. 遗传性毛细血管扩张症
E. 特发性血小板减少性紫癜

二、以下提供若干个案例，每个案例下设若干个考题。请根据各考题题干所提供的信息，在每题下面的A、B、C、D、E五个备选答案中选择一个最佳答案，并在答题卡上将相应题号的相应字母所属的方框涂黑。

（74—76题共用题干）

夏某，男性，30岁。长期咳嗽、咳痰8年，心悸气急2年，3天前淋雨受凉咳嗽、咳痰加重，咳脓性痰，呼吸困难不能平卧，伴发热、烦躁。查体：表情淡漠，嗜睡，明显发绀，颈静脉充盈，桶状胸，双下肢轻度水肿，肝颈静脉回流征阳性，剑突下可闻及收缩期杂音，双肺广泛湿啰音。血气分析：pH 7.56，$PaCO_2$ 60mmHg，PaO_2 49mmHg。

74. 此病人最可疑的诊断是

A. 慢性支气管炎
B. 肺脓肿
C. 支气管扩张
D. COPD
E. 慢性肺源性心脏病

75. 此时病人出现的并发症是

A. 心律失常
B. 肺性脑病
C. 脑血管意外
D. 酸碱平衡紊乱
E. 弥散性血管内凝血

76. 此病人目前最重要的护理措施是

A. 改善通气和低流量吸氧
B. 遵医嘱正确给予抗感染治疗
C. 注重病人的营养摄入
D. 注重皮肤护理
E. 协助病人适当活动

（77—79题共用题干）

吴某，男性，50岁。胃溃疡病史多年，

严格内科治疗3个月未见好转，拟接受手术治疗。

77. 若该病人术前禁食和禁水的时间是
A. 禁食6～8小时、禁水1小时
B. 禁食6～8小时、禁水2小时
C. 禁食8～10小时、禁水3小时
D. 禁食8～12小时、禁水4小时
E. 禁食14小时、禁水6小时

78. 该病人术前备皮范围上下界分别是
A. 上起乳头连线，下至脐水平
B. 上起锁骨，下至耻骨联合
C. 上起剑突，下至髂前上棘水平，两侧至腋后线
D. 上起剑突，下至平脐水平，两侧至腋后线
E. 上起乳头连线，下至耻骨联合，两侧至腋后线

79. 在硬脑膜外麻醉下，行毕Ⅰ式胃大部切除术，手术顺利，一般情况好，返回病房的卧位首先是
A. 半坐卧位
B. 平卧，不去枕
C. 去枕平卧，头偏一侧
D. 中凹卧位
E. 头高足低位

（80—81题共用题干）

徐某，女性，33岁。孕1产0，妊娠39周，因临产由急诊收入产房。产科检查：规律宫缩，宫口开全，胎心142次/分。

80. 该产妇已进入第几产程
A. 未进入产程
B. 进入第一产程
C. 进入第二产程
D. 进入第三产程
E. 进入第四产程

81. 该产程护理措施正确的是
A. 灌肠
B. 左侧卧位休息
C. 行肛门检查
D. 协助产妇上产床做好接生准备
E. 观察胎头下降情况

（82—83题共用题干）

丽丽，女婴，足月儿，日龄2天。其家长向护士咨询服用维生素D以预防佝偻病，护士应对其进行正确指导。

82. 为预防佝偻病开始服用维生素D的时间是
A. 生后立即
B. 生后2周
C. 生后1月
D. 生后3月
E. 生后半年

83. 每天服用维生素D的剂量为
A. 50U
B. 100U
C. 200U
D. 400U
E. 1200U

三、以下提供若干组考题，每组考题共同使用在考题前列出的A、B、C、D、E五个备选答案。请从中选择一个与考题关系密切的答案，并在答题卡上将相应题号的相应字母所属的方框涂黑。每个备选答案可能被选择一次、多次或不被选择。

（84—86题共用备选答案）
A. 原发性甲状腺功能亢进症
B. 继发性甲状腺功能亢进症
C. 高功能腺瘤
D. 亚急性甲状腺炎
E. 桥本甲状腺炎

84. 甲状腺腺体内有单个的自主性高功能结节，病人无眼球突出属于
85. 甲状腺腺体呈弥漫性肿大，两侧对称，伴有眼球突出属于
86. 甲状腺腺体呈结节状，两侧不对称，不伴有眼球突出属于

（87—88 **题共用备选答案**）

A. 巧克力色痰
B. 铁锈色痰
C. 大量脓痰静置后分三层
D. 痰恶臭
E. 痰中带血丝

87. 肺炎球菌肺炎病人痰液特点为
88. 支气管扩张病人痰液特点为

（89—90 **题共用备选答案**）

A. 不对称性关节肿痛
B. 无关节畸形
C. 多系统脏器损害
D. 关节畸形
E. 累及单一关节

89. 类风湿关节炎病人的临床表现是
90. SLE 病人关节外的临床表现是

（91—93 **题共用备选答案**）

A. 经前综合征
B. 乳腺癌
C. 急性乳腺炎
D. 乳房纤维腺瘤
E. 乳房囊性增生

91. 病程短，乳房有单个包块，边界不清，活动不大，腋下淋巴结肿大属于
92. 周期性疼痛，乳房内有大小不等的结节，质韧，边界不清属于
93. 病程缓慢，乳房有单个包块，边界清楚活动度好属于

（94—96 **题共用备选答案**）

A. 腹部平片见膈下游离气体
B. 墨菲斯征阳性
C. 腹泻
D. 恶心，呕吐
E. 听诊腹部高调肠鸣音

94. 急性胆囊炎典型临床表现为
95. 胃十二指肠穿孔典型临床表现为
96. 急性机械性肠梗阻典型的临床表现为

（97—98 **题共用备选答案**）

A. 孕 7 周内
B. 孕 10 周内
C. 孕 11 ～ 14 周
D. 孕 13 ～ 28 周
E. 孕 28 ～ 32 周

97. 口服药物流产适用于
98. 人工流产钳刮术适用于

（99—100 **题共用备选答案**）

A. 锥体系
B. 锥体外系
C. 小脑
D. 基底神经节
E. 脑干

99. 痉挛型脑瘫病变部位是
100. 共济失调型脑瘫病变部位是

模拟试卷三

一、以下每一道考题下面有A、B、C、D、E五个备选答案。请从中选择一个最佳答案，并在答题卡上将相应题号的相应字母所属的方框涂黑。

1. 能迅速终止心绞痛发作的药物是
   A. 洛伐他汀
   B. 硝酸异山梨酯
   C. 硝苯地平
   D. 维拉帕米
   E. 氯吡格雷

2. 感冒后出现与体温不呈比例的心动过速应考虑
   A. 阵发性室上性心动过速
   B. 心力衰竭
   C. 贫血
   D. 心肌炎
   E. 心脏病

3. 对于慢性肾衰竭尿毒症期的健康指导，正确的是
   A. 高蛋白饮食
   B. 饮水＞2500ml/d
   C. 常去公共场所
   D. 碱性肥皂水洗浴
   E. 避免用庆大霉素

4. 护士指导肝硬化病人禁食硬食、油炸、粗纤维食物的原因是
   A. 预防食管黏膜出血
   B. 严格限制钠的摄入
   C. 抑制假性神经递质产生
   D. 减轻肝解毒负担
   E. 减少肠道氨的吸收

5. 肾盂肾炎最简单的预防措施是
   A. 抗生素每日口服
   B. 多饮水
   C. 保持外阴清洁
   D. 体育运动
   E. 每天尿道口消毒2次

6. 肺炎链球菌肺炎的体征是
   A. 急性病容、呼吸急促、口唇青紫
   B. 慢性病容、呼吸浅慢、口唇苍白
   C. 急性病容、呼吸急促、面色潮红
   D. 慢性病容、呼吸深慢、口唇苍白
   E. 慢性病容、呼吸缓慢、口唇潮红

7. 一个昏迷病人由警察送来急诊，无法询问病史，但病人呼吸时有烂苹果气味，可能的疾病是
   A. 醉酒
   B. 有机磷农药中毒
   C. 糖尿病酮症酸中毒
   D. 糖尿病高血糖高渗状态
   E. 尿毒症

8. 甲状腺功能亢进症重度浸润性突眼的护理不正确的是
   A. 抬高头部
   B. 鼓励多食略咸食品
   C. 外出时带深色眼镜
   D. 经常用眼药水湿润眼睛
   E. 抗生素眼膏涂眼

9. 系统性红斑狼疮的病人皮肤护理不正确的是
   A. 常用清水清洗
   B. 忌用碱性肥皂
   C. 忌用化妆品
   D. 避免阳光暴晒
   E. 50℃的温水湿敷

10. 急性感染性多发性神经炎首发症状多数为

A. 大、小便失禁
B. 双侧下肢无力
C. 周围性面瘫
D. 视盘水肿
E. 双侧上肢感觉麻木

11. 肝硬化门静脉高压症最突出的临床表现为
A. 脾大
B. 消瘦乏力
C. 侧支循环的建立和开放
D. 腹水
E. 蜘蛛痣

12. 溃疡性结肠炎急性发作期病人正确的饮食护理是
A. 给予乳制品
B. 低热量饮食
C. 给予富含纤维素的水果
D. 给予富含纤维素的蔬菜
E. 给予少渣流质或半流质饮食

13. 白血病病人接受化疗时静脉给药的处理措施，不正确的是
A. 药物静脉滴注的速度要慢
B. 首选粗直血管
C. 使用后用0.9%生理盐水冲洗静脉
D. 对化疗药物引起的静脉炎应定时热敷
E. 联合化疗，先输刺激性小的药物

14. 癫痫大发作时护理措施错误的是
A. 使病人躺下，侧卧位
B. 松解领带、衣扣和腰带
C. 保持室内安静、光线柔和，无刺激
D. 牙垫塞入上、下门齿之间
E. 不能强力按压抽搐肢体

15. 金属音调咳嗽提示的疾病是
A. 支气管哮喘
B. 慢性阻塞性肺疾病
C. 慢性肺源性心脏病
D. 肺癌
E. 支气管扩张

16. 属于骨折早期并发症的是
A. 脂肪栓塞
B. 坠积性肺炎
C. 压疮
D. 下肢静脉血栓
E. 感染

17. 杜加试验阳性的关节脱位是
A. 手指关节
B. 肘关节
C. 肩关节
D. 膝关节
E. 下颌关节

18. 下肢静脉曲张中禁忌做高位结扎及剥脱术的类型是
A. 交通支瓣膜功能不全
B. 浅静脉瓣膜功能不全
C. 深静脉阻塞
D. 小隐静脉瓣膜功能不全
E. 小腿有慢性溃疡

19. 下列疾病中，可导致里急后重的是
A. 直肠癌
B. 内痔
C. 肛瘘
D. 肛裂
E. 肛周脓肿

20. Ⅰ期内痔病人排便时的临床表现是
A. 无明显症状
B. 出现无痛性出血
C. 里急后重
D. 无规则性出血
E. 痔块脱出，不可自行回纳

21. 胃大部切除术后吻合口梗阻后呕吐物多为

A. 食物
B. 胆汁
C. 血液
D. 黏液
E. 胃酸

22. 下列关于肾损伤非手术治疗时的护理措施错误的是
A. 定时观察生命体征
B. 及时补充血容量
C. 抗生素预防感染
D. 注意腹痛的变化
E. 鼓励病人早期起床活动

23. 胆石症病人出现急性重症胆管炎时的临床表现是
A. 腹肌紧张
B. 血压下降伴意识不清
C. 肝大
D. 高热
E. 烦躁不安

24. 肝癌病人最多见的首发症状是
A. 体重减轻
B. 恶心呕吐
C. 肝区疼痛
D. 蜘蛛痣
E. 食欲缺乏

25. 休克病人的室内温度是
A. 16 ～ 18℃
B. 18 ～ 20℃
C. 18 ～ 22℃
D. 22 ～ 24℃
E. 25℃左右

26. 下列关于细菌性肝脓肿引流护理，不正确的是
A. 严格遵守无菌操作原则
B. 密切观察腹腔引流液的性质和量
C. 拔管后用凡士林纱布条引流
D. 拔管后适时换药，直至脓腔闭合
E. 当脓腔引流量少于 15ml/d 时，可逐步退出并拔除引流管

27. 小脑幕切迹疝与枕骨大孔疝的临床表现不同的是
A. 呼吸困难
B. 喷射状呕吐
C. 意识障碍出现较早
D. 血压升高
E. 休克

28. 恶性肿瘤术后第 1 年的随访要求是
A. 每月 1 次
B. 每 6 周 1 次
C. 每 3 个月 1 次
D. 每 5 个月 1 次
E. 每 28 周 1 次

29. 关于胸腔闭式引流病人的护理措施，叙述错误的是
A. 保持管道密闭无菌
B. 鼓励病人咳嗽深呼吸
C. 密切观察引流液的颜色、性状、量
D. 搬动病人时，双重夹闭引流管
E. 在病人呼气末屏气时迅速拔管

30. 张力性气胸病人急救时首要采取的措施是
A. 闭式胸膜腔引流
B. 胸腔穿刺排气
C. 气管插管
D. 立即建立静脉通路
E. 立即给氧

31. 对产妇的出院指导正确的是
A. 产后 64 天复查
B. 产后按次哺乳
C. 产后乳房肿胀停止哺乳
D. 新生儿生理性黄疸持续 1 周左右
E. 产后绝对卧床 1 周

32. 阴道分泌物呈黄白色、稀薄泡沫状，伴外阴及阴道瘙痒，可见于
A. 萎缩性阴道炎
B. 外阴阴道假丝酵母菌病
C. 子宫颈炎
D. 滴虫阴道炎
E. 外阴炎

33. 葡萄胎清宫术前备用物品中不需要
A. 配血备用
B. 催产素
C. 雌激素制剂
D. 抢救药品及物品
E. 大号吸管

34. 硫酸镁治疗妊娠高血压综合征剂量过大时，最先出现的毒性反应是
A. 血压过低
B. 水肿
C. 心率减慢
D. 膝反射减弱或消失
E. 消化道反应

35. 有关妇科双合诊检查，错误的是
A. 操作前涂擦润滑剂
B. 月经期应避免检查
C. 适于所有妇科病人
D. 用具一定消毒，防止交叉感染
E. 是妇科最常用检查方法

36. 先兆流产最早出现的症状是
A. 子宫缩小、变软
B. 胎膜早破
C. 腹部包块
D. 少量阴道流血
E. 子宫颈口扩张

37. 下列提高妊娠率的措施中，错误的是
A. 学会预测排卵，选择适当日期性交
B. 性交后立即如厕
C. 性交后适当抬高臀部
D. 在性交前、中、后勿使用阴道润滑剂
E. 注重营养，增强体质

38. 正常会阴侧切切口拆线时间为产后
A. 1～2天
B. 5天
C. 3天
D. 8～10天
E. 7天

39. 子宫颈癌的早期症状是
A. 下肢水肿
B. 绝经后出血
C. 接触性出血
D. 阴道排液
E. 腰骶部疼痛

40. 预防产后出血的措施，不正确的是
A. 保持静脉通道，做好输血准备
B. 指导产妇正确使用腹压
C. 胎儿娩出前注射缩宫素
D. 产后留产房观察2小时
E. 早期哺乳，刺激宫缩

41. 下述疫苗中需采用皮内注射法的是
A. 卡介苗
B. 甲肝疫苗
C. 脊髓灰质炎减毒活疫苗
D. 百白破缓和制剂
E. 乙脑灭活疫苗

42. 下列属于Apgar评分的项目为
A. 呼吸、心率、神经反射、皮肤颜色、喉反射
B. 呼吸、心率、肌张力、喉反射、皮肤颜色
C. 呼吸、心率、肌张力、神经反射、皮肤温度
D. 呼吸、心率、肌张力、喉反射、皮肤温度
E. 呼吸、心率、神经反射、皮肤颜色、

皮肤温度

43. 下列不属于营养不良并发症的是
A. 缺铁性贫血
B. 营养不良性水肿
C. 微量元素缺乏
D. 智力缺陷
E. 自发性低血糖

44. 下列不属于母乳喂养优点的是
A. 母乳中营养物质丰富，且比例合适
B. 喂哺经济、方便
C. 喂哺操作繁杂，易污染
D. 能增强婴儿免疫力
E. 能加速子宫复原

45. 浩浩身长75cm，头围46cm，体重9.0kg，其年龄是
A. 10个月
B. 11个月
C. 12个月
D. 13个月
E. 16个月

46. 下列可诱发婴幼儿表现为神经性耳聋、鞍鼻的是
A. 梅毒
B. 淋病
C. 破伤风
D. 尖锐湿疣
E. 艾滋病

47. 下列关于足月新生儿的护理正确的是
A. 为防止溢乳，哺乳后将婴儿头抬高仰卧
B. 母乳喂养者应4次/天
C. 出生后保留胎脂3天
D. 黄疸出现过早、程度重，为病理性黄疸
E. 新生儿乳腺肿大应挤出乳汁

48. 关于单纯性肾病的描述，正确的是
A. 多发2～7岁小儿
B. 水肿为非凹陷性
C. 常有C_3补体下降
D. 抗链球菌溶血素“O”升高
E. 常伴持续性血尿

49. 小儿结核性脑膜炎早期主要的症状是
A. 性情的改变
B. 昏迷
C. 面瘫
D. 反复惊厥
E. 明显的脑膜刺激征

50. 谢某，男性，60岁，吸烟史20年。无痰，刺激性咳嗽并痰中带血丝半年。胸片示左肺中央型块状阴影，右肺上叶不张，左胸腔中量积液，右纵隔阴影增宽，轮廓呈波浪形。为明确诊断进一步的检查是
A. 胸部CT
B. 痰液检查
C. 磁共振检查
D. 支气管镜检
E. 癌相关抗原检查

51. 李某，男性，60岁。1周来因心源性晕厥发作2次来诊，引起心源性晕厥最可能的心律失常是
A. 房性心动过速
B. 三度房室传导阻滞
C. 左前分支阻滞合并右束支阻滞
D. 阵发性室上性心动过速
E. 窦性心动过速

52. 刘某，男性，30岁。服用阿司匹林后胃部疼痛不适，今晨呕吐咖啡渣样胃内容物约300ml来就诊，既往无胃病史。首选的检查是
A. 粪便隐血试验
B. X线钡剂检查
C. 幽门螺杆菌检查
D. 动脉造影
E. 急诊胃镜

53. 宁某，男性，50岁。患1型糖尿病10年，查餐后2小时血糖15.8mmol/L。遵医嘱给予胰岛素静脉滴注，静脉滴注时病人自觉多汗、手抖、有饥饿感四肢冰冷，应考虑其原因是

A. 高血糖高渗状态
B. 低血糖
C. 静脉滴注过快
D. 药物过敏
E. 糖尿病酮症酸中毒

54. 夏某，男性，50岁。急性再生障碍性贫血7年，突然出现头痛、头晕、呕吐、视物模糊、呼吸急促。该病人可能发生了

A. 短暂性脑缺血发作
B. 脑血栓形成
C. 高血压脑病
D. 颅内出血
E. 脑动脉痉挛

55. 陈某，女性，33岁。四肢皮肤反复出现瘀斑，淤点2年余。实验室检查：血小板明显减少，红细胞、白细胞基本正常。应考虑的诊断为

A. DIC
B. 过敏性紫癜
C. 溶血性疾病
D. 特发性血小板减少性紫癜
E. 再生障碍性贫血

56. 王某，男性，40岁。在野外工作，长时间处于高温环境，出现胸闷、口渴、头晕、心悸、面色苍白、出冷汗，体温37.5℃，血压11.4/6.6kPa（86/50mmHg），护理措施不正确的是

A. 将病人移至阴凉处
B. 病人取平卧位
C. 密切观察生命体征
D. 头部放置冰袋
E. 口服清凉饮料

57. 孙某，女性，62岁。晨练时跌倒，右手掌撑地后腕部剧烈疼痛，来院就诊。查体：右腕部明显肿胀畸形，活动受限。侧面观腕关节呈“银叉样”畸形，正面观呈“枪刺样”畸形。最可能的诊断是

A. 指骨骨折
B. Colles 骨折
C. Smith 骨折
D. 前臂双骨折
E. 舟状骨骨折

58. 郝某，男性，65岁。前列腺增生切除术后，短期内禁止肛管排气和灌肠的目的是

A. 避免疼痛
B. 预防出血
C. 防止肠穿孔
D. 预防继发感染
E. 避免颅内压升高

59. 高某，女性，38岁。双上肢麻木，无力，放电样疼痛来院就诊。查体：感觉减退，肌力下降，上肢腱反射消失，压头试验阳性。其颈椎病的类型是

A. 神经根型
B. 脊髓型
C. 椎动脉型
D. 交感神经根型
E. 复合型

60. 沈某，女性，35岁。车祸急诊，入院后8小时给予留置导尿，引流出暗红色尿液20ml，经导尿管注入生理盐水200ml，5分钟后用力抽出，仅能抽出100ml。病人疑似诊断为

A. 肾破裂
B. 失血性休克
C. 脾破裂
D. 输尿管损伤
E. 膀胱破裂

61. 马某，女性，40岁。乳房周期性疼痛就

诊。查体：右乳多个串珠状肿块，界限不清。疑似诊断为

A. 乳腺囊性增生病
B. 经前综合征
C. 乳房纤维腺瘤
D. 乳管内乳头状瘤
E. 乳腺癌

62. 郭某，男性，55 岁。急性腹膜炎入院已休克，现取中凹卧位，上下肢分别抬高角度是

A. 上身 5°～ 10°，下肢 5°～ 10°
B. 上身 5°～ 10°，下肢 10°～ 20°
C. 上身 10°～ 15°，下肢 20°～ 30°
D. 上身 20°～ 30°，下肢 15°～ 20°
E. 上身 20°～ 25°，下肢 20°～ 25°

63. 岳某，女性，35 岁。甲状腺功能亢进症，行甲状腺大部切除术。术后 5 小时突然呼吸困难，面部发绀，颈部切口下肿胀，最主要的原因是

A. 切口内出血压迫气管
B. 气管塌陷
C. 喉头水肿
D. 甲状腺危象
E. 喉返神经损伤

64. 牛某，女性，27 岁。初产妇，G1P0，骨盆外测量正常，临产 8 小时。肛查：宫口开大 10cm，胎先露 S^{3+}，宫缩时出现胎心下降达 100 次 / 分，宫缩后不能迅速恢复。处理正确的是

A. 不予干涉，等待自然分娩
B. 进行 OCT 试验
C. 立即产钳助娩
D. 立即剖宫产
E. 右侧卧位，间断吸氧

65. 钱某，女性，31 岁。妊娠足月分娩一男婴，产后 3 日护士发现会阴侧切伤口红肿，局部湿热敷宜选择的溶液是

A. 75% 乙醇
B. 0.5% 醋酸
C. 2% 碳酸氢钠
D. 50% 硫酸镁
E. 0.9% 氯化钠

66. 唐某，女性，24 岁。妊娠期常规检查无异常，第二产程破膜后突然呛咳，烦躁，发绀，呼吸困难，随即昏迷，血压 60/40 mmHg，休克。该产妇可能发生了

A. 子宫破裂
B. 前置胎盘
C. 产后出血
D. 羊水栓塞
E. 胎儿窘迫

67. 杨某，女性，36 岁。自觉外阴瘙痒 1 周，有豆腐渣样白带。查体：阴道黏膜红肿，附有白色膜状物，易剥离。引起该病的病原体为

A. 阴道毛滴虫
B. 大肠埃希菌
C. 疱疹病毒
D. 白色假丝酵母菌
E. 衣原体

68. 付某，女性，28 岁。足月自然分娩一女婴，产后 14 日，产妇寒战，高热，左乳房红肿热痛，局部压痛。诊断为乳腺炎，下列护理不恰当的是

A. 按摩乳房
B. 增加哺乳次数
C. 局部热敷
D. 清淡饮食
E. 绝对卧床

69. 鑫鑫，女婴，3 个月，人工喂养。近 3 天口腔黏膜上出现白色乳凝块样物，用棉签不易拭去，强行剥脱后，局部黏膜潮红粗糙，有溢血。最可能的临床诊断是

A. 咽－结合膜热
B. 鹅口疮
C. 疱疹性口腔炎
D. 溃疡性口腔炎
E. 疱疹性咽峡炎

70. 晶晶，女婴，5个月。患有支气管肺炎，今日突然烦躁不安，喘憋加重，口周青紫。查体：呼吸68次/分，心率184次/分，心音低钝，两肺细湿啰音增多，叩诊无异常，肝肋下3.5cm。最可能发生

A. 急性心力衰竭
B. 肺脓肿
C. 支气管哮喘
D. 支气管扩张
E. 肺不张

71. 鑫鑫，女婴，2天，夏季顺产。用厚被包裹婴儿，母乳头凹陷，未进行人工喂养。现该新生儿出现多汗，体温39.1℃。该患儿最可能的临床诊断为

A. 新生儿肺炎
B. 新生儿脐炎
C. 新生儿肺透明膜病
D. 新生儿窒息
E. 新生儿脱水热

72. 诚诚，男婴，3个月。人工喂养，近来婴儿睡眠时常烦躁哭闹，易惊醒，难以入眠。查体：体温37.9℃，有枕秃及颅骨软化，医生诊断为“佝偻病”。给予维生素D330万U肌内注射后突然发生全身抽搐2次，每次持续60秒左右，发作停止后意识恢复。生化检查：血清钙离子为0.8mmol/L，血清总钙为1.7mmol/L。该患儿发生抽搐的原因是

A. 酸中毒
B. 热性惊厥
C. 癫痫发作
D. 血清钙减少
E. 缺乏维生素D

73. 晶晶，女婴，2岁。1个月来面色苍白，乏力，食欲减退。辅助检查示：血红蛋白80g/L，血清铁及铁蛋白减少。诊断为小细胞低色素性贫血。对该患儿应用铁剂治疗时，不正确的是

A. 应从小剂量开始，逐渐增加到全量
B. 应在两餐之间服用
C. 为促进铁的吸收，可与维生素C同服
D. 为促进铁的吸收，可与牛奶同服
E. 为防止牙齿染黑，可使用吸管

二、以下提供若干个案例，每个案例下设若干个考题。请根据各考题题干所提供的信息，在每题下面的A、B、C、D、E五个备选答案中选择一个最佳答案，并在答题卡上将相应题号的相应字母所属的方框涂黑。

（74—77题共用题干）

张某，男性，63岁。咳嗽2个月，以干咳为主，有午后低热、盗汗和体重减轻等全身症状，今上午突然咯血约400ml来院急诊。

74. 咯血时，病人应采取的体位是

A. 头高足低位
B. 膝胸卧位
C. 俯卧位
D. 健侧卧位
E. 患侧卧位

75. 对此病人的病情观察，尤其要密切注意

A. 体温变化
B. 脉搏变化
C. 血压变化
D. 有无窒息先兆
E. 咳嗽变化

76. 止血处理首选

A. 输血
B. 给予维生素K

C. 垂体后叶素静脉滴注
D. 酚磺乙胺
E. 云南白药+卡巴克洛

77. 观察此病人，提示病情严重，应加强护理的情况是
A. 低热、盗汗
B. 疲乏无力
C. 食欲缺乏、胸痛
D. 脉搏快速、呼吸急促
E. 咳痰、咳嗽

（78—79 **题共用题干**）

张某，男性，50 岁。站立时阴囊出现梨形肿块半年就诊。查体：平卧时肿块可消失，手指压迫腹股沟管深环处嘱病人站立咳嗽时肿块不出现。拟诊为腹外疝。

78. 下列属于该病人腹外疝的类型是
A. 斜疝
B. 直疝
C. 嵌顿性疝
D. 绞窄性疝
E. 难复性疝

79. 下列术前处理可避免术后疝复发的是
A. 减少活动
B. 加强营养支持
C. 胃肠减压
D. 治疗便秘
E. 足量镇静药

（80—81 **题共用题干**）

刘某，女性，30 岁。初产妇，自然分娩后 4 天，体温 38.6℃，子宫体轻压痛，恶露血性且有臭味。

80. 该产妇首先考虑为
A. 急性输卵管炎
B. 急性子宫颈炎
C. 急性子宫内膜炎
D. 泌尿系统感染
E. 急性阴道炎

81. 病人休息时应采取的最佳体位为
A. 半卧位
B. 俯卧位
C. 左侧卧位
D. 头高足低位
E. 膝胸卧位

（82—83 **题共用题干**）

小强，男童，10 岁，因双下肢皮肤及臀部出现紫红色出血点来院就诊，经检查确诊为过敏性紫癜。

82. 目前该患儿双下肢及臀部出现大量红斑，此时护士除注意保护患儿皮肤外，还应当注意预防
A. 心脏损害
B. 呼吸过快
C. 贫血
D. 消化道出血
E. 淋巴结肿大

83. 近日该患儿主诉腹痛、恶心，同时发现粪便变黑，应当采取的措施是
A. 禁食
B. 软食
C. 无渣饮食
D. 高蛋白饮食
E. 低蛋白饮食

三、以下提供若干组考题，每组考题共同使用在考题前列出的 A、B、C、D、E 五个备选答案。请从中选择一个与考题关系密切的答案，并在答题卡上将相应题号的相应字母所属的方框涂黑。每个备选答案可能被选择一次、多次或不被选择。

（84—86 **题共用备选答案**）
A. 色素沉着
B. 身材矮小

C. 多食易饥
D. 低血糖
E. 肥胖

84. 慢性肾上腺皮质功能减退症的病人常可出现
85. 呆小症病人常可出现
86. 甲状腺功能减退症的病人常可出现

（87—89题共用备选答案）

A. 窦性心动过速
B. 窦性心动过缓
C. 心房颤动
D. 房室传导阻滞
E. 心室颤动

87. 容易引起血栓栓塞的是
88. 可见于运动员的是
89. 容易引起甲状腺功能亢进的是

（90—91题共用备选答案）

A. Ⅰ度烧伤
B. Ⅰ度烧伤和Ⅱ度烧伤
C. 浅Ⅱ度烧伤
D. 深Ⅱ度烧伤
E. Ⅲ度烧伤

90. 红肿明显，大水疱，疱壁薄，基底潮红，疼痛剧烈属于
91. 水肿明显，小水疱，疱壁厚，基底红白相间，痛觉迟钝属于

（92—94题共用备选答案）

A. 吸宫不全
B. 术后感染
C. 子宫穿孔
D. 羊水栓塞
E. 人工流产综合征

92. 人工流产术中，受术者出现心律不齐、头晕、胸闷，应考虑为
93. 人工流产术中，受术者感到下腹部撕裂样疼痛，术者探测宫腔有“无底”感觉，应考虑为
94. 人工流产术后15天仍有阴道流血，量较多，应考虑为

（95—96题共用备选答案）

A. 稀薄泡沫状白带
B. 脓性黄绿色白带
C. 豆腐渣样白带
D. 胶冻状白带
E. 血样脓性白带

95. 滴虫阴道炎病人白带的性状是
96. 外阴阴道假丝酵母菌感染病人白带的性状是

（97—98题共用备选答案）

A. 维持呼吸功能
B. 生活护理
C. 防止并发症
D. 血浆置换
E. 功能训练

97. 脑瘫患儿康复治疗的重点是
98. 急性感染性脱髓鞘性多发性神经炎患儿呼吸肌麻痹时的护理重点是

（99—100题共用备选答案）

A. 母乳喂养后4～5天出现黄疸
B. 应用维生素K_3引起
C. 生后1～3周出现黄疸，进行性加重，大便呈陶土色，肝增大
D. 生后24小时内出现黄疸
E. 黄疸1周内出现，黄疸退而复出，并进行性加重

99. 新生儿溶血病
100. 新生儿败血症

模拟试卷答案

模拟试卷一

1.E	2.C	3.B	4.B	5.D	6.B	7.A	8.E	9.B	10.D
11.D	12.D	13.D	14.D	15.A	16.B	17.D	18.A	19.D	20.A
21.C	22.D	23.E	24.C	25.C	26.D	27.B	28.C	29.D	30.D
31.E	32.D	33.D	34.C	35.A	36.E	37.A	38.E	39.D	40.C
41.A	42.B	43.D	44.B	45.B	46.C	47.B	48.E	49.C	50.B
51.B	52.C	53.A	54.A	55.A	56.A	57.E	58.B	59.B	60.C
61.B	62.E	63.B	64.A	65.C	66.A	67.B	68.D	69.D	70.B
71.D	72.B	73.C	74.C	75.D	76.D	77.A	78.D	79.A	80.A
81.A	82.C	83.E	84.C	85.E	86.A	87.A	88.B	89.A	90.C
91.B	92.A	93.E	94.E	95.D	96.A	97.C	98.B	99.A	100.B

模拟试卷二

1.E	2.D	3.B	4.B	5.E	6.B	7.E	8.D	9.C	10.A
11.E	12.E	13.E	14.D	15.D	16.C	17.D	18.E	19.D	20.C
21.D	22.C	23.C	24.B	25.D	26.A	27.C	28.D	29.E	30.B
31.B	32.E	33.B	34.B	35.A	36.A	37.B	38.D	39.B	40.D
41.A	42.E	43.B	44.A	45.C	46.B	47.D	48.B	49.C	50.D
51.D	52.C	53.E	54.B	55.B	56.B	57.D	58.B	59.B	60.B
61.E	62.A	63.B	64.D	65.C	66.E	67.B	68.A	69.B	70.C
71.D	72.C	73.A	74.E	75.B	76.A	77.D	78.E	79.B	80.C
81.D	82.B	83.D	84.C	85.A	86.B	87.B	88.C	89.D	90.C
91.B	92.E	93.D	94.B	95.A	96.E	97.A	98.C	99.A	100.C

模拟试卷三

1.B	2.D	3.E	4.A	5.B	6.C	7.C	8.B	9.E	10.B
11.D	12.E	13.D	14.D	15.D	16.A	17.C	18.C	19.A	20.B
21.A	22.E	23.B	24.C	25.C	26.E	27.C	28.C	29.E	30.B
31.D	32.D	33.C	34.D	35.C	36.D	37.B	38.B	39.C	40.C
41.A	42.B	43.D	44.C	45.C	46.A	47.D	48.A	49.A	50.D
51.B	52.E	53.B	54.D	55.D	56.B	57.B	58.B	59.A	60.E
61.A	62.D	63.A	64.D	65.D	66.D	67.D	68.E	69.B	70.A
71.E	72.D	73.D	74.E	75.D	76.C	77.D	78.A	79.D	80.C
81.A	82.D	83.C	84.A	85.B	86.E	87.C	88.B	89.A	90.C
91.D	92.E	93.C	94.A	95.A	96.C	97.E	98.A	99.D	100.E